高等职业教育"十三五"规划教材

药物分析

曾青兰 主编

中国轻工业出版社

图书在版编目（CIP）数据

药物分析/曾青兰主编．—北京：中国轻工业出版社，2017.2

高等职业教育"十三五"规划教材

ISBN 978-7-5184-0979-2

Ⅰ.①药… Ⅱ.①曾… Ⅲ.①药物分析—高等职业教育—教材 Ⅳ.①R917

中国版本图书馆 CIP 数据核字（2016）第 157011 号

责任编辑：江 娟 王 朗　策划编辑：江 娟 王 朗
文字编辑：方朋飞　　　　　责任终审：张乃东　封面设计：锋尚设计
版式设计：宋振全　　　　　责任校对：吴大鹏　责任监印：张 可

出版发行：中国轻工业出版社（北京东长安街6号，邮编：100740）
印　　刷：三河市万龙印装有限公司
经　　销：各地新华书店
版　　次：2017 年 2 月第 1 版第 1 次印刷
开　　本：720×1000　1/16　印张：26.25
字　　数：527 千字
书　　号：ISBN 978-7-5184-0979-2　　定价：50.00 元
邮购电话：010-65241695　传真：65128352
发行电话：010-85119835　85119793　传真：85113293
网　　址：http://www.chlip.com.cn
Email：club@chlip.com.cn
如发现图书残缺请直接与我社邮购联系调换
150149J2X101ZBW

本书编写人员

主　　编　曾青兰（咸宁职业技术学院）
副 主 编　曾希望（湖北福人金身药业有限公司）
　　　　　徐瑞东（黑龙江农垦科技职业学院）
　　　　　孙连连（咸宁职业技术学院）
参编人员　周　欣（保定职业技术学院）
　　　　　张锦慧（黑龙江生物科技职业学院）

前　　言

药物分析课程是药学类、药品生产技术类、工业分析检验类等专业的一门专业必修课程。它的任务是培养学生强烈的药品全面质量控制意识和观念，依法行政、依法工作等良好的职业素养，使其具有良好的药物分析检验的能力、解决药品质量问题的基本思路和基本能力以及较强的岗位适应能力，能够胜任药物研究、生产、供应、使用和监督管理过程中的分析检验工作。

依据教育部高职高专教材建设和教育教学改革有关文件的要求，围绕药物检验相关职业岗位（群）的职业需求，结合药物检验工的基本知识与技能的要求，参照执业药师资格考试的基本要求，参阅各类药物分析教材并吸取其精华，特组织多年来工作在教学第一线并具有企业相关工作经历的专业骨干教师、专业带头人和湖北省高等职业院校楚天技能名师编写了本教材，并形成了以下特色。

1. 体系新颖

本教材打破了传统学科体系的教材组织形式和编写思路，针对药物检验相关职业岗位（群）的核心技能，以项目为载体、以典型产品分析检验的工作任务为主线，构建教材体系，理实一体，形式新颖，风格独特，有利于"项目导向、任务驱动""教、学、做一体化"等新的教学模式的实施。

2. 理念先进

秉承"以就业为导向，以学生为中心，以能力为本位"的高职教育理念，根据工作岗位典型任务和职业能力的要求，以工作任务为主线，基于任务过程和技术技能型人才的认知规律、职业成长规律及技能培养规律，遴选项目和典型的工作任务。每个项目和任务标明学习目标，导学目的明确；典型工作任务的开展，既强调学生依法学习、依法操作，又强化学习、掌握知识与技能的主动性、创新性。

3. 针对性强

本教材针对药学类、药品生产技术类、工业分析检验类等专业的人才培养目标、人才规格和教学标准的基本要求，围绕药物检验相关职业岗位（群）的职业需求，结合对药物检验工的基本知识与技能的要求进行编写。项目任务中列举了大量的法定药物分析方法和过程，强化学生依法行政、依法工作等良好的职业素质的培养，在此基础上，充分展现创新思想，突出药物分析检验应用技术，适合高职高专技术技能型人才培养的需要。

4. 内容创新

本教材根据现行版《中华人民共和国药典》(2015年版)与现行局(部)颁标准等最新质量标准和最新分析检验技术，基于药物研发、生产、流通、使用和监督管理等各个环节对药物分析检验职业岗位(群)的新标准和新要求，及时更新教材内容，力求反映知识更新和科技发展的最新动态，以适应药学领域的快速发展，适当反映美国、英国、日本及欧洲药典的最新情况，开阔学生眼界，以满足毕业生从事药物分析检验、面向国际市场的要求。

本书由咸宁职业技术学院曾青兰老师担任主编，参编人员有湖北福人金身药业有限公司曾希望、黑龙江农垦科技职业学院徐瑞东、咸宁职业技术学院孙连连、保定职业技术学院周欣和黑龙江生物科技职业学院张锦慧。具体分工如下：曾青兰和曾希望共同编写了项目一，曾青兰编写了项目二和项目四，徐瑞东编写了项目三、项目八和项目十二，孙连连编写了项目十一和项目十三，周欣编写了项目七和项目九，张锦慧编写了项目五、项目六和项目十，全书由曾青兰统稿并审定。

本书主要供高职高专药学类、药品生产技术类、工业分析检验类等专业的师生使用，也可作为药物检验中级工和高级工的培训教材，还可作为相关行业专业技术人员的参考用书。

由于药物分析标准和技术的不断发展，加上编者水平有限和编写时间仓促，书中疏漏之处在所难免，恳请各位专家、同行及读者不吝赐教，以便今后进一步修订、完善。

编　者

目 录

项目一 概论 ... 1
项目目标 ... 1
项目引导 ... 1
项目任务 ... 2
  - 任务1 明确药物分析的性质和任务 ... 2
  - 任务2 熟知药品质量标准和药品质量管理规范 ... 3
  - 任务3 熟悉药物分析检验工作的基本程序 ... 12
  - 任务4 熟知《药物分析》课程的主要内容和要求 ... 14
项目总结 ... 15
项目检测 ... 16
项目拓展 ... 17
  - 《中国药典》(2015)的特点 ... 17

项目二 药物的杂质检查 ... 20
项目目标 ... 20
项目引导 ... 20
  - 一、药物杂质的种类及来源 ... 21
  - 二、药物杂质的限量检查及有关计算 ... 22
  - 三、药物中的一般杂质检查 ... 23
  - 四、药物中的特殊杂质检查 ... 38
项目任务 ... 44
  - 任务1 葡萄糖中一般杂质检查 ... 44
  - 任务2 肾上腺素中酮体的检查 ... 52
  - 任务3 盐酸普鲁卡因中对氨基苯甲酸的检查 ... 54
项目总结 ... 56
项目检测 ... 57
项目拓展 ... 59
  - 葛根素的杂质检查 ... 59

项目三 药物的卫生检验 ... 60
项目目标 ... 60
项目引导 ... 60
  - 一、药品微生物检验基本知识 ... 60

二、药品微生物检验的无菌技术 ··· 62
　　三、药品无菌检查的内容和方法 ··· 67
　　四、药品微生物限度检查内容和方法 ·· 71
　项目任务 ·· 74
　　任务1　葡萄糖酸钙注射液的无菌检查 ······································ 74
　　任务2　葡萄糖酸钙口服液的微生物限度检查 ······························ 78
　项目总结 ·· 82
　项目检测 ·· 84
　项目拓展 ·· 84
　　无菌检查法 ·· 84

项目四　巴比妥类药物的分析 ··· 85
　项目目标 ·· 85
　项目引导 ·· 85
　　一、巴比妥类药物的结构和性质 ··· 85
　　二、巴比妥类药物的鉴别试验 ·· 89
　　三、巴比妥类药物特殊杂质的检查 ·· 94
　　四、巴比妥类药物含量测定 ··· 95
　项目任务 ·· 99
　　任务1　苯巴比妥的化学鉴别 ··· 99
　　任务2　司可巴比妥钠的分析 ·· 101
　项目总结 ··· 106
　项目检测 ··· 108
　项目拓展 ··· 109
　　薄层色谱法在临床巴比妥类药物中毒急诊检验上的应用 ················ 109

项目五　芳酸类药物的分析 ·· 111
　项目目标 ··· 111
　项目引导 ··· 111
　　一、常见的水杨酸类药物的结构、性质和分析方法 ······················ 111
　　二、常见的苯甲酸类药物的结构、性质和分析方法 ······················ 117
　　三、其他芳酸类的结构、性质和分析方法 ································· 120
　项目任务 ··· 122
　　任务1　阿司匹林的分析 ··· 122
　　任务2　丙磺舒的分析 ·· 128
　项目总结 ··· 133
　项目检测 ··· 135
　项目拓展 ··· 135

尿中丙磺舒的固相萃取－反相液相色谱分析法 …………………… 135
项目六　芳胺和芳烃胺类药物的分析 …………………………………… 138
　　项目目标 ……………………………………………………………… 138
　　项目引导 ……………………………………………………………… 138
　　　一、芳胺类药物的结构、性质和分析方法 ………………………… 138
　　　二、苯乙胺类药物的结构、性质和分析方法 ……………………… 145
　　项目任务 ……………………………………………………………… 150
　　　任务1　对乙酰氨基酚的鉴别和含量测定 ………………………… 150
　　　任务2　盐酸去氧肾上腺素的分析 ………………………………… 153
　　项目总结 ……………………………………………………………… 162
　　项目检测 ……………………………………………………………… 163
　　项目拓展 ……………………………………………………………… 164
　　　对乙酰氨基酚中对氨基酚及有关物质的检查 …………………… 164

项目七　磺胺类和喹诺酮类药物的分析 ………………………………… 165
　　项目目标 ……………………………………………………………… 165
　　项目引导 ……………………………………………………………… 165
　　　一、磺胺类药物的结构、性质和分析方法 ………………………… 165
　　　二、喹诺酮类药物的结构、性质和分析方法 ……………………… 169
　　项目任务 ……………………………………………………………… 173
　　　任务1　磺胺嘧啶的分析 …………………………………………… 173
　　　任务2　诺氟沙星的分析 …………………………………………… 182
　　项目总结 ……………………………………………………………… 187
　　项目检测 ……………………………………………………………… 188
　　项目拓展 ……………………………………………………………… 190
　　　磺胺类药物中特殊杂质的检查 …………………………………… 190

项目八　杂环类药物的分析 ……………………………………………… 191
　　项目目标 ……………………………………………………………… 191
　　项目引导 ……………………………………………………………… 191
　　　一、吡啶类药物的结构、性质和分析方法 ………………………… 191
　　　二、苯并噻嗪类药物的结构、性质和分析方法 …………………… 196
　　　三、苯并二氮杂䓬的结构、性质和分析方法 ……………………… 199
　　项目任务 ……………………………………………………………… 202
　　　任务1　异烟肼的分析 ……………………………………………… 202
　　　任务2　盐酸氯丙嗪的分析 ………………………………………… 205
　　　任务3　地西泮的分析 ……………………………………………… 210
　　项目总结 ……………………………………………………………… 212

项目检测 ·· 214
　　项目拓展 ·· 217
　　　　凯氏定氮法 ··· 217

项目九　生物碱类药物的分析 ·· 218
　　项目目标 ·· 218
　　项目引导 ·· 218
　　　　一、生物碱类药物的结构和性质 ··· 218
　　　　二、生物碱类药物的分析方法 ··· 222
　　项目任务 ·· 227
　　　　任务1　硫酸阿托品的鉴别和含量测定 ···································· 227
　　　　任务2　盐酸麻黄碱比旋度的测定 ·· 231
　　项目总结 ·· 233
　　项目检测 ·· 234
　　项目拓展 ·· 236
　　　　磷酸可待因糖浆含量的测定 ··· 236

项目十　维生素类药物的分析 ·· 238
　　项目目标 ·· 238
　　项目引导 ·· 238
　　　　一、脂溶性维生素类药物的分析 ··· 238
　　　　二、水溶性维生素类药物的分析 ··· 250
　　项目任务 ·· 257
　　　　任务1　维生素A的鉴别和含量测定 ······································ 257
　　　　任务2　维生素B_1的分析 ·· 260
　　　　任务3　维生素C的分析 ·· 267
　　　　任务4　维生素D的分析 ·· 272
　　项目总结 ·· 279
　　项目检测 ·· 282
　　项目拓展 ·· 282
　　　　离子对高效液相色谱法测定多种维生素 ··································· 282

项目十一　甾体激素类药物的分析 ·· 284
　　项目目标 ·· 284
　　项目引导 ·· 284
　　　　一、肾上腺皮质激素的结构、性质和分析方法 ····························· 285
　　　　二、雄性激素及蛋白同化激素的结构、性质和分析方法 ····················· 289
　　　　三、孕激素和雌性激素的结构、性质和分析方法 ··························· 291
　　项目任务 ·· 293

目录

　　　　任务1　氢化可的松的分析 ·· 293
　　　　任务2　黄体酮的分析 ·· 296
　　项目总结 ··· 300
　　项目检测 ··· 303
　　项目拓展 ··· 306
　　　　孕激素制剂分类及临床应用特点 ··· 306

项目十二　抗生素类药物的分析 ··· 308
　　项目目标 ··· 308
　　项目引导 ··· 308
　　　　一、β-内酰胺类抗生素的结构、性质和分析方法 ···························· 309
　　　　二、氨基糖苷类抗生素的结构、性质和分析方法 ······························ 314
　　　　三、四环素类抗生素的结构、性质和分析方法 ································ 318
　　　　四、大环内酯类抗生素的结构、性质和分析方法 ······························ 321
　　项目任务 ··· 324
　　　　任务1　头孢氨苄的分析 ·· 324
　　　　任务2　链霉素的分析 ·· 329
　　　　任务3　四环素的分析 ·· 332
　　　　任务4　红霉素的分析 ·· 334
　　项目总结 ··· 337
　　项目检测 ··· 340
　　项目拓展 ··· 341
　　　　抗生素微生物检定法 ··· 341

项目十三　药物制剂分析 ··· 342
　　项目目标 ··· 342
　　项目引导 ··· 342
　　　　一、药物制剂分析的特点 ··· 342
　　　　二、片剂分析的项目、步骤和方法 ··· 343
　　　　三、注射剂分析的项目、步骤和方法 ··· 350
　　　　四、复方制剂分析的项目、步骤和方法 ·· 354
　　项目任务 ··· 356
　　　　任务1　磺胺嘧啶片的分析 ··· 356
　　　　任务2　维生素C注射液的分析 ·· 359
　　项目总结 ··· 363
　　项目检测 ··· 364
　　项目拓展 ··· 368
　　　　显微计数法检查不溶性微粒 ·· 368

附录

附录一　检验标准操作程序示例　370
附录二　紫外-可见分光光度法　372
附录三　薄层色谱法　375
附录四　滴定液制备与标准记录示例　378
附录五　药品检验所药品检验原始记录示例　379
附录六　药品检验所药品检验报告书示例　384
附录七　药品生产企业成品检验原始记录示例　385
附录八　药品生产企业成品检验报告书示例　390
附录九　一般杂质检验原始记录示例　391
附录十　一般杂质检验报告书示例　393
附录十一　微生物限度检查原始记录示例　394
附录十二　微生物限度检查报告书示例　395
附录十三　微生物限度标准　396
附录十四　无菌检验原始记录示例　398
附录十五　无菌检查报告书示例　400
附录十六　异常毒性检查原始记录示例　401
附录十七　异常毒性检查报告书示例　402
附录十八　英文缩写对照表　403

参考文献　405

项目一 概 论

项目目标

知识目标

掌握我国现行的质量标准体系及其基本内容、《中华人民共和国药典》的基本组成和基本内容。

熟悉我国药品质量管理规范、药品分析工作的基本程序、药物分析课程基本内容和学习要求。

了解主要国外药典中有关药品的质量标准。

能力目标

学会《中华人民共和国药典》的基本使用方法。

能够明确药品质量标准和药品质量管理规范的基本内容,熟知药品分析工作的基本程序。

素质目标

树立全面的药品质量控制和药品质量第一的观念。

具备从事药物分析所必备的基本职业素质;具备发现问题、分析问题和解决问题的基本能力,具有严谨、踏实的工作作风和实事求是的工作态度,以及创新思维、创新能力和团队合作精神。

项目引导

药物分析是药学领域一个重要的组成部分,是全面控制药物质量的重要手段。药物分析涉及化学、物理学、生物化学、生物学、微生物学、生理学等多个学科,涉及科研、生产、流通、使用和监督管理等多个部门。药物分析工作者必须掌握药物分析与检验的基本知识、基本技术和基本技能,具备良好的职业素质,才能胜任此项关系到人们身体健康乃至生命的重要工作。

项目任务

任务1 明确药物分析的性质和任务

一、药物分析的性质

药物分析包括药物成品的化学检验，药物生产过程的质量控制，药物储存过程的质量考察，临床药物分析，体内药物分析等。

药物分析学是一门综合性的应用学科和方法学科，是药学科学领域中的一个重要分支；药物分析课程是药学类、药品生产技术类、工业分析检验类等专业的一门专业核心课程。

药品是用于预防、治疗、诊断人的疾病，有目的地调节人的生理机能并规定有适应证或者功能主治、用法和用量的重要特殊商品，其质量的优劣既直接影响预防与治疗的效果，又密切关系到人和动物的健康和安全。因此，必须对药品的质量实行严格的监督管理，以保证用药的安全、有效、合理。

药物分析是研究、检测药物的性状、鉴定药物的化学组成、检查药物的杂质限量和测定药物组分含量或效价的原理和方法的一门应用学科，是药学工作者的"眼睛"。它主要运用化学、物理学、生物学、生物化学、微生物学、药理学和信息学的方法和技术研究化学结构已经明确的合成药物或天然药物及其制剂的质量控制方法，也是研究中药制剂和生化药物及其制剂有代表性的质量控制方法。因此，药物分析学科是一门研究和发展药品全面质量控制的"方法学科"。

二、药物分析的任务

药物分析的任务通常包括分析药物及其制剂的组成、理化性质，辨别药物的真伪，检查药物的纯度和测定药物有效成分的含量。

随着科学的发展和学科间的互相渗透，药物分析与检验已由单纯的质量监督检验工作转向药物质量的全面控制。从药学研究的全局来看，在研制新药、控制药品的生产质量、改进生产工艺、考察药品的稳定性及其在体内的变化、研究药物的作用特性和作用机制等诸多方面，都会对药物分析与检验工作提出各种各样的任务和要求。从方法学的角度看，不断改进和提高药物分析与检验技术，创立新的药物分析与检验方法，以满足生产和科研的需求，都是药物分析与检验的任务。

药物分析与检验工作应与研制单位密切合作，为新药研究开发提供科学的质量控制方法，包括新药及新剂型药物质量及稳定性研究、药品质量标准建立与修订、药代动力学研究、生物利用度研究等；应与生产单位紧密配合，进行药物及其制剂生产过程的质量控制，及时发现问题、解决问题，并研究影响药品质量的主要工艺流程，改进工艺，优化工艺条件，从而促进生产、提高质量；也应与供应管理部门密切协作，注意药物在储藏过程中的质量与稳定性考察，采取科学合理的管理条件与方法，以保证和提高药物的质量；还应配合医疗需要，开展临床药物分析，研究药物进入体内的变化，如药物在体内的吸收、分布、排泄和代谢转化等过程，研究药物的作用特性和机制，以更好地指导临床用药，确保合理用药，减少药物的毒副作用。

综上所述，药物分析与检验的主要任务是根据药品质量标准及药品生产质量管理规范（GMP）的有关规定，采用各种有效分析方法，进行新药质量标准的制定与评价、药物成品的质量检验、药物生产过程的质量控制、药物储存过程和供应过程的质量考察与控制、临床药物分析，从各个环节全面地保证、控制与提高药品质量，保证用药的安全有效。随着整个药学科学事业日新月异的迅速发展，各相关学科对药物分析提出了新的要求。摆在药物分析学科和药物分析工作者面前的迫切任务，不再仅仅是静态的常规检验，而要深入到工艺流程、反应历程、生物体内代谢过程和综合评价的动态分析研究中；追踪国际分析新技术的发展前沿，改进或自主开发质量控制平台和更灵敏、专属、准确和快速的分析技术，力求向自动化、最优化和智能化方向发展，以使我国药品质量研究与世界同步，进而达到药品标准的国际化。

任务2 熟知药品质量标准和药品质量管理规范

一、药品质量标准

药品质量的内涵包括真伪、纯度、品质三个方面，药品质量标准是国家对药品质量、规格及检验方法所做的技术规定，是药品生产、供应、使用、监督管理部门共同遵循的法定技术依据，是评定药品质量的法定依据，也是药品生产和临床用药水平的重要标志。国家卫生行政部门的药政机构和药品检验机构代表国家行使对药品的管理和质量监督。法定的药品质量标准具有法律效力，生产、销售、使用不符合药品质量标准的药品是违法的行为。

（一）我国的药品质量标准体系

我国的药品质量标准体系包括法定质量标准和临床研究用药品质量标准、试行药品质量标准和企业标准等。法定质量标准包括《中华人民共和国药典》和《中华人民共和国食品药品监督管理总局标准》。《中华人民共和国药品管理法》规定"药品必须符合国家药品标准或者省、自治区、直辖市药品标准"。

1. 法定质量标准

(1)《中华人民共和国药典》(简称《中国药典》)

《中国药典》是我国用于药品生产和管理的法典,由国家食品药品监督管理总局药典委员会编纂,经国务院批准后,国家食品药品监督管理总局(China Food and Drug Administration,CFDA)颁布执行。《中国药典》收载的品种为疗效确切、被广泛应用、能批量生产、质量水平较高并有合理的质量监控手段的药品。新中国成立以来,中国药典已出版了 10 版,分别为 1953 年版、1963 年版、1977 年版、1985 年版、1990 年版、1995 年版、2000 年版、2005 年版、2010 年版和 2015 年版,其中 1953 年版、1963 年版各为一册,1977—2000 年版分成一部和二部共两册,其中,一部收载中药材、中成药、由天然产物提取的药物纯品和油脂,二部收载化学合成药、抗生素、生化药品、放射性药品和药物制剂,同时也收载血清疫苗。2005 年版和 2010 年版分成一部、二部、三部共三册,其中,一部收载药材及饮片、植物油脂和提取物、成方制剂和单味制剂;二部收载化学药品、抗生素、生化药品、放射性药品和药用辅料;三部收载生物药品,2005 年起将《中国生物制品规程》并入药典。2015 年版分成一部、二部、三部、四部共四册。

(2)《中华人民共和国食品药品监督管理局标准》(简称局颁标准或局标准) 局标准也由国家食品药品监督管理总局药典委员会编纂,食品药品监督管理局颁布执行。局标准通常用于疗效较好、在国内广泛应用、准备今后过渡到药典品种的质量控制。有些品种虽不准备上升到药典,但因国内有多个厂家生产,有必要执行统一的质量标准,因而也被收入局标准。此外,局标准中还收载了少数上一版药典收载,而新版药典未采用的品种。

2. 临床研究用药品质量标准

根据我国药品管理法的规定,已在研制的新药在进行临床试验或使用之前应先得到国家食品药品监督管理总局的批准。为了保证临床用药的安全和临床的结论可靠,食品药品监督管理总局需要新药研制单位根据药品临床前的研究结果制定一个临时性的质量标准,该标准一旦获得食品药品监督管理总局的批准,即为临床研究用药品质量标准。临床研究用药品质量标准仅在临床试验期间有效,并且仅供研制单位与临床试验单位使用。

3. 试行药品质量标准

新药经临床试验或使用后,报试生产时所制定的药品质量标准称为"暂行药品标准"。该标准执行两年后,如果药品质量稳定,则药品转为正式生产,此时药品标准称为"试行药品标准"。如该标准执行两年后,药品的质量仍很稳定,则"试行药品标准"将经国家食品药品监督管理总局批准上升为局标准。

4. 企业标准

由药品生产企业自己制定并用于控制相应药品质量的标准,称为企业标准或企业内部标准。企业标准仅在本厂或本系统的管理中有约束力，属于非法定标准。企业标准一般属于两种情况：一是所用检验方法虽不够成熟，但能达到某种程度的质量控制；二是高于法定标准的要求（主要是增加了检验项目或提高了限度要求）。企业标准在企业竞争、创优，特别是保护优质产品、严防假冒等方面均起到了十分重要的作用。国外较大的企业都有自己的企业标准，这些标准对外通常是保密的。

（二）制定药品质量标准的基础、原则和要求

1. 制定药品质量标准的基础

制定药品质量标准需要进行全面、系统的质量研究，质量研究的内容应尽可能全面，既要考虑一般性原则，又要有针对性，要结合所研制原料药或制剂的特性、采用的制备工艺、稳定性等，以使质量研究的内容能充分地反映药品的特性和质量情况。质量研究的内容主要包括药品性状、鉴别、检查、含量测定等几个方面，积累大量有效的实验数据，并进行有效合理的分析，为药品质量标准的制定奠定坚实的基础。

2. 制定药品质量标准的原则

（1）一般原则

①根据药物的特性，有针对性地确定检测项目。一般应包括通用性的项目和针对性的项目。

②综合评价质量研究的结果和文献资料，抓住控制产品安全性和有效性的关键点，确保项目的全面性。

③注意质量标准和品种的一一对应关系，即注意质量标准的个性化。项目的设置要充分考虑具体品种的特点，不能简单地照搬照抄。

④在项目的设置上要注意互补性，避免求多求全，不必重复。

⑤注意原料药与制剂质量标准的关联性。

⑥要根据药物研发的不同阶段，以及对药物本质的认识程度，对项目进行调整。

（2）分析方法选择的原则　分析方法应符合"准确、灵敏、简便、快速"的原则，所用的分析方法应经过方法学验证。

①常规检验尽量参照《中国药典》（2015）通则所收载的方法。

②选择方法要有针对性，应根据检测项目的要求选择方法。

③分析方法要具有通用性。

④分析方法应尽量简便、快速、经济。

（3）限度确定的原则　在保证药品安全、有效的前提下，结合药品在生产、流通、使用中所必须达到的基本要求，确定限度。

①根据安全性数据、临床研究的数据和人体的耐受性来确定。

②适度考虑生产的可行性、质量的波动、药品的稳定性以及分析方法的误

差来确定。

③注意规模化生产与进行安全性、有效性研究样品质量的一致性。

3. 制定药品质量标准的要求

（1）格式应与《中国药典》正文一致，用词要规范，符号、术语应符合药典"凡例"的规定，方法应与《中国药典》通则有关的方法一致。

（2）所用的试液、缓冲液、指示液和滴定液应尽可能与《中国药典》通则一致，不一致时，应在起草说明中加以说明。

（3）试验中的取用量以及限度的规定，应根据选用方法的要求以及可能达到的精度确定。要注意有效数字的应用。

（4）试验中要注意避免使用剧毒的药品和毒性大的有机溶剂。

（三）药品质量标准的主要内容

药品质量标准的主要内容包括：名称、性状、物理常数、鉴别、检查、含量测定、类别、储藏和制剂等。

1. 名称

名称包括中文名、汉语拼音名和英文名或拉丁名三种。原则上按世界卫生组织（WHO）编订的"国际非专利药名"（International Nonproprietary Names for Pharmaceutical Substances，INN）命名的原则确定英文名和拉丁名，再译成中文正式品名（音对应、意对应）。有机药物的化学名称则是根据中国化学会编撰的《有机化学命名原则》命名，母体的选定与国际纯粹与应用化学联合会（International Union of Pure and Applied Chemistry，IUPAC）公布的命名系统一致。

2. 性状及物理常数

性状分别描述药品的外观色泽、臭、味、结晶形状、一般的稳定情况和溶解度及物理常数等。其中，外观色泽是指药品存在状态、颜色；臭、味是药品本身固有的气、味，非指因混入残留有机溶剂而带入的异臭和异味，具有特有味觉的药品，必须加以记述，如酸、辣等，但毒药、剧药、麻醉药可不作"味"的记述；一般稳定性是指药物是否具有引湿、风化、遇光变质等与储藏有关的性质。溶解度是药品的一种物理性质，是指药品在溶剂中的溶解能力，药典中的溶解度是指在各品种项下选用的溶剂中的溶解性能；药品的物理常数包括相对密度、馏程、熔点、凝点、比旋度、折射率、黏度、酸值、皂化值、碘值、吸收系数等，其测定结果不仅对药品具有鉴别意义，也可反映药品的纯度，是评价药品质量的主要指标之一，因此，应根据该药品特性或检定的需要，选择有关的物理常数，一般固体药品需测定熔点、吸收系数、晶型等；液体药品要测定沸程、相对密度、黏度、折射率等。具有手性中心的药品如系天然物提取的单体或合成拆分的单一旋光物，应测定比旋度并证明其光学纯度，如属油脂类药品，除测定相对密度、折射率、熔点等外，还要测定其酸值、碘值、羟值、皂化值等。测定方法均收载于《中国药典》（2015）的通则中。

3. 鉴别

药物的鉴别是根据其化学结构和理化性质而采用化学、物理化学或生物学方法来判断已知药物的真伪。药物的鉴别试验包括一般鉴别试验和专属鉴别试验。一些具有特定结构的官能团、金属阳离子和阴离子可能存在于多种药物中，为避免重复，《中国药典》将此类官能团、阴离子、阳离子的鉴别试验列于通则中，此类鉴别试验只能证实是某一类药物，而不能证实是哪种具体药物，所以称之为一般鉴别试验。专属鉴别试验是在一般鉴别试验的基础上，根据一类药物中每一种药物不同的化学结构所形成的差异性理化特性，选用某些特有的灵敏的定性反应，来鉴别各个药物的真伪。常用的药物鉴别方法有：化学法、光谱法、色谱法、X射线衍射法、酶法和生物法。鉴别所用方法应侧重具有一定的专属性、再现性和灵敏度，操作应简便、快速。由于性状项下的物理常数也能协助鉴别药物的真伪，因此用于鉴别试验的条目一般仅2~4条，以能证明供试品的真实性为度。

4. 检查

药品的检查项包括了有效性、均一性、纯度要求与安全性四个方面。有效性是指检查与药物临床疗效有关，但在鉴别、纯度检查和含量测定中不能控制的项目；均一性是指检查生产出来的同一个批号药品的质量，如溶出度、重（装）量差异、含量均匀度、生物利用度等是否均一；纯度要求主要是指对药物中杂质的检查及主药含量测定，如酸碱度、溶液的澄清度与颜色、无机阴离子、有机杂质、干燥失重或水分、炽灼残渣、有害残留溶剂、金属离子或重金属、硒和砷盐的检查和药物含量测定等；安全性是指对药物中存在的某些痕量的、对生物体产生特殊生理作用，严重影响用药安全的杂质的检查，如异常毒性、降压物质、热源、细菌内毒素、无菌等的检查。

5. 含量测定或效价测定

含量测定或效价测定是指对药品中有效成分或指标性成分的测定。凡用理化方法测定药物含量的称为"含量测定"，凡以生物学方法（包括生物检定和微生物检定）或酶化学方法测定药物效价的，称为"效价测定"。药品的含量或效价是评价药品质量、判断药品优劣、保证药品疗效的重要方面。含量测定或效价必须在鉴别无误、杂质检查符合规定的基础上进行，否则没有意义。药品的含量或效价测定要考虑测定结果的精密度与重现性。原料药要求纯度高，如果杂质可严格控制，则可着重于测定方法的准确性。可用于药品含量测定的方法主要有化学分析法、仪器分析法和生物检定法。化学分析法又包括重量分析法和容量（滴定）分析法；仪器分析法包括光谱法、色谱法、电泳法；生物检定法是利用药物对生物体（整体动物、离体组织、微生物等）的作用以测定其效价或生物活性的一种方法，生物检定主要用于无适当理化方法进行检定的药物，补充了理化检验的不足。

6. 储藏

药品的储藏条件是药品能否有效用于临床的重要因素之一。药品是否需要低温储藏，温度、湿度、光照等储藏条件对药物存在形式有无影响等，通常通过药品稳定性试验来确定，药品的稳定性试验包括如下几方面：①影响因素试验；②加速试验；③长期试验。上述各项目应采用专属性强、准确、精密、灵敏的分析方法进行，并需对方法进行验证，以保证测试结果的可靠性，在此基础上确定储藏条件和药品的有效期。

（四）药典

1. 《中国药典》

《中国药典》的全称为《中华人民共和国药典》（Chinese Pharmacopoeia，ChP），简称《中国药典》，是我国记载药品标准的法典，其后以括号注明是哪一年版，如《中国药典》（2015）；新中国成立以来，我国已经出版了十版药典（1953、1963、1977、1985、1990、1995、2000、2005、2010、2015年版）。前九版药典的内容一般分为凡例、正文、附录和索引四部分。现行版《中国药典》（2015年版）于2015年6月5日由国家食品药品监督管理总局批准颁布，2015年12月1日起实施。本版药典共分为一部、二部、三部、四部，收载品种总计5608种，其中新增1082种。一部收载药材和饮片、植物油脂和提取物、成方制剂和单味制剂等，二部收载化学药品、抗生素、生化药品和放射性药品等，三部收载生物制品。药典对各部药典共性附录进行整合，将原附录更名为通则，包括制剂通则、通用检定方法、标准物质、试剂试药和指导原则，重新建立规范的编码体系，并首次将通则、药用辅料单独作为《中国药典》四部。

《中国药典》（2015）包括以下基本内容。

（1）凡例　凡例是解释和使用《中国药典》、正确进行质量检定的基本原则，它把与正文品种、通则及质量检定有关的需要明确的共性问题和采用的计量单位、符号与专门术语等加以规定，有关规定具有法定的约束力。

为了便于查阅和使用，《中国药典》将"凡例"按内容归类，并冠以标题，它们是：名称及编排，标准规定，生物制品，检验方法和限度，残留溶剂，标准品和对照品，计量，精确度，试药、试液、指示液，动物试验，包装、标签等，总计28条款。

①密度、黏度的单位和溶解度、水浴温度等的定义

《中国药典》凡例规定：密度单位为kg/m^3，g/cm^3；黏度单位有$Pa \cdot s$（动力黏度）和mm^2/s（运动黏度）。

药品的溶解度定义为：当1g或1mL溶质在不到1mL溶剂中溶解时，为极易溶解；当1g或1mL溶质在100~1000mL溶剂中溶解时，为微溶。

通常试样所用的"水浴温度"是指 98～100℃;"室温"是指 10～30℃;"冷水"是指 2～10℃;"冰浴"是指 0℃等。

"溶液的滴"是指 20℃时,1.0mL 水相当于 20 滴。溶液后记示"1→10"的含义是:"固体溶质 1.0g 或液体溶质 1.0mL 加溶剂,使成 10mL 的溶液"。

②检验方法与限度:标准中规定的各种纯度和限度数值以及制剂的重(装)量差异,包括上限和下限两个数值本身及中间数值,均为有效数字。

原料药的含量(%),除另有注明者外,均按重量计。如规定上限为 100% 以上时,是指用本药典规定的分析方法测定时可能达到的数值,为药典规定的限度或允许偏差,并非真实含有量;如未规定上限时,指不超过 101.0%。

制剂的含量限度范围,是根据主药含量的多少、测定方法误差、生产过程不可避免偏差和储存期间可能产生降解的可接受程度而制定的,生产中应按标示量 100% 投料。如已知某一成分在生产或储存期间含量会降低,生产时可适当增加投料量,以保证在有效期内含量能符合规定。

③标准品、对照品:标准品与对照品是指用于鉴别、检查、含量或效价测定的标准物质。标准品是指用于生物检定或效价测定的标准物质,其特性量值一般按效价单位(或 μg)计,以国际标准物质进行标定;对照品是指采用理化方法进行鉴别、检查或含量测定时所用的标准物质,其特性量值一般按纯度(%)计。

标准品与对照品的建立或变更批号,应与国际标准物质或原批号标准品或对照品进行对比并经过协作标定,然后按照国家药品标准物质相应的工作程序进行技术审定,确认其质量能够满足既定用途后方可使用。

标准品与对照品均应附有使用说明书,一般应标明批号、特性量值、用途、使用方法、储藏条件和装量等。标准品与对照品均应按其标签或使用说明书所示的内容使用和储藏。

④精确度:药典规定了取样量的准确度和试验精密度。

试验中供试品与试药等"称重"或"量取"的量,均以阿拉伯数字表示,其精确度可根据数值的有效数位来确定,如称取"0.1g",指称取重量可为 0.06～0.14g;称取"2g",指称取重量可为 1.5～2.5g,称取"2.0g",指称取重量可为 1.95～2.05g;称取"2.00g",指称取重量可为 1.995～2.005g。

"精密称定"是指称取重量应准确至所取重量的千分之一;"称定"是指称取重量应准确至所取重量的百分之一;"精密量取"是指量取体积的准确度应符合国家标准中对该体积移液管的精密度要求;"量取"是指可用量筒或按照量取体积的有效数位选用量具。取用量为"约"若干时,是指取用量不得超过规定量的 ±10%。

恒重,除另有规定外,是指供试品连续两次干燥或炽灼后称重的差异在 0.3mg 以下的重量;干燥至恒重的第二次及以后各次称重均应在规定条件下继续干燥 1h 后进行；炽灼至恒重的第二次称重应在继续炽灼 30min 后进行。

试验中规定"按干燥品（或无水物，或无溶剂）计算"时，除另有规定外，应取未经干燥（或未去水，或未去溶剂）的供试品进行试验，并将计算中的取用量按检查项下测得的干燥失重（或水分，或溶剂）扣除。

试验中的"空白试验"，是指在不加供试品或以等量溶剂替代供试品溶液的情况下，按同法操作。

结果，含量测定中的"并将滴定的结果用空白试验校正"，是指按供试品所耗滴定液的量（mL）与空白试验中所耗滴定液的量（mL）之差进行计算。

试验时的温度，未注明者，是指在室温下进行；温度高低对试验结果有显著影响者，除另有规定外，应以 25℃±2℃ 为准。

⑤试药、试液、指示剂：试验用的试药，除另有规定外，均应根据通则试药项下的规定，选用不同等级并符合国家标准或国务院有关行政主管部门规定的试剂标准。试液、缓冲液、指示剂与指示液、滴定液等，均应符合通则的规定或按照通则的规定制备。

试验用水，除另有规定外，均指纯化水。酸碱度检查所用的水，均指新沸并放冷至室温的水。

酸碱性试验时，如未指明用何种指示剂，均是指石蕊试纸。

（2）正文　是药典的主要内容，药典正文部分收载的具体药物或制剂的质量标准，又称各论。正文按中文药品名称笔画顺序编排，药物制剂的质量标准编排在相应药物质量标准之后，所含项目与原料药质量标准相近，但不列出有效成分的分子式和分子质量，同时在检查项下增加制剂的检查项目。根据品种和剂型的不同，《中国药典》每一品种项下按顺序可分别列有：品名（包括中文名、汉语拼音名、英文名或拉丁名）；有机药物的结构式；分子式与分子质量；来源或有机药物的化学名称；含量或效价规定；处方（复方制剂）；制法；性状；鉴别；检查；含量测定或效价测定；类别；规格；储藏；制剂等。

（3）通则　《中国药典》（2015）对原 2010 年版第一、二、三部药典共性附录进行整合，将原附录更名为通则，主要包括制剂通则、通用检测方法、标准物质、试剂试药和指导原则等。

（4）索引　《中国药典》（2015）一部采用"中文索引""汉语拼音索引""拉丁名索引"和"拉丁学名索引"。二部、三部和四部采用"中文索引"和"英文索引"，这两个索引与药典正文前的"品名目次"相配合，可快速查询有关药物品种的质量标准。

2. 常用的国外药典

目前世界上已有数十个国家编订了国家药典。另外，还有世界卫生组织（WHO）编订的《国际药典》及一些区域性药典如北欧药典、欧洲药典和亚洲药典等，可作为药物分析的参考。

（1）美国药典与美国国家处方集 《美国药典》（the United States Pharmacopoeia, USP），美国国家处方集（The National Formulary, NF），两者合称为美国药典－国家处方集（USP－NF），是两个法定药品标准：美国药典（USP）和国家处方集（NF）的三卷合订本。《美国药典－国家处方集》是在美国制造和销售的药物和相关产品唯一强制执行的法定标准，是国际上最重要的药品参考书之一。目前最新版为 USP（39）－NF（34），2015 年 12 月出版，2016 年 5 月 1 日生效。

（2）《英国药典》 《英国药典》（British Pharmacopoeia, BP），是英国药品委员会（British Pharmacopoeia Commission）正式出版的英国官方医学标准集，是英国制药标准的重要来源，也是药品质量控制、药品生产许可证管理的重要依据。《英国药典》出版周期不定，最新的版本为 2016 年版，即 BP（2016）。该版 2015 年 8 月出版；2016 年 1 月生效，BP（2016）共 6 卷。

（3）《日本药局方》 《日本药局方》（the Japanese Pharmacopoeia, JP），即日本国药典，现行版为《日本药局方》第十六改正本［JP（16）］。

（4）《欧洲药典》 《欧洲药典》（European Pharmacopoeia, Ph. Eup），为欧洲药品质量检测的唯一指导文献。《欧洲药典》对其成员国，与本国药典具有同样约束力，并且互为补充。《欧洲药典》8 为最新版本，2013 年 7 月出版，2014 年 1 月生效。

（5）《国际药典》 《国际药典》（the International Pharmacopoeia, Ph. Int），由世界卫生组织（WHO）颁布。《国际药典》收载原料药、辅料和制剂测试的推荐分析方法和标准，可供成员国制订药典标准时参考和采用，采用国在有关法规上明文规定后，方具法定效力。

二、药品质量管理规范

药品质量的全面控制涉及药物的研究、生产、供应、临床和检验各个环节，药品质量管理规范是确保每种药品的质量，制定每种药物的管理方法的依据。

（一）药品非临床研究质量管理规定（Good Laboratory Practice，GLP）

非临床研究——为评价药品的安全性而进行的各种毒性试验。

GLP 认证是指国家食品药品监督管理总局（SFDA）对药物非临床安全性评价研究机构的组织管理体系、人员、实验设施、仪器设备、试验项目的运行与管理等进行检查，并对其是否符合 GLP 做出评定。GLP 主要用于为申请药品注册而进行的非临床研究。

（二）药品生产质量管理规范（Good Manufacture Practice，GMP）

药品生产和质量管理的基本准则，是对药品生产全过程实行监督管理。对企业生产药品所需人员、厂房、设备、原辅料、工艺、质检、卫生、出品销售、运输、用户意见及反映处理等均提出了明确的要求。生产企业为了生产出全面符合药品质量标准的药品,必须按照 GMP 的规定组织生产和加强管理。

重视事先控制,减少药品生产过程中的污染和交叉污染,力求消除产生不合格产品的隐患,以确保所生产药品安全有效、质量稳定可控。

(三) 药品经营质量管理规范(Good Supply Practice,GSP)

药品经营质量管理的基本准则,包括:管理职责、人员与培训、设施与设备、进货、验收与检验、储存与养护、出库与运输、销售与售后服务等。GSP 是药品经营企业在药品进货、储运和销售等环节中必须执行的规范要求。

(四) 药物临床试验质量管理规范(Good Clinical Practice,GCP)

临床试验——任何在人体(病人或健康志愿者)进行的药物系统性研究,包括药物的作用、不良反应、药物的吸收、分布、代谢和排泄,目的是确定试验药物的疗效与安全性。

GCP 是临床试验全过程的标准规定,包括方案设计、组织、实施、监测、稽查、记录、分析总结和报告。均须按本规范执行,以保证药品临床试验过程规范、结果科学可靠、保护受试者权益并保障其安全。选择临床试验方法必须符合科学和伦理要求。

以上四个管理规范的执行,加强了药品的全面质量管理,有利于加速我国医药产业的发展,提高药品的国际竞争力。

任务 3　熟悉药物分析检验工作的基本程序

药品检验工作是药品质量控制的重要组成部分,其检验程序一般分为取样、性状观测、鉴别、检查、含量测定,并写出检验结果和检验报告书。

一、取样

取样是指从一批产品中,按取样规则抽取一定数量具有代表性的样品供检验用。取样应具有科学性、真实性和代表性。因此,取样的基本原则应该是均匀、合理。

取样时,应先检查品名、批号、数量、包装等情况,符合要求后方可取样。为保证取样的代表性,应全批取样,分部位取样;生产规模的固体原料药要用取样探子取样,除另有规定外,一般为等量取样,混合后作为样品进行检验;取样的量也因产品数量的不同而不同,制剂的取样按具体情况而定,一次取得的样品至少可供 3 次检验用。取样时必须填写取样记录,取样容器和被取样均应贴上标签。

二、性状观测

药物的性状是药品质量的重要表征之一,性状检验项目主要包括外观、气味和稳定性以及溶解度等物理常数（相对密度、熔点、折射率、比旋度、吸收系数等）；测定结果对药品具有鉴别意义，也反映药品的纯度，是评价药品质量的主要指标之一。

三、鉴别

鉴别是根据药物的化学结构和理化性质而采用化学、物理化学或生物学方法来证明已知药物的真伪。鉴别是药物分析检验工作的首要任务，在进行药物分析检验时，应首先对供试品进行鉴别，在鉴别无误时，才能进行其他项目的分析，所选用的鉴别方法应准确、专属性强、再现性和灵敏度高，操作应简便、快速。药物的鉴别一般采用一组（2~4项）试验项目全面评价一种药物，力求使结论正确无误。常用的鉴别方法有：化学反应法、紫外分光光度法、酶法、电泳法、生物法等。

四、检查

药物的性状和鉴别结果符合规定后，再按照药品质量标准规定的检查项目逐一进行试验。《中国药典》检查项下包括药物的有效性、均一性、纯度要求和安全性四个方面。本教材所述的检查主要侧重于纯度检查。药物的纯度是指药物的纯净程度，反映了药物质量的优劣。由于药物中含有杂质的多少可以反映药物纯度的高低，因此，药物纯度检查常用药物杂质检查来反映且通常按照药品质量标准规定的项目进行"限度检查"，以判断药物所含杂质是否符合限量规定，从而判定药物纯度的高低。药物的杂质检查又分为一般杂质检查和特殊杂质检查。

五、含量测定或效价测定

药物在通过鉴别无误、检查项合格的基础上，进行含量测定。它是控制药物中有效成分的含量、保证疗效的重要手段。

药物含量测定或效价测定的方法应以法定标准为依据。如果是生产单位自定的质量标准，必须有比较实验数据，并要在允许的相对偏差内才可应用。仲裁时仍以法定标准为准。在含量测定或效价测定时所用的化学试剂、供试品量、计量单位等，均应按药典凡例中规定进行。

六、检验记录与报告

（一）检验记录（原始记录）

药品质量研究的检验记录，是进行科学研究和技术总结的原始资料。为保证药品检验工作的科学性和规范化，检验记录必须做到：原始、真实，内容完整、齐全，书写清晰、整洁，字迹应清晰、色调一致。

记录内容应包括供试品名称、批号、数量、来源（送检或抽检单位）、取样方法、包装情况、外观性状、检验目的、检验依据、收到日期、报告日期等，逐一写清楚。在检验过程中应将观察到的现象、检验数据、结果、结论、处理意见等完整书写，一般不得涂改。如果记录时写错，应将错处划出（用钢笔划单线或双线），并在其旁边改正，并签名盖章。记录完成后，需复核。复核后的记录，属内容和计算错误的，由复核人负责；属检验操作错误的，由检验人负责。

记录本应妥善保存并规定保存时间，以供备查。

（二）检验报告

检验报告应完整、无破损缺页，字迹清楚，文字简洁，意思全面，结论明确。报告内容除无操作步骤外，应包括所有记录内容、检验结果和结论，若为不符合规定的药品，应提出处理意见，以便供有关部门参考，并尽快地采取措施，保障药品的质量符合要求。

任务4 熟知《药物分析》课程的主要内容和要求

一、熟知《药物分析》课程的主要内容

药物分析是一门研究与发展药物质量控制的方法学科，研究运用化学、物理化学或生物化学的方法和技术来研究和探索药物及其制剂质量控制的一般规律，主要阐述化学合成药物或化学结构明确的天然药物及其制剂的质量问题的一门课程，是药学类、药品生产技术类、工业分析检验类等专业开设的一门专业必修课程。《药物分析》课程主要学习以下几个方面的内容。

（1）药物及其制剂质量标准相关的基本内容，包括我国现行的质量标准体系及其基本内容，中国药典概况和国外药典简介等。

（2）药物的杂质检查基本规律和方法、药物卫生检验的基本知识和操作技术等。

（3）以九类典型药物的分析为例，围绕药品质量的全面控制，讨论如何运用化学、物理化学、生物学以及其他手段与方法进行药品质量分析的基本规律与基本方法研究。

（4）典型药物制剂的质量标准、制剂分析特点和基本操作方法与技术。

（5）药品质量标准制定的基本原则、内容与方法。

二、学习《药物分析》课程的要求

本课程要求学生明确药物分析在药学科学领域中的地位，建立全面的药品质量管理意识。掌握我国药典收载的常用类型药物及其制剂的质量标准、分析

技术的基本原理、基本方法以及基本操作技能,熟悉药物结构-性质-分析方法之间的关系,熟悉常用分析检验技术在药物分析工作中的应用,熟悉分析方法的建立和各项效能指标的评价,了解药物分析中最新检测技术的进展,能综合运用所学知识评价比较各分析方法之间的优劣;了解主要国外药典中有关药品的质量标准;具备制订药品质量标准的初步能力,能正确理解、准确执行药典,具有独立完成药品全检任务的实际工作能力,能够胜任各类医药企业、医疗单位、药检部门和药物营销等单位的药物质量检验和质量控制技术等岗位的工作。

三、本课程学习参考文献

药物分析课程的学习需要参考大量的文献资料,取长补短,积累知识和技能。主要参考文献附于本教材最后。

项目总结

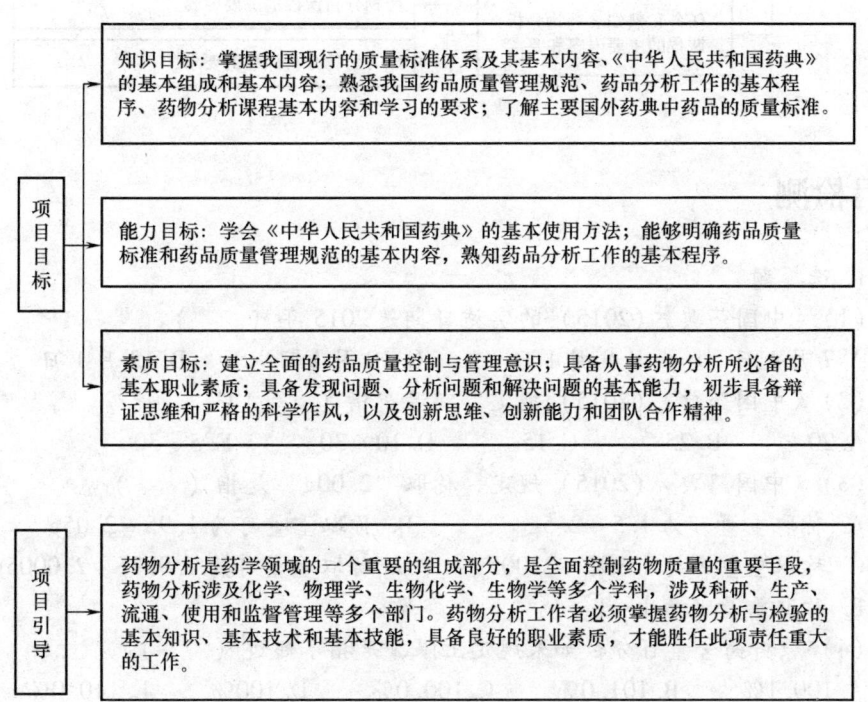

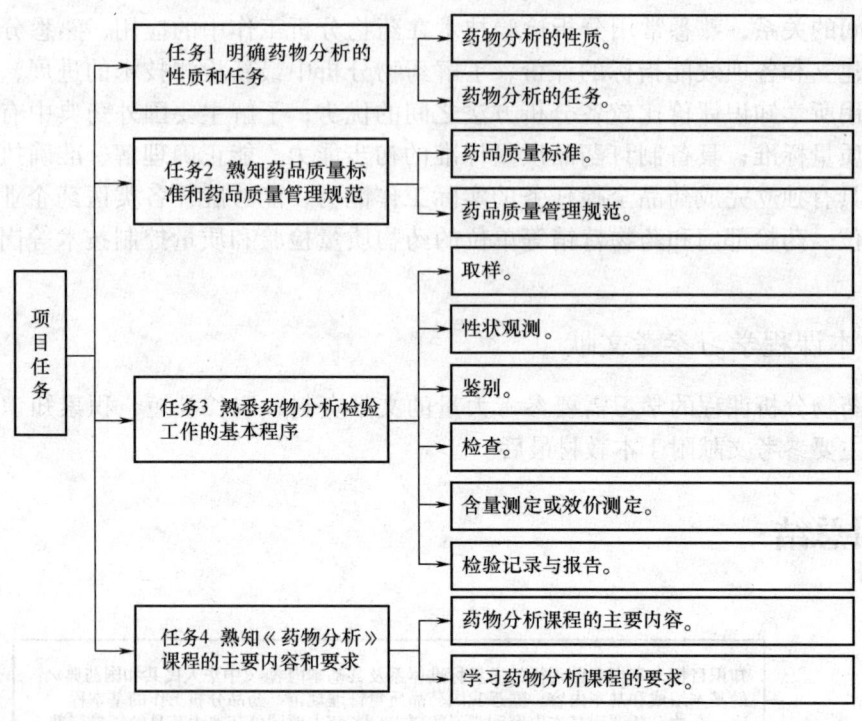

项目检测

1. 选择题

(1)《中国药典》(2015)的实施日期是2015年（　　）。
A. 7月1日　　B. 8月1日　　C. 10月1日　　D. 12月1日

(2)《中国药典》(2015)规定，室温是指（　　）℃。
A. 20　　B. 25　　C. 15　　D. 10~30　　E. 5~30

(3)《中国药典》(2015)规定，称取"2.00g"是指（　　）。
A. 称取重量可为1.5~2.5g　　B. 称取重量可为1.95~2.05g
C. 称取重量可为1.995~2.005g　　D. 称取重量可为1.9995~2.0005g
E. 称取重量可为1~3g

(4) 原料药含量百分数如未规定上限，是指不超过（　　）。
A. 100.1%　　B. 101.0%　　C. 100.0%　　D. 100%　　E. 110.0%

(5) USP是（　　）的英文缩写。
A. 中国药典　B. 美国药典　C. 英国药典　D. 日本药典　E. 欧洲药典

(6)《中国药典》(2015)所指的"精密称定"，是指称取重量应准确至所取重量的（　　）。

A. 百分之一　　　B. 千分之一　　　C. 万分之一　　　D. 十万分之一
E. 百万分之一
(7)《中国药典》(2015)（　　）收载通则、药用辅料。
A. 一部　　　B. 二部　　　C. 三部　　　D. 四部
(8) 药品生产质量管理规范简称（　　）。
A. GLP　　　B. GMP　　　C. GSP　　　D. GCP
2. 试述制定药品质量标准的基本原则。
3. 简述药物分析检验的基本程序。
4. 试述我国药品质量标准体系的基本内容。
5. 药品质量管理规范包括哪些主要内容？

项目拓展

《中国药典》(2015) 的特点

《中国药典》(2015) 为我国现行版药典，与《中国药典》(2010) 相比，整体水平又上一个新台阶，并具有鲜明的特点，主要表现在以下八个方面。

1. 收载品种显著增加

进一步扩大了收载品种的范围，基本实现了国家基本药物目录品种生物制品全覆盖，中药、化药覆盖率达到90%以上。对部分标准不完善、多年无生产、临床不良反应多、剂型不合理的品种加大调整力度，本版药典不再收载2010年版药典品种共计43种。

2. 药典标准体系更加完善

将过去药典各部附录进行整合，归为本版药典四部。完善了以凡例为总体要求、通则为基本规定、正文为具体要求的药典标准体系。首次收载"国家药品标准物质制备""药包材通用要求"以及"药用玻璃材料和容器"等指导原则，形成了涵盖原料药及其制剂、药用辅料、药包材、标准物质等更加全面、系统、规范的药典标准体系。

3. 现代分析技术的扩大应用

本版药典在保留常规检测方法的基础上，进一步扩大了对新技术、新方法的应用，以提高检测的灵敏度、专属性和稳定性。采用液相色谱法-串联质谱法、分子生物学检测技术、高效液相色谱-电感耦合等离子体质谱法等用于中药的质量控制。采用超临界流体色谱法、临界点色谱法、粉末X射线衍射法等用于化药的质量控制。采用毛细管电泳分析测定重组单克隆抗体产品分子大小异构体，采用高效液相色谱法测定抗毒素抗血清制品分子大小分布等。在检测技术储备方面，建立了中药材DNA条形码分子鉴定法、色素测定法、中药中真菌毒素测定法、近红外分光光度法、基于基因芯片的药物评价技术等指导方法。

4. 药品安全性保障进一步提高

完善了"药材和饮片检定通则""炮制通则"和"药用辅料通则";新增"国家药品标准物质通则""生物制品生产用原材料及辅料质量控制规程""人用疫苗总论""人用重组单克隆抗体制品总论"等,增订了微粒制剂、药品晶型研究及晶型质量控制、中药有害残留物限量制定等相关指导原则。一部制定了中药材及饮片中二氧化硫残留量限度标准,建立了珍珠、海藻等海洋类药物标准中有害元素限度标准,制定了人参、西洋参标准中有机氯等16种农药残留的检查,对柏子仁等14味易受黄曲霉毒素感染药材及饮片增加了"黄曲霉毒素"检查项目和限度标准。二部进一步加强了对有关物质的控制,增强了对方法的系统适用性要求,同时还增加了约500个杂质的结构信息;增加对手性杂质的控制;静脉输液及滴眼液等增加渗透压摩尔浓度的检测,增加对注射剂与滴眼剂中抑菌剂的控制要求等。三部加强对生物制品生产用原材料及辅料的质量控制,规范防腐剂的使用,加强残留溶剂的控制;增加疫苗产品渗透压摩尔浓度测定,增订生产用菌毒种主种子批全基因序列测定,严格细菌内毒素检查限度。

5. 药品有效性控制进一步完善

对检测方法进行了全面增(修)订。一部部分中药材增加了专属性的显微鉴别检查、特征氨基酸含量测定等;在丹参等30多个标准中建立了特征图谱。二部采用离子色谱法检测硫酸盐或盐酸盐原料药中的酸根离子含量;采用专属性更强、准确度更高的方法测定制剂含量;增(修)订溶出度和释放度检查法,加强对口服固体制剂和缓控释制剂有效性的控制。

6. 药用辅料标准水平显著提高

本版药典收载药用辅料更加系列化、多规格化,以满足制剂生产的需求。增订可供注射用等级辅料21种。加强药用辅料安全性控制,如增加残留溶剂等控制要求。更加注重对辅料功能性控制,如增订多孔性、粉末细度、粉末流动、比表面积、黏度等检查项,并强化药用辅料标准适用性研究的要求。

7. 进一步强化药典标准导向作用

本版药典通过对品种的遴选和调整、先进检测方法的收载、技术指导原则的制定等,强化对药品质量控制的导向作用;同时,紧跟国际药品质量控制和标准发展的趋势,兼顾我国药品生产的实际状况,在检查项目和限度设置方面,既要保障公众用药的安全性,又要满足公众用药的可及性,从而引导我国制药工业健康科学发展。

本版药典继续秉承保护野生资源和自然环境、坚持中药可持续发展、倡导绿色标准的理念,不再新增处方中含豹骨、羚羊角、龙骨、龙齿等濒危物种或化石的中成药品种;提倡检测试剂中具有毒性溶剂的替代使用,如取消含苯和汞试剂的使用,以减少对环境及实验人员的污染。

8. 药典制定更加公开透明、规范有序

本版药典编制工作始终坚持公开、公平、公正的原则。药典委员会常设机构首次将 ISO 9001 质量管理体系引入药典编制全过程管理，持续改进和完善药典委员会的管理制度、规范药典编制工作程序，为保证药典编制工作质量保驾护航。国家药典委员会大力推进药品标准提高科研工作的质量，保证药典编制的进度和质量。严格执行"中国药典编制工作程序"、完善专业委员会间沟通和协调、加强标准审核和公示环节工作，所有标准增修订内容均在国家药典委员会网站予以公布，并将反馈意见的专家审核结果对外发布。

本版药典在保持药典科学性、先进性和规范性的基础上，重点加强药品安全性和有效性的控制要求，充分借鉴国际先进的质量控制技术和经验，整体提升本版药典的水平，全面反映了我国当前医药发展和检测技术的现状，并将在推动我国药品质量提高、加快企业技术进步和产品升级换代，促进我国医药产业健康发展，提升《中国药典》权威性和国际影响力等方面继续发挥重要作用。

项目二　药物的杂质检查

项目目标

知识目标

掌握药物杂质的来源和分类，杂质限量的定义和计算；一般杂质检查的原理和方法。

熟悉特殊杂质检查原理。

了解一般杂质与特殊杂质检查方法的区别以及特殊杂质检查方法。

能力目标

学会药物杂质分析检验的基本技术和方法。

能够独立按照《中国药典》质量标准和药物质量分析规程，熟练地对典型药物的杂质进行检查，且能按规范要求填写原始记录并出具分析报告。

素质目标

具有药学职业道德，遵守药物分析岗位的道德准则；具备强烈的药品质量观念；具有严谨、踏实的工作作风和实事求是的工作态度；具有良好的按照药品质量标准对药物杂质进行检查和评价的职业素质。

项目引导

药物杂质是指存在于药物中影响药物的质量、稳定性和疗效，甚至危害人体健康的药物以外的其他化学物质。对药物中这些物质的检查，称为药物的杂质检查。

药物的纯度，是指药物的纯净程度，反映了药物质量的优劣。药物纯度，其要求不同于一般化学试剂，它首先是考虑到杂质对人体健康和疗效的影响，药品只有合格品与不合格品；而化学试剂的纯度，只考虑杂质对试剂的稳定性和使用目的的影响，不考虑杂质的生理作用，根据化学试剂所含杂质的高低可将其分为不同的等级，如基准试剂、优级纯、分析纯、化学纯、色谱纯、光谱纯等。因此，药政部门规定，只有符合药用纯度的药物才能药用，绝不能以其他规格的化学试剂代替药物。由于药物中含有杂质的多少可以反映药物纯度的高低，因此，药物的杂质检查也称为纯度检查。

药物中含有的杂质不仅反映药物质量的高低,而且可以反映出生产、储藏等过程中存在的问题。因此,杂质检查是保证用药安全、有效,考核生产工艺和企业管理是否规范的一个重要指标。

一、药物杂质的种类及来源

(一)药物杂质的种类

根据药物中杂质的来源,可将其分为一般杂质和特殊杂质。一般杂质是指在自然界分布较广泛,在多种药物的生产和储藏过程中容易引入的杂质,如酸、碱、水分、氯化物、硫酸盐、砷盐、重金属等。一般杂质检查的方法收载在《中国药典》(2015)的通则中。特殊杂质是指在个别药物的生产和储藏过程中引入的杂质,如阿司匹林中的游离水杨酸、对乙酰氨基酚中的对氨基酚、甾体激素中的其他甾体。特殊杂质检查方法收载在《中国药典》(2015)正文各药品的质量标准中。

按照药物中所含杂质的结构,又可将其分为无机杂质和有机杂质。按杂质的性质还可将其分为信号杂质和有害杂质,信号杂质本身一般无害,但其含量的多少可反映出药物的纯度水平,如含量过高,表明药物的纯度差,如氯化物、硫酸盐等属于信号杂质。有害杂质对人体有害,如砷盐、重金属、氰化物等,在质量标准中必须严格控制。

药典中规定的各种杂质检查项目是针对该药品在按既定工艺进行生产和正常储藏过程中可能含有或产生并需要控制的杂质。对于一些保持药物稳定性的保存剂或稳定剂,不认为是杂质,但需检查是否在允许范围内。凡药典未规定检查的杂质,一般不需要检查。对危害人体健康、影响药物稳定性的杂质,必须严格控制其限量。

(二)药物杂质的来源

药物中的杂质主要有两个来源:一是在生产过程中引入;二是在储藏过程中受外界条件的影响,引起药物结构发生变化而产生。

1. 在生产过程中引入

在合成药的生产过程中,未反应完全的原料、反应的中间体和副产物,在精制时未能完全除去,就会成为产品中的杂质。从动植物原料中提取分离药物时,由于原料中常常含有与药物结构、性质相近的物质,在提取过程中,分离不完全,便可能引入产品中。如由哺乳动物睾丸中提取的玻璃酸酶,是一种能水解玻璃酸黏多糖的酶,若提取不当,易把睾丸中的另一组分酪氨酸引入。在药物的生产过程中,还常需加入试剂、溶剂、催化剂等,如不能完全除去,也会成为产品中的杂质。此外,在生产中所用的金属器皿、装置以及其他不耐酸碱的金属工具,则可能引入铅、锌、铁、铜等重金属。

2. 在储藏过程中产生

药物在储藏过程中，由于储藏保管不善或包装不当或储藏时间过长，因温度、湿度、日光、空气等外界条件的影响，或因微生物的作用，可能发生水解、氧化、分解、异构化、晶型转变、聚合、潮解和发霉等变化，生成其他的物质而成为杂质。如氯贝丁酯吸湿水解产生对氯苯氧异丁酸；青霉素类抗生素在酸或碱或某些氧化剂或青霉素酶或高温下，降解成青霉醛、青霉胺等杂质而失效。这类杂质的产生不仅使药物的外观性状发生改变，更关键的是影响了药物的质量，降低了疗效，甚至失去疗效或对人体产生毒害作用，因此，必须进行检查。

二、药物杂质的限量检查及有关计算

（一）药物杂质限量和限量检查

药物中的杂质，单纯从其含量考虑，应越少越好，但在实际中，要把药品中杂质完全去掉，势必造成生产上操作工序增加、处理困难、产品收率降低，从而导致成本增加，在经济上加重病人负担；另一方面，要分离除尽杂质，从药物的效用、调剂、储存上来看，也没有必要，而且也不可能完全除尽。所以在不影响疗效和不发生毒副作用的原则下，对于药物中可能存在的杂质允许有一定限度。药物中所含杂质的最大允许量，称为杂质限量，通常用百分之几或百万分之几来表示。在此限度内，不会对人体有毒害，不致影响药物的稳定性和疗效，且便于制造、储藏和制剂生产。因此，药物中的杂质检查，通常不要求测定其准确含量，而只检查杂质是否超过限量，这种杂质检查的方法称为杂质限量检查。各国药典中规定的杂质检查主要采用限量检查。

杂质的检查方法一般有以下三种。

1. 对照法

对照法是指取限度量的待检杂质的纯品或对照品配成对照品溶液，另取一定量供试品配成供试品溶液，在相同条件下处理，比较反应结果（比色或比浊），从而确定供试品中所含杂质是否超过限量。用本法检查杂质，必须遵循平行原则，如仪器要配对、对照品与供试品中加入的试剂、反应的条件等都应相同，且要同步操作。这种方法所获的结果，只能判断药物中所含杂质的量是否超过限量规定，一般不能判定杂质的准确含量。各国药典主要采用本法检查药物中的杂质。

[示例] 硫酸镁中氯化物的检查：取本品 0.50g，依法检查（通则 0801），与标准氯化钠溶液 5.0mL 制成的对照品溶液比较，不得更浓（0.01%）。

2. 灵敏度法

灵敏度法是指在供试品溶液中加入试剂，在一定反应条件下，不得有正反应出现，从而判断供试品中所含杂质是否符合限量规定。本法不需要对照物质。

[示例] 氯化钾中锰盐的检查：取本品 2.0g，加水 8mL 溶解后，加氢氧化钠试液 2mL，摇匀，放置 10min，不得显色。

3. 比较法

比较法是指取供试品一定量依法检查，测得待检杂质的吸光度或旋光度等与规定的限量比较，不得更大。本法也不需要对照物质。

[示例] 硫酸阿托品中莨菪碱的检查：取本品，按干燥品计算，加水溶解并制成每 1mL 中含 50mg 的溶液，依法测定（通则 0621），旋光度不得超过 -0.40°。

（二）药物杂质限量的有关计算

杂质限量可按下式计算：

$$杂质限量 = \frac{杂质最大允许量}{供试品量} \times 100\%$$

由于供试品（S）中所含杂质的量是通过与一定量标准溶液进行比较，因此，杂质最大允许量在数值上应是标准溶液的体积（V）与其浓度（c）的乘积。所以杂质限量（L）计算式可改写为：

$$杂质限量 = \frac{标准溶液的体积 \times 标准溶液的浓度}{供试品量} \times 100\%$$

即：

$$L = \frac{V \times c}{S} \times 100\%$$

式中　L——杂质限量,% 或 mg/kg

　　　V——标准溶液的体积

　　　c——标准溶液的浓度

　　　S——供试品的量，g

[示例] 葡萄糖中氯化物的检查：取本品 0.60g，置于 50mL 纳氏比色管中，加水溶解使成 25mL，加稀硝酸 10mL，加水使成 40mL，摇匀，加入硝酸银试液 1.0mL，用水稀释使成 50mL，摇匀，在暗处放置 5min，与标准氯化钠溶液 6.0mL 制成的对照品溶液比较，不得更浓。其氯化物限量的计算如下：

标准氯化钠溶液每毫升 = 0.01mgCl$^-$

$$氯化物限量 = \frac{6.0 \times 0.01}{0.6 \times 1000} \times 100\% = 0.01\%$$

三、药物中的一般杂质检查

（一）氯化物检查法

在药物的生产过程中，常用到盐酸或将药物制成盐酸盐形式，因此，氯化物在药物的原料或生产过程中极易被引入。氯离子对人体无害，但它能直接反映药物的纯度，间接反映生产、储藏过程是否正常，因此氯化物常作为信号杂质检查。

1. 原理

药物中的微量氯化物在硝酸酸性条件下与硝酸银反应,生成氯化银胶体微粒而显白色浑浊,与一定量的标准氯化钠溶液在相同条件下产生的氯化银浑浊程度比较,判定供试品中氯化物是否符合限量规定。

$$Cl^- + Ag^+ \rightarrow AgCl\downarrow（白）$$

2. 方法

除另有规定外,取各药品项下规定量的供试品,加水溶解使成25mL（溶液如显碱性,可滴加硝酸使成中性）,再加稀硝酸10mL;溶液如不澄清,应过滤（滤纸事先用含有硝酸的水洗净其上的氯化物）;置50mL纳氏比色管中,加水使成40mL,摇匀,即得供试品溶液。另取各药品项下规定量的标准氯化钠溶液（0.9%）,置50mL纳氏比色管中,加稀硝酸10mL,加水使成40mL,摇匀,即得对照品溶液。于供试品溶液与对照品溶液中,分别加入硝酸银试液1.0mL,用水稀释至50mL,摇匀,在暗处放置5min,同置黑色背景上,从比色管上方向下观察,比较,即得（通则0801）。

3. 注意事项

（1）标准氯化钠溶液的浓度为0.0165g/1000mL,即1mL相当于10μg的Cl^-,因此,氯化物浓度以50mL中含0.05~0.08mg的Cl^-为宜,相当于标准氯化钠溶液5~8mL。此范围内氯化物所显浑浊度明显,便于比较。

（2）供试品溶液如不澄清,可用含硝酸的水洗涤滤纸中的氯化物后过滤,取滤液进行检查。

（3）供试品溶液如带颜色,可采用内消色法解决。

（4）加硝酸可避免弱酸银盐如碳酸银、磷酸银及氧化银沉淀的干扰,且可加速氯化银沉淀的生成并产生较好的乳浊。酸度以50mL供试品溶液中含稀硝酸10mL为宜。

（5）为了避免光线使单质银析出,在观察前应在暗处放置5min。由于氯化银为白色沉淀,比较时应将比色管置黑色背景上,从上方向下观察,比较。

（6）检查杂质过程中,必须遵循平行原则。

（7）有机药物中氯化物的检查,对于溶于水的有机药物,按《中国药典》（2015）通则规定的方法直接检查氯化物。不溶于水的有机药物,多数采用加水振摇,使所含氯化物溶解,滤除不溶物或加热溶解供试品,放冷后析出沉淀,过滤,取滤液进行检查。如药物在稀乙醇或丙酮中有一定溶解度,可加稀乙醇或丙酮溶解后进行检查。

（8）检查有机氯杂质,需破坏结构后方能检查。如为氯代脂烃,可在碱性溶液中加热使水解。

（二）硫酸盐检查法

微量的硫酸盐杂质也是一种信号杂质。

1. 原理

药物中微量的硫酸盐在稀盐酸酸性条件下与氯化钡反应,生成硫酸钡微粒显白色浑浊,与一定量标准硫酸钾溶液在相同条件下产生的硫酸钡浑浊程度比较,判定供试品硫酸盐是否符合限量规定。

$$SO_4^{2-} + Ba^{2+} \rightarrow BaSO_4 \downarrow （白）$$

2. 方法

除另有规定外,取各药品项下规定量的供试品,加水溶解使成 40mL（溶液如显碱性,可滴加盐酸使成中性）,置 50mL 纳氏比色管中,加稀盐酸 2mL,摇匀,即得供试品溶液;另取标准硫酸钾溶液,置 50mL 纳氏比色管中,加水使成 40mL,加稀盐酸 2mL,摇匀,即得对照品溶液;于供试品溶液与对照品溶液中分别加入 25% 氯化钡溶液 5mL,用水稀释成 50mL,摇匀,放置 10min,同置黑色背景上,从比色管上方向下观察、比较,即得（通则 0802）。

3. 注意事项

(1) 标准硫酸钾溶液的浓度为 0.181g/1000mL,即 1mL 相当于 100μg 的 SO_4^{2-},因此,本法适宜比浊的浓度范围为每 50mL 溶液中含 100~500μg 的 SO_4^{2-} 为宜,相当于标准硫酸钾溶液 1~5mL,在此范围内浊度梯度明显,便于比较。

(2) 供试品溶液若不澄清,则应先用加盐酸使成酸性的水洗净滤纸中硫酸盐,再过滤,取滤液。

(3) 供试品溶液如带颜色,可采用内消色法处理;如果药物在水中不易溶解,可加入适量的有机溶剂将药物溶解后再依法检查,例如硫酸普拉睾酮钠中硫酸盐的检查,先用丙酮-水(1:1)溶解样品后进行检查。

(4) 盐酸可防止碳酸钡或磷酸钡等沉淀生成而影响比浊。但酸度过大可使硫酸钡溶解,降低检查灵敏度,以 50mL 供试品中含 2mL 稀盐酸为宜。

（三）铁盐检查法

微量铁盐的存在可能会加速药物的氧化和降解,因而要控制铁盐的限量。《中国药典》和《美国药典》均采用硫氰酸盐法,《英国药典》采用巯基醋酸法检查,两个方法相比较,后者的灵敏度较高,但试剂较贵。

1. 硫氰酸盐法（通则 0807）

(1) 原理　铁盐在盐酸酸性溶液中与硫氰酸盐作用生成红色可溶性的硫氰酸铁配离子,与一定量标准铁溶液用同法处理后进行比色。

$$Fe^{3+} + 6SCN^- \rightarrow [Fe(SCN)_6]^{3-} （红色）$$

(2) 方法　除另有规定外,取各药品项下规定量的供试品,加水使溶解成 25mL,移置 50mL 纳氏比色管中,加稀盐酸 4mL 与过硫酸铵 50mg,用水稀释使成 35mL 后,加 30% 硫氰酸铵溶液 3mL,再加水稀释制成 50mL,摇匀;如显色,立即与标准铁溶液（取该品种项下规定量的标准铁溶液,置 50mL 纳氏比色管中,加水使成 25mL,加稀盐酸 4mL 与过硫酸铵 50mg,用水稀释使成 35mL 后,加30%硫氰酸铵溶液3mL,再加水稀释制成50mL,摇匀)制成的对照品溶液比较,即得。如供试管与对照管色调不一致时,可分别移至分液漏斗中,各加正丁醇20mL提取,分层,将正丁醇层移至50mL纳氏比色管中,再用正丁醇稀释至25mL,比较,即得。

(3)注意事项

①本法用硫酸铁铵[$FeNH_4(SO_4)_2 \cdot 12H_2O$]配制标准铁溶液,并加入硫酸防止铁盐水解,使其易于保存。当50mL溶液中含Fe^{3+}为10~50μg时,溶液的吸光度与浓度呈良好线性关系。目视比色时以50mL溶液中含20~50μg Fe^{3+}为宜。在此范围内,溶液的色泽梯度明显,易于区别。

②在酸性条件下反应,可防止Fe^{3+}的水解。

③加入氧化剂过硫酸铁既可氧化供试品中Fe^{2+}成Fe^{3+},同时可防止由于光线使硫氰酸铁还原或分解褪色。

④反应中加入的硫氰酸铵量较大,这是因为铁盐与硫氰酸根离子的反应为可逆反应,加入过量的硫氰酸铵,不仅可以增加生成的配位离子的稳定性,提高反应灵敏度,还能消除氯化物等与铁盐生成配位化合物所引起的干扰。

⑤硫氰酸铁配位离子在丁醇等有机溶剂中的溶解度大,经萃取后比色,不仅能增加颜色深度,还能排除某些干扰物质的影响。

⑥某些有机药物,特别是具环状结构的有机药物,在实验条件下不溶解或对检查有干扰,需经炽灼破坏,使铁盐成三氧化二铁留于残渣中,处理后再依法检查。如盐酸普鲁卡因、泛影酸、羧丙纤维素等。

2. 巯基醋酸法

(1)原理 巯基醋酸将Fe^{3+}还原为Fe^{2+},后者在氨碱性溶液中生成红色络离子,与一定量标准铁溶液经同法处理后产生的颜色进行比较,判定供试品中铁盐是否符合限量规定。

$$2Fe^{3+} + 2HSCH_2COOH \rightarrow 2Fe^{2+} + HOOCH_2SSCH_2COOH + 2H^+$$

$$Fe^{2+} + 2HSCH_2COOH \rightarrow Fe(SCH_2COOH)_2 + 2H^+$$

$$Fe(SCH_2COOH)_2 + 2OH^- \rightarrow [Fe(SCH_2COO)_2]^{2-} (红色) + 2H_2O$$

(2)方法 取一定量的供试品,置纳氏比色管中,加10mL水溶解,加20%柠檬酸溶液2mL和巯基醋酸溶液0.1mL,混合,用0.1mol/L氨水调至碱性,用水稀释至20mL,放置5min,同法制备10mL标准铁对照品溶液,供试品溶液的颜色不得比对照品溶液颜色深。

(3)注意事项 《英国药典》采用巯基醋酸法检查,加巯基醋酸前,需加20%柠檬酸溶液2mL,使与铁生成络离子,以免在氨碱性溶液中产生氢氧化铁沉淀。

(四)重金属检查法

重金属影响药物的稳定性和安全性。药物中的重金属是指在实验条件下能与硫代乙酰胺或硫化钠作用显色的金属杂质,如银、铅、汞、铜、镉、铋、锑、锡、砷、锌、镍等。因为在药品生产中遇到铅的机会较多,且铅易蓄积中毒,故作为重金属的代表,以铅的限量表示重金属限度。如需对某种特定金属离子或上述方法不能检测到的金属离子做限度要求,可采用专属性较强的原子吸收分光光度法或具有一定专属性的经典比色法(如《中国药典》已收载的铜、锌等杂质的检查法)。《中国药典》(2015)通则中规定了3种重金属检查方法。

1. 第一法:硫代乙酰胺法

本法适用于溶于水、稀酸和乙醇的药物,为最常用的方法。

(1) 原理 硫代乙酰胺在弱酸性条件下水解,产生硫化氢,与重金属离子生成黄色到棕黑色的硫化物混悬液,与一定量标准铅溶液经同法处理后所呈颜色比较,判定供试品中重金属是否符合限量规定。

$$CH_3CSNH_2 + H_2O \rightarrow CH_3CONH_2 + H_2S$$

$$Pb^{2+} + H_2S \rightarrow PbS\downarrow + 2H^+$$

(2) 方法 除另有规定外,取25mL纳氏比色管三支,甲管中加标准铅溶液一定量与醋酸盐缓冲液(pH3.5)2mL后,加水或各品种项下规定的溶剂稀释成25mL,乙管中加入按各品种项下规定的方法制成的供试品溶液25mL,丙管中加入与乙管相同量的供试品,加配制供试品溶液的溶剂适量使溶解,再加入与甲管等量的标准铅溶液和醋酸盐缓冲液(pH3.5)2mL后,加溶剂稀释成25mL;再在甲、乙、丙三管中分别加硫代乙酰胺试液各2mL,摇匀,放置2min,同置白纸上,自上向下透视,当丙管中显出的颜色不浅于甲管时,乙管中显出的颜色与甲管比较,不得更深,如丙管中显出的颜色浅于甲管,试验无效,应取样按第二法重新检查。

(3) 注意事项

①供试品如有色,可在加硫代乙酰胺试液前,向甲管中滴加稀焦糖溶液少量或其他无干扰的有色溶液,使其色泽与乙管、丙管一致,然后再加硫代乙酰胺试液比色。如按以上方法仍不能使两管颜色一致,可采用内消色法使对照品溶液与样品溶液的颜色一致。

②供试品中若有微量高铁盐存在,在弱酸性溶液中将氧化硫化氢而析出硫,产生浑浊,影响比色。可先加抗坏血酸或盐酸羟胺,使高铁离子还原为亚铁离子,再按上述步骤分析。

2. 第二法:炽灼后的硫代乙酰胺法

本法适用于含芳环、杂环以及难溶于水、稀酸和乙醇的有机药物。

(1) 原理 重金属可能会与芳环、杂环形成较牢固的价键,需先将供试品炽灼破坏,残渣加硝酸进一步破坏,蒸干,加盐酸转化为易溶于水的氯化物,再按第一法进行检查。

（2）方法　除另有规定外，当需改用第二法检查时，取各品种项下规定量的供试品，按炽灼残渣检查法（通则0841）进行炽灼处理，然后取遗留的残渣，或直接取炽灼残渣项下遗留的残渣，如供试品为溶液，则取各品种项下规定量的溶液，蒸发至干，再按上述方法处理后取遗留的残渣，加硝酸0.5mL，蒸干，至氧化氮蒸气除尽后（或取供试品一定量，缓缓炽灼至完全炭化，放冷，加硫酸0.5~10mL，使恰湿润，用低温加热至硫酸除尽后，加硝酸0.5mL，蒸干，至氧化氮蒸气除尽后，放冷，在500~600℃炽灼使完全灰化），放冷，加盐酸2mL，置水浴上蒸干后加水25mL，滴加氨试液至对酚酞指示液显微红色，再加醋酸盐缓冲液（pH3.5）2mL，微热溶解后，移置纳氏比色管中，加水稀释成25mL，作为乙管；另取配制供试品溶液的试剂，置瓷皿中蒸干后，加醋酸盐缓冲液（pH3.5）2mL与水15mL，微热溶解后，移置纳氏比色管中，加标准铅溶液一定量，再用水稀释成25mL，作为甲管；再在甲、乙两管中分别加硫代乙酰胺试液各2mL，摇匀，放置2min，同置白纸上，自上向下透视，乙管中显出的颜色与甲管比较，不得更深。

（3）注意事项

①应控制炽灼温度在500~600℃。炽灼残渣加硝酸加热处理后，必须蒸干、除尽氧化氮，否则亚硝酸可使硫化氢氧化析出硫，影响比色。

②为了消除盐酸或其他试剂中可能夹杂重金属的影响，在配制供试品溶液时，如使用盐酸超过1mL（或与盐酸1mL相当的稀盐酸），使用氨试液超过2mL，以及用硫酸与硝酸进行有机破坏或其他试剂处理者，除另有规定外，对照品溶液应取同样量试剂在瓷皿中蒸干后，依法检查。

③含钠盐或氟的有机药物在炽灼时能腐蚀瓷坩埚而引入重金属，应改用铂坩埚或硬质玻璃蒸发皿。

3. 第三法：硫化钠法

本法适用于溶于碱性水溶液而难溶于稀酸或在稀酸中即生成沉淀的药物，如磺胺类、巴比妥类药物等。

（1）原理　在碱性介质中，以硫化钠为显色剂，使Pb沉淀生成PbS微粒的混悬液，与一定量标准铅溶液经同法处理后所呈颜色比较，判断供试品中重金属是否符合限量规定。

（2）方法　除另有规定外，取供试品适量，加氢氧化钠试液5mL与水20mL溶解后，置纳氏比色管中，加硫化钠试液5滴，摇匀，与一定量的标准铅溶液同法处理后的颜色比较，不得更深。

硫化钠试液对玻璃有一定的腐蚀性，且久置后会产生絮状物，应临用新制。

（五）砷盐检查法

砷盐多由药物生产过程中所使用的无机试剂及搪瓷反应器引入，多种药物中要求检查砷盐，砷为毒性杂质，须严格控制其限量。《中国药典》和《日本药

《局方》均采用古蔡氏法和二乙基二硫代氨基甲酸银法检查药物中微量的砷盐;《英国药典》采用古蔡氏法和次磷酸法;《美国药典》采用二乙基二硫代氨基甲酸银法。

1. 古蔡氏法

(1) 原理　金属锌与酸作用产生新生态的氢,与药物中微量砷盐反应生成具挥发性的砷化氢,遇溴化汞试纸,产生黄色至棕色的砷斑,与一定量标准砷溶液所生成的砷斑比较,判断供试品中重金属是否符合限量规定。

$$As^{3+} + 3Zn + 3H^+ \rightarrow AsH_3\uparrow + 3Zn^{2+}$$
$$AsO_3^{3-} + 3Zn + 9H^+ \rightarrow AsH_3\uparrow + 3Zn^{2+} + 3H_2O$$
$$AsO_4^{3-} + 4Zn + 11H^+ \rightarrow AsH_3\uparrow + 4Zn^{2+} + 4H_2O$$
$$AsH_3 + 3HgBr_2 \rightarrow 3HBr + As(HgBr)_3 （黄色）$$
$$AsH_3 + 2As(HgBr)_3 \rightarrow 3AsH(HgBr)_2 （棕色）$$
$$AsH_3 + As(HgBr)_3 \rightarrow 3HgBr + As_2Hg_3 （棕黑色）$$

五价砷在酸性溶液中也能被金属锌还原为砷化氢,但生成砷化氢的速度较三价砷慢,故在反应液中加入碘化钾和氯化亚锡将五价砷还原为三价砷,碘化钾被氧化;生成的碘又可被氯化亚锡还原为碘离子,后者与反应中产生的锌离子能形成稳定的配位离子,有利于生成砷化氢的反应不断进行。氯化亚锡与碘化钾还可抑制锑化氢的生成,因锑化氢也能与溴化汞试纸作用生成锑斑。在试验条件下,100μg 锑存在也不致干扰测定。氯化亚锡又可与锌作用,在锌粒表面形成锌锡齐,起去极化作用,从而使氢气均匀而连续地发生。

$$AsO_4^{3-} + 2I^- + 2H^+ \rightarrow AsO_3^{3-} + I_2 + H_2O$$
$$AsO_4^{3-} + Sn^{2+} + 2H^+ \rightarrow AsO_3^{3-} + Sn^{4+} + H_2O$$
$$I_2 + Sn^{2+} \rightarrow 2I^- + Sn^{4+}$$
$$4I^- + Zn^{2+} \rightarrow ZnI_4^{2-}$$

锌粒和供试品中可能含有少量硫化物,在酸性液中能产生硫化氢气体,与溴化汞作用生成硫化汞的色斑,干扰试验结果,故用醋酸铅棉花吸收硫化氢。用醋酸铅棉花60mg,装管高度为 60~80mm,以控制醋酸铅棉花填充的松紧度,使既能免除硫化氢的干扰(1000μg 锑存在也不干扰测定),又可使砷化氢以适宜的速度通过。

(2) 方法

①检砷装置的准备:检砷装置见图 2-1。检查前,在导气管 C 中装入醋酸铅棉花60mg(装管高度为 60~80mm),再于旋塞 D 的顶端平面上放一片溴化汞试纸(试纸大小以能覆盖

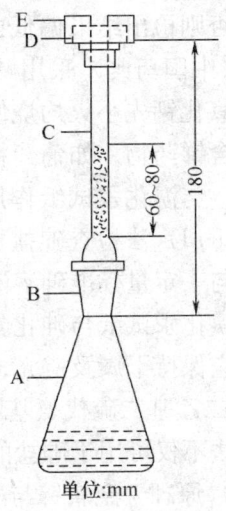

图 2-1　古蔡氏法检砷装置
A—标准磨口锥形瓶　B—标准磨口塞
C—导气管　D—旋塞　E—旋塞盖

孔径而不露出平面外为宜），盖上旋塞 E 并旋紧。

②标准砷斑的制备：精密量取标准砷溶液 2mL，置 A 瓶中，加盐酸 5mL 与水 21mL，再加碘化钾试液 5mL 与酸性氯化亚锡试液 5 滴，在室温放置 10min 后，加锌粒 2g，立即将装妥的导气管 C 密塞于 A 瓶上，并将 A 瓶置 25～40℃水浴中，反应 45min，取出溴化汞试纸，即得。

③样品砷斑的制备：取按各品种项下规定方法制成的供试品溶液，置 A 瓶中，加盐酸 5mL 与水 21mL，照标准砷斑的制备，自"再加碘化钾试液 5mL"起，依法操作。将生成的砷斑与标准砷斑比较，颜色不得更深。

（3）注意事项

①标准砷溶液是先用三氧化二砷配制成储备液，于临用前取储备液新鲜配制标准砷溶液，每 1mL 标准砷溶液相当于 1μg 的 As。《中国药典》制备标准砷斑采用 2mL 标准砷溶液，所得砷斑清晰，否则，砷斑颜色过深或过浅，均影响比色的正确性。不同药物含砷限量不同，可按规定改变供试品取用量，不可改变标准砷溶液的取量。

②供试品若为硫化物、亚硫酸盐、硫代硫酸盐等，在酸性溶液中生成硫化氢或二氧化硫气体，与溴化汞作用生成黑色硫化汞或金属汞，干扰砷斑检查。应先加硝酸处理，使氧化成硫酸盐，除去干扰。

③供试品若为铁盐，能消耗碘化钾、氯化亚锡等还原剂，影响测定条件，并能氧化砷化氢干扰测定。因此，应先加酸性氯化亚锡试液，将高铁离子还原为低铁离子后再检查。

④环状结构的有机药物，因砷在分子中可能以共价键结合，要先进行有机破坏，否则检出结果偏低或难以检出。常用的有机破坏方法有碱破坏法和酸破坏法。《中国药典》采用碱破坏法，如酚磺酞、呋塞米等检查砷盐时，于供试品中加氢氧化钙先小火灼烧使炭化，再于 500～600℃ 炽灼至完全灰化。

⑤含锑药物，如葡萄糖酸锑钠，用古蔡氏法检查砷时，锑盐也可被还原为锑化氢，与溴化汞试纸作用，产生灰色锑斑，干扰砷斑的检出，可改用白田道夫（Betterd）法检查砷盐。原理是氯化亚锡在盐酸中将砷盐还原成棕褐色的胶态砷，与一定量标准砷溶液用同法处理后的颜色比较，可控制供试品中的砷量。

⑥溴化汞试纸与砷化氢作用较氯化汞试纸灵敏，但所呈砷斑不够稳定，在反应中应保持干燥及避光，并立即与标准砷斑比较。

2. 二乙基二硫代氨基甲酸银法（Ag-DDC 法）

本法不仅可用于砷盐的限量检查，也可用作微量砷盐的含量测定。

（1）原理 金属锌与酸作用产生新生态氢，与微量砷盐反应生成具挥发性的砷化氢，还原二乙基二硫代氨基甲酸银，产生红色胶态银，同时在相同条件下使一定量标准砷溶液比色，用目视比色法测定吸光度进行比较。

$$AsH_3 + 6Ag(DDC) \rightleftharpoons 6Ag + 3H(DDC) + As(DDC)_3$$

（2）方法

①检砷装置的准备：检砷装置见图2-2。检查前，在导气管C中装入醋酸铅棉花60mg（装管高度约80mm），并向D管中精密加入Ag（DDC）溶液5.0mL。

②标准砷对照品溶液的制备：精密量取标准砷溶液2mL置于A瓶中，加盐酸5mL与水21mL，再加碘化钾试液5mL与酸性氯化亚锡试液5滴，在室温放置10min后，加锌粒2g，立即将导气管C与A瓶密塞，使生成的砷化氢气体导入盛有Ag（DDC）溶液5.0mL的D管中，并将A瓶置25~40℃水浴中，反应45min后，取出D管，添加三氯甲烷至刻度，混匀，即得。

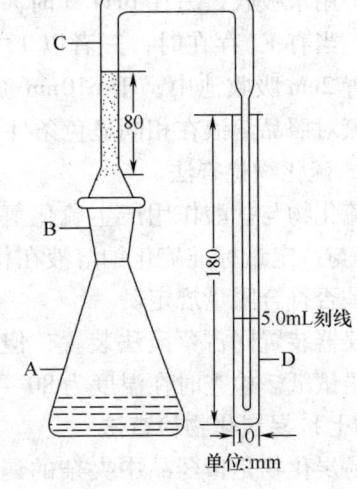

图2-2 Ag-DDC法检砷装置
A—标准磨口锥形瓶　B—标准磨口塞
C—导气管　D—瓶底玻璃管

③检查法：取按各品种项下规定方法制成的供试品溶液，置A瓶中，加盐酸5mL与水21mL，照标准砷斑的制备，自"再加碘化钾试液5mL"起，依法操作。将所得溶液与标准砷对照品溶液同置白色背景上，自D管上方向下观察比色，供试品溶液颜色不得比标准砷对照品溶液更深。必要时，可将吸收液分别移至1cm吸收池中，以Ag（DDC）试液为空白，于510nm波长处测定吸光度，供试品溶液的吸光度不得大于标准砷对照品溶液按同法测得的吸光度。

（六）硒、氟及硫化物检查法

1. 氧瓶燃烧法

氧瓶燃烧法是将有机物放入充满氧气的密闭燃烧瓶中燃烧，产生的组分用吸收液吸收后再选用合适的方法进行鉴别、检查或含量测定。适用于可与环状结构中碳原子以共价键相结合的含卤素、硫、硒等的有机药物，特点是简便、快速、破坏完全，尤其适用于微量样品的分析。

2. 硒检查法

元素状态的硒无毒，但硒化物有剧毒。有机药物用氧瓶燃烧法进行有机破坏，硒成为高价氧化物（SeO_3），被硝酸溶液吸收，再用盐酸羟胺将Se^{6+}还原为Se^{4+}，在pH（2.0±2）的条件下，加二氨基萘试液反应100min，生成4，5-苯并苯硒二唑，用环己烷提取后在378nm波长处测定吸光度，应不得大于对照品溶液的吸光度。

3. 氟检查法

氟检查法用于检查有机氟化物中氟的含量。有机氟经氧瓶燃烧分解产生氟化氢，用水吸收，另在 pH4.3 时茜素氟蓝与硝酸亚铈以 1∶1 结合成红色配位化合物，当有 F^- 存在时，三者以 1∶1∶1 结合成蓝紫色配位化合物，在暗处放置 1h，置 2cm 吸收池中，于 610nm 波长处测定吸光度，并用空白试验进行校正。根据氟对照品溶液在相同显色条件下所得吸光度，计算有机氟化物中氟的含量。

4. 硫化物检查法

硫化物与盐酸作用产生硫化氢气体，遇醋酸铅试纸产生棕色的硫化铅"硫斑"，与一定量标准硫化钠溶液在相同条件下生成的硫斑比较，判断供试品中硫化物是否符合限量规定。

仪器装置同古蔡氏法装置，但导气管中不装醋酸铅棉花，溴化汞试纸改用醋酸铅试纸。检查时在温度为 80~90℃ 的水浴中，加热反应 10min。

（七）易炭化物检查法

易炭化物是指药品中夹杂的遇硫酸易炭化或易氧化而呈色的有机杂质。此类杂质多数结构未知，用硫酸呈色的方法可简便地控制其总量。

检查方法：取内径一致的比色管两支，向甲管中加各品种项下规定的对照品溶液 5mL，乙管中加硫酸（含 H_2SO_4 94.5%~95.5%）5mL 后，分次缓缓加入规定量的供试品，振摇使溶解。除另有规定外，静置 15min 后，将甲乙两管同置白色背景前，平视观察，乙管中所显颜色不得比甲管深。

供试品若为固体，应先研成细粉。如需加热才能溶解时，可取供试品与硫酸混合均匀，加热溶解后，放冷至室温，再移至比色管中。

对照品溶液主要有 3 类：①用"溶液颜色检查"项下的标准比色液作为对照品溶液；②用比色用氯化钴液、比色用重铬酸钾液和比色用硫酸铜液按规定方法配成的对照品溶液；③用一定浓度的高锰酸钾液作为对照品溶液。

（八）炽灼残渣检查法

炽灼残渣检查法用于考查有机药物中混入的各种无机杂质。有机药物经炭化或无机药物加热分解后，加硫酸湿润，先低温再用 700~800℃ 高温炽灼，使其完全灰化，有机物分解挥发，残留的非挥发性无机杂质（多为金属氧化物或无机盐类）成为硫酸盐，称为炽灼残渣（《英国药典》称为硫酸灰分），称重，判断是否符合限量规定。

挥发性的无机药物如盐酸、氯化铵等受热挥发或分解，残留非挥发性杂质，也按上法检查炽灼残渣。

《中国药典》（2015）规定的检查方法（通则 0841）为：取供试品 1.0~2.0g 或各药品项下规定的重量，置已炽灼至恒重的坩埚中，精密称定，缓缓炽灼至完全炭化，放冷至室温；除另有规定外，加硫酸 0.5~1mL 使湿润，低温加热至硫酸蒸气除尽后，在 700~800℃ 炽灼使完全灰化，移置干燥器内，放冷至室温，精密称定后，再在 700~800℃ 炽灼至恒重，判断是否符合限量规定。如需将残渣留作重金属检查，则炽灼温度必须控制在 500~600℃，以防重金属在高温下挥发。

（九）干燥失重测定法

干燥失重测定法是指药品在规定的条件下，经干燥后所减失的量，以百分率表示。干燥失重的量主要指水分，也有其他挥发性物质。干燥失重检查的方法主要有下面几种。

1. 常压恒温干燥法

适用于受热较稳定的药物。取供试品，混合均匀（如为较大的结晶，应先迅速捣碎使成2mm以下的小粒），取约1g或各品种项下规定重量的供试品，均匀地置相同条件下已干燥至恒重的扁形称量瓶中，精密称定，除另有规定外，在105℃干燥至恒重（两次干燥或炽灼后的重量差异在0.3mg以下）。根据减失的重量和取样量计算供试品的干燥失重。

2. 干燥剂干燥法

适用于受热分解且易挥发的供试品。将供试品置干燥器中，利用干燥器内的干燥剂吸收水分至恒重。干燥剂应保持在有效状态。常用的干燥剂有硅胶、无水氯化钙和五氧化二磷。

3. 减压干燥法

适用于熔点低、受热不稳定及难去除水分的药物。使用减压干燥器或恒温减压干燥箱，除另有规定外，压力控制在2.67kPa（20mmHg）以下，药物中水分在较低的干燥温度和较短的干燥时间内得以排除。有的药物熔点低，或对热不稳定不能加热，可在恒温减压干燥器中采用减压下干燥剂干燥的方法。常用干燥剂为五氧化二磷。

（十）酸碱度检查法

酸碱度检查法是检查药物中的酸碱性杂质。

酸碱度检查中，规定pH低于7.0的称为"酸度"，高于7.0的称为"碱度"，在7.0上下两侧的称为"酸碱度"。《中国药典》（2015）规定，酸碱度检查所用的水应是新沸并放冷至室温的蒸馏水。

检查方法主要有以下3种。

1. 酸碱滴定法

酸碱滴定法是在一定指示液下，用酸或碱滴定供试品溶液中的碱性或酸性杂质，以消耗酸或碱滴定液的毫升数作为限度指标。如氯化钠酸碱度检查的方法为：取本品0.50g，加水50mL溶解后，加溴麝香草酚蓝指示剂（pH6.0～7.6，黄色至蓝色）2滴，如显黄色，加氢氧化钠滴定液（0.02mol/L）0.10mL，应变为蓝色；如显蓝色或绿色，加盐酸滴定液（0.02mol/L）0.20mL，应变为黄色。

2. 指示液法

指示液法是将一定量指示液的变色pH范围作为供试品溶液中酸碱性杂质的限度指标。如纯化水的酸碱度检查方法为：取供试品10mL，加甲基红指示液

（pH4.2~6.3，红色至黄色）2滴，不得显红色（控制pH在4.4以上）；另取10mL，加溴麝香草酚蓝指示液（pH在6.0~7.6，黄色至蓝色）5滴，不得显蓝色（控制pH在7.6以下）。

3. pH测定法

pH测定法是用电位法测定供试品溶液的pH，衡量其酸碱性杂质是否符合限量规定。如青霉素钠酸碱度的检查方法为：取本品，加水制成每1mL中含30mg的溶液，依法测定，pH应为5.0~7.0。

（十一）溶液颜色检查法

溶液颜色检查法是检查在生产和储存过程中产生的有色杂质的方法。《中国药典》(2015) 采用目视比色法、分光光度法和色差计法三种方法（通则0901）。

1. 目视比色法

除另有规定外，取各药品项下规定量的供试品，加水溶解，置于25mL的纳氏比色管中，加水稀释至10mL。另取规定色调和色号的标准比色液10mL，置于纳氏比色管中，两管同置白色背景上，自上向下透视（色泽较淡时），或同置白色背景前，平视观察（色泽较深时）；供试品管呈现的颜色与对照管比较，不得更深。

《中国药典》(2015) 规定用重铬酸钾液（1mL溶液中含0.800mg的$K_2Cr_2O_7$）为黄色原液，氯化钴液（1mL溶液中含59.5mg的$CoCl \cdot 6H_2O$）为红色原液，硫酸铜液（1mL溶液中含62.4mg $CuSO_4 \cdot 5H_2O$）蓝色原液。

按表2-1精密量取以上3种比色用原液和水，混合摇匀，配成绿黄色、黄绿色、黄色、橙黄色、橙红色、棕红色6种色调的标准储备液。

表2-1　　　　　　　　　6种色调标准储备液的配制

色调	比色用氯化钴液/mL	比色用重铬酸钾液/mL	比色用硫酸铜液/mL	水/mL
绿黄色	–	27	15	58
黄绿色	1.2	22.8	7.2	68.8
黄色	4.0	23.3	0	72.7
橙黄色	10.6	19.0	4.0	66.4
橙红色	12.0	20.0	0	68.0
棕红色	22.5	12.5	20.0	45.0

按表2-2精密量取各色调标准储备液与水，混合摇匀，即得标准比色液。

表2-2　　　　　　　　　各种色调色号标准比色液的配制

色号	0.5	1	2	3	4	5	6	7	8	9	10
储备液/mL	0.25	0.5	1.0	1.5	2.0	2.5	3.0	4.5	6.0	7.5	10.0
加水量/mL	9.75	9.5	9.0	8.5	8.0	7.5	7.0	5.5	4.0	2.5	0

［示例］替硝唑溶液的颜色检查：取本品约 0.50g，加盐酸溶液（0.5→100）10mL，振摇使溶解，如显色，与黄绿色 4 号标准比色液（通则 0901 第一法）比较，不得更深。

2. 分光光度法——单一波长定量

分光光度法测定吸光度检查溶液中的有色杂质。测定方法：除另有规定外，取各药品项下规定量的供试品，加水溶解使成 10mL，必要时过滤，滤液照分光光度法于规定波长处测定吸光度，不得超过规定值。供制备注射用的原料药物往往既检查澄清度又检查溶液颜色。

［示例］维生素 C 溶液的澄清度与颜色的检查：取本品 3.0g，加水 15mL，振摇使溶解，溶液应澄清无色；如显色，将溶液经 4 号垂熔玻璃漏斗过滤，取滤液，照紫外－可见分光光度法（通则 0401），在 420nm 波长处测定吸光度，不得超过 0.03。

3. 色差计法——全波长范围定量

色差计法是通过色差计直接测定溶液的色差值，对其颜色进行定量表述和分析的方法。通过分别比较供试品溶液和标准比色液与水的色差值，或直接比较供试品溶液和标准比色液来检查有色杂质是否超过限量。测定时除另有规定外，用水对仪器进行校准。取按各品种项下规定的方法制得的供试品溶液和标准比色液，置仪器上进行测定，供试品溶液与水的色差值 ΔE 应不超过相应色调的标准比色液与水的色差值 ΔE_0^*。

也可以将预先测定好的各色调色号的标准比色液对水的标准色差值 ΔE_0^* 输入到仪器，然后直接测量供试品溶液对水的色差值 ΔE^*；若 $\Delta E^* \leq \Delta E_0^*$，供试品溶液颜色合格，反之为不合格。

（十二）澄清度检查法

澄清度检查法是检查药品溶液的浑浊程度，即浊度。药品溶液中如存在细微颗粒，当直射光通过溶液时，可导致光散射和光吸收的现象，致使溶液微显浑浊；所以澄清度可在一定程度上反映药品的质量和生产工艺水平。《中国药典》（2015，通则 0902）规定的澄清度检查法为目视法和浊度仪法。本项目介绍目视法，该法是用规定级号的浊度标准溶液与供试品溶液比较，以判定药品溶液的澄清度或其溶液的浑浊程度。品种项下规定的"澄清"，是指供试品溶液的澄清度与所用试剂相同，或不超过 0.5 号浊度标准液的浊度。"几乎澄清"，是指供试品溶液的浊度介于 0.5 号至 1 号浊度标准液的浊度之间。

《中国药典》（2015）规定用硫酸肼与乌洛托品（六次甲基四胺）反应制备浊度标准液。多数澄清度检查以水为溶剂，有时也用酸、碱或有机溶剂作溶剂。乌洛托品易水解产生甲醛，甲醛与肼缩合成甲醛腙，形成白色浑浊，故以其作为浊度标准储备液。

浊度标准储备液的制备：称取 105℃ 干燥至恒重的硫酸肼 1.00g，置 100mL

量瓶中,加水适量使溶解,必要时可在40℃的水浴中温热溶解,并用水稀释至刻度,摇匀,放置4~6h,取此溶液与等容量的10%乌洛托品溶液混合,摇匀,于25℃避光静置24h,即得。该溶液置冷处避光保存,可在2个月内使用,用前摇匀。

浊度标准原液的制备:取浊度标准储备液15.0mL,置1000mL量瓶中,加水稀释至刻度,摇匀,取适量,置1cm吸收池中,照紫外-可见分光光度法(通则0401),在550nm处测定吸光度,应为0.12~0.15。浊度标准原液应在配制后48h内使用。

浊度标准液的制备:临用时取浊度标准原液和水,按表2-3稀释制成不同级号的浊度标准液。

表2-3 浊度标准液的配制

级号	0.5	1	92	3	4
浊度标准原液/mL	2.50	5.0	10.0	30.0	950.0
水/mL	97.50	95.0	90.0	70.0	50.0

本液应临用时制备,使用前充分摇匀。

检查方法:取各品种项下规定量的供试品,依法配成一定浓度的供试品溶液,取适量供试品溶液与浊度标准液分别置于配对的比浊用玻璃管(内径15~16mm,平底,具塞,以无色、透明、中性硬质玻璃制成)中,液面的高度为40mm,在浊度标准液制备后5min,于暗室内垂直同置于伞棚灯下,照度为1000lx,从水平方向观察比较,用以检查溶液的澄清度或其浑浊程度。在进行比较时,如供试品溶液管的浊度接近标准管时,应将比浊管交换位置后再行观察。除另有规定外,供试品溶解后应立即检视。

[示例]甘露醇溶液的澄清度与颜色的检查:取本品1.5g,加水10mL溶解后,溶液应澄清无色;如显浑浊,与1号浊度标准液(通则0902第一法)比较,不得更浓。

(十三)水分测定法

药品中的水包括结晶水和吸附水。《中国药典》(2015)采用费休法、烘干法、减压干燥法、甲苯法和高效液相色谱法测定(通则0832)。本项目主要介绍费休法和烘干法。

1. 费休法(卡尔-费休水分滴定法)

费休法包括容量滴定法和库仑滴定法。

(1)容量滴定法

①原理:利用碘在吡啶和甲醇溶液中氧化二氧化硫时需要定量的水参加反应来测定样品中的水分含量。本法适用于任何可溶解于费休试液但不与费休试液起化学反应的药品的水分测定,故对遇热易破坏的样品仍能用本法测定。操

作简便、专属性强、准确度高,适用于受热易被破坏的药物,属非水氧化还原滴定反应。本法采用的标准滴定液称费休试液,反应式为:

$$I_2 + SO_2 + H_2O \rightleftharpoons 2HI + SO_3$$

上述反应可逆,加无水吡啶能定量吸收 HI 和 SO_3,形成氢碘酸吡啶和硫酸酐吡啶。硫酸酐吡啶不稳定,加入无水甲醇使其转变成稳定的甲基硫酸氢吡啶:

$$C_5H_5N \cdot I_2 + C_5H_5N \cdot SO_2 + C_5H_5N + H_2O \rightarrow 2C_5H_5N \cdot HI + C_5H_5N \cdot SO_3$$

滴定的总反应为:

$$C_5H_5N \cdot I_2 + C_5H_5N \cdot SO_2 + C_5H_5N + CH_3OH + H_2O \rightarrow 2C_5H_5N \cdot HI + C_5H_5NHSO_4CH_3$$

判断滴定终点的方法:自身指示剂法,滴定溶液颜色由淡黄色变为红棕色变化;永停滴定法。

②费休试液的配制和标定

配制:费休试液是由碘、二氧化硫、吡啶和甲醇按一定比例组成。称取碘(置硫酸干燥器内48h以上)110g置于干燥的具塞锥形瓶(或烧瓶)中,加无水吡啶160mL,注意冷却,充分振摇至碘完全溶解,加入无水甲醇300mL,称定重量。将锥形瓶(或烧瓶)置于冰浴中冷却,在避免空气中水分侵入的条件下,通入干燥的二氧化硫直至总重量增加至72g为止,再加入无水甲醇1000mL,密塞、摇匀,避光放置24h。备用,临用前标定。

也可用稳定的市售卡尔费休试剂。

标定:取重纯化水10~30mg,精密称定,用水分测定仪直接测定或置于干燥的带橡皮塞玻瓶中,除另有规定外,加入无水甲醇适量,在避免空气中水分侵入的条件下,立即用费休试液滴定至溶液由淡黄色变为红棕色,即得。或用电化学方法[如永停滴定法(通则0701)]指示终点。另以等量无水甲醇作空白对照,按下式计算即得:

$$F = \frac{W}{A - B}$$

式中 F——每1mL费休试液相当于水的重量,mg

W——纯水的重量,mg

A——滴定所消耗费休试液体积,mL

B——空白所消耗费休试液体积,mL

标定应取3份以上,3次连续标定结果应在±1%以内,以平均值作为费休试液的浓度。

③供试品的测定:精密称定供试品适量(消耗费休试液1~5mL),除另有规定外,溶剂为无水甲醇,用水分测定仪直接测定。或精密称定供试品适量,置干燥具塞玻璃瓶中,通过储有无水甲醇的滴定装置加入无水甲醇2mL,在不断振摇(或搅拌)下用费休试液滴定至溶液由浅黄色变为红棕色,或用永停滴定法指示终点(通则0701)。另以2mL无水甲醇作空白试验,按下式

计算得：

$$供试品中水分含量（\%） = \frac{(A-B)F}{W} \times 100\%$$

式中　A——供试品所消耗费休试液的量，mL

　　　B——空白所消耗费休试液体积，mL

　　　W——供试品的重量，mg

（2）库仑滴定法　本法仍以卡尔－费休反应为基础，应用永停滴定法（通则0701）测定水分。本法主要用于测定微量水分（0.0001%～0.1%）的供试品，特别适用于测定化学惰性物质如烃类、醇类和酯类中的水分。

测定法：向滴定杯中加入适量的费休试液，先将试液和系统中的水分预滴定除去，然后精密量取供试品适量（含水量为0.5～5mg），迅速转移至滴定杯中，以永停滴定法指示终点（通则0701），从仪器显示屏上直接读取供试品中水分的含量，其中1mg水相当于10.72C电量。

2. 烘干法

取供试品2～5g，平铺于已干燥至恒重的扁形称量瓶中，厚度不超过5mm，疏松供试品厚度不超过10mm，精密称定，开启瓶盖在100～105℃干燥5h，将瓶盖盖好，移至干燥器中，放冷30min，精密称定，再在上述温度中干燥1h，放冷，称重，至两次干燥称重的差值不超过5mg为止。根据减失的重量和取样量计算供试品的含水量。

本法适用于不含或少含挥发性成分的药品。

四、药物中的特殊杂质检查

特殊杂质是指药物在生产和储藏过程中可能引入的特有杂质。这类杂质随药物的不同而异，由于特殊杂质多种多样，检查方法也就各异，但总体上，主要是依据药物和杂质在物理性质和化学性质等方面的差异来进行检查。

（一）物理法

利用药物和杂质在臭、味、挥发性、颜色、溶解度及旋光性等方面的差异，检查所含杂质是否符合限量规定。

1. 臭味及挥发性的差异

药物（特别是挥发性药物）中如存在具有特殊气味的杂质，可从其特殊的气味判断该杂质的存在。例如，黄凡士林中异性有机物检查：取本品2.0g，直火加热无辛味。

2. 颜色的差异

某些药物无色，但其分解产物有色，或在生产中引入了有色的杂质，通过检查药物溶液的颜色可控制有色杂质的量。例如，磺胺嘧啶中有色偶氮苯化合物的检查：取本品2.0g，加NaOH试液10mL，加水25mL，与黄色3号比色液比，不得更深。

3. 溶解行为的差异

有的药物可溶于水、有机溶剂或酸、碱溶液中，而其杂质不溶；或反之，杂质可溶而药物不溶，利用这种溶解行为的差异可检查药物中的杂质。例如，吡哌酸中碱中不溶物吡哌酸甲酯（Ⅰ）和（Ⅱ）检查：取本品0.5g，加氢氧化钠试液10mL溶解后，溶液应澄清（通则0902）。

4. 旋光性质的差异

（1）药物有旋光性而杂质没有 药物本身有旋光性而杂质没有，则可以通过测定供试品旋光度是否在规定范围之内来判断药品纯度是否符合要求。

［示例］《中国药典》（2015）规定了黄体酮在乙醇中的比旋度范围为+186°～+198°，如供试品的比旋度测定值偏离此范围，则表明杂质超过限量，药品纯度不符合要求。

（2）杂质有旋光性而药物没有 本身没有旋光性的药物，而其杂质有，则可以通过限定药物溶液的旋光度值来控制相应杂质的量。例如，硫酸阿托品为消旋体，无旋光性，而其特殊杂质莨菪碱为左旋体，《中国药典》（2015）规定了其旋光度限度为-0.4°，若其旋光度超过-0.4°，则说明药品纯度不符合要求。

（二）化学法

利用药物和杂质在化学性质上的差异进行检查。

1. 酸碱性的差异

利用药物与杂质酸碱性质的差异进行检查。具体有三种方法。

（1）酸碱滴定法 在规定的指示液条件下，用规定浓度的酸或碱滴定液滴定供试品溶液中碱性或酸性杂质，以消耗酸或碱滴定液的毫升数作为限度指标。

［示例］己酸羟孕酮中正己酐、对甲苯磺酸检查：取本品0.20g，加中性无水乙醇（对溴麝香草酚蓝指示液显中性）25mL溶解后，立即加溴麝香草酚蓝指示液数滴并用氢氧化钠滴定液（0.02mol/L）滴定至显微蓝色，消耗氢氧化钠滴定液（0.02mol/L）不得超过0.50mL。

（2）pH法 将一定量指示液的变色pH范围作为供试品溶液中酸碱性杂质的限度指标。例如，乙琥胺中2-甲基-2-乙基丁二酸检查：取本品0.10g，加水10mL使溶解，依法测定（通则0631），pH应为3.0～4.5。

（3）指示剂法 利用酸碱指示剂在不同pH条件下颜色的改变来检查酸碱性杂质是否符合限量规定的方法。

2. 氧化还原性的差异

利用药物与杂质在氧化还原性质上的差异进行检查。

［示例］氯化钠中碘化物的检查：取本品的细粉5.0g，置瓷蒸发皿内，滴加新配制的淀粉混合液（取可溶性淀粉0.25g，加水2mL，搅匀，再加沸水至25mL，随加随搅拌，放冷，加0.025mol/L硫酸溶液2mL、亚硝酸钠试液3滴与

水25mL，混匀）适量使晶粉湿润，置日光下（或日光灯下）观察，5min内晶粒不得显蓝色痕迹。

3. 杂质与一定试剂反应产生沉淀

利用药物中存在的杂质与一定的试剂产生沉淀来检查药物中存在的杂质。例如，咖啡因中生物碱的检查，利用咖啡因和碘化汞钾试液不产生沉淀反应，而其他生物碱可产生沉淀反应的性质差异进行检查。

[示例] 间苯二酚中邻苯二酚检查，《中国药典》(2015) 规定其检查方法为：取本品0.50g，加水10mL溶解后，加稀醋酸2滴与醋酸铅试液0.5mL，不得发生浑浊。

4. 杂质与一定试剂反应产生颜色

利用药物中存在的杂质与一定的试剂产生颜色来检查药物中存在的杂质，根据限量要求，可规定一定条件下不得产生某种颜色，或对呈现的颜色用目视比色或用分光光度法测定其吸光度。

[示例] 盐酸普萘洛尔中游离α-萘酚检查：取本品20mg，加乙醇与10%氢氧化钠溶液各2mL，振摇使溶解，加重氮苯磺酸试液1mL，摇匀，放置3min；如显色，与α-萘酚的乙醇溶液（每1mL中含α-萘酚20μg）0.30mL用同一方法制成的对照品溶液比较，不得更深（0.03%）。

5. 杂质与一定试剂反应产生气体

某些药物中的氨化合物或铵盐在碱性条件下加热，可分解放出氨，氨遇碱性碘化汞钾试液显色，而药物本身不显色；又如药物中若有微量硫化物存在，利用其在酸性条件下生成硫化氢气体放出，遇湿的醋酸铅试纸形成棕黑色的硫斑来检查杂质。

6. 药物经过有机破坏后检查杂质

某些环状有机药物在生产中可能引入磷、硫、卤素及硒等杂质，这些杂质与有机分子中的碳原子以共价键结合，需进行有机破坏后检查，各国药典所采用的方法为氧瓶燃烧法。该法是将有机药物在充满氧气的燃烧瓶中进行燃烧，待燃烧产物被吸入吸收液后，再采用适宜的分析方法来检查或测定卤素或硫等元素的含量。

（三）光谱分析法

光谱分析法依据药物与杂质对光的选择吸收性质的差异进行药物的杂质检查。

1. 紫外分光光度法

紫外分光光度法利用药物与杂质紫外特征吸收的差异进行检查。当杂质在某一波长处有最大吸收，而药物在此无吸收时，可以通过控制供试品溶液在此波长处的吸光度来控制杂质的量。例如，规定葡萄糖注射液在284nm波长处的吸光度不得超过0.32，即可控制其杂质5-羟甲基糠醛的量。

有的杂质紫外吸收光谱与药物的紫外吸收光谱重叠,但可以通过控制供试品溶液的吸光度比值来控制杂质的量。例如,苯丙醇中苯丙酮的检查,利用在苯丙醇纯品中加入不同量的苯丙酮,测定吸光度比值 A_{247nm}/A_{258nm} 与含酮量呈直线关系。因此,可利用供试品溶液的吸光度比值来控制杂质;纯品苯丙醇 $A_{247nm}/A_{258nm}=0.59$;99.5%时 $A_{247nm}/A_{258nm}=0.79$;因此规定供试品 $A_{247nm}/A_{258nm}<0.79$;即所含苯丙酮 <0.5%。

2. 红外分光光度法

红外分光光度法在杂质检查中主要用于药物中无效或低效晶型的检查。某些多晶型药物由于其晶型结构不同,一些化学键的键长、键角等发生不同程度的变化,从而导致红外吸收光谱中某些特征峰的频率、峰形和强度出现显著差异。利用这些差异,可以检查药物中低效(或无效)晶型杂质,结果可靠,方法简便。例如,甲硝咪唑 C 晶型在 $662cm^{-1}$ 处有较强吸收,其无效 A 晶型在 $640cm^{-1}$ 处有较强吸收。当供试品中含 A 晶型时,在上述二波数处的吸光度比值将发生改变。

3. 原子吸收分光光度法

原子吸收分光光度法是通过测定药物中所含待测元素原子蒸气,吸收发自光源的该元素特定波长的程度,以求出药物中待测元素的含量。该法是一种灵敏度很高的测定方法,广泛用于超微量元素的分析,主要用于药物中金属杂质的检查,通常采用标准加入法控制金属杂质的限量。如肝素中钠盐的检查。

4. 荧光分析法

荧光分析法是利用物质的激发和发射光谱,对物质进行分析。例如,药物无荧光,特殊杂质有荧光,则可将供试品置紫外灯下检视,不得出现明显的荧光。如利血平中氧化产物的检查,利血平无荧光,3,4-二去氢利血平产生黄绿色荧光;3,4,5,6-四去氢利血平产生蓝色荧光。该法灵敏度高,专属性强。

(四)色谱分析法

色谱分析法是利用药物和杂质在吸附或分配性质上的差异进行检查。药物中有些有机杂质,其结构和性质往往与药物相近,与某些试剂的反应相同或相似,或者它们的光谱特征相似,难以采用化学法和光谱法对杂质进行检查。这时可以利用药物与杂质色谱性质的差异进行检查。色谱分析法具有高分离效能,能有效地将杂质与药物进行分离和检测,因而广泛应用于药物中杂质的检查。

1. 薄层色谱法(以下简称 TLC 法)

薄层色谱法具有设备简单、操作简便、分离速度快、灵敏度和分辨率较高等优点,在许多国家药典中用于药物中杂质的检查。常用的方法如下。

(1)杂质对照品法 根据杂质限量,取供试品溶液和限度量的杂质对照品溶液,分别点样于同一薄层板上,展开、斑点定位,将供试品中所含杂质的斑点与相应杂质的对照斑点进行比较，判断药物中杂质是否超过其限量。该法适用于已知杂质并能制备得到杂质对照品的情况。要求供试品与所检杂质对显色剂所显的颜色应相同，显色灵敏度也应相同或相近。

（2）主成分自身对照法（高低浓度对比法）　将供试品溶液按限量要求稀释至一定浓度作为对照品溶液，将供试品溶液和对照品溶液分别点样于同一薄层板上，展开、斑点显色、定位。结果判断：供试品溶液中所显杂质斑点与对照品溶液或系列自身稀释对照品溶液所显主斑点比较，不得更深。该法适用于杂质的结构不能确定，或无杂质对照品的情况，且仅限于杂质斑点的颜色与主成分斑点颜色相同或相近的情况下使用。

（3）对照药物法　用与供试品相同的药物作为对照品，此对照药物中所含待检杂质需符合限量要求，且稳定性好。杂质检查时，在同品种药物溶液作为对照品溶液的色谱图中，应显示两个清晰分离的斑点，或待测成分与相邻的杂质斑点应有效分离。当无合适的杂质对照品，或供试品显示的杂质斑点颜色与主成分斑点颜色有差异，难以判断限量时，可用此法。

2. 高效液相色谱法（以下简称 HPLC 法）

高效液相色谱法分离效能高、专属性强和检测灵敏度高，可准确地测定各组分的峰面积，在杂质检查中的应用日益增多，对于使用高效液相色谱法测定含量的药物，可采用同一色谱条件进行杂质检查。采用高效液相色谱法检查杂质，《中国药典》（2015）规定应按各品种项下要求，要进行色谱系统适用性试验，以保证仪器系统达到杂质检查要求。检测杂质有四种方法。

（1）面积归一化法　供试品溶液经高效液相色谱分离后，测定各杂质及药物的峰面积，计算各杂质峰面积及其总和占总峰面积（含药物的峰面积，而不含溶剂的峰面积）的百分率，不得超过规定的限量。该法简便快捷，但在杂质结构与主成分结构相差较大时可能会有较大的测量误差，因此，本法一般不宜用于微量杂质的检查。

（2）主成分自身对照法　当杂质峰面积与主成分峰面积相差悬殊时，采用该法。检查时，将供试品溶液稀释成一定浓度的溶液，作为对照品溶液。分别取供试品溶液和对照品溶液进样，除另有规定外，供试品溶液的分析时间应为主成分色谱峰保留时间的倍数，将供试品溶液中各杂质峰面积及其总和，与对照品溶液主成分峰面积比较，以控制供试品中杂质的量。

①加校正因子的主成分自身对照法：测定杂质含量时，可采用加校正因子的主成分自身对照法。在建立方法时，按各品种项下的规定，精密称（量）取杂质对照品和待测成分对照品各适量，配制测定杂质校正因子的溶液，进样，记录色谱图，测量对照品和内标物质的峰面积或峰高，计算杂质的校正因子。此校正因子可直接载入各品种项下，用于校正杂质的实测峰面积。这些需做校正计算的杂质，通常以主成分为参照，采用相对保留时间定位，其数值一并载

入各品种项下。

测定杂质含量时，按各品种项下规定的杂质限度，将供试品溶液稀释成与杂质限度相当的溶液作为对照品溶液，进样，调节检测灵敏度（以噪声水平可接受为限）或进样量（以柱子不过载为限），使对照品溶液的主成分色谱峰的峰高达满量程的10%~25%或其峰面积能准确积分［通常含量低于0.5%的杂质，峰面积的相对标准偏差（RSD）应小于10%；含量在0.5%~2%的杂质，峰面积的RSD应小于5%；含量大于2%的杂质，峰面积的RSD应小于2%］。然后，取供试品溶液和对照品溶液适量，分别进样，供试品溶液的记录时间，除另有规定外，应为主成分色谱峰保留时间的2倍，测量供试品溶液色谱图上各杂质的峰面积，分别乘以相应的校正因子后与对照品溶液主成分的峰面积比较，依法计算各杂质含量。

②不加校正因子的主成分自身对照测定法：测定杂质含量时，若没有杂质对照品，则可采用不加校正因子的主成分自身对照法。方法：以供试品溶液的稀释溶液为对照品溶液，调节检测灵敏度后，分别进样供试品溶液和对照品溶液，除另有规定外，供试品溶液的分析时间应为主成分色谱峰保留时间的倍数，将供试品溶液中各杂质的峰面积与对照品溶液主成分的峰面积比较，计算杂质含量，如维生素B_1中有关物质检查。

若供试品所含的部分杂质未与溶剂峰完全分离，则按规定先记录供试品溶液的色谱图Ⅰ，再记录等体积纯溶剂的色谱图Ⅱ。色谱图Ⅰ上杂质峰的总面积（包括溶剂峰），减去色谱图Ⅱ上的溶剂峰面积，即为总杂质峰的校正面积。然后依法计算。

（3）内标法

①内标法不加校正因子测定法：采用不加校正因子的峰面积法。选用的内标物质是一种与被测定组分结构不同但很相似的纯物质。适用于有对照品的杂质，能够测定杂质校正因子的情况。检查时，取供试品按各品种项下规定的方法配成不含内标物质的供试品溶液，按规定方法测定，记录色谱图Ⅰ，再配制含有一定量内标物质的供试品溶液，同法操作，记录色谱图Ⅱ。记录时间应为该品种项下规定的内标峰面积保留时间的倍数，色谱图内标峰高应为记录仪满标度的30%以上，否则应调整注样量或检测灵敏度。如果色谱图Ⅰ中没有与色谱图Ⅱ上内标峰面积保留时间相同的杂质峰，则色谱图Ⅱ中各杂质峰面积之和应小于内标物质峰面积（不计溶剂峰）；如果色谱图Ⅰ中有与色谱图Ⅱ上内标峰面积保留时间相同的杂质峰，应将色谱图Ⅱ内标物质峰面积减去色谱图Ⅰ中此杂质峰的面积，即为内标物质的校正面积；色谱图Ⅱ中各杂质峰的总面积加上色谱图Ⅰ上此杂质峰面积，即为各杂质峰的校正总面积，各杂质峰的校正总面积应小于内标物质峰的校正面积。

②内标法加校正因子测定法：按前述方法测定并计算校正因子。检查杂质

时，将含有内标物质的供试品注入仪器，记录色谱图，测量供试品溶液中杂质（或主成分）和内标物质的峰面积或峰高，采用校正因子的内标法计算公式计算杂质（或主成分）的含量。

（4）外标法　适用于有对照品的杂质，而且进样量能够精确控制（以定量环或自动进样器进样）的情况。方法：按各品种项下的规定，精密称取（量）取杂质对照品和供试品，配制杂质对照品溶液和供试品溶液，精密量取一定量注入色谱仪，记录色谱图，测量对照品和供试品中杂质的峰面积或峰高，按外标法计算杂质的浓度。外标法定量比较准确，但它必须使用杂质对照品，而杂质对照品的供应相对来讲是比较困难的。

3. 气相色谱法（以下简称 GC 法）

此法用来测定药物中挥发性特殊杂质，特别是药物中残留溶剂的检查，各国药典均规定采用气相色谱法。方法与高效液相色谱法相同的有内标法加校正因子测定法、外标法和面积归一化法测定法，不同的有标准溶液加入法，该法是将一定量的杂质对照品溶液精密加入供试品溶液中，根据外标法或内标法测定杂质的含量，再扣除加入的对照品溶液含量，即得供试品溶液中杂质的含量。

[**示例**] 苯甲醇中苯甲醛的检查：取本品作为供试品溶液；另取苯甲醛约 50mg，精密称定，置 50mL 量瓶中，加水振摇使溶解，用水稀释至刻度，摇匀，作为对照品溶液。照气相色谱法（通则 0521）测定，按外标法以峰面积计算，含苯甲醛不得超过 0.2%。

项目任务

任务 1　葡萄糖中一般杂质检查

任务目标

掌握葡萄糖中一般杂质检查的方法和操作技能。

熟悉检查结果的判断和杂质限量的计算方法。

能够规范书写检验原始记录和检验报告书。

任务资讯

查阅《中国药典》（2015）二部、四部等资料，了解基本信息。

一、检验项目

葡萄糖溶液的酸度和澄清度与颜色检查，葡萄糖中氯化物、硫酸盐、铁盐和重金属检查。

二、检验药品

（1）检验药品名称　葡萄糖。
（2）检验药品来源　市场购买或送检样品。
（3）检验药品的规格、批号、数量及包装　查阅药品包装及说明书，记录相关信息。

三、质量标准

（1）酸度　取本品2.0g，加水20mL溶解后，加酚酞指示液3滴与氢氧化钠滴定液（0.02mol/L）0.20mL，应显粉红色。

（2）澄清度与颜色　取本品5.0g，依法检查《中国药典》（2015），溶液应澄清无色；如显浑浊，与1号浊度标准溶液比较，不得更浓；如显色，与对照品溶液（取比色用氯化钴液3.0mL、比色用重铬酸钾液3.0mL与比色用硫酸铜液6.0mL，加水稀释成50mL）1.0mL加水稀释至10mL比较，不得更深。

（3）氯化物　取本品0.6g，依法检查（通则0801），与标准氯化钠溶液6.0mL制成的对照品溶液比较，不得更深（0.01%）。

（4）硫酸盐　取本品2.0g，依法检查（通则0802），与标准硫酸钾溶液2.0mL制成的对照品溶液比较，不得更浓（0.01%）。

（5）铁盐　取本品2.0g，依法检查（通则0807），与标准铁溶液2.0mL用同一方法制成的对照品溶液比较，不得更深（0.001%）。

（6）重金属　取本品4.0g，加水23mL溶解后，加醋酸盐缓冲液（pH3.5）2mL，依法检查（通则0821第一法），含重金属不得超过百万分之五。

四、检查方法及其依据

（一）酸度检查

《中国药典》（2015）采用指示剂法检查葡萄糖溶液的酸度，其原理是葡萄糖的醛基易被氧化成葡萄糖酸杂质。如果未被氧化，在极少量氢氧化钠作用下酚酞应显粉红色。

（二）澄清度与颜色

《中国药典》（2015）采用对照法：利用葡萄糖溶解于水形成无色溶液的性质，通过其水溶液的澄清度与规定的浊度标准溶液比较、水溶液的颜色与规定的比色标准溶液比较，判断葡萄糖中的水不溶性杂质和有色杂质是否超过限度。

（三）氯化物的检查

《中国药典》（2015）采用对照法。其原理为：药物中的微量氯化物在硝酸酸性条件下与硝酸银反应，生成氯化银胶体微粒而显白色浑浊，与一定量的标准氯化钠溶液在相同条件下产生的氯化银浑浊程度比较,判定供试品中氯化物是否符合限量规定。若供试品溶液所显浑浊度超过标准溶液所显浑浊度,则可判为不符合限量规定。

$$Cl^- + Ag^+ \rightarrow AgCl\downarrow （白）$$

（四）硫酸盐的检查

药物中微量的硫酸盐在稀盐酸酸性条件下与氯化钡反应,生成硫酸钡微粒显白色浑浊,与一定量标准硫酸钾溶液在相同条件下产生的硫酸钡浑浊程度比较,判定供试品硫酸盐是否符合限量规定。若供试品溶液所显浑浊度超过标准溶液所显浑浊度,则可判为不符合限量规定。

$$SO_4^{2-} + Ba^{2+} \rightarrow BaSO_4\downarrow （白）$$

（五）铁盐的检查

《中国药典》(2015)采用硫氰酸盐法(对照法)。原理:铁盐在盐酸酸性溶液中与硫氰酸盐作用生成红色可溶性的硫氰酸铁配离子,与一定量标准铁溶液用同法处理后进行比色。若供试品溶液所显色度超过标准溶液所显色度,则可判为不符合限量规定。

$$Fe^{3+} + 6SCN^- \rightarrow [Fe(SCN)_6]^{3-} （红色）$$

（六）重金属的检查

《中国药典》(2015)采用硫代乙酰胺法(对照法)。原理:硫代乙酰胺在弱酸性条件下水解,产生硫化氢,与重金属离子生成黄色到棕黑色的硫化物混悬液,与一定量标准铅溶液经同法处理后所呈颜色比较,判定供试品中重金属是否符合限量规定。

$$CH_3CSNH_2 + H_2O \rightarrow CH_3CONH_2 + H_2S$$
$$Pb^{2+} + H_2S \rightarrow PbS\downarrow + 2H^+$$

任务准备

一、酸度检查

1. 仪器和试药准备

(1) 仪器　电子天平(感量0.1mg)、容量瓶(100mL、1000mL)、纳氏比色管(25mL)、比色管架、量筒(20mL)、滴管、吸量管(1mL、10mL)。

(2) 试药　氢氧化钠、酚酞。

2. 检查用液的配制

(1) 酚酞指示剂的制备　称取酚酞1g,加乙醇100mL使溶解即可。

(2) 0.02mol/L氢氧化钠滴定液的制备　取澄清的氢氧化钠饱和溶液5.6mL,加新沸过的冷水使成1000mL,摇匀,即得0.1mol/L氢氧化钠滴定液。精密量取氢氧化钠滴定液(0.1mol/L) 20mL,置100mL容量瓶中加新沸的冷水稀释至刻度,摇匀。

二、澄清度与颜色检查

1. 仪器和试药准备

（1）仪器　电子天平（感量 0.1mg）、托盘天平、容量瓶（100mL、1000mL）、纳氏比色管（25mL、50mL）、比色管架、量筒、吸量管（2mL、5mL、10mL、15mL）、滤纸、秒表、澄清度检测仪。

（2）试药　重铬酸钾、硫酸铜、醋酸、碘化钾、淀粉、硫代硫酸钠、氯化钴、乙二胺四醋酸二钠、醋酸钠、二甲酚橙、硫酸肼、乌洛托品。

2. 检查用液的配制

（1）盐酸（1→40）试液的制备　取盐酸 1mL，加水至 40mL，搅拌均匀，即得。

（2）浊度标准储备液、浊度标准原液的制备　按项目引导中介绍的方法依次制备浊度标准储备液、浊度标准原液。

（3）0.5 号浊度标准液的制备　临用前，取 0.25mL 浊度标准原液于 25mL 纳氏比色管中，加水至 10mL，即得。

（4）1 号浊度标准液的制备　临用前，取 0.5mL 浊度标准原液于 25mL 纳氏比色管中，加水至 10mL，即得。

（5）比色用对照品溶液的制备　按项目引导中介绍的方法依次制备比色用氯化钴溶液、比色用重铬酸钾溶液、比色用硫酸铜溶液。

取比色用氯化钴溶液 3.0mL，比色用重铬酸钾溶液 3.0mL 与比色用硫酸铜溶液 6.0mL 至 50mL 容量瓶中，加水稀释至刻度，摇匀。取其 1.0mL 置 25mL 纳氏比色管，加水稀释至 10mL 即得。

（6）空白溶剂的制备　取 25mL 纳氏比色管，加水至 10mL，即得。

三、氯化物的检查

1. 仪器和试药准备

（1）仪器　电子天平（感量 0.1mg）、托盘天平、容量瓶（100mL、1000mL）、纳氏比色管（25mL、50mL）、称量瓶、漏斗、干燥器、比色管架、滤纸、量筒（50mL）、量杯（10mL）、烧杯（100mL）、吸量管（1mL、10mL）、计时器、试剂瓶、玻璃棒、电热干燥箱。

（2）试药　硝酸银、硝酸、氯化钠。

2. 检查用液的配制

（1）硝酸银试液　取硝酸银 17.5g，加水适量使溶解成 1000mL，摇匀。本液含硝酸银的浓度为 0.1mol/L。

（2）稀硝酸　取硝酸 105mL，加水稀释定容至 1000mL。本液含 HNO_3 的浓度应为 9.5%～10.5%。

（3）标准氯化钠溶液　称取氯化钠 0.165g 至 1000mL 的容量瓶中，加水适量使溶解并稀释至刻度，摇匀，作为储备液，临用前，精密量取储备液10mL，至100mL的容量瓶中加水稀释至刻度，摇匀，即得（每1mL相当于$10\mu g$的Cl^-）。

四、硫酸盐检查

1. 仪器和试药准备

（1）仪器　电子或分析天平（感量0.1mg）、托盘天平、容量瓶（100mL、1000mL）、纳氏比色管（50mL）、称量瓶、漏斗、干燥器、比色管架、滤纸、量筒（50mL）、量杯（10mL）、烧杯（100mL）、吸量管（2mL）、计时器、试剂瓶、电热干燥箱、玻璃棒。

（2）试药　硝酸、盐酸、硫酸钾、氯化钡。

2. 检查用液的配制

（1）稀盐酸　取盐酸234mL，加水稀释至1000mL。本品含HCl应为9.5%~10.5%。

（2）稀硝酸　取硝酸105mL，加水稀释定容至1000mL。本液含HNO_3的浓度应为9.5%~10.5%。

（3）标准硫酸钾溶液　称取硫酸钾0.181g，置1000mL量瓶中，加水稀释至刻度线，摇匀，即得（每1mL相当于$100\mu g$的SO_4^{2-}）。

（4）25%氯化钡溶液　称取25g固体氯化钡溶液溶解于100mL蒸馏水中，摇匀。

五、铁盐检查

1. 仪器和试药准备

（1）仪器　电子或分析天平（感量0.1mg）、托盘天平、容量瓶（100mL、1000mL）、纳氏比色管（50mL）、称量瓶、漏斗、干燥器、比色管架、烧杯（100mL）、吸量管（2mL）、计时器、试剂瓶、电热干燥箱、玻璃棒。

（2）试药　硫酸、硝酸、硫酸铁铵[$FeNH_4(SO_4)_2 \cdot 12H_2O$]、硫氰酸铵。

2. 检查用液的配制

（1）30%硫氰酸铵溶液　取硫氰酸铵30g，加水适量使溶解成100mL，摇匀，即得。

（2）标准铁溶液　称取硫酸铁铵0.863g，置1000mL量瓶中，加水溶解后，加硫酸2.5mL，用水稀释至刻度，摇匀，作为储备液。

临用前，精密量取储备液10mL，置100mL容量瓶中，加水稀释至刻度线，摇匀，即得（每1mL相当于$10\mu g$的Fe）。

六、重金属检查

1. 仪器和试药准备

（1）仪器　电子或分析天平（感量0.1mg）、托盘天平、容量瓶（100mL、

1000mL）、纳氏比色管（25mL）、称量瓶、漏斗、干燥器、比色管架、滤纸、量筒（50mL）、量杯（10mL）、烧杯（100mL）、吸量管（1mL、10mL）、计时器、试剂瓶、电热干燥箱、pH 计、玻璃棒。

（2）试药　硝酸铅、醋酸铵、盐酸、硝酸、硫酸、氨水、甘油、氢氧化钠。

2. 检查用液的配制

（1）标准铅溶液　准确称取硝酸铅 0.1599g，置 1000mL 容量瓶中，加硝酸 5mL 与水 50mL 溶解后，用水稀释至刻度，摇匀，作为储备液。

临用前，精密量取储备液 10mL，置 100mL 量瓶中，加水稀释至刻度，摇匀，即得（每 1mL 相当于 10μg 的 Pb），限当日使用。配制与储藏用的玻璃容器不得含铅。

（2）混合液　取 1mol/L 的氢氧化钠溶液 15mL、水 50mL、甘油 20mL，混匀，即得。

（3）硫代乙酰胺试液　称取硫代乙酰胺 4g，加水溶解并稀释至 100mL，置冰箱中保存，即得。临用前取混合液 5.0mL，加硫代乙酰胺试液 1.0mL，置水浴加热 20s，冷却，立即使用。

（4）醋酸盐缓冲液（pH3.5）　取醋酸铵 25g，加水 25mL 溶解后，加 7mol/L 盐酸溶液 38mL，用 2mol/L 盐酸溶液或 52mol/L 氨溶液调节 pH 至 3.5（用电位法指示），用水稀释至 100mL，即得。

任务实施

一、酸度的检查

（一）操作方法

取葡萄糖 1.95～2.05g，加酚酞指示液 3 滴与 0.02mol/L 氢氧化钠滴定液 0.2mL，观察颜色变化。

（二）结果判断

葡萄糖溶液与氢氧化钠滴定液反应显红色，判为符合规定，否则，判为不符合规定。

（三）记录

按规定要求填写原始记录。

二、澄清度与颜色检查

（一）操作方法

取本品 4.95～5.05g，加热水溶解后，放冷，用水稀释至 10mL，溶液应无色；如显浑浊，与 1 号浊度标准溶液比较，不得更深；如显色，与对照品溶液（取比色用氯化钴液 3.0mL、比色用重铬酸钾液 3.0mL 与比色用硫酸铜液

6.0mL，加水稀释成 50mL）1.0mL 加水稀释至 10mL，比较两管的颜色深浅。

（二）结果判断

（1）溶液澄清度　供试品溶液不显浑浊，或显浑浊，但浊度不超过 1 号浊度标准溶液，判为符合规定，否则，判为不符合规定。

（2）溶液颜色　供试品溶液不显色，或显色，但颜色不比对照品溶液深，判为符合规定，否则，判为不符合规定。

（三）记录

按规定要求填写原始记录。

三、氯化物的检查

（一）操作方法

（1）供试品溶液的制备　称取葡萄糖 0.595～0.605g，加水溶解至 25mL，加稀硝酸 10mL，至 50mL 纳氏比色管中，加水稀释至约 40mL，摇匀，即得。

（2）对照品溶液的制备　另取氯化钠溶液 6.0mL，置于 50mL 纳氏比色管中，加稀硝酸 10mL，加水稀释至 40mL，摇匀，即得。

（3）于供试品溶液与对照品溶液中，分别加入硝酸银试液 1.0mL，用水稀释至 50mL，摇匀，在暗处放置 5min。

（4）同置黑色背景上，打开比色管的盖子，从比色管上方向下观察，比较供试品溶液和对照品溶液所显乳光。

（二）结果判断

供试品溶液所显乳光不比对照品溶液深，即为"氯化物限量不超过 0.01%"，判为符合规定，否则，判为不符合规定。

（三）杂质限量计算

按下式计算杂质限量：

$$杂质限量 = \frac{标准溶液的浓度 \times 标准溶液的体积}{供试品量} \times 100\%$$

（四）记录

按规定要求填写原始记录。

四、硫酸盐检查

（一）操作方法

（1）供试品溶液的制备　称取葡萄糖 1.95～2.05g，加水溶解成 40mL；溶液如不澄清，应过滤；然后置 50mL 纳氏比色管中，加稀盐酸 2mL，摇匀，即得。

（2）对照品溶液的制备　另取标准硫酸钾溶液 2mL，置 50mL 纳氏比色管中，加水使成 40mL，再加稀盐酸 2mL，摇匀，即得。

（3）于供试品溶液与对照品溶液中，分别加入 25% 的氯化钡溶液 5mL，再用水稀释成 50mL，充分摇匀，放置 10min。

（4）同置黑色背景上，打开比色管的盖子，从比色管上方向下观察，比较供试品溶液与对照品溶液所显乳光。

（二）结果判断

供试品溶液所显乳光不比对照品溶液浓，即为"硫酸盐限量不超过 0.01%"，判为符合规定，否则，判为不符合规定。

（三）杂质限量计算

按氯化物检查项下的杂质限量计算的方法计算硫酸盐杂质限量。

（四）记录

按规定要求填写原始记录。

五、铁盐的检查

（一）检查方法

（1）供试品溶液的制备　称取葡萄糖 1.95～2.05g，加水 20mL 溶解后，加硝酸 3 滴，缓慢煮沸 5min，放冷，移置 50mL 纳氏比色管中，加水稀释制成 45mL，摇匀，即得。

（2）对照品溶液的制备　另取标准铁溶液 2.0mL，加水 20mL，加硝酸 3 滴，缓慢煮沸 5min，放冷，移置 50mL 纳氏比色管中，加水稀释制成 45mL，摇匀，即得。

（3）于供试品溶液与对照品溶液中，分别加入硫氰酸铵溶液 3.0mL，摇匀。

（4）将供试品溶液管和对照品溶液管同置白色背景上，打开比色管的盖子，从上方向下观察，或同置于白色背景前，平视观察，比较。

（二）结果判断

供试品溶液不显色或显色但所显色不比对照品溶液浓，即为"铁盐限量不超过 0.001%"，判为符合规定，否则，判为不符合规定。

（三）杂质限量计算

按氯化物检查项下的杂质限量计算的方法计算铁盐杂质限量。

（四）记录

按规定要求填写原始记录。

六、重金属的检查

（一）操作方法

（1）取 25mL 纳氏比色管三支，编号为甲、乙、丙。

（2）甲管中加标准铅溶液和醋酸盐缓冲液（pH3.5）各 2mL，加水稀释成 25mL。

（3）乙管中加本品 1.95～2.05g，加水 25mL 溶解后，加醋酸盐缓冲液

（pH3.5）2mL，摇匀，即得。

（4）丙管中加入与乙管相同量的供试品，加适量水溶解后，加入与甲管等量的标准铅溶液和醋酸盐缓冲液（pH3.5）2mL后，加水稀释成25mL。

（5）如供试品溶液略带颜色，可在甲管中滴加稀焦糖溶液少量或其他无干扰的有色溶液，使其色泽与乙管、丙管一致。

（6）在甲、乙、丙三管中分别加硫代乙酰胺试液各2mL，摇匀，放置2min，同置白纸上，自上向下透视，比较三管的颜色。

（二）结果判断

当丙管中显出的颜色不浅于甲管时，乙管中显出的颜色与甲管比较，乙管颜色没有超过甲管，即为"重金属限量不超过百万分之五"，判为符合规定，否则，判为不符合规定。如丙管中显出的颜色浅于甲管，试验无效，应取样按第二法重新检查。

注意事项如下：

（1）如在甲管中滴加稀焦糖溶液或其他无干扰的有色溶液，仍不能使颜色一致时，应取样按第二法重新检查。

（2）供试品如含高铁盐而影响重金属检查时，可在甲、乙、丙三管中分别加相同量的维生素C 0.5~1.0g，再照上述方法检查。

（3）配制供试品溶液时，如使用的盐酸超过1mL（或与盐酸1mL相当的稀盐酸），氨试液超过2mL，或加入其他试剂进行处理者，除另有规定外，甲管溶液应取同样同量的试剂置瓷皿中蒸干后，加醋酸盐缓冲液（pH3.5）2mL与水15mL，微热溶解后，移至纳氏比色管中，加标准铅溶液一定量，再用水或各品种项下规定的溶剂稀释成20mL。

（三）杂质限量计算

按氯化物检查项下的杂质限量计算的方法计算重金属杂质限量。

（四）记录

按规定要求填写原始记录。

七、数据处理与检验报告

按规定要求进行数据处理，按规范要求书写检验报告

任务2　肾上腺素中酮体的检查

任务目标

掌握紫外分光光度法检查肾上腺素中特殊杂质酮体的操作技能。

熟悉特殊杂质检查结果的判断。

能够规范书写检验原始记录和检验报告书。

任务资讯

查阅《中国药典》（2015）二部、四部等资料，了解基本信息。

一、检验项目

肾上腺素中酮体的检查。

二、检验药品

（1）检验药品名称　肾上腺素。
（2）检验药品来源　市场购买或送检样品。
（3）检验药品的规格、批号、数量及包装　查阅药品包装及说明书，记录相关信息。

三、质量标准

取肾上腺素适量，加盐酸溶液制成每1mL含有2.0mg的溶液，照紫外分光光度法（通则0401），在310nm处测定，吸光度不得超过0.05。

四、检查方法及其依据

《中国药典》（2015）二部采用紫外分光光度法检查肾上腺素中酮体杂质。其原理是肾上腺素和酮体的紫外吸收光谱有明显差异：酮体在310nm波长处有最大吸收，而药物本身在此波长处几乎没有吸收。从而，可通过控制供试品溶液在此波长处的吸光度来控制杂质的量。

任务准备

一、准备仪器和试药

（1）仪器　紫外-可见分光度仪、电子天平（感量0.1mg）、容量瓶（2000mL）、称量瓶、干燥器、吸量管（10mL）、试剂瓶、玻璃棒。
（2）试药　盐酸。

二、检查用液的配制

（1）盐酸溶液（9→2000）　取盐酸9mL，加水稀释至2000mL，摇匀，即得。
（2）供试品溶液　取本品，加盐酸溶液（9→2000）制成每1mL中含2.0mg的溶液。

任务实施

一、操作方法

（1）检查仪器是否正常，开机预热20min。

（2）检查仪器波长的正确性和 1cm 石英吸收池的成套性。

（3）以水作为参比溶液，用 1cm 石英吸收池，在 310nm 波长处测定供试品溶液的吸光度并刻录。

二、结果判断

供试品溶液的吸光度不超过 0.05，判为检品肾上腺素中酮体的限量符合规定，否则判为不符合规定。

三、记录

按规范要求填写原始记录。

四、数据处理与检验报告

按规定要求进行数据处理，按规范要求书写检验报告。

任务 3　盐酸普鲁卡因中对氨基苯甲酸的检查

任务目标

掌握高效液相色谱法检查盐酸普鲁卡因中对氨基苯甲酸的操作技能。

熟悉特殊杂质检查结果的判断。

能够规范书写检验原始记录和检验报告书。

任务资讯

查阅《中国药典》（2015）等资料，了解基本信息。

一、检验项目

盐酸普鲁卡因中对氨基苯甲酸的检查。

二、检验药品

（1）检验药品名称　盐酸普鲁卡因。

（2）检验药品来源　市场购买或送检样品。

（3）检验药品的规格、批号、数量和包装　查阅药品包装和说明书，记录相关信息。

三、质量标准

供试品溶液色谱图中没有与对氨基苯甲酸对照品保留时间一致的色谱杂质峰，或有与对氨基苯甲酸对照品保留时间一致的色谱杂质峰，但按外标法以峰面积计算，不超过 0.5%。

四、检查方法及其依据

《中国药典》（2015）二部采用高效液相色谱法检查盐酸普鲁卡因的分解产物对氨基苯甲酸杂质。其原理是盐酸普鲁卡因容易水解生成杂质对氨基苯甲酸，后者进一步脱羧生成苯胺，苯胺很容易被氧化成黄色的对苯醌，对苯醌在279nm处有最大的紫外吸收，而药物本身在此波长处几乎没有吸收。从而可通过控制供试品溶液在此波长处的吸光度来控制杂质的量。

任务准备

一、准备仪器和试药

（1）仪器　高效液相色谱仪。
（2）试药　对氨基苯甲酸、甲醇。

二、检查用液的配制

（1）供试品溶液　取本品，精密称定，加水溶解并定量稀释制成每1mL中含盐酸普鲁卡因0.2mg的溶液，即得。
（2）对照品溶液　取对氨基苯甲酸对照品，精密称定，加水溶解并定量稀释制成每1mL中含对氨基苯甲酸1μg的溶液，作为对照品溶液。

任务实施

一、操作方法

取供试品溶液1mL与对照品溶液9mL混合均匀，作为系统适应性试验溶液。照高效液相色谱法（通则0512）试验，用十八烷基硅烷键合硅胶为填充剂；以含0.1%庚烷磺酸钠的0.05mol/L磷酸二氢钾溶液（用磷酸调节pH至3.0）－甲醇（68:32）为流动相；检测波长为279nm，取系统适应性试验溶液10μL，注入液相色谱仪，理论板数按对氨基苯甲酸峰计算应不低于2000，盐酸普鲁卡因和对氨基苯甲酸之间的分离度应大于2.0。精密量取对照品溶液与供试品溶液各10μL，分别注入液相色谱仪，记录色谱图。供试品溶液色谱图中如有与对氨基苯甲酸对照品保留时间一致的色谱杂质峰，按外标法以峰面积计算，含量不得超过0.5%。

二、结果判断

供试品溶液色谱图中没有与对氨基苯甲酸对照品保留时间一致的色谱杂质

峰，或有与对氨基苯甲酸对照品保留时间一致的色谱杂质峰，但按外标法以峰面积计算，含量不超过 0.5%，判为检品盐酸普鲁卡因中对氨基苯甲酸的限量符合规定，否则判为不符合规定。

三、记录

按规范要求填写原始记录。

四、数据处理与检验报告

按规定要求进行数据处理，按规范要求书写检验报告。

项目总结

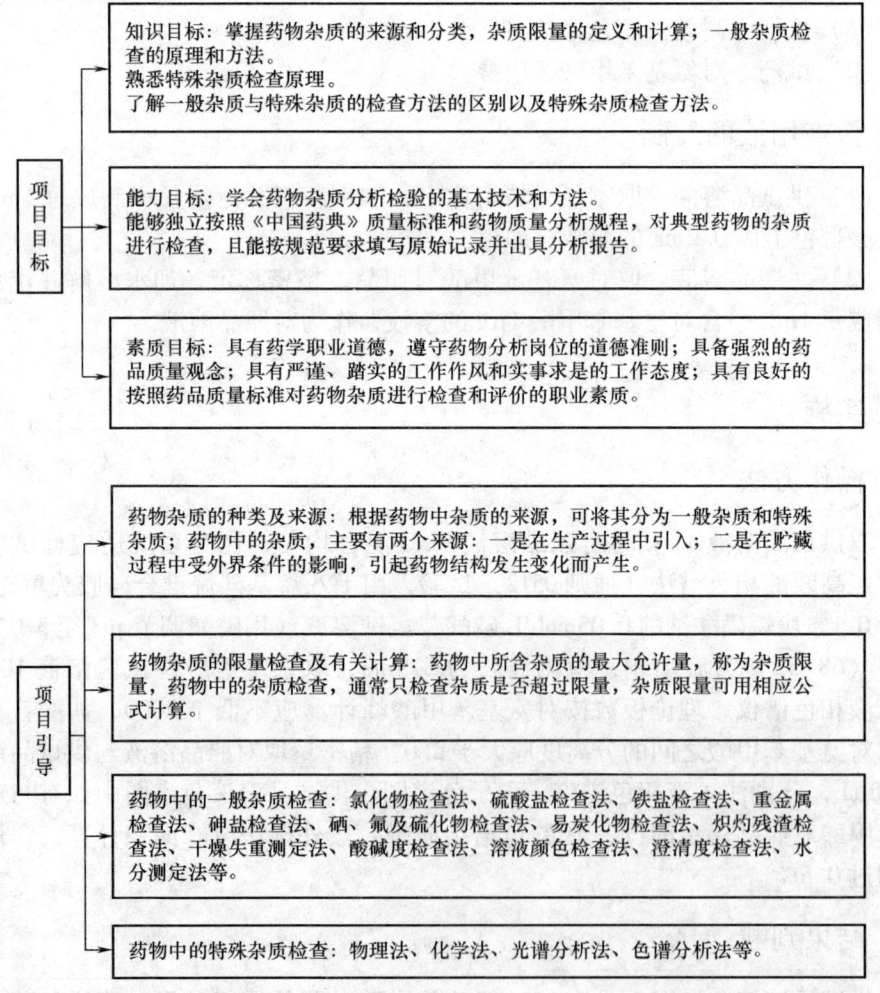

项目二 药物的杂质检查

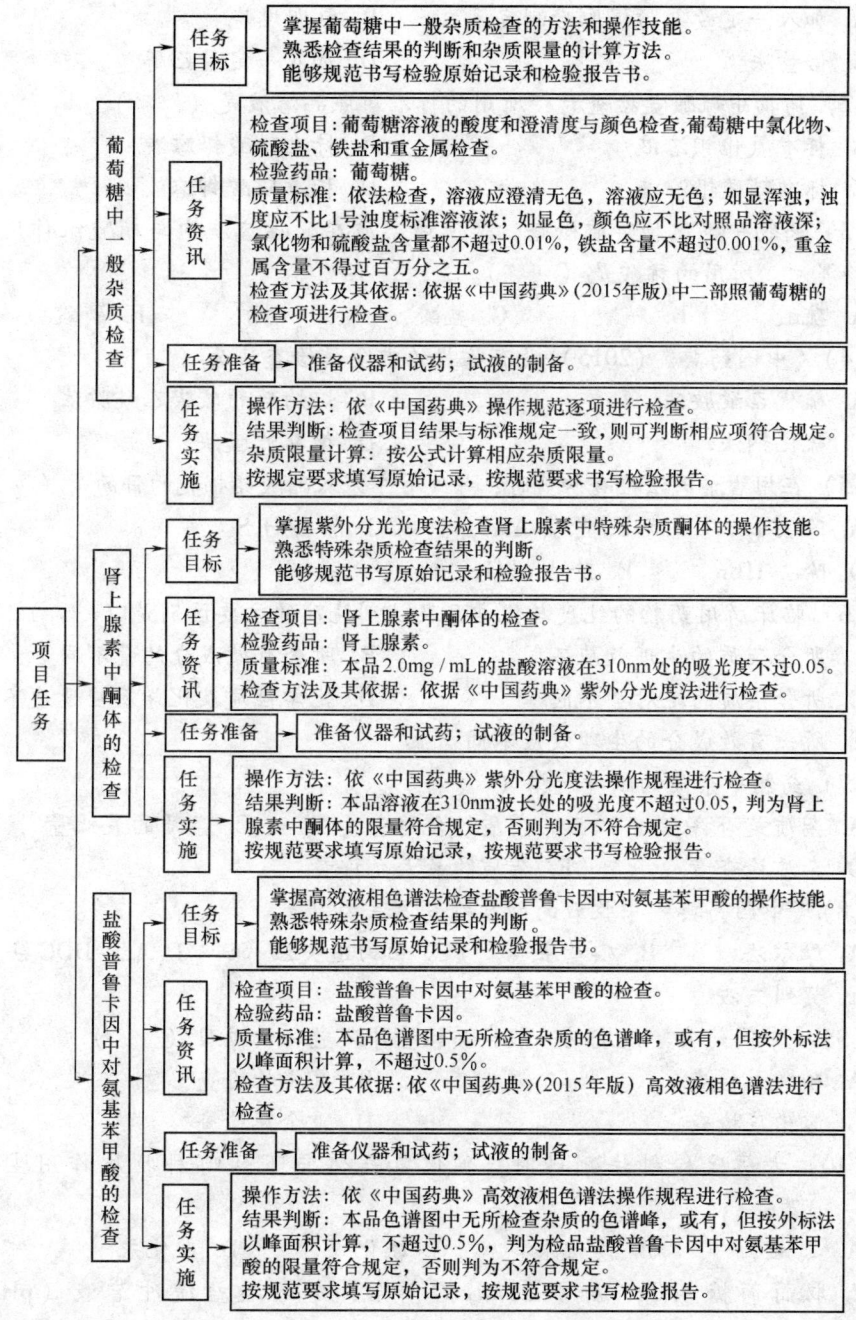

项目检测

1. 选择题

(1) 若要进行高锰酸钾中氯化物的检查，最佳方法是（　　）。

A. 加入一定量氯仿提取后测定　　　　B. 氧瓶燃烧
C. 倍量法　　　　　　　　　　　　　D. 加入一定量乙醇

（2）药物中硫酸盐检查时，所用的标准对照品溶液是（　　）。
A. 标准氯化钡溶液　　　　　　　　　B. 标准醋酸铅溶液
C. 标准硝酸银溶液　　　　　　　　　D. 标准硫酸钾溶液

（3）药物中氯化物杂质检查，是使该杂质在酸性溶液中与硝酸银作用生成氯化物浑浊，所用的稀酸是（　　）。
A. 硫酸　　B. 硝酸　　C. 盐酸　　D. 醋酸　　E. 磷酸

（4）《中国药典》（2015）没有收载的重金属检查法为（　　）。
A. 硫代乙酰胺法　　　　　　　　　　B. 炽灼后的硫代乙酰胺法
C. 硫化钠法　　　　　　　　　　　　D. 微孔滤膜法

（5）在用古蔡氏法检查砷盐时，导气管中塞入醋酸铅棉花的目的是（　　）。
A. 除去 I_2　　B. 除去 AsH_3　　C. 除去 H_2S
D. 除去 HBr　　E. 除去 SbH_3

（6）临床所用药物的纯度与化学品及试剂纯度的主要区别是（　　）。
A. 所含杂质的生理效应不同　　　　　B. 所含有效成分的量不同
C. 所含杂质的绝对量不同　　　　　　D. 化学性质及化学反应速度不同
E. 所含有效成分的生理效应不同

（7）药物中杂质的限量是指（　　）。
A. 杂质是否存在　　B. 杂质的合适含量　　C. 杂质的最低量
D. 杂质检查量　　　E. 杂质的最大允许量

（8）《中国药典》中收载的砷盐检查方法为（　　）。
A. 摩尔法　　B. 碘量法　　C. 白田道夫法　　D. Ag-DDC法
E. 契列夫法

（9）《中国药典》规定的一般杂质检查中不包括的项目（　　）。
A. 硫酸盐检查　　　　　　　　　　　B. 氯化物检查
C. 溶出度检查　　　　　　　　　　　D. 重金属检查

（10）古蔡氏检砷法测砷时，砷化氢气体与下列哪种物质作用生成砷斑（　　）？
A. 氯化汞　　B. 溴化汞　　C. 碘化汞　　D. 硫化汞

2. 取葡萄糖 4.0g，加水 23mL 溶解后，加醋酸盐缓冲溶液（pH3.5）2.0mL，依法检查重金属（《中国药典》），含重金属不得超过百万分之五，问应取标准铅溶液（每1mL相当于10μg/mL的Pb）多少毫升？

3. 检查某药物中的砷盐，取标准砷溶液2mL（每1mL相当于1mg的As）制备标准砷斑，砷盐限量为 0.0001%，应取供试品多少？

4. 检查药物中的砷盐，称取样品 2.0g，依法检查，与标准砷溶液 2.0mL 在相同条件下制成的砷斑比较,不得更深。砷盐的限量是多少?

项目拓展

 葛根素的杂质检查

酸度 取本品20mg,加水20mL溶解后,依法测定(通则0631),pH应为3.5~5.5。

溶液的澄清度与颜色 取本品10mg,加水10mL溶解后,溶液应澄清无色;如显浑浊,与1号浊度标准液(通则0902第一法)比较,不得更浓;如显色,与黄色1号标准比色液(通则0901第一法)比较,不得更深。

有关物质 取本品适量,用溶剂[甲醇-0.1%柠檬酸溶液(25:75)]溶解并稀释制成每1mL中约含0.5mg的溶液,作为供试品溶液;精密量取适量,用溶剂定量稀释制成每1mL中约含2.5μg的溶液,作为对照品溶液;另取葛根素和咖啡因各适量,加溶剂溶解并稀释制成每1mL中分别含葛根素50μg和咖啡因150μg的混合溶液,作为系统适用性溶液。照高效液相色谱法(通则0512)试验,用十八烷基硅烷键合硅胶为填充剂;以0.1%柠檬酸溶液为流动相A,以甲醇为流动相B,按表2-4进行梯度洗脱;检测波长为250nm。取系统适用性溶液10μL,注入液相色谱仪,葛根素峰的保留时间约为14min,葛根素峰与咖啡因峰的分离度应大于4.0。精密量取供试品溶液与对照品溶液各10μL,分别注入液相色谱仪,记录色谱图。供试品溶液的色谱图中如有杂质峰,单个杂质峰面积不得大于对照品溶液的主峰面积(0.5%),各杂质峰面积的和不得大于对照品溶液主峰面积的3倍(1.5%)。

表2-4　　　　　　　葛根素中有关物质线性梯度洗脱表

时间/min	流动相A/%	流动相B/%
0	75	25
15	75	25
30	55	45
35	55	45
37	75	25
45	75	25

干燥失重 取本品,在105℃干燥至恒重,减失重量不得超过5.0%(通则0831)。

项目三　药物的卫生检验

项目目标

知识目标

掌握药品微生物检验的基本知识。

掌握药品无菌检查的内容和方法。

掌握药品微生物限度检查的内容和方法。

能力目标

根据药物卫生检验的基本知识，能够对药品进行无菌检查和微生物限度检验。

依据药典能够正确对药品进行卫生检验。

素质目标

培养学生科学研究问题、解决问题的意识；培养学生的创新意识和批判精神；使学生具有吃苦耐劳、独立思考、团结协作、勇于创新的精神和诚实守信的优良品质，树立"安全第一、质量首位、成本最低、效益最高"的意识；并贯彻到药物卫生检验的各个环节，培养学生正确的价值观。

项目引导

一、药品微生物检验基本知识

药物的微生物污染主要是指药物在生产过程中由于所处的环境、药材原料、药厂的生产设备、空气、操作人员和包装材料等被细菌、真菌和寄生虫等污染，造成药物卫生学检查不合格。药物制剂一旦被微生物污染，就有可能导致药物降解变质，降低药物的疗效，有的甚至还可引起使用者的不良反应。因此，在药品生产过程中应特别注意在生产环境、药材原料、厂房的生产设备、工艺卫生和生产管理等方面，采取严格的规章制度和必要的防护措施，防止药物被微生物污染。

（一）药物微生物污染源

药物的微生物污染源涉及生产、储藏、运输及使用等各个环节，尤其是生产过程中的环境、设备、药物原料、生产人员及包装材料与容器等是药物微生物污染的重要来源。

1. 生产环境

（1）厂房 药品的生产厂房承载了药物生产的全过程，具有微生物污染涉及面广和较难控制等特点。在潮湿环境的建筑物（如底层和地下室）及开大窗、自然通气的建筑等易被大量的微生物污染。厂区附近如有排污点、垃圾堆等，皆为微生物孳生之地，是重要的外源性污染源。厂房内的墙壁、天花板和玻璃窗等，也常是细菌和霉菌的孳生场所。设备间或设备与墙壁间不易清洁的死角部位等，常常是微生物繁殖场所。

（2）设备 药品生产过程中所使用的生产设备也是微生物污染的来源之一，如空气中污染的细菌沉降于机械设备表面；人员操作过程和流动对设备的污染；设备中特殊的、不易清洗的部位，常常是微生物的繁殖场所。特别是粉碎机、灌装机、压片机、制丸机的内部"死角"，因药物残留，更易于污染微生物。

（3）空气 空气是污染物的携带者和传播者，空气中的微生物主要来自土壤、尘埃、人畜排泄物等。药厂原材料的运输、晾晒、炮制、粉碎、配料、制粒、压片和包糖衣等过程，都会有尘埃进入空气，空气中的微生物一般为非致病菌，但常常可引起药物制剂、培养基、生物制品、发酵产品的污染变质。

2. 生产原料

药物的生产原料也是药物污染的重要来原，原料的来源不同，其污染的微生物种类和程度也不同，以中草药和动物性药污染较常见。

（1）中草药 天然采集的中草药药材，常带有大量的微生物。根茎类药材如川芎、羌活等表面多沾有泥土中的微生物；果实类如五味子等多带有酵母菌、真菌；叶花类如金银花等多染有空气中的微生物。植物原料微生物群，主要来自土壤微生物、植物病原菌、农用微生物杀菌剂及人畜粪便等。

（2）动物性药 动物性药材如明胶、地龙和土鳖虫等，动物本身常带菌或受到体表微生物的污染。有时，在原料储藏过程和运输过程中也会使原料二次污染，储藏地的环境卫生、通气、湿度、温度等因素都极为重要，适宜的温度、湿度有利于微生物生长繁殖。

3. 制药用水

水在制药工业中至关重要，除在配制各类制剂时需用水外，洗涤和冷却过程中也涉及用水。水是药物中微生物污染的重要来源。如用大量自来水洗涤和清除中草药杂质时，虽然自来水中含菌量低，但因用水量大，直接洗涤材料，仍会有微生物污染。蒸馏水本是无菌的，但常因冷却系统、储藏器导管或分配系统的不洁而被污染。因此用蒸馏水制备的口服药和外用药物制剂中也常常发现被微生物污染。

4. 生产人员

人的体表和与外界相通的腔道中都有大量的微生物存在。因此药物可以被制药人员的皮肤、呼吸道等所带菌污染，也可因操作人员在制药过程中不良的卫生习惯，通过皮肤、伤口、呼吸道排泄物等各种渠道将微生物转移到药物上。

（二）微生物引发的药物变质

1. 药物的物理性状改变

微生物污染药物后，其生长繁殖可使药物的外观、颜色、气味、硬度、黏性和透明度等物理性状发生很大的改变。例如，液体制剂受到微生物污染后，由澄清变为浑浊，有的可伴有真菌生长，呈絮状沉淀或者在液面上形成一层菌膜；片剂、丸剂等固体制剂被微生物污染后会变色、发潮、粘连在一起，或者有各种颜色的斑点、异味等；膏状制剂污染后，表面光泽度、油度会消失，药物表面也会出现白色斑点等。

2. 药物的化学成分变化

微生物污染药物后，除了药物的外观和物理性状发生改变外，还可通过各种化学作用，使药物的化学性质发生改变。因为大多数药物是由各种化学成分组成的，微生物的某些代谢产物能降解其中的一些化学成分。例如，水溶液制品被微生物污染后可产生异物，如泥土味、腐败味、苦味和酸味等，有的还可产生乙醇等。微生物在药物制剂中生长繁殖，其代谢产物对药物也会产生影响，如微生物的酸性产物可导致液体制剂的 pH 降低，也可分解药液中的某些蛋白质。微生物产生的其他代谢产物如脂肪酸、酮、鱼胶、硫化氢和氢等物质，可破坏药物成分。

3. 药物变质引发的不良后果

药物被微生物污染后，不仅使药物变质失效，造成经济损失，还可能使致病性微生物随药物进入人体而引发感染，或因污染的药物中含有一些毒性物质而引起人体中毒。例如，无菌制剂被微生物污染后，由于有热原质的存在，注入人体内，可引起发热反应，严重的可致休克甚至死亡。软膏制剂等外用药，被金黄色葡萄球菌或铜绿假单胞菌污染，涂在患处，可引起局部化脓性感染，甚至有时可因细菌入血并在血中大量繁殖扩散而导致败血症的发生。

二、药品微生物检验的无菌技术

防止药物微生物污染是保证药物质量和安全的重要保证。目前我国和世界上的一些先进国家已逐步开始实施药品生产的 GMP（Good Manufacturing Practice，良好生产操作规程）制度，通过多项测定指标来评价药物被微生物污染与损害的程度，使药物生产规范化，以保证药物的质量。控制药物微生物污染的主要措施如下。

（一）无菌技术应用

药物制剂中无菌技术的应用是有效防止微生物污染的重要措施。其使用的原则是既要消除污染的微生物，又要保证药物活性的稳定性和安全性。因此，选择灭菌技术方法时必须结合药物的性质加以综合考虑。

药物生产过程中无菌技术的应用包括：空气净化技术（环境的无菌化），水的净化，原辅料的无菌化，生产人员进入无菌区的要求和无菌操作规程。

无菌技术应用过程中常用的灭菌方法有：湿热灭菌法、干热灭菌法、环氧乙烷灭菌法（适用于橡胶、玻璃、金属、塑料等固体表面的消毒）、过滤灭菌法、紫外线灭菌法、放射线灭菌法（适用于对热极不稳定的固体药物和药品的消毒）和无菌操作法等。药物制成制剂后，一些灭菌方法不再可行时，放射线灭菌是一种补救措施。只有药品和包装材料不被放射线所破坏时，才能采用此法。此法通常采用同位素（^{60}Co）产生射线或高能加速器产生高能电子，达到灭菌目的，最低剂量为 0.025Gy。验证此法的生物指示剂为短小杆菌芽孢。

（二）环境的无菌化

1. 空气洁净技术要求

为了防止药物在生产过程中受到污染，要求制药环境要整洁、卫生，空气要净化。按《药品生产质量管理规范》的要求，药物制剂的生产区周围应无露土地面和污染源，车间布局要合理，进入洁净区的空气必须采取空气洁净技术（非层流型空调系统或层流洁净技术）进行净化；空气洁净技术的原理就是通过对空气过滤达到一定洁净度，同时以相应的管理保持环境控制系统的有效运转，从而保证药物生产处于符合药品质量要求的环境条件中。人员和物料进入洁净区应有各自的净化用室和设施（表 3-1），对洁净区的净化环境和洁净度定期进行检测，有效地控制空气中的尘埃浓度，降低细菌污染水平，以防止由于大气原因而引起药物制剂被微生物污染情况的发生。

表 3-1　　　　　　　　　　环境控制区分类表

生产区分类	洁净级/级	尘埃 粒径/μm	尘埃 粒数/（个/L）	菌落数/个	工作服	分类举例
一般生产区	>10万	≥0.5	≤35000	暂缺	无规定	无洁净度要求的生产辅助车间
					色泽或式样应有规定	粉针剂轧盖工序，能热压灭菌的注射剂调配室

续表

生产区分类	洁净级/级	尘埃粒径/μm	尘埃粒数/（个/L）	菌落数/个	工作服	分类举例
控制区	10万	≥0.5	≤3500	平均≤10	色泽或式样应有规定	注射剂瓶子清洗工序，薄膜过滤设备的装配，能热压灭菌的注射剂生产的瓶子烘干和储存，大输液、水针剂、滴眼剂的灌封，不能热压灭菌的注射剂调配室
洁净区	1万	≥0.5	≤350	平均≤3	色泽或式样应有规定	无菌原料药的结晶、干燥工序，不能热压灭菌的注射剂生产的瓶子烘干储存，及粉针剂的原料过筛、混粉、分装、加塞、灌封、冻干
	局部100级	≥0.5	≤3.5	平均≤1	色泽或式样应有规定	菌种接种工作台

注：1. 洁净级别以动态测定为据。
　　2. 菌落数以9cm双碟露置0.5h为据。

药品质量的形成由研究（设计）和生产确定，GMP强调，在生产过程中建立覆盖全过程的质量保证体系，实行全面控制，从而确保产品质量达到标准的要求。洁净室（区）空气洁净度级别标准见表3-2。

表3-2　　　　洁净室（区）空气洁净度级别表

纯净度级别	每立方米尘粒最大允许数		微生物最大允许数	
	≥0.5μm	≥5μm	浮游菌（个）/m³	沉降菌/（个/皿）
100级	3500	0	5	1
10000级	350000	2000	100	3
100000级	3500000	20000	500	10
300000级	10500000	60000	1000	15

2. 空气洁净常用技术

（1）过滤　过滤是最常用的方法，采用各类空气过滤器、高效过滤器来过滤空气中的尘埃和杂菌。其装置可用于整个房间如无菌操作室，也可用于一个操作区域如超净工作台。

（2）化学消毒剂　采用化学消毒剂蒸发熏蒸房间可对环境空气进行灭菌。常用的化学消毒剂有：甲醛、环氧乙烷、过氧乙烷、过氧乙酸、石炭酸和乳酸的混合液等。甲醛是最常用的一种消毒剂，使用甲醛熏蒸时应注意下列事项：①不宜过量，过量甲醛会因聚合而析出白色粉末附着在建筑物或设备表面；②甲醛刺激性强，对人体有危害，熏蒸结束后需要用氨水中和；③采用系统熏蒸需单设送、回风系统。

（3）紫外线　紫外线灭菌法经常用于室内空气及某些物品表面的消毒。但对于生产要求极为严格的洁净厂房来说（尤其是无菌生产区），紫外线不能作为最终的灭菌。

（三）原辅材料的无菌处理

药物生产过程中使用的原辅料（包括原辅材料、制药用水和包装材料等）也是微生物污染的重要来源，必须经过一定的无菌处理。

1. 原辅材料

药物生产所需原辅材料要严格按药用标准选用，药物制剂的原药材要进行洁净处理。按《药品生产质量管理规范》的要求，用于中药制剂的中药材必须经前处理，即对原药材进行挑选、整理、剪切、炮制、洗涤、干燥及灭菌等洁净处理。前处理应根据药材的不同性质，分别采取适当的方法。一般耐热而质地坚硬的药材，可采用水洗、流通蒸汽灭菌、干燥的综合处理方法；对含有热敏成分的药材，可采用酒精喷洒或熏蒸，也可采用环氧乙烷气体灭菌或γ射线辐射灭菌的方法处理，这些方法不影响药材的外观和有效成分含量，杀灭微生物效果好。另外，原药材在采收、加工、运输和储藏的各环节，应注意采取水洗、晾晒、通风等卫生措施，使其保持良好的卫生状态。目前，中药前处理大都采用水洗、烘烤、高压灭菌或微波灭菌等方法；中间体以高压灭菌、微波灭菌为多见（如丸、散等剂型的生产单位，可将中药粉碎后的细粉经高压蒸汽灭菌来控制细菌数）。

2. 制药用水

水是药物制剂生产过程中最常用的成分，主要有饮用水、纯水（去离子水、蒸馏水）和注射用水。①饮用水，一般用于原料药生产的配料，容器、设备的初洗等，须符合卫生部生活用水标准；②纯水，为饮用水经蒸馏法、离子交换法、反渗透法等制备的药用水，不含任何附加剂，一般用于原料的精制、制剂的配料、容器的清洗，以及作为药检用水、注射用水的水源等；③注射用水，用作注射剂的溶剂。纯水和注射用水须符合《中国药典》标准，方可作为药用辅料使用。

各种制药用水的消毒灭菌方法不同，其中注射用水的灭菌程度要求最高，除一般蒸馏水的检查项目以外，还必须通过热原检查。热原是微生物合成代谢的产物。绝大多数革兰阴性细菌都能产生，真菌甚至病毒也能产生。其化学成分为脂多糖。注入人体或动物体可以引起发热反应。热原的去除方法：①高温法，加热250℃、30min以上可破坏热原；②酸碱法，热原可以被强酸、强碱破坏；③吸附法，常用的吸附剂有活性炭，活性炭对热原有较强的吸附作用，同时有助滤作用，在注射剂中使用较广；④离子交换法；⑤凝胶过滤法，国内常用二乙氨基乙基葡聚糖凝胶（分子筛）制备无热原去离子水；⑥反渗透法，是近年来发展起来的新技术，通过三醋酸纤维膜除去热原；⑦超滤法。

3. 包装材料的灭菌

药物包装材料的灭菌可以根据材料的理化性质不同来选择合适的灭菌方法。例如，塑料制品耐热性较差，因此对塑料包装材料的灭菌常用过氧化氢杀菌方法，目前多采用过氧化氢低浓度溶液与紫外线、无菌热空气相结合的技术，可提高灭菌效果，又可避免过氧化氢浓度过高对人体的损害。也可采用环氧乙烷灭菌法和放射线灭菌法。玻璃瓶采用饱和蒸汽进行杀菌。纸容器的灭菌采用过氧化氢与加热相结合的方法，先将包装材料经过过氧化氢水浴，然后在灌装时在进料管部位采用管形加热元件使其间空气温度高达430℃，使纸表面过氧化氢液膜迅速分解成水和新生态氧，此氧具有较强的杀菌能力，使容器达到无菌的要求。

近几年问世的纳米抗菌包装材料，发挥出了惊人的杀菌效果。纯天然的基础材料在纳米技术的改造下能使菌体变形或沉淀，一旦遇到水，便会对细菌发挥更强的杀伤力。且吸附能力强，渗透力也很强，多次洗涤后还有较强的抗菌作用。目前应用较广的是抗菌薄膜。纳米技术在今后的无菌包装材料中将会发挥巨大的作用。

（四）生产人员的无菌操作

无菌操作技术是指使物品或用具上不含活微生物的操作技术。无菌操作技术对于控制药物的污染具有重要意义。生产人员的无菌操作是指在药物生产过程中，避免将微生物带入药品中的所有操作方法。包括人员自身的卫生、健康要求和生产操作要求等。

1. 一般生产区

对一般生产区要求生产人员建立健康档案，每年进行一次身体健康检查，确保操作人员身体健康。凡是患有传染病、隐性传染病、精神病者，不得从事药品生产工作。保持个人卫生，要经常洗澡、剪发、刮胡须、修剪指甲、洗换内衣。药物生产人员的工作服一般应每周换洗两次。

2. 洁净区

洁净度10万级和大于10万级的洁净生产区的工作服，每天换洗一次。洁净度100级和1万级的洁净生产区的工作服，应每班换洗消毒一次。用过的工作服应及时洗涤、漂净、烘干、整理、灭菌和包装。灭菌后存放2d以上的工作服，应重新灭菌后再用。

10万级洁净生产区对个人卫生要求，皮肤病患者不得从事直接接触药品工作。直接接触药品的工作人员，不得化妆，不得佩戴饰物和手表，并按规定洗手、更衣、戴帽、换鞋，头发不得露出帽外。工作人员不得穿戴工作服、帽子和鞋离开本生产洁净区域。

100级和1万级洁净生产区域的个人卫生要求，除符合10万级洁净生产区对个人卫生要求外，皮肤病患者不得从事本生产洁净区的工作。工作人员的皮肤不得有外伤、炎症和瘙痒病。进入本区域前应洗澡、更换消毒的内衣和操作服、戴灭菌帽子、穿消毒的鞋，还要戴灭菌手套。

生产人员在操作过程中，要严格按照《药品生产质量管理规范》进行标准操作。生产过程中尽量避免人员的流动、谈话。

三、药品无菌检查的内容和方法

无菌检查是指检查无菌或灭菌制品、敷料、缝合线、无菌器具及适用于药典要求无菌检查的其他品种是否无菌的一种方法。即凡直接进入人体血液循环系统、肌肉、皮下组织或接触创伤、溃疡等部位而发生作用的制品或要求无菌的材料、灭菌器具等都要进行无菌检查，是针对医疗及预防用的生物制品，即制品不得含有杂菌、灭活菌苗，疫苗不得含有活的病菌、病毒的一套无菌检查法。药品和敷料等应按《中国药典》收载的无菌检查法规定进行，生物制品应按《中国药典》（2015）收载的无菌检查法的规定进行。

（一）应用范围

需要进行无菌检查的范围主要有以下几类。

（1）各种注射剂　用于肌肉、皮下和静脉的各种针剂，包括注射用的无菌水、溶媒和溶剂、输液、注射剂原料等。

（2）眼用及外伤用制剂　用于眼科手术、角膜创伤及一般创伤、溃疡和烧伤等外科用药品制剂。用于注射或深部组织创伤、溃疡、出血的中药制剂也应无菌。

（3）植入剂　即包埋于人体内的药物制剂，如不溶于水的激素、避孕药物、免疫药物及抗肿瘤药物等要求无菌的制剂；心脏瓣膜以及固定用金属板和有机器材等。

（4）可吸收的止血剂　如明胶发泡剂、凝血酶等用于止血并可被组织吸收的各种药物制剂。

（5）外科用敷料及器材　如外科手术用脱脂棉、纱布、结扎线、缝合线、可被吸收的羊肠线及一次性注射器与一次性无菌刀片、输血（输液）袋等。

（二）无菌检查的基本原则

1. 严格进行无菌操作

必须用严格的无菌操作技术，将被检的药物或物品，分别接种于适合细菌（包括需氧菌或厌氧菌）或霉菌生长的培养基中，并置于不同温度下，经不同时间培养,然后观察有无细菌或霉菌生长,以此判断药物中是否染有活的细菌或霉菌。如果由于无菌操作技术不严格,而在操作过程中将环境中的细菌或霉菌带进培养基中,则将得出错误的结论。

2. 正确进行样品采集

无菌检查是根据对整体中部分样品的测定结果,来推断整体的无菌或染菌的情况。因此,在一批药品的无菌检验中,取样数量越少,检出染菌的概率越小;取样越多,检出染菌的概率越大,该批药品通过无菌试验的概率越小。为此,无菌试验采样的数量和比例,应严格按照《中国药典》(2015)中有关规定执行。

(三) 无菌检查的基本方法

1. 一般药品及物品的无菌检查法

一般药品的无菌检查,通常应用直接接种法。若被检品是液体,可直接接种于培养基内。若被检品是固体粉末或冻干制剂,则需用无菌生理盐水溶解,或制成均匀悬液再做检验。若被检品是无菌敷料,则以无菌操作打开包装,于各部位剪取 1cm×3cm 大小的样品,再接种到培养基中。无菌检验所用的培养基,包括需氧菌、厌氧菌和霉菌的培养基,其配方和配制过程,均需按药典规定进行操作,并经一定质量检定合格后才能使用。被检液体或混悬液每管接种量和培养基用量,详见表 3-3。各种培养基种类、数量以及培养的温度和时间见表 3-4。试验中除严格无菌操作外,还要同时进行同批培养基的阴性对照试验以及供试细菌的阳性对照试验。阴性对照应不长细菌,说明培养基本身是无菌可靠的;阳性对照实验必须长菌,说明应用的细菌是可以在该试验条件下正常生长的。《中国药典》规定,以金黄色葡萄球菌 CMCC(B)26003 或藤黄八叠球菌 CMCC(B)28001、生孢梭状芽孢杆菌 CMCC(B)64941、白色念球菌或杂色曲霉菌,分别作为需氧菌、厌氧菌和霉菌的供试细菌。

表 3-3 液体或混悬药物无菌检验时取用量及培养基用量

药量/mL	每支取用量/mL	培养基用量/mL
2 以下	0.5	15
2~20	1.0	15
20 以上	5.0	40

表 3-4 无菌检查用培养基种类、数量、培养温度及培养时间

培养基类型	培养温度/℃	培养时间/d	培养基数量/支	
			测试管	对照管
需氧培养基	30~37	5	2	2
厌氧培养基	30~37	5	2	2
霉菌培养基	20~28	7	2	2

无菌检验结果的判断，按微生物生长与否来判定被检药物（或供试品）是否合格，举例如下，见表3-5。

表3-5　　　　　　　药物无菌检查结果判定

被检药物	需氧菌	厌氧菌	霉菌	对照管 阳性	对照管 阴性	判断结果	采取措施
1	-	-	-	+	-	合格	
2	-	+	-	+	-	不合格	需复试，仍有菌生长者为药物不合格
3	-	-	+	+	-	不合格	
4	-	-	-	+	+	不合格	
5	-	-	-	-	-	供试菌不合格	更换供试菌后再做检验
6	+	+	+	+	+	培养基染菌或操作时不严格	更换培养基，重检验并严格无菌操作

注：供试品按规定量分别接种需氧菌、厌氧菌和霉菌培养基各2支，阳性与阴性对照1支；"+"为有菌生长，"-"为无菌生长。

2. 油剂药物的无菌检查法

油剂药物与液体培养基不能混溶，故常漂浮于液体培养基表面而影响试验结果。因此，此类药物做无菌检验时，应在培养基内加入表面活性剂（吐温80），使药物均匀分布于培养基中，以利于细菌的生长和检出。有的药物如青霉素油剂等，由于黏稠度过大，可先用灭菌植物油或灭菌液体石蜡进行一定倍数的稀释，然后取样接种到含吐温-80的培养基中，充分摇匀使药物均分散在培养基中。所用培养基的种类、装量、支数以及培养时间等均列于表3-3与表3-4中。

3. 抗菌药物及含防腐剂药物的无菌检查法

抗菌药物是指药物本身为抗菌剂（如抗生素、磺胺药等）以及在药物制剂中含有部分抗菌剂（如防腐剂）的药物。抗菌药物及含防腐剂的药物进行无菌检验时，与一般药物不同之处在于进行无菌检验前，必须用某些方法使抗菌药物或防腐剂消除、失效，才能不影响对被检药物做出确认。具体方法如下。

（1）灭活法　此法是在培养基中加入适合的灭活剂，而此灭活剂本身及它与抗菌药物作用后的产物，对细菌和霉菌没有毒性。实际工作中常用的灭活剂见表3-6。

表3-6　　　　　　　某些抗菌药物的灭活剂

抗菌药物	灭活剂
磺胺类	对氨基苯甲酸
青霉素类	青霉素酶

续表

抗菌药物	灭活剂
季铵化合物	卵磷脂和吐温-80
汞化合物	硫乙醇酸钠、半胱氨酸
四环素类	硫酸镁
苯甲酸和尼泊金	吐温-80
砷化合物	硫基化合物

（2）薄膜过滤法　采用孔径为 0.22～0.45μm 的微孔滤膜，经灭菌后置滤器中。将被检药物通过滤膜，使药液中的细菌、霉菌截留在滤膜上，然后用无菌生理盐水多次通过滤膜抽滤，以洗去滤膜上的抗菌物质或防腐剂。再用无菌操作法取下滤膜并剪成若干片，放入各种培养基中进行培养检查。此法适用范围广，但操作较麻烦，需要严格的无菌操作条件，一旦有微生物污染，则检验结果作废。

（3）稀释法　将被检药物注入较大量的液体培养基中，使其浓度低于最小抑菌浓度。此法在应用前应先测定该药物的最小抑菌浓度，然后根据采样量计算出稀释到低于最小抑菌浓度所需的培养基量。此法常用于酚类、醇类和新抗生素的无菌检验。

（四）无菌检查的复试

药物无菌检验中发现有细菌或霉菌生长时，必须进行复试，才能做出最后判断。复试时被检药物及培养基量均需加倍。若复试后仍有相同细菌生长，可确认该被检药物为无菌检验不合格。若复试中有不相同的细菌生长，应再做一次检验，方法可与第一次复试相同，若仍有细菌生长，即可判断该批次药物为无菌检验不合格。此外，若药物为抗生素或放射性药物，培养时间必须延长。抗生素类药物培养时间，无论细菌或霉菌均为 7d，放射性药物则为 8～14d。

（五）无菌检查注意事项

（1）无菌检查应由具有微生物专业知识、较高水平的无菌操作熟练人员或相应资格的经过正式微生物培训合格的人员操作。

（2）无菌检查时，除无菌室应符合洁净级要求外，还应严格掌握无菌技术，使用的器材、材料需灭菌彻底。

（3）凡供试品的品种不同，按规定应分别做阳性菌对照试验。同一品种，不同厂家、不同批号都应做阳性对照。同一品种，相同规格，如有 2～3 批一次检查时，做一批的阳性对照即可。

（4）当阳性菌对照管无菌生长时，供试品的检验结果应判为无效。

（5）当供试品加入培养基中，产生浑浊，影响观察结果时，或接种的供试品经培养后，出现浑浊的情况时，必须连续培养 7d 后，取原浑浊培养物进行转种，继续培养2~3d，再经染色、镜检证明有无细菌的生长方可判定结果。防止因亚致死状态的微生物生长缓慢而被漏检的情况。

（6）无菌试验的培养期应在规定时间内观察，对有疑问者，须延长培养时间。USP24（2000）无菌检查规定，无论直接接种法还是薄膜过滤法，其培养时间均为14d。如用薄膜过滤法来检查湿热灭菌的产品，则培养时间不得少于7d。

（7）在培养期内必须逐日观察，了解培养过程中的变化，不可在培养期结束时才观察结果。

（8）对一些放射性药品无菌检查的安全、防护以及培养物灭菌、废弃等，应严格按照有关规定执行。

四、药品微生物限度检查内容和方法

（一）概述

1. 概念及应用范围

（1）概念　微生物限度检查法是指非规定灭菌制剂及其原、辅料受到微生物污染程度的一种检查方法。微生物限度检查的意义是保证药品质量，反映药品生产工艺的科学性、合理性及质量管理水平，目的是确保药品的有效性和安全性。

（2）应用范围　包括常用口服制剂与一般外用制剂。对这部分制剂一般不要求绝对无菌，允许有一定限量的微生物存在，但不得有可疑致病菌的存在。

2. 供试品

为便于微生物的限度检查，一般需将供试品制备成供试品溶液或悬浮液。供试品溶液的制备应适应供试品的理化性质，不得改变污染微生物的数量和种类。

（1）供试品的一般要求

①一批检样的供试品需做多项检查，微生物、化学、药理等。首先应取出规定量供试品供微生物学检验，其余部分做其他检验。供试品应及时检验，若有困难，应存放在该品种规定的储存条件下（一般为阴凉干燥处）。

②供试品在检验之前，应保持原包装状态，严禁开启。包装已开启的样品不得作为供试品。

③供试品的取样必须在净化条件下，无菌操作，防止污染。

④供试品为固体，应先匀质化后再稀释。非水溶性油脂性供试品，须加放适宜的助溶剂或乳化剂，使其成为均匀的溶液或乳浊液方可供检。

⑤含有抑菌性成分的供试品，应采取适宜的方法（事前测试）消除抑菌成分的干扰，使阳性菌对照试验呈现阳性反应，方可对供试品的阴性结果做出报告。

（2）供试品溶液　供检样品经处理制备成供试品溶液一般采用下列方法。

①机械分散法：适用于固体和油性基质的软膏供试品的方法主要有：电动匀质装置，利用匀质器高速搅拌将固体药物粉碎并匀质化，本法效率高，匀质

效果好，操作时间短；研磨法，将供试品置灭菌研钵内，以手工方法碾碎固体药物，本法简单实用但费时，劳动强度大，易污染；振荡器法，将供试品和稀释剂一并置于灭菌锥形瓶内，置振荡器上振荡，使固体药物分散、匀质，本法简单易行，供试品的分散和匀质在密闭容器中一次完成，但匀质效果较弱，特别是对水丸剂等较坚硬的供试品效果较差，分散时间长。

②乳化法：适用于油脂性供试品的处理。在供试品中加入适宜的乳化剂和稀释剂，在保温情况下混匀（并可借助机械分散法），使之成为均匀分散的乳浊液。

③离心沉淀集菌法：适用于有抑菌作用的固体制剂和液体制剂。对水溶性抑菌成分采用一次离心集菌，去除上层液中的抑菌成分；对非水溶性抑菌成分采用二次离心，先低速离心去除沉淀物，将上层液再高速离心，收集沉淀物。

④薄膜过滤法：适用于液体制剂和水溶性固体制剂，某些脂溶性供试品可通过助溶后再用薄膜过滤法。

⑤树脂吸附法：利用树脂的离子交换作用，使药物的抑菌成分吸附在树脂上，使待检菌得以检出。

⑥加入灭活剂：适用于有抑菌作用的供试品处理，根据抑菌成分的理化特性，加入适宜的灭活剂，以消除其抑菌作用，便于检查待检菌。

（二）常用微生物限度检查方法

在非灭菌的各种制剂中，对每克或每毫升的药品按剂型或品种有不同规定：①染菌量检查：包括细菌总数、霉菌总数及酵母菌总数测定，以检查这几类微生物对药品的污染程度；②控制菌检查：我国药典将大肠杆菌、沙门菌、金黄色葡萄球菌及铜绿假单胞菌作为控制菌。

1. 染菌量检查

药品染菌量检查包括细菌总数、霉菌总数及酵母菌总数测定，以检查这几类微生物对药品的污染程度。

（1）细菌总数检查　细菌总数检查是指被检药品在单位重量或体积（每克或每毫升）内所含活菌总数的检查方法，以判断被检查药品被细菌污染的程度。细菌总数测定常用的方法有活菌计数法和直接计数法。前者在固体培养基形成可见菌落作为计数依据。后者是利用显微镜或自动化仪器定量计数，所测定的结果，不仅包括活菌，也包括死菌。因此两种计数方法的结果有差异。药品的细菌计数通常采用活菌计数法。

我国药典收载的活菌计数法为平板菌落计数法，先使细胞分散、定位、增生形成可见菌落后进行计数。此法简便但受下列条件限制：①细胞分散程度：细菌分散充分时，菌落生长数多，反之菌落数就少；②培养基和培养条件限制：改变培养基或培养条件，就会影响被测菌种类与数量；③细菌的繁殖能力：有繁殖能力的菌细胞才能被认定为"活菌"，因此，仅有繁殖能力的菌细胞才能形成菌落，死菌及某些受损伤的细菌或营养要求苛刻的细菌不能在规定的培养基上形成菌落,因而不被计数,欲计数某些有特殊生长要求的细菌数,需采用相应的方法。

(2) 霉菌及酵母总数检查 固体制剂的霉菌计数,液体制剂的霉菌与酵母计数采用玫瑰红钠琼脂培养基;含蜂蜜、蜂王浆的合剂分别用玫瑰红钠琼脂培养基计数霉菌数、酵母浸出粉胨葡萄糖琼脂培养基计数酵母数,规定在 20~25℃培养 72h 后计菌落数。

霉菌及酵母总数检查,除上述平板菌落计数法外,还有表面涂抹平板法、滤膜培养法、酵母菌镜检计数法。表面涂抹平板法适用于污染比较严重的供试品,酵母菌镜检计数法可用于血球计数板或其他的计数板进行酵母菌计数。

2. 控制菌的检查

(1) 大肠杆菌 大肠杆菌是人、畜肠道内的寄生菌,可随粪便排出,容易被检出,所以常作为粪便污染的指标。若从药品中检出大肠杆菌,表明该药品已被粪便污染,可能有肠道致病菌和寄生虫卵的存在。因此,口服药品中不得检出大肠杆菌。

检验程序:增菌培养→分离培养→纯培养→生化反应。

诊断要点:①革兰阴性短小杆菌。②在麦康凯琼脂培养基上菌落为桃红色;在伊红美蓝琼脂培养基上菌落为紫黑色,并有金属光泽。③生化反应为分解乳糖产酸产气,IMVC 试验结果为 + + − − 。

(2) 沙门菌 沙门菌被列为口服药品的必检项目。此菌主要寄生在人体和动物肠道内,可随粪便污染水源、食品和药品,能引起人类患伤寒、副伤寒、急性肠胃炎及败血症等疾病。因此规定口服药不得检出沙门菌。

检验程序:增菌培养→分离培养→生化反应→血清学试验。

诊断要点:①革兰阴性短小杆菌。②SS 琼脂平板培养基上菌落为无色、透明或半透明、中心呈黑褐色的菌落。③三糖含铁培养基生长观察有动力、分解葡萄糖、产酸产气、不分解乳糖、产生硫化氢。④沙门菌 A – F 多价 O 血清与其可发生凝集。

(3) 金黄色葡萄球菌 金黄色葡萄球菌分布广,常可污染药品与食品,是葡萄球菌中致病力最强的一种,能导致人体局部化脓,严重者导致败血症。目前规定,凡外用药和眼科制剂都不得检出金黄色葡萄球菌。

检验程序:增菌培养→分离培养→生化反应。

诊断要点:①革兰阳性葡萄状排列的球菌。②在血液琼脂培养基上菌落有金黄色色素,周围有透明溶血环,在高盐培养基上能生长。③血浆凝固酶试验阳性,能发酵甘露醇产酸产气。

(4) 铜绿假单胞菌 铜绿假单胞菌是条件性致病菌,广泛分布于自然界。在大面积烧伤、烫伤、眼科疾病或其他外伤情况下,常因继发性感染铜绿假单胞菌,引起伤口化脓、菌血症、败血症、眼角溃疡甚至失明。铜绿假单胞菌抵抗能力强,对许多抗生素和化疗剂不敏感。因此,一般外用药和眼科制剂规定不得检出铜绿假单胞菌。

检验程序:增菌培养→分离培养→生化反应。

诊断要点:①革兰阴性杆菌。②菌落扁平,有时带绿色色素并可扩散到培养基中,菌落表面湿润,边缘不齐或弥散。③氧化酶试验、硝酸盐还原产气试验、明胶液化等生化试验均呈阳性。

项目任务

任务1 葡萄糖酸钙注射液的无菌检查

任务目标

掌握葡萄糖酸钙注射液的无菌检查方法。

能对葡萄糖酸钙注射液进行无菌检查。

能够规范书写检验原始记录和检验报告书。

任务资讯

查阅《中国药典》(2015)等资料,了解基本信息。

一、检查项目

葡萄糖酸钙注射液的无菌检查。

二、检验药品

(1)检验药品名称 葡萄糖酸钙注射液。

(2)检验药品来源 市场购买或送检样品。

(3)检验药品的规格、批号、数量及包装 查阅药品包装及说明书,记录相关信息。

三、质量标准

取本品,依法检查(通则1101),通过灵敏度检查结果和无菌检查结果判定葡萄糖酸钙注射液的无菌情况。

四、检查方法及其依据

依据《中国药典》(2015)注射液无菌检查法。

任务准备

一、准备仪器和试药

（1）仪器　恒温培养箱、平皿、接种环（针）、电子天平（感量0.1mg）、量筒（100mL）、吸量管（1.0mL）烧杯、玻璃棒等。

（2）试药　酵母浸出粉、葡萄糖、氯化钠、琼脂、磷酸氢二钾等。

二、试液的制备

1. 培养基的制备

（1）硫乙醇酸盐流体培养基　胰酪胨（胰酶水解）15.0g，酵母浸出粉5.0g，葡萄糖5.0g，氯化钠2.5g，L-胱氨酸0.5g，新配制的0.1%刃天青溶液1.0mL，琼脂0.75g，硫乙醇酸钠（或硫乙醇酸）0.5g（0.3mL），水1000mL。

除葡萄糖和刃天青溶液外，取上述成分混合，微温溶解，调节pH为弱碱性，煮沸，滤清，加入葡萄糖和刃天青溶液，摇匀，调节pH使灭菌后为7.1±0.2。分装至适宜的容器中，其装量与容器高度的比例应符合培养结束后培养基氧化层（粉红色）不超过培养基深度的1/2，灭菌。在供试品接种前，培养基氧化层的高度不得超过培养基深度的1/5，否则，须经100℃水浴加热至粉红色消失（不超过20min），迅速冷却，只能加热一次，并防止被污染。

除另有规定外，硫乙醇酸盐流体培养基置30～35℃培养。

（2）改良马丁培养基　蛋白胨5.0g，磷酸氢二钾1.0g，酵母浸出粉2.0g，硫酸镁0.5g，葡萄糖20.0g，水1000mL。

除葡萄糖外，取上述成分混合，微温溶解，调节pH约为6.8，煮沸，加入葡萄糖溶解后，摇匀，滤清，调节pH使灭菌后为6.4±0.2，分装，灭菌。

（3）选择性培养基　按上述硫乙醇酸盐流体培养基或改良马丁培养基的处方及制法，在培养基灭菌或使用前加入适宜的中和剂、灭活剂或表面活性剂，其用量同验证试验。

（4）营养肉汤培养基　蛋白胨10.0g，氯化钠5.0g，牛肉浸出粉3.0g，水1000mL。

取上述成分混合，微温溶解，调节pH为弱碱性，煮沸，滤清，调节pH使灭菌后为7.2±0.2，分装，灭菌。

（5）营养琼脂培养基　按上述营养肉汤培养基的处方及制法，加入14.0g琼脂，调节pH使灭菌后为7.2±0.2，分装，灭菌。

（6）改良马丁琼脂培养基　按改良马丁培养基的处方及制法，加入14.0g琼脂，调节pH使灭菌后为6.4±0.2，分装，灭菌。

2. 菌液制备

接种金黄色葡萄球菌、铜绿假单胞菌、枯草芽孢杆菌的新鲜培养物至营养肉汤培养基中或营养琼脂培养基上，接种生孢梭菌的新鲜培养物至硫乙醇酸盐流体培养基中，30~35℃培养18~24h；接种白色念珠菌的新鲜培养物至改良马丁培养基中或改良马丁琼脂斜面培养基上，23~28℃培养24~48h，上述培养物用0.9%无菌氯化钠溶液制成每1mL含菌数小于100cfu（菌落形成单位）的菌悬液。接种黑曲霉的新鲜培养物至改良马丁琼脂培养基上，23~28℃培养5~7d，加入3~5mL 0.05%（体积分数）聚山梨酯80的0.9%氯化钠溶液，将孢子洗脱。然后，采用适宜的方法吸出孢子悬液至无菌试管内，用含0.05%（体积分数）聚山梨酯80的0.9%无菌氯化钠溶液制成每1mL含孢子数小于100cfu的孢子悬液。

菌悬液制备后若在室温下放置，应在2h内使用；若保存在2~8℃，可在24h内使用。黑曲霉孢子悬液可保存在2~8℃，在验证过的储存期内使用。

3. 稀释液、冲洗液及其制备

稀释液、冲洗液配制后应采用验证合格的灭菌程序灭菌。

（1）0.1%蛋白胨水溶液　取蛋白胨1.0g，加水1000mL，微温溶解，滤清，调节pH至7.1±0.2，分装，灭菌。

（2）pH7.0氯化钠-蛋白胨缓冲液　取磷酸二氢钾3.56g，磷酸氢二钠7.23g，氯化钠4.30g，蛋白胨1.0g，加水1000mL，微温溶解，滤清，分装，灭菌。

（3）0.9%氯化钠溶液　取氯化钠9.0g，加水溶解使成1000mL，过滤，分装，灭菌（仅用于上述两种溶液不适用时使用）。

任务实施

一、操作方法

1. 培养基的制备

培养基可按处方制备，也可使用按该处方生产的符合规定的脱水培养基。配制后应采用验证合格的灭菌程序灭菌。制备好的培养基应保存在2~25℃、避光的环境，若保存于非密闭容器中，一般在三周内使用；若保存于密闭容器中，一般可在一年内使用。

2. 培养基的适用性检查

无菌检查用的硫乙醇酸盐流体培养基和改良马丁培养基应符合培养基的无菌性检查和灵敏度检查的要求。本检查可在供试品的无菌检查前或与供试品的无菌检查同时进行。

无菌性检查：每批培养基随机抽取不少于10支（瓶），5支（瓶）置30~35℃，另5支（瓶）置20~25℃培养14d，均应无菌生长。

3. 灵敏度检查

菌种：培养基灵敏度检查所用的菌株传代次数不得超过5代（从菌种保存

中心获得的冷冻干燥菌种为第0代),试验用菌种应采用适宜的菌种保存技术进行保存,以保证试验菌株的生物学特性。

4. 培养基接种

取每管装量为12mL的硫乙醇酸盐流体培养基9支,分别接种小于100cfu的金黄色葡萄球菌、铜绿假单胞菌、枯草芽孢杆菌、生孢梭菌各2支,另1支不接种作为空白对照,置30~35℃培养3d;取每管装量为9mL的改良马丁培养基5支,分别接种小于100cfu的白色念珠菌、黑曲霉各2支,另1支不接种作为空白对照,置20~25℃培养5d。逐日观察结果。

5. 培养及观察

将上述接种后的硫乙醇酸盐流体培养基平均分成两份,一份置30~35℃培养14d;另一份与接种后的改良马丁培养基置20~25℃培养14d,培养期间应逐日观察并记录是否有菌生长。如在加入供试品后,或在培养过程中,培养基出现浑浊,培养14d后,不能从外观上判断有无菌生长,可取该培养液适量转种至同种新鲜培养基中及营养琼脂斜面和改良马丁琼脂斜面培养基上,细菌培养2d、真菌培养3d,观察接种的同种新鲜培养基及营养琼脂和改良马丁琼脂斜面培养基上是否有菌生长;或取培养液(物)涂片,染色,镜检,判断是否有菌,必要时做菌种鉴定。

二、结果判断

1. 灵敏度检查结果判断

空白对照管应无菌生长,若加菌的培养基管均生长良好,判断该培养基的灵敏度检查符合规定。

2. 无菌检查结果判断

阳性对照管应生长良好,阴性对照管不得有菌生长。否则,试验无效。

若供试品管均澄清,或虽显浑浊但经确证无菌生长,判供试品符合规定;若供试品管中任何一管显浑浊并确证有菌生长,判供试品不符合规定,除非能充分证明试验结果无效,即生长的微生物非供试品所含。当符合下列至少一个条件时方可判断试验结果无效。

(1) 无菌检查试验所用的设备及环境的微生物监控结果不符合无菌检查法的要求。

(2) 回顾无菌试验过程,发现有可能引起微生物污染的因素。

(3) 供试品管中生长的微生物经鉴定后,确证是因无菌试验中所使用的物品和(或)无菌操作技术不当引起的。

试验若经确认无效,应重试。重试时,重新取同量供试品,依法检查,若无菌生长,判供试品符合规定;若有菌生长,判供试品不符合规定。

葡萄糖酸钙注射液的取样量见表3-7。

表 3-7 葡萄糖酸钙注射液的取样量

供试品	批产量（N）	最少抽验数量
注射剂	N≤100	5 个
	100＜N≤500	10 个
	N＞500	20 个

三、记录

按规范要求填写原始记录。

四、数据处理与检验报告

按规定要求进行数据处理，填写检验报告。

任务 2　葡萄糖酸钙口服液的微生物限度检查

任务目标

掌握葡萄糖酸钙口服液的微生物限度检查方法。

能对葡萄糖酸钙口服液进行微生物限度检查。

能够规范书写检验原始记录和检验报告书。

任务资讯

查阅《中国药典》（2015）等资料，了解基本信息。

一、检查项目

葡萄糖酸钙口服液的微生物限度检查。

二、检验药品

（1）检验药品名称　葡萄糖酸钙口服液。

（2）检验药品来源　市场购买或送检样品。

（3）检验药品的规格、批号、数量及包装　查阅药品包装及说明书，记录相关信息。

三、质量标准

（1）细菌数　每 1g 不得超过 1000cfu。每 1mL 不得超过 100cfu。

（2）霉菌和酵母菌数　每 1g 或 1mL 不得超过 100cfu。

（3）大肠杆菌　每 1g 或 1mL 不得检出。

四、检查方法及其依据

依据《中国药典》(2015) 微生物限度检查法。

任务准备

一、细菌、霉菌和酵母菌

（一）准备仪器和试药

（1）仪器　恒温培养箱、平皿、接种环（针）、无菌棉花或纱布、电子天平（感量0.1mg）、量筒（100mL）、烧杯、玻璃棒等。

（2）试药　营养肉汤培养基或营养琼脂培养基、氯化钠。

（二）试液的制备

（1）菌液制备　接种大肠埃希菌、金黄色葡萄球菌、枯草芽孢杆菌的新鲜培养物至营养肉汤培养基中或营养琼脂培养基上，培养18～24h；接种白色念珠菌的新鲜培养物至改良马丁培养基中或改良马丁琼脂培养基上，培养24～48h。上述培养物用0.9%无菌氯化钠溶液制成每1mL含菌数为50～100cfu的菌悬液。接种黑曲霉的新鲜培养物至改良马丁琼脂斜面培养基上，培养5～7d，加入3～5mL含0.05%（体积分数）聚山梨酯80的0.9%无菌氯化钠溶液，将孢子洗脱。然后采用适宜的方法吸出孢子悬液（用管口带有薄的无菌棉花或纱布能过滤菌丝的无菌毛细吸管）至无菌试管内，用含0.05%（体积分数）聚山梨酯80的0.9%无菌氯化钠溶液制成每1mL含孢子数50～100cfu的孢子悬液。

（2）0.9%无菌氯化钠溶液的制备　取氯化钠9.0g，加水溶解使成1000mL，过滤，分装，灭菌。

（3）营养琼脂培养基的制备　胨10.0g，氯化钠5.0g，牛肉浸出粉3.0g，琼脂14.0g，水1000mL。

取上述成分混合，微温溶解，调节pH为弱碱性，煮沸，滤清，调节pH使灭菌后为7.2 ± 0.2，分装，灭菌。

（4）玫瑰红钠琼脂培养基的制备　胨5.0g，玫瑰红钠0.0133g，葡萄糖10.0g，琼脂14.0g，磷酸二氢钾1.0g，硫酸镁0.5g，水1000mL。

除葡萄糖、玫瑰红钠外，取上述成分，混合，微温溶解，加入葡萄糖、玫瑰红钠，摇匀，分装，灭菌。

（5）酵母浸出粉胨葡萄糖琼脂培养基的制备　胨10.0g，琼脂14.0g，酵母浸出粉5.0g，葡萄糖20.0g，水1000mL。

除葡萄糖外，取上述成分，混合，微温溶解，滤过，加入葡萄糖，分装，灭菌。

二、大肠埃希菌

（一）准备仪器和试药

（1）仪器　恒温培养箱、平皿、接种环（针）、试管等。
（2）试药　胆盐、乳糖、曙红、亚甲基蓝、琼脂等。

（二）试液的制备

1. 胰酪大豆胨液体培养基的制备

胰酪胨 17.0g，氯化钠 5.0g，大豆木瓜蛋白酶水解物 3.0g，磷酸氢二钾 2.5g，葡萄糖/无水葡萄糖 2.5/2.3g，水 1000mL。

除葡萄糖外，取上述成分，混合，微温溶解，滤过，调节 pH 使灭菌后在 25℃的 pH 为 7.3±0.2，加入葡萄糖，分装，灭菌。

胰酪大豆胨液体培养基置 20~25℃培养。

2. 麦康凯液体培养基的制备

明胶胰酶水解物 20.0g，溴甲酚紫 10mg，乳糖 10.0g，牛胆盐 5.0g，水 1000mL。

除乳糖、溴甲酚紫外，取上述成分，混合，微温溶解，调节 pH 使灭菌后在 25℃的 pH 为 7.3±0.2，加入乳糖、溴甲酚紫，分装，灭菌。

3. 麦康凯琼脂培养基的制备

明胶胰酶水解物 17.0g，胨 3.0g，中性红 30.0mg，结晶紫 1mg，乳糖 10.0g，琼脂 13.5g，脱氧胆酸钠 1.5g，氯化钠 5.0g，水 1000mL。

除乳糖、中性红、结晶紫及琼脂外，取上述成分，混合，微温溶解，调节 pH 使灭菌后在 25℃的 pH 为 7.1±0.2，加入乳糖、中性红、结晶紫、琼脂，加热煮沸 1min，并不断振摇，分装，灭菌。

任务实施

一、细菌、霉菌和酵母菌

（一）操作方法

采用平皿法进行菌数测定时，应取适宜的连续 2~3 个稀释级的供试品溶液。根据菌数报告规则取供试品溶液 1mL，置直径 90mm 的无菌平皿中，注入 15~20mL 温度不超过 45℃的熔化的营养琼脂培养基或玫瑰红钠琼脂培养基或酵母浸出粉胨葡萄糖琼脂培养基，混匀，凝固，倒置培养。每稀释级每种培养基至少制备 2 个平板。

阴性对照试验：取试验用的稀释液 1mL，置无菌平皿中，注入培养基，凝固，倒置培养。每种计数的培养基各制备 2 个平板，均不得有菌生长。

培养和计数：除另有规定外，细菌培养 48h，逐日点计菌落数，一般以 48h

的菌落数报告；霉菌、酵母菌培养72h，逐日点计菌落数，一般以72h的菌落数报告；必要时，可适当延长培养时间至5~7d进行菌落计数并报告。菌落蔓延生长成片的平板不宜计数。点计菌落数后，计算各稀释级供试品溶液的平均菌落数，按菌数报告规则报告菌数。若同稀释级两个平板的菌落平均数不小于15，则两个平板的菌落数不能相差1倍或以上。

一般营养琼脂培养基用于细菌计数；玫瑰红钠琼脂培养基用于霉菌及酵母菌计数；酵母浸出粉胨葡萄糖琼脂培养基用于酵母菌计数。在特殊情况下，若营养琼脂培养基上长有霉菌和酵母菌、玫瑰红钠琼脂培养基上长有细菌，则应分别点计霉菌和酵母菌、细菌菌落数。然后将营养琼脂培养基上的霉菌和酵母菌数或玫瑰红钠琼脂培养基上的细菌数，与玫瑰红钠琼脂培养基中的霉菌和酵母菌数，或营养琼脂培养基中的细菌数进行比较，以菌落数较高的培养基中的菌数为计数结果。

含蜂蜜、蜂王浆的液体制剂，用玫瑰红钠琼脂培养基测定霉菌数，用酵母浸出粉胨葡萄糖琼脂培养基测定酵母菌数，合并计数。

（二）结果判断

菌数报告规则：宜选取细菌、酵母菌平均菌落数为30~300个、霉菌平均菌落数为30~100个的稀释级，作为菌数报告（取两位有效数字）的依据。

（1）当仅有1个稀释级的菌落数符合上述规定，以该级的平均菌落数乘以稀释倍数的值报告菌数。

（2）当同时有2个稀释级的菌落数符合上述规定时，视两者比值（比值为高稀释级的菌落数乘以稀释倍数的值除以低稀释级的菌落数乘以稀释倍数的值）而定。若比值不大于2，以两稀释级的菌落数乘以稀释倍数的均值报告菌数；若比值大于2但不超过5时，以低稀释级的菌落数乘以稀释倍数的值报告菌数；当出现比值大于5，或高稀释级的菌落数大于或等于低稀释级的菌落数等异常情况时，应查明原因再行检查，必要时，应进行方法的重新验证。

（3）当各稀释级的平均菌落数均小于30个，以最低稀释级的平均菌落数乘以稀释倍数的值报告菌数。

（4）如各稀释级的平板均无菌落生长，或仅最低稀释级的平板有菌落生长，但平均菌落数小于1时，以1乘以最低稀释倍数的值报告菌数。

（三）记录

按规范要求填写原始记录。

（四）数据处理与检验报告

按规范要求进行数据处理和填写检验报告。

二、大肠埃希菌

（一）操作方法

（1）供试液制备和增菌培养　取供试品，照"非无菌产品微生物限度检查：微生物计数法（通则1105）"制成1∶10供试液。取相当于1g或1mL供试品的供试液，接种至适宜体积（经方法适用性试验确定）的胰酪大豆胨液体培养基中，混匀，30～35℃培养18～24h。

（2）选择和分离培养　取上述培养物1mL接种至100mL麦康凯液体培养基中，42～44℃培养24～48h。取麦康凯液体培养物划线接种于麦康凯琼脂培养基平板上，30～35℃培养18～72h。

（二）结果判断

若麦康凯琼脂培养基平板上有菌落生长，应进行分离、纯化及适宜的鉴定试验，确证是否为大肠埃希菌；若麦康凯琼脂培养基平板上没有菌落生长，或虽有菌落生长但鉴定结果为阴性，判供试品未检出大肠埃希菌。

（三）记录

按规范要求填写原始记录。

（四）数据处理与检验报告

按规范要求进行数据处理和填写检验报告。

项目总结

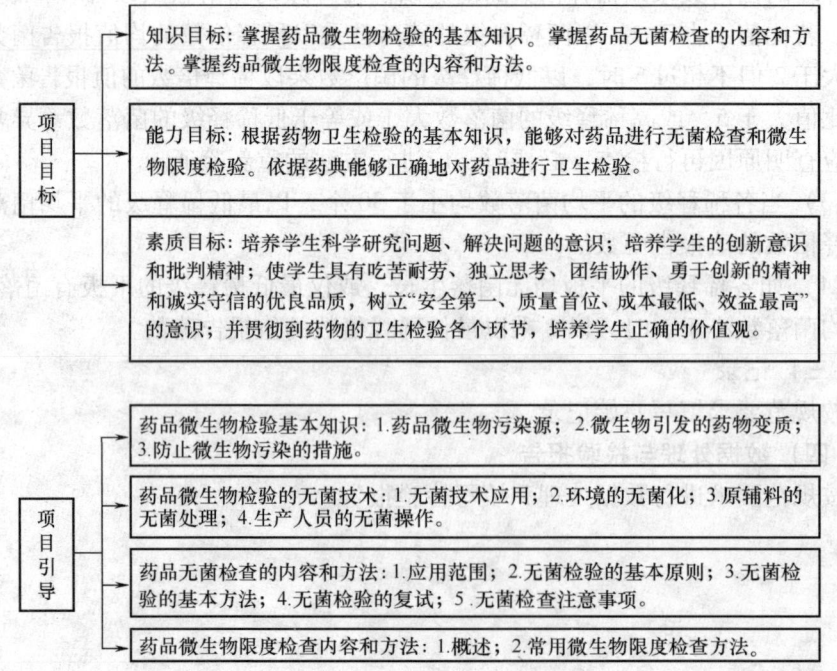

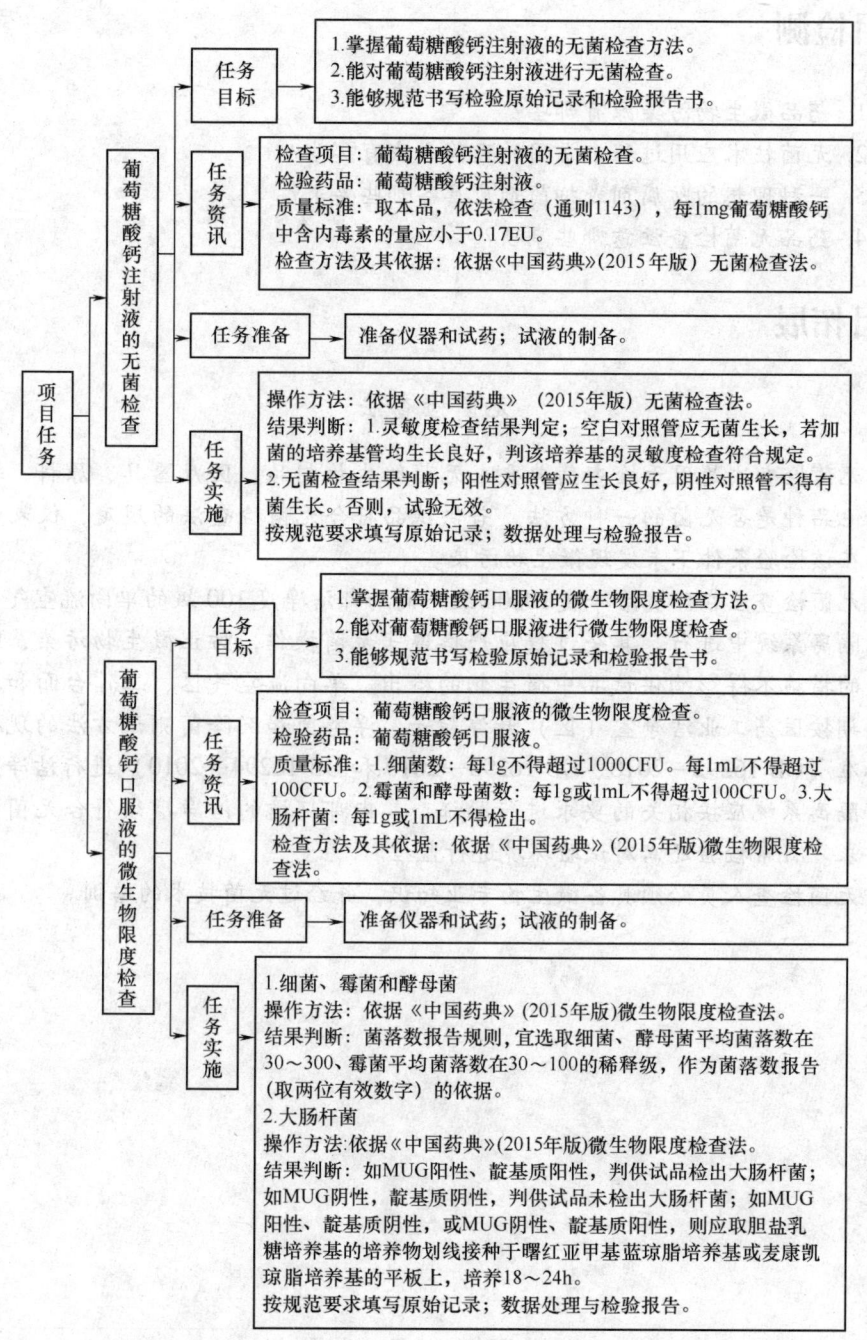

项目检测

1. 药品微生物污染源有哪些？
2. 无菌技术应用过程中常用的灭菌方法有哪些？
3. 一种理想的防腐剂或抑菌剂应具备哪些要求？
4. 药品无菌检查注意哪些事项？

项目拓展

无菌检查法

无菌检查法是用于检查药典要求无菌的生物制品、医疗器具、原料、辅料及其他品种是否无菌的一种方法。若供试品符合无菌检查法的规定，仅表明供试品在该检验条件下未发现微生物污染。

无菌检查应在环境洁净度10000级下的局部洁净度100级的单向流空气区域内或隔离系统中进行，其全过程应严格遵守无菌操作，防止微生物污染，防止污染的措施不得影响供试品中微生物的检出。单向流空气区、工作台面和环境应定期按医药工业洁净室（区）悬浮粒子、浮游菌和沉降菌测试方法的现行国家标准（GB 16292—2010、GB 16293—2010和GB 16294—2010）进行洁净度验证。隔离系统应按相关的要求进行验证，其内部环境的洁净度须符合无菌检查的要求。日常检验还需对试验环境进行监控。

无菌检查人员必须具备微生物专业知识，并经过无菌技术的培训。

项目四 巴比妥类药物的分析

项目目标

知识目标

掌握巴比妥类药物的结构、性质以及它们与分析方法的关系；

熟悉巴比妥类药物检查方法的原理、操作技术、计算和注意事项；

了解巴比妥类药物的临床检验方法。

能力目标

学会巴比妥类药物分析检验的基本技术和方法；

能够独立按照《中国药典》质量标准和药物质量分析规程，熟练地对巴比妥类药物进行检查，且能按规范要求填写原始记录并出具分析报告。

素质目标

具有药学职业道德，遵守药物分析岗位的道德准则；具备强烈的药品质量观念；具有严谨、踏实的工作作风和实事求是的工作态度；具有良好的按照药品质量标准对典型的巴比妥类药物进行分析和评价的职业素质。

项目引导

巴比妥类药物又称巴比妥酸盐，是一类临床常用的作用于中枢神经系统的镇静、催眠药，属于巴比妥酸的衍生物。临床常用的有巴比妥、苯巴比妥、异戊巴比妥、司可巴比妥、硫喷妥等以及它们的钠盐。

巴比妥类药物应用广泛，容易因不合理使用而引起中毒，因此，需要对本类药物的原料、制剂进行分析，有时也需要对生物样品中微量巴比妥类药物进行分析。

一、巴比妥类药物的结构和性质

（一）巴比妥类药物的化学结构

巴比妥类药物结构式如下，本类药物分子结构由母核和取代基两部分构成。其母核为环状丙二酰脲，是巴比妥类药物的共同结构，决定了巴比妥类药物的特性；由于 C_5 位取代基 R_1 和 R_2 不同，所以形成一组不同的巴比妥类中枢抑制药物（表4-1），具有不同的化学特性和药效。取代基长而有分支（如异戊巴比妥）或双键（如司可巴比妥），则作用强而短；以苯环取代（如苯巴比妥）则有较强的抗惊厥作用；C_2位的 O 被 S 取代（如硫喷妥），则脂溶性增高，静脉注射立即生效，但维持时间很短。

表4-1　　　　　　　　　常见巴比妥药物及其结构

名称	R_1	R_2	备注
巴比妥	—C_2H_5	—C_2H_5	
苯巴比妥	—C_2H_5	—C_6H_5	
司可巴比妥	—$CH_2CH=CH_2$	—CH(CH$_2$)CH$_3$ （CH$_3$）	
异戊巴比妥	—C_2H_5	—CH$_2$CH$_2$CH(CH$_3$)	
戊巴比妥	—C_2H_5	—CH(CH$_2$)$_2$CH$_3$ （CH$_3$）	
环己烯巴比妥	—C_2H_5	环己烯基	
己锁巴比妥	—CH_3	环己烯基	N_1有—CH_3取代物
硫喷妥钠	—C_2H_5	—CH(CH$_2$)$_2$CH$_3$ （CH$_3$）	C_2有硫取代基钠盐

（二）巴比妥类药物的性质

1. 物理性质

（1）本类药物为白色结晶或结晶性粉末，具有固定的熔点。

（2）游离的巴比妥类药物微溶或极微溶于水，易溶于乙醇等有机溶剂；其钠盐则易溶于水，而不溶于有机溶剂。

2. 化学性质

（1）弱酸性　巴比妥类药物分子结构中都具有 1，3-二酰亚胺基团（—CONHCO—），能发生酮式和烯醇式互变异构，形成烯醇型，在水溶液中可以发生二级电离：

$$\begin{array}{c}\text{R}_1\\\text{C}\\\text{R}_2\end{array}\begin{array}{c}\text{CO-NH}\\\\\text{CO-NH}\end{array}\text{CO} \rightleftharpoons \begin{array}{c}\text{R}_1\\\text{C}\\\text{R}_2\end{array}\begin{array}{c}\text{CO-N}\\\\\text{CO-NH}\end{array}\text{C-OH} \xrightarrow[+\text{H}^+]{-\text{H}^+} \text{p}K_1 = 8$$

$$\begin{array}{c}\text{R}_1\\\text{C}\\\text{R}_2\end{array}\begin{array}{c}\text{CO-N}\\\\\text{CO-NH}\end{array}\text{C-O}^- \xrightarrow[+\text{H}^+]{-\text{H}^+} \text{p}K_2 = 12 \begin{array}{c}\text{R}_1\\\text{C}\\\text{R}_2\end{array}\begin{array}{c}\text{CO-N}\\\\\text{C-N}\end{array}\text{C-O}^-$$

其 pK_a 一般为 7.3～8.4，因此，本类药物的水溶液显弱酸性，可与碱金属的碳酸盐或氢氧化物等形成水溶性的盐类，常见为钠盐，可供配制注射液用。

$$\begin{array}{c}\text{R}_1\\\text{C}\\\text{R}_2\end{array}\begin{array}{c}\text{CO-N}\\\\\text{CO-NH}\end{array}\text{C-OH} + \text{NaOH} \rightleftharpoons \begin{array}{c}\text{R}_1\\\text{C}\\\text{R}_2\end{array}\begin{array}{c}\text{CO-N}\\\\\text{CO-NH}\end{array}\text{C-ONa} + \text{H}_2\text{O}$$

这类药物的盐显碱性，加酸酸化后，则析出游离的巴比妥类药物，可用有机溶剂将其提取出来，这一性质用于这类药物的分离纯化；巴比妥类药物的弱酸性和其盐的碱性及这类药物与其盐的溶解性的差异，可用于这类药物的鉴别、检查和含量测定。

巴比妥类药物的酸性比碳酸的酸性弱，所以该类药物的钠盐水溶液遇 CO_2 可析出沉淀。该类药物的钠盐配制注射液时要注意密闭，防止长时间暴露于空气中。其注射液忌与酸性药物配伍使用。

(2) 水解反应 巴比妥类药物及其钠盐的六元环状结构比较稳定，遇酸、氧化剂、还原剂时，一般情况下不会破裂，但其分子结构中的酰亚胺结构与碱溶液共沸即水解产生氨气，可使红色石蕊试纸变蓝，反应式如下：

$$\begin{array}{c}\text{R}_1\\\text{C}\\\text{R}_2\end{array}\begin{array}{c}\text{CO-NH}\\\\\text{CO-NH}\end{array}\text{C=O} + 5\text{NaOH} \rightleftharpoons \begin{array}{c}\text{R}_1\\\text{CHCOONa} + 2\text{NH}_3\uparrow + 2\text{Na}_2\text{CO}_3\\\text{R}_2\end{array}$$

此反应可用于该类药物的鉴别，如异戊巴比妥和巴比妥的鉴别。

在吸湿的情况下，本类药物的钠盐，也能水解成无效物质。一般情况，在室温和 pH10 以下，水解较慢；pH11 以上，温度升高，水解加快。反应式如下：

$$\begin{array}{c}\text{R}_1\\\text{C}\\\text{R}_2\end{array}\begin{array}{c}\text{CO-NH}\\\\\text{CO-N}\end{array}\text{C-ONa} \xrightarrow{\text{H}_2\text{O}} \begin{array}{c}\text{R}_1\\\text{C}\\\text{R}_2\end{array}\begin{array}{c}\text{COONa}\\\\\text{CONHCONH}_2\end{array} \xrightarrow{\text{H}_2\text{O}} \begin{array}{c}\text{R}_1\\\text{CHCONHCONH}_2\\\text{R}_2\end{array}$$

因此，本类药物的钠盐要做成粉针剂。

(3) 与重金属离子的反应 巴比妥类药物分子中含有丙二酰脲基团（—CONHCONHCO—），可在适宜的 pH 溶液中，与某些重金属离子（银盐、铜盐、钴盐、汞盐等）发生反应，生成有色配合物，称为丙二酰脲鉴别反应，可用于本类药物的鉴别和含量测定。

（4）与香草醛的反应 因巴比妥类药物分子结构中具有活泼氢，可与香草醛在浓硫酸存在下发生缩合反应，产生棕红色产物。《英国法典》采用此反应对戊巴比妥进行鉴别，方法如下：在瓷盘中放入戊巴比妥 10μg 和香草醛 10mg，加浓硫酸 0.15mL，混合后，放在水浴上加热 30s，即产生棕红色。放冷，加 95% 的乙醇 0.5mL，颜色则转变为暗蓝色。

3. 光谱行为特征

巴比妥类药物具有不同的分子结构，因而其光谱行为特征也不同，可用于这类药物的鉴别和含量测定等。

（1）紫外吸收光谱特征：5，5-取代及 1，5，5-取代的巴比妥类药物，在酸性溶液中不电离，故无明显的紫外吸收；在碱性溶液中，电离为具有共轭体系的结构，而产生明显的紫外吸收，其吸收光谱随其电离级数的不同而变化。在 pH9.9 的碱性溶液中，发生一级电离，在 240nm 处有最大吸收，如图 4-1 所示。而硫代巴比妥类药物在酸性或碱性溶液中均有较明显的紫外吸收，如图 4-2 所示，硫喷妥的紫外吸收光谱在盐酸溶液（0.1mol/L）中，两个吸收峰分别在 287nm 和 238nm 处，而在氢氧化钠溶液（0.1mol/L）中，在 304nm 和 255nm 处有吸收峰；在强碱性溶液（pH13）中，则发生二级电离：5，5-取代巴比妥类药物的共轭体系延长，引起吸收峰移至 255nm；而 5，5-取代巴比妥类药物因 1 位取代基的存在，最大吸收峰仍在 240nm 处；而硫代巴比妥类药物在 255nm 处吸收峰消失，只有一个吸收峰（304nm）。

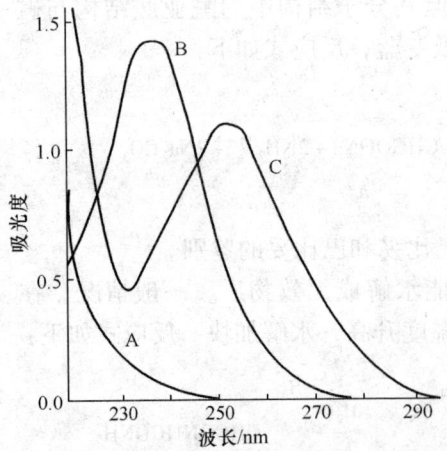

图 4-1 巴比妥类药物的紫外吸收光谱
(2.5mg/100mL)
A—H_2SO_4 液（0.05mol/L）（未电离）
B—pH9.9 缓冲溶液（一级电离）
C—pH13 的强碱溶（二级电离）

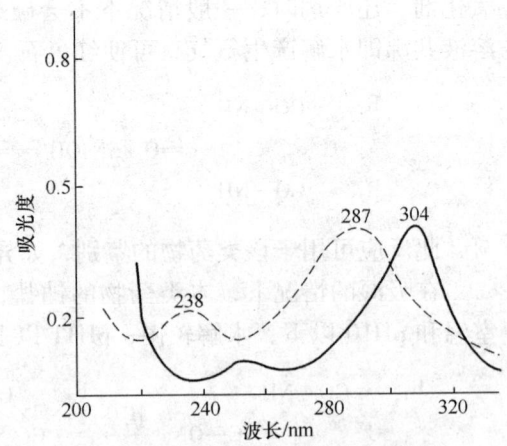

图 4-2 硫喷妥的紫外吸收光谱
---- HCl 溶液（0.1mol/L）
—— NaOH 溶液（0.1mol/L）

因此，可根据巴比妥类药物在不同 pH 的溶液中，紫外吸收光谱特征鉴别该类药物。

（2）红外吸收光谱特征：在规定的条件下，测定供试品的红外吸收图谱，与红外光吸收图谱集中相应的标准图谱比对，鉴别供试品。

4. 色谱行为特征

巴比妥类药物具有不同的分子结构，因此，其色谱行为特征也不同，可用于鉴别，常用的方法有薄层色谱法和高效液相色谱法。

5. 显微结晶

大部分巴比妥类药物本身或与某种试剂的反应产物，具有特定的晶形，因此可在显微镜下观察结晶形状，进行同类或不同类药物的鉴别。此法也适用于生物样品中微量巴比妥类药物的检验。

药物本身晶形鉴别的基本方法：取药物或取从酸性溶液中用有机溶剂提取的残渣少许，放置在载玻片上，加 10% 氢氧化钠溶液一滴，搅拌后，再加 10% 硫酸溶液一滴，即生成巴比妥类药物的特殊结晶，在显微镜下观察结晶形而鉴别，如巴比妥的晶形为长方形。

某些巴比妥类药物可与某种试剂如重金属离子反应，生成具有特殊晶形的物质，可用于这些巴比妥类药物的鉴别。如巴比妥可与硫酸铜 - 吡啶试液反应，生成十字形紫色结晶。

6. 制备衍生物

某些巴比妥类药物，能与特定试剂反应，生成特殊衍生物，这些衍生物具有特定的性质，可用于相应巴比妥类药物的鉴别。

二、巴比妥类药物的鉴别试验

（一）与重金属离子的反应

1. 银盐的反应

巴比妥类药物的基本结构中含有酰亚胺基团，故在适宜的碱性溶液中，可与银盐溶液反应，首先生成可溶性白色的一银盐；若继续加入过量的银盐溶液，则生成白色难溶性二银盐沉淀。这一反应可用于巴比妥类药物的鉴别和含量测定。其反应式为：

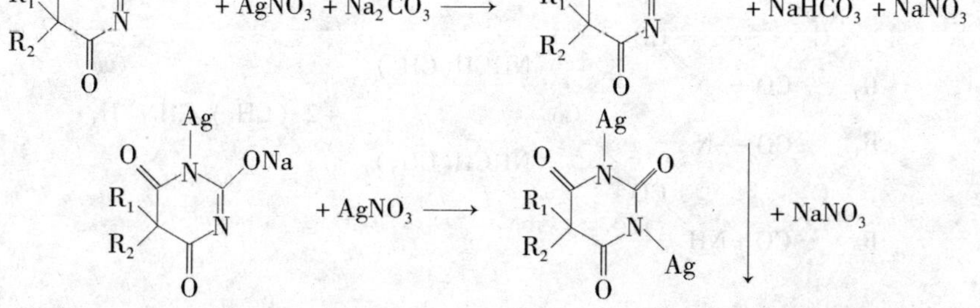

2. 铜盐反应

巴比妥类药物分子中含有—CONHCONHCO—基团，可互变异构成烯醇型，烯醇化结构与铜吡啶试液作用，产生类似双缩脲的颜色反应，形成稳定的配位化合物。与硫酸铜、吡啶的反应式如下：

银盐反应和铜盐反应都属于丙二酰脲鉴别反应。

3. 钴盐反应（Parri 试验）

巴比妥类药物在碱性溶液中可与钴盐反应生成紫堇色配位化合物，可用于鉴别和含量测定。其反应如下：

本反应在无水条件下比较灵敏，而且生成的有色产物也较稳定，故所用试剂为无水乙醇或甲醇，所用钴盐为醋酸钴、硝酸钴或氧化钴；所用碱多为有机碱，一般用异丙胺或吡啶。

4. 汞盐反应

巴比妥类药物与硝酸汞或氯化汞试液反应，可生成白色汞盐沉淀，沉淀能溶于氨试液中。其反应式为：

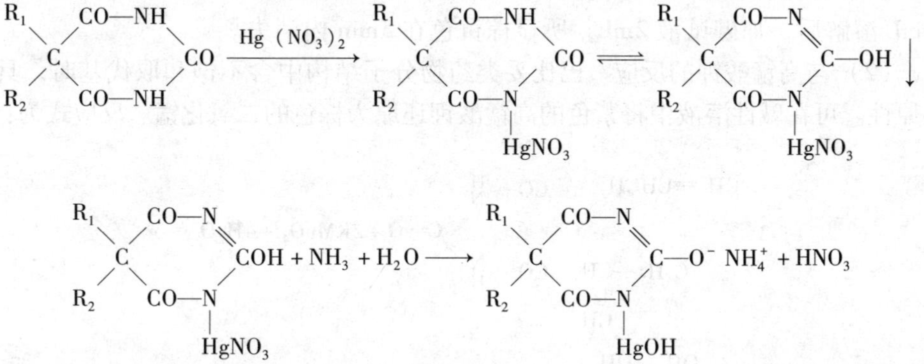

$$\underset{R_2}{\overset{R_1}{>}}C\underset{CO-NH}{\overset{CO-NH}{>}}CO \xrightarrow{Hg(NO_3)_2} \underset{R_2}{\overset{R_1}{>}}C\underset{CO-N}{\overset{CO-NH}{>}}CO \underset{HgNO_3}{\rightleftharpoons} \underset{R_2}{\overset{R_1}{>}}C\underset{CO-N}{\overset{CO-N}{>}}C-OH\downarrow$$
$$HgNO_3$$

$$\underset{R_2}{\overset{R_1}{>}}C\underset{CO-N}{\overset{CO-N}{>}}COH + NH_3 + H_2O \longrightarrow \underset{R_2}{\overset{R_1}{>}}C\underset{CO-N}{\overset{CO-N}{>}}C-O^-NH_4^+ + HNO_3$$
$$HgNO_3 HgOH$$

（二）利用特殊取代基或元素的鉴别反应

根据巴比妥类药物分子中5位取代基或分子中特殊元素反应，可用于本类药物的鉴别。

1. 芳环的反应

含有芳环的药物，如苯巴比妥，可用下列方法进行鉴别。

（1）与硫酸－亚硝酸钠的反应　含芳环取代基的巴比妥类药物，可与硫酸－亚硝酸钠作用，在苯环上发生亚硝基化反应，显橙黄色，随即变为橙红色。《中国药典》（2015）收载的苯巴比妥的鉴别方法为：取本品约10mg，加硫酸2滴与亚硝酸钠约5mg，混合，即显橙黄色，随即转橙红色。

（2）与甲醛－硫酸的反应　具有芳环取代基的巴比妥类药物，与甲醛－硫酸反应，生成玫瑰红色产物。巴比妥和其他无苯基取代的巴比妥类药物无此反应，可供鉴别。

（3）与硝酸钾－硫酸反应　具有芳环取代基的巴比妥类药物，与硝酸钾－硫酸反应共热，发生硝化反应，生成黄色的硝基化产物。

2. 不饱和取代基的反应

含有不饱和取代基的药物，如司可巴比妥，可用下列方法进行鉴别：

（1）与碘或溴试液的反应　含有不饱和取代基的巴比妥类药物，分子中含有丙烯基可与碘（或溴）试液发生加成反应，使碘（或溴）的颜色消褪。其反应式为：

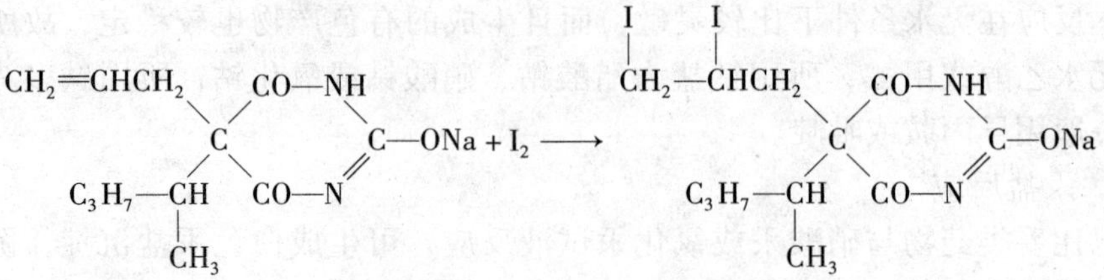

$$\underset{\substack{C_3H_7-CH\\|\\CH_3}}{\overset{CH_2=CHCH_2}{\diagdown}}C\underset{CO-N}{\overset{CO-NH}{\diagup}}C-ONa + I_2 \longrightarrow \underset{\substack{C_3H_7-CH\\|\\CH_3}}{\overset{\overset{II}{||}}{\underset{}{CH_2-CHCH_2}}}\diagdown C \underset{CO-N}{\overset{CO-NH}{\diagup}} C-ONa$$

《中国药典》(2015) 收载的司可巴比妥钠的鉴别方法：取本品 0.1g，加水 10mL 溶解后，加碘试液 2mL，所显棕黄色在 5min 内消失。

(2) 与高锰酸钾的反应　巴比妥类药物分子结构中含不饱和取代基时，具有还原性。可在碱性溶液中将紫色的高锰酸钾还原为棕色的二氧化锰。反应式为：

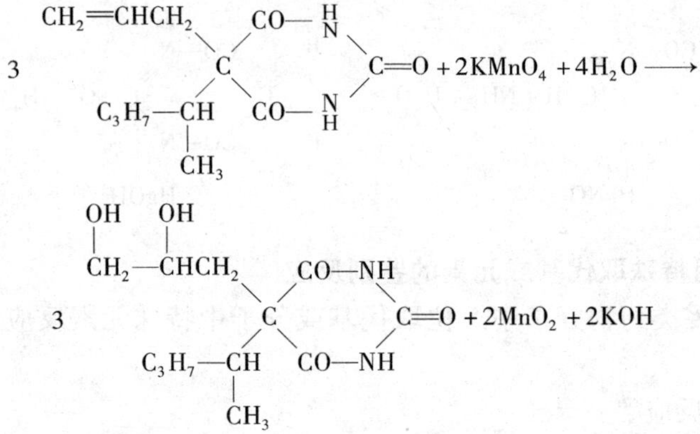

$$3\underset{\substack{C_3H_7-CH\\|\\CH_3}}{\overset{CH_2=CHCH_2}{\diagdown}}C\underset{CON}{\overset{COH}{\diagup}}C=O + 2KMnO_4 + 4H_2O \longrightarrow$$

$$3\underset{\substack{C_3H_7-CH\\|\\CH_3}}{\overset{\overset{OHOH}{||}}{CH_2-CHCH_2}}\diagdown C \underset{CO-NH}{\overset{CO-NH}{\diagup}} C=O + 2MnO_2 + 2KOH$$

3. 硫元素的鉴别反应

巴比妥类分子结构中含有硫的药物，如硫喷妥钠，可将其硫元素转变为无机硫离子，而显硫化物的反应。例如，硫喷妥钠在氢氧化钠试液中与铅离子反应生成白色沉淀；加热后，沉淀转变成黑色的硫化铅。此鉴别反应可用于硫代巴比妥类与巴比妥类药物的鉴别。

注射用硫喷妥钠的鉴别：取本品约 0.2g，加氢氧化钠试液 5mL 与醋酸铅试液 2mL，生成白色沉淀；加热后，沉淀变为黑色。

(三) 显微结晶

巴比妥类药物可根据其本身或与某种试剂反应产物的特殊晶形，进行同类或不同类药物的鉴别。此法也适用于生物样品中微量巴比妥类药物的检验。

1. 药物本身的晶形

取 1 滴温热的 1% 巴比妥类药物的酸性水溶液，放置在载玻片上，则即刻析出固定形状的结晶，可在显微镜下进行观察。如供试药物为钠盐，可取 3~4 滴 5% 的水溶液，置于载玻片上，在其液滴边缘上加 1 滴稀硫酸，即生成其相应巴比妥类药物的特殊结晶。巴比妥为长方形；苯巴比妥在开始时呈球形，然后变成花瓣状的结晶，如图 4-3 所示。

2. 反应产物的晶形

某些巴比妥类药物可与重金属离子反应，生成具有特殊晶形的沉淀。因此，可根据这一特性进行鉴别。例如，巴比妥可与硫酸铜-吡啶试液进行反应，生成具有十字形的紫色结晶，如图4-4所示；苯巴比妥反应后，则生成细小不规则或似菱形的浅紫色结晶；其他巴比妥类药物不能形成结晶。因此，可利用这一特性来区别它们。

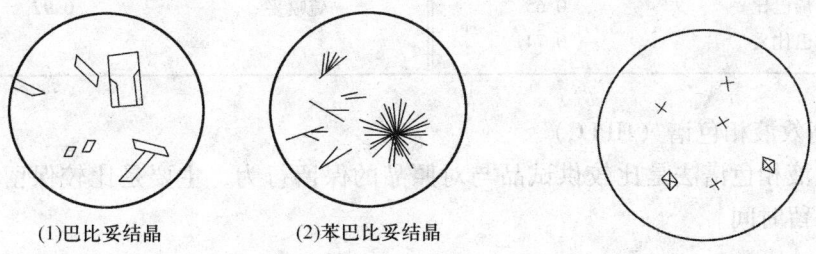

(1) 巴比妥结晶　　(2) 苯巴比妥结晶

图4-3　巴比妥与苯巴比妥的结晶示意　　图4-4　巴比妥铜-吡啶结晶示意

（四）测定熔点

（1）直接测定熔点　《中国药典》（2015）对苯巴比妥钠的鉴别即采用该法。

（2）利用巴比妥类药物的钠盐易溶于水，而药物本身难溶于水的性质　在钠盐水溶液中加酸使巴比妥类药物游离析出，过滤取沉淀、洗涤、干燥后依法测定熔点。《中国药典》（2015）对异戊巴比妥钠的鉴别：取本品约0.5g，加水10mL溶解后，加盐酸0.5mL，即析出异戊巴比妥的白色沉淀，过滤，沉淀用水洗净，在105℃干燥后，依法测定（通则0612第一法），熔点为155～158.5℃。

（3）制备衍生物后测熔点　利用巴比妥类药物与一定的试剂反应，生成特定衍生物，通过测定其熔点来鉴别相应的巴比妥类药物。《中国药典》未收载此法，而国外药典仍用此法鉴别异戊巴比妥等巴比妥类药物。

（五）紫外吸收光谱特征

5，5-取代和1，5，5-取代的巴比妥类药物，在pH10的碱性溶液中，发生一级电离，在强碱性溶液（pH13）中，则发生二级电离，分别产生特征性的紫外吸收光谱，可用于鉴别。而硫代巴比妥类药物在酸性或碱性溶液中均有较明显的紫外吸收，可将其与其他巴比妥类药物区别开来。

（六）红外吸收光谱特征

《中国药典》（2015）收载了苯巴比妥、司可巴比妥钠和异戊巴比妥等的红外吸收光谱鉴别项。

（七）色谱行为特征

1. 薄层色谱（TLC）

在硅胶60F254上点样，展开，显色，在紫色背景上可观察到白色的斑点。

一般采用对照品（或标准品）比较法，要求供试品斑点的 R_f 值应与对照品斑点的一致（表4-2）。

表4-2　　　　　　　常见的巴比妥类药物在 TLC 上的 R_f 值

药　物	R_f值	药　物	R_f值
巴比妥	0.59	苯巴比妥	0.59
环己烯巴比妥	0.65	硫喷妥	0.92
戊巴比妥	0.74		

2. 高效液相色谱（HPLC）

高效液相色谱法是比较供试品与对照品的保留行为，主要是比较保留时间和相对保留时间。

三、巴比妥类药物特殊杂质的检查

（一）苯巴比妥特殊杂质的检查

根据苯巴比妥的合成工艺，产品中的特殊杂质主要是合成中产生的中间体以及副反应产物，可通过检查酸度及中性或碱性物质等来加以控制。

1. 酸度

酸度的检查主要是控制副产物苯基丙二酰脲。苯基丙二酰脲是由于中间体的乙基化反应不完全而产生的，其分子中 5 位碳原子上的氢受相邻两羰基的影响，酸性较苯巴比妥强，能使甲基橙指示剂显红色。《中国药典》（2015）规定的检查方法为：取本品 0.20g，加水 10mL，煮沸搅拌 1min，放冷，过滤，取滤液 5mL，加甲基橙指示液 1 滴，不得显红色。

2. 乙醇溶液的澄清度

乙醇溶液的澄清度主要是检查乙醇不溶解于有机溶剂的杂质。《中国药典》（2015）规定的检查方法为：取本品 1.0g，加乙醇 5mL，加热回流 3min，溶液应澄清。

3. 中性或碱性物质

中性或碱性物质是由中间体形成的 2-苯基丁酰胺、2-苯基丁酰脲或分解产物等杂质，不溶于氢氧化钠试液但溶于乙醚；而苯巴比妥具有酸性，溶于氢氧化钠试液，所以采用提取重量法测定其含量。具体方法是：取本品 1.0g，置分液漏斗中，加氢氧化钠试液 10mL 溶解后，加水 5mL 与乙醚 25mL，振摇 1min，分取醚层，用水振摇洗涤 3 次，每次 5mL，取醚液经干燥滤纸过滤，滤液置 105℃恒重的蒸发皿中，蒸干，在 105℃干燥 1h，遗留残渣不得超过 3mg。

4. 有关物质检查

《中国药典》（2015）规定的检查方法为：取本品，加流动相溶解并稀释制成每 1mL 中含 1mg 的供试品溶液,照高效液相色谱法(通则 0512)试验,供试品溶液色谱图中如有杂质峰,单个杂质峰面积不得大于对照溶液主峰面积 (0.5%),各杂质峰面积的和不得大于对照溶液主峰面积的 2 倍(1.0%)。

(二)异戊巴比妥特殊杂质的检查

1. 碱性溶液的澄清度

异戊巴比妥在强碱性试液中极易溶解,因此,其氢氧化钠溶液应澄清,否则表明含有碱水不溶性杂质。《中国药典》(2015)规定的检查方法为:取本品 1.0g,加氢氧化钠试液 10mL 溶解后,溶液应澄清。

2. 有关物质的检查

《中国药典》(2015)规定异戊巴比妥中有关物质检查的方法为:取本品适量,照高效液相色谱法(通则 0512)试验,供试品溶液色谱图中如有杂质峰,各杂质峰面积的和不得大于对照溶液主峰面积(0.5%)。

四、巴比妥类药物含量测定

巴比妥类药物含量测定方法主要有银量法、溴量法、酸碱滴定法、紫外分光光度法、提取重量法、HPLC 法、GC 法等。

(一)银量法

基于巴比妥类药物在合适的碱性溶液中,可与银离子定量成盐,因此,可采用银量法测定本类药物及其制剂的含量。如苯巴比妥及其钠盐、异戊巴比妥及其钠盐以及它们的制剂,《中国药典》(2015)均采用银量法测定其含量。该法操作简便,专属性较强。但受温度影响较大;滴定终点以溶液出现浑浊为终点,指示难以观察。

将供试品溶于碳酸钠溶液中,保持温度在 15~20℃,用硝酸银直接滴定,在滴定过程中,首先形成可溶性一银盐,继续滴定,稍过量的银离子就和巴比妥类药物的一银盐形成难溶性二银盐沉淀,使溶液变浑浊而指示终点。

[示例] 异戊巴比妥及其钠盐原料药的测定,采用直接滴定法(容量分析法),其基本方法为:取本品约 0.2g,精密称定,加甲醇 40mL 使溶解,再加新鲜配制的 3% 无水碳酸钠溶液 15mL,照电位法(通则 0701),用硝酸银滴定液 (0.1mol/L) 滴定,即得。每 1mL 硝酸银滴定液(0.1mol/L)相当于 22.63mg 的 $C_{11}H_{18}N_2O_3$(或 24.83mg 的 $C_{11}H_{17}N_2NaO_3$)。

原料药含量测定结果的计算公式为:

$$含量(\%) = \frac{V \times T \times F \times 10^{-3}}{W} \times 100\%$$

式中 V——消耗硝酸银滴定液的体积,mL

T——滴定度,mg/mL

F——滴定液浓度校正因子,$F = c_{AgNO_3}/0.1$

W——待测药物的称样量,g

（二）溴量法

凡取代基中含有双键的巴比妥类药物，其不饱和键可与溴定量地发生加成反应，故可采用溴量法进行测定。原料药一般用剩余滴定法。《中国药典》（2015）中规定的测定司可巴比妥的方法即为溴量法。其基本方法为：取本品约0.1g，精密称定，置250mL碘瓶中，加水10mL，振摇使溶解，精密加溴滴定液（0.05mol/L）25mL，再加盐酸5mL，立即密塞并振摇1min，在暗处静置15min后，注意微开瓶塞，加碘化钾试液10mL，立即密塞，摇匀后，用硫代硫酸钠滴定液（0.1mol/L）滴定，至近终点时，加淀粉指示液，继续滴定至蓝色消失，并将滴定的结果用空白试验校正。每1mL溴滴定液（0.05mol/L）相当于13.01mg的$C_{12}H_{17}N_2NaO_3$。

滴定反应式为：

司可巴比妥钠

$$Br_2 + 2KI \longrightarrow 2KI + I_2$$
（剩余）

$$I_2 + 2Na_2S_2O_3 \longrightarrow 2NaI + Na_2S_4O_6$$

含量测定结果的计算公式为：

$$含量（\%） = \frac{(V_0 - V) \times \frac{c}{0.1} \times 13.01 \times 10^{-3}}{W} \times 100\%$$

式中　V_0——空白试验消耗硫代硫酸钠滴定液的体积，mL
　　　V——回滴时所消耗硫代硫酸钠滴定液的体积，mL
　　　c——硫代硫酸钠滴定液的实际浓度，mol/L
　　　0.1——滴定度中规定的硫代硫酸钠滴定液的浓度，mol/L
　　　W——待测药物的称样量，g

（三）酸碱滴定法（酸量法）

巴比妥类药物呈弱酸性，可作为一元酸以标准碱液直接滴定，或在非水溶液中用强碱溶液直接滴定。常用的方法如下。

1. 在水 - 乙醇混合溶剂中滴定

基于本类药物在水中的溶解度较小，滴定时多在醇溶液或含水的醇溶液中进行，这样可避免反应中产生的弱酸盐易于水解而影响滴定终点。常以麝香草酚酞为指示剂，滴定至淡蓝色为终点。

$$\underset{\underset{CH_3}{H_3CCHCH_2CH_2}}{\overset{H_5C_2}{}}C\underset{CO-NH}{\overset{CO-NH}{\diagdown\diagup}}CO + NaOH \longrightarrow \underset{\underset{CH_3}{H_3CCHCH_2CH_2}}{\overset{H_5C_2}{}}C\underset{CO-NH}{\overset{CO-N}{\diagdown\diagup}}C-ONa + H_2O$$

[**示例**] 异戊巴比妥含量的测定：取本品约 0.5g，精密称定，加乙醇 20mL 溶解后，加麝香草酚酞指示剂 6 滴，用氢氧化钠滴定液（0.1mol/L）滴定，并将滴定结果用空白试验校正，即得。每 1mL 氢氧化钠滴定液（0.1mol/L）相当于 22.63mg 的 $C_{11}H_{18}N_2O_3$。

$$含量(\%) = \frac{T \times (V - V_0) \times F}{W} \times 100\%$$

式中　T——滴定度，每 1mL 滴定液相当于被测组分的毫克数

　　　V——滴定时，供试品消耗滴定液的体积，mL

　　　V_0——滴定时，空白消耗滴定液的体积，mL

　　　F——浓度校正因子

　　　W——待测药物的称样量，g

2. 在胶束水溶液中滴定

本法是在有机表面活性剂胶束水溶液中进行滴定，用指示剂或电位法指示终点。常用的有机表面活性剂有：溴化十六烷基三甲基苄铵（CTMA）和氯化四癸基二甲基苄铵（TDBA）。

采用本法测定巴比妥和苯巴比妥结果的相对标准差（RSD）均小于 0.3%，并优于在水–乙醇混合溶液中的滴定方法。

3. 非水滴定法

巴比妥类药物在非水溶液中的酸性增强，用碱性标准溶液滴定时，终点较为明显，可获得比较满意的结果。测定时常用的有机溶剂有二甲基甲酰胺、甲醇、氯仿、丙酮、无水乙醇、苯、吡啶、甲醇–苯（15∶85）、乙醇–氯仿（1∶10）等；常用的滴定剂有甲醇钾（钠）的甲醇（或乙醇）溶液、氢氧化四丁基铵的氯苯溶液等；常用的指示剂为麝香草酚蓝等，也可用玻璃–甘汞电极电位法指示终点。

含量测定结果的计算公式为：

$$含量(\%) = \frac{(V - V_0) \times \frac{c}{0.1} \times 22.63 \times 10^{-3}}{W} \times 100\%$$

式中　V_0——空白试验消耗甲醇钠滴定液的体积，mL

　　　V——滴定时所消耗甲醇钠滴定液的体积，mL

　　　c——甲醇钠滴定液的实际浓度，mol/L

　　　0.1——滴定度中规定的甲醇钠滴定液的浓度，mol/L

　　　W——待测药物的称样量，g

（四）紫外分光光度法

巴比妥类药物在酸性介质中几乎不电离，无明显的紫外吸收。但在碱性介质中电离为具有紫外吸收特征的结构，因而可采用紫外分光光度法测定其含量（表4-3）。本法灵敏度高，专属性强，广泛应用于巴比妥类药物的原料及其制剂含量的测定，以及固体制剂的溶出度和含量均匀度检查，也常用于体内巴比妥类药物的检测。

表4-3　某些巴比妥类药物紫外吸收的有关数据

药物	λ_{max}/nm	$E_{1cm}^{1\%}$	溶剂
异戊巴比妥	238	440	pH9.4 硼酸盐缓冲液
戊巴比妥	239	420	HCl液（0.1mol/L）
司可巴比妥	240	330	pH9.4 硼酸盐缓冲液
苯巴比妥	253	320	NaOH溶液（0.1mol/L）
戊巴比妥	240	310	pH9.4 硼酸盐缓冲液
硫喷妥	305	930	pH9.4 硼酸盐缓冲液

1. 直接紫外分光光度法

直接紫外分光光度法是将样品溶解后，根据溶液的 pH 选用其相应的最大吸收波长（λ_{max}）处进行直接测定。

《中国药典》（2015）对注射用硫喷妥钠的含量测定采用紫外分光光度法：取装量差异项下的内容物，混合均匀，精密称取适量（约相当于硫喷妥钠 0.25g），置500mL 容量瓶中，加水使硫喷妥钠溶解并稀释至刻度，摇匀，精密量取适量，用0.4%氢氧化钠溶液定量稀释制成每1mL 中约含5μg 的溶液，照紫外-可见分光光度法（通则0401），在304nm 波长处测定吸光度；另取硫喷妥钠对照品，精密称定，用0.4%氢氧化钠溶液溶解并定量稀释制成每1mL 中约含5μg 的溶液，同法测定。根据每支的平均装量计算，每1mg 相当于1.091mg 的 $C_{11}H_{17}N_2NaO_2S$。

2. 经提取分离后的紫外分光光度法

取巴比妥类药物适量并使其溶解，加酸酸化后，用氯仿提取巴比妥类药物，氯仿提取液加 pH 为 7.2~7.5 的缓冲溶液[水 10~15mL，加碳酸氢钠 1g，盐酸液（10%）3~4滴]，振摇，分离除去缓冲液的水层，再用氢氧化钠溶液（0.45mol/L）自氯仿中提取巴比妥类药物，将碱提取液的 pH 调节至适宜程度，然后选用相应的 λ_{max}（nm）进行测定。本法用于测定巴比妥类钠盐的含量，消除干扰物质的影响。

3. 差示紫外分光光度法

差示紫外分光光度法是利用巴比妥类药物在不同 pH 溶液中电离级数的不同，

从而产生紫外吸收情况不同,以此设计的测定方法,一般有以下两种测定形式:

(1) 于波长 240nm 处,测定 pH10 和 pH2 两种溶液的吸光度之差(A 值)。因巴比妥类药物在 pH2 的溶液中不电离,故在 240nm 处几乎无吸收,如这时有吸收则为杂质吸收。因此,可利用巴比妥类药物在两种 pH 溶液中的吸光度之差消除杂质吸收的干扰。

(2) 于波长 260nm 处,测定 pH10 和强碱溶液的吸光度之差(由于两种溶液在 260nm 处的吸光度的差值最大,灵敏度高,故不采用 255nm 波长处的吸光度之差)。pH10 的溶液可用硼酸盐缓冲液或碳酸盐缓冲液或 0.1%~1% 的氨试液配制。pH2 的溶液可用盐酸或硫酸配制。

被测巴比妥类药物溶液的浓度,在两种不同 pH 的溶液中必须相同,应为 1~2.5mg/100mL。

本法多用于巴比妥类药物制剂分析及体内巴比妥类药物的监测。

(五) 提取重量法

《美国药典》利用巴比妥钠盐易溶于水,而巴比妥本身水溶性差的特点,测定异戊巴比妥钠的含量。

测定方法:准确称量异戊巴比妥钠 500mg 于一含水 15mL 的分液漏斗中,加入 2mL 盐酸,振摇,连续用 25mL 氯仿完全提取游离异戊巴比妥,合并氯仿溶液,空气流下蒸去溶剂;105℃下烘干 30min,称重,所得重量乘以 1.097,即得异戊巴比妥钠的含量。1.097 是将异戊巴比妥的量转换为异戊巴比妥钠的量的转换系数,它等于异戊巴比妥钠的摩尔质量除以异戊巴比妥的摩尔质量。

(六) 高效液相色谱法

《美国药典》对苯巴比妥含量测定采用高效液相色谱法。所用流动相:甲醇-醋酸盐缓冲液(pH4.5)(2:3),流速:2mL/min;色谱柱:C18 柱(250mm×4.0mm);内标:咖啡因;检测波长:254nm。

系统适用性:苯巴比妥与内标咖啡因分离度应大于 1.2;两物质拖尾因子不得大于 2.0;重复进样相对标准偏差小于 2.0%。

项目任务

任务1 苯巴比妥的化学鉴别

任务目标

掌握苯巴比妥化学鉴别的原理和方法。

能独立按照《中国药典》(2015)苯巴比妥的质量标准和苯巴比妥的化学鉴别操作规程,对苯巴比妥进行鉴别。

能够规范书写苯巴比妥化学鉴别的原始记录和检验报告书。

任务资讯

查阅《中国药典》(2015) 二部、四部等资料，了解基本信息。

一、检验项目

苯巴比妥的化学鉴别。

二、检验药品

（1）检验药品名称　苯巴比妥。
（2）检验药品来源　市场购买或送检样品。
（3）检验药品的规格、批号、数量及包装　查阅药品包装及说明书，记录相关信息。

三、质量标准

（1）亚硝酸钠-硫酸反应　取本品约 10mg，依法操作，应显橙黄色，随即转橙红色。
（2）甲醛-硫酸反应　取本品约 50mg，依法操作，接界面应显玫瑰红色。
（3）本品显丙二酰脲类的鉴别反应（通则 0301）。
①银盐反应：取本品约 0.1g，依法操作，即生成可溶解白色沉淀，继而生成的沉淀不再溶解。
②铜盐反应：取供试品约 50mg，依法操作，即显紫色或生成紫色沉淀。
（4）本品的红外光吸收图谱应与对照的图谱（光谱集 227 图）一致。

四、分析检验方法及其依据

依据《中国药典》(2015) 二部、四部苯巴比妥的鉴别项进行化学鉴别。

任务准备

一、准备仪器和试药

（1）仪器　分析天平（感量 0.1mg）、移液管（0.5mL、1mL、5mL）、漏斗、胶头滴管、试管、水浴锅、烧杯。
（2）试药　苯巴比妥、碳酸钠、硝酸银、吡啶、硫酸铜、硫酸、亚硝酸钠、甲醛。

二、检验用液的制备

（1）碳酸钠试液　取一水合碳酸钠 12.5g 或无水碳酸钠 10.5g，加水使溶解成100mL。

（2）0.1mol/L硝酸银试液　取硝酸银17.5g，加水适量使溶解成1000mL，摇匀。

（3）吡啶试液（1→10）　取吡啶10mL，加水定容至100mL，摇匀。

（4）铜吡啶试液　取硫酸铜4g，加水90mL溶解后，加吡啶30mL，即得。本液应临用新制。

任务实施

一、鉴别方法

（1）亚硝酸钠-硫酸反应　取本品约10mg，加硫酸2滴与亚硝酸钠约5mg，混合，观察颜色变化。

（2）甲醛-硫酸反应　取本品约50mg，置试管中，加甲醛试液1mL，加热煮沸，冷却，沿管壁缓缓加硫酸0.5mL，使成两液层，置水浴中加热，观察接界面的颜色变化。

（3）丙二酰脲类的鉴别反应（通则0301）

①银盐反应：取本品约0.1g，加碳酸钠试液1mL与水10mL，振摇2min，过滤（如不浑浊可不必过滤），滤液中逐滴加入硝酸银试液，观察是否出现沉淀，若有沉淀，则振摇，沉淀即溶解，继续滴加过量的硝酸银试液，观察沉淀的溶解情况。

②铜盐反应：取供试品约50mg，加吡啶溶液（1→10）5mL，溶解后，加铜吡啶试液1mL，观察是否显紫色或有紫色沉淀生成。

（4）照《中国药典》（2015）红外光吸收法（通则0402）进行鉴定，将本品所形成的红外光吸收图谱与光谱集227图进行对照，观察两图是否一致。

二、结果判断

供试品的亚硝酸钠-硫酸反应、甲醛-硫酸反应和丙二酰脲类的鉴别反应都为正反应；红外光吸收图谱应与对照的图谱（光谱集227图）一致，则可判断供试品为苯巴比妥。

三、记录

按规范要求填写原始记录并出具检验报告。

任务2　司可巴比妥钠的分析

任务目标

掌握司可巴比妥钠分析检验的原理和方法。

能独立按照《中国药典》（2015）司可巴比妥钠的质量标准和司可巴比妥钠

分析检验的操作规程，对司可巴比妥钠进行分析。

能够规范书写司可巴比妥钠全检的原始记录和检验报告书。

任务资讯

查阅《中国药典》（2015）二部和四部、《药品红外光谱集》等资料，了解基本信息。

一、检验项目

司可巴比妥钠的鉴别、检查和含量测定。

二、检验药品

（1）检验药品名称　司可巴比妥钠。

（2）检验药品来源　市场购买或送检样品。

（3）检验药品的规格、批号、数量及包装　查阅药品包装及说明书，记录相关信息。

三、质量标准

本品为5－［1－甲基丁基－5－（2－丙烯基）－2，4，6－（1H，3H，5H）］－嘧啶三酮的钠盐。

1. 性状

本品为白色粉末；无臭；有引湿性。本品在水中极易溶解，在乙醇中溶解，在乙醚中不溶。

2. 鉴别

（1）照《中国药典》（2015）通则0612第一法测定，熔点约为97℃。

（2）呈碘试液的反应　取本品0.1g，加水10mL溶解后，加碘试液2mL，所显棕黄色在5min内消失。

（3）本品的红外光吸收图谱应与对照品的图谱（光谱集137图）一致。

（4）本品显丙二酰脲类的鉴别反应（通则0301）。

3. 检查

（1）溶液的澄清度　取本品1.0g，加水10mL溶解后，溶液应澄清。

（2）中性或碱性物质　取本品1.0g，照苯巴比妥项下的方法检查，遗留残渣不得超过3mg。

（3）干燥失重　取本品，依法检查（通则0831），减失重量不得超过3.0%。

（4）重金属　取本品1.0g，依法检查（通则0821第三法），含重金属不得超过百万分之二十。

4. 含量测定

取本品约0.1g，精密称定，依溴量法进行测定，按干燥品计算，本品含

$C_{12}H_{17}N_2NaO_3$ 不得少于 98.5%。

四、分析检验方法及其依据

依据《中国药典》(2015) 二部和四部、《药品红外光谱集》，照司可巴妥钠鉴别项、检查项和含量测定项进行分析检验。

任务准备

一、准备仪器和试药

（1）仪器　分析天平（感量0.1mg）、熔点测定仪器、干燥失重仪器、重金属仪器、移液管（1mL、5mL）、漏斗、胶头滴管、试管、水浴锅、烧杯、250mL碘瓶。

（2）试药　司可巴妥钠、碳酸钠、硝酸银、吡啶、硫酸铜、硫酸、亚硝酸钠、甲醛、溴酸钾、溴化钾、硫代硫酸钠、基准重铬酸钾、淀粉。

二、检验用液的制备

（一）试液的制备

（1）碳酸钠试液　取一水合碳酸钠12.5g或无水碳酸钠10.5g，加水使溶解成100mL。

（2）0.1mol/L硝酸银试液　取硝酸银17.5g，加水适量使溶解成1000mL，摇匀。

（3）吡啶试液（1→10）　取吡啶10mL，加水定容至100mL，摇匀。

（4）铜吡啶试液　取硫酸铜4g，加水90mL溶解后，加吡啶30mL，即得。本液应临用新制。

（5）碘化钾试液　取碘化钾16.5g，加水使溶解成100mL，即得。本液应临用新制。

（6）稀硫酸　取硫酸57mL，加水稀释至1000mL，即得。本液含 H_2SO_4 9.5%～10.5%。

（二）滴定液的制备与标定

1. 0.05mol/L溴滴定液

（1）配制　取溴酸钾3.0g与溴化钾15g，加水适量使溶解成1000mL，摇匀。

（2）标定　精密量取本液25mL，置碘瓶中，加水100mL与碘化钾2.0g，振摇使溶解，加盐酸5mL，密塞，振摇，在暗处放置5min，用硫代硫酸钠滴定液（0.1mol/L）滴定至近终点时，加淀粉指示液2mL，继续滴定至蓝色消失。根据硫代硫酸钠滴定液（0.1mol/L）的消耗量，算出本液的浓度，即得。

室温在25℃以上时，应将反应液降温至约20℃。本液每次临用前均应标定浓度。

2. 0.1mol/L 硫代硫酸钠滴定液

（1）配制　取硫代硫酸钠 26g 与无水碳酸钠 0.20g，加新沸过的冷水适量使溶解并稀释至 1000mL，摇匀，放置 1 个月后过滤。

（2）标定　取在 120℃ 干燥至恒重的基准重铬酸钾 0.15g，精密称定，置碘瓶中，加水 50mL 使溶解，加碘化钾 2.0g，轻轻振摇使溶解，加稀硫酸 40mL，摇匀，密塞；在暗处放置 10min 后，加水 250mL 稀释，用本液滴定至近终点时，加淀粉指示液 3mL，继续滴定至蓝色消失而显亮绿色，并将滴定的结果用空白试验校正。每 1mL 硫代硫酸钠滴定液（0.1mol/L）相当于 4.903mg 的重铬酸钾。根据本液的消耗量与重铬酸钾的取用量，算出本液的浓度。

（三）指示液的制备

淀粉指示液：取可溶性淀粉 0.5g，加水 5mL 搅匀后，缓缓倾入 100mL 沸水中，随加随搅拌，继续煮沸 2min，放冷，倾取上层清液，即得。本液应临用新制。

任务实施

一、鉴别

（一）操作方法

（1）熔点测定　取本品 1g，加水 100mL 溶解后，加稀醋酸 5mL 强力搅拌，再加水 200mL，加热煮沸使溶解成澄清溶液（液面无油状物），放冷，静置待析出结晶，过滤，结晶在 70℃ 干燥后，依法测定（通则 0612 第一法）熔点。

（2）取本品 0.1g，加水 10mL 溶解后，加碘试液 2mL，观察颜色变化。

（3）丙二酰脲类的鉴别反应

①银盐反应：取本品约 0.1g，加碳酸钠试液 1mL 与水 10mL，振摇 2min，过滤（如不浑浊可不必过滤），滤液中逐滴加入硝酸银试液，观察是否出现沉淀，若有沉淀，则振摇，沉淀即溶解，继续滴加过量的硝酸银试液，观察沉淀的溶解情况。

②铜盐反应：取供试品约 50mg，加吡啶溶液（1→10）5mL，溶解后，加铜吡啶试液 1mL，观察是否显紫色或有紫色沉淀生成。

（4）照《中国药典》（2015）红外光吸收法（通则 0402）进行鉴定，将本品所形成的红外光吸收图谱与光谱集 137 图进行对照，观察两图是否一致。

（二）结果判断

本品熔点约为 97℃，碘试液反应和丙二酰脲类的鉴别反应都呈正反应，判为司可巴比妥钠，否则，判为不是司可巴比妥钠。

（三）记录

按规定要求填写原始记录。

二、检查

（一）操作方法

1. 溶液的澄清度

取本品 1.0g，加水 10mL 溶解后，观察是否澄清。

注意：因本品的水溶液易与空气中的二氧化碳作用，析出母体药物司可巴妥，故进行该项目检查时，溶解样品的水应新沸放冷以消除水中二氧化碳的干扰。

2. 中性或碱性物质

取本品 1.0g，置分液漏斗中，加氢氧化钠试液 10mL 溶解后，加水 5mL 与乙醚 25mL，振摇 1min，分取醚层，用水振摇洗涤 3 次，每次 5mL，取醚液经干燥滤纸过滤，滤液置 105℃ 恒重的蒸发皿中，蒸干，在 105℃ 干燥 1h，精密称量遗留残渣的量。

3. 干燥失重

取本品，在 105℃ 干燥至恒重，精密称量，并计算减失重量。

4. 重金属

取本品约 1g，置于与供试品相同条件下干燥至恒重的扁形称量瓶中，精密称定，在 105℃ 干燥至恒重。由减失的重量和取样量计算供试品的干燥失重。

（二）结果判断

（1）本品水溶液澄清，判为符合规定，否则，判为不符合规定。

（2）本品中性或碱性物质的含量不超过 3.0%，判为符合规定，否则，判为不符合规定。

（3）本品 105℃ 干燥失重不超过 3.0%，判为符合规定，否则，判为不符合规定。

（4）本品含重金属不超过百万分之二十，判为符合规定，否则，判为不符合规定。

（三）记录

按规定要求填写原始记录。

三、含量测定

（一）操作方法

（1）操作　取本品约 0.1g，精密称定，置 250mL 碘量瓶中，加水 10mL，振摇使溶解，精密加溴滴定液（0.05mol/L）25mL，再加盐酸 5mL，立即密塞并振摇 1min，在暗处静置 15min 后，注意微开瓶塞，加碘化钾试液 10mL，立即密塞，振摇均匀后，用硫代硫酸钠滴定液（0.1mol/L）滴定，至近终点时，加淀粉指示液，继续滴定至蓝色消失，并将滴定结果用空白试验校正，即得。每 1mL 溴滴定液（0.05mol/L）相当于 13.01mg 的 $C_{12}H_{17}N_2NaO_3$。

（2）含量计算

$$含量(\%) = \frac{(V_0 - V) \times \frac{c}{0.1} \times 13.01 \times 10^{-3}}{W} \times 100\%$$

式中　V_0——空白试验消耗硫代硫酸钠滴定液的体积，mL
　　　V——回滴时所消耗硫代硫酸钠滴定液的体积，mL
　　　c——硫代硫酸钠滴定液的实际浓度，mol/L
　　　0.1——滴定度中规定的硫代硫酸钠滴定液的浓度，mol/L
　　　W——待测药物的称样量，g

（二）结果判断

本品含 $C_{12}H_{17}N_2NaO_3$ 不得少于 98.5%，判为符合规定，否则，判为不符合规定。

（三）记录

按规定要求填写原始记录。

四、数据处理与检验报告

按规定要求进行数据处理，按规范要求书写检验报告。

项目总结

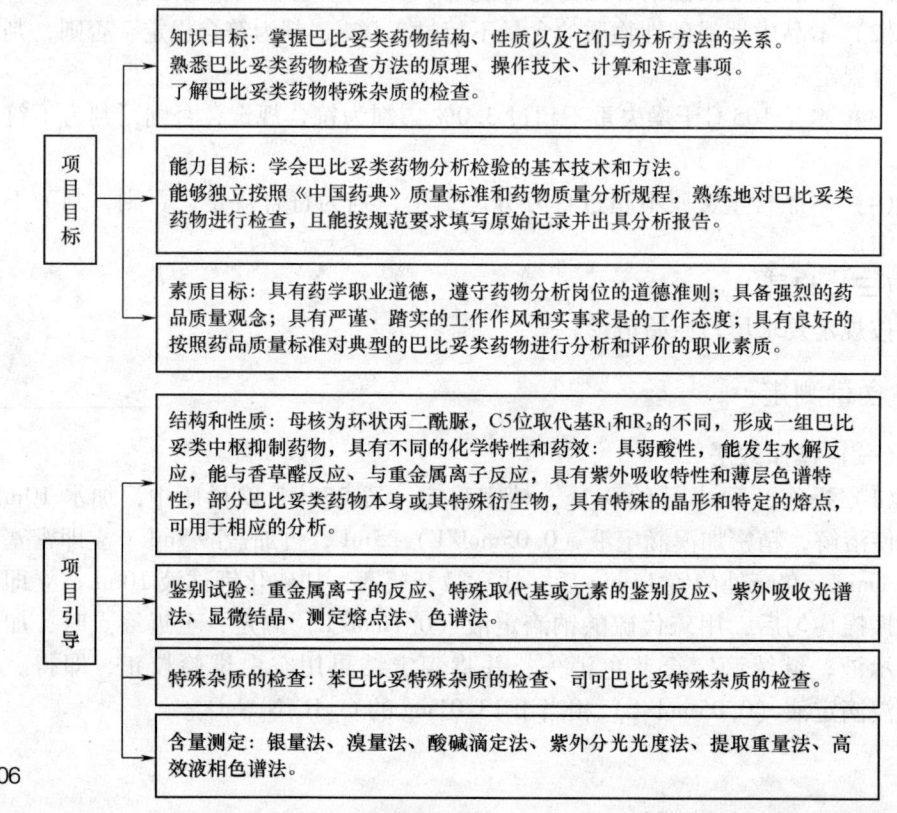

项目四 巴比妥类药物的分析

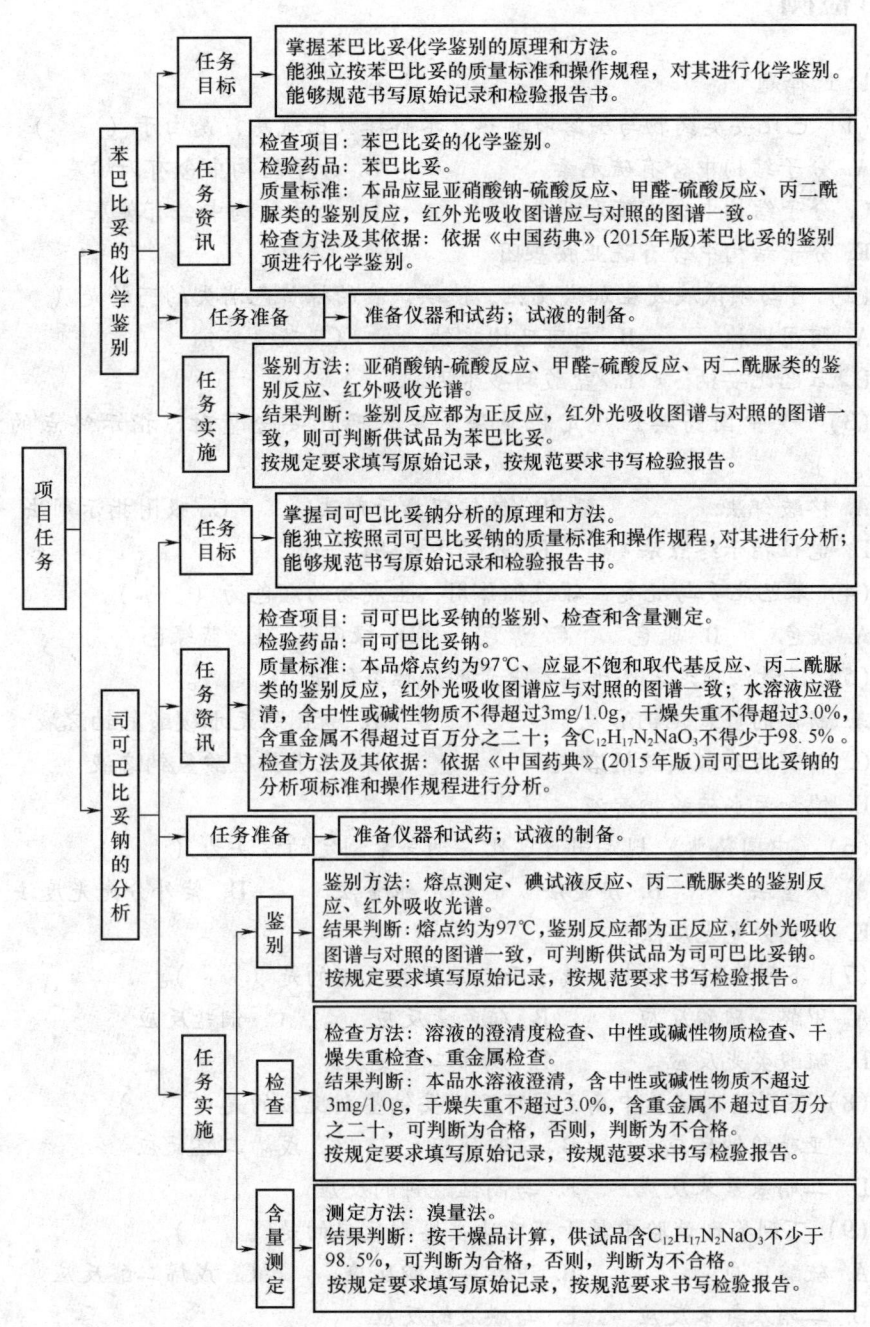

项目检测

1. 选择题

(1) 巴比妥类药物与碱溶液共热，水解释放出氨基，是由于（　　）。
A. 分子结构中含有硫元素　　　　B. 分子结构中含有丙烯基
C. 分子结构中含有苯取代基　　　D. 分子结构中含有羰基
E. 分子结构中含有酰亚胺基团

(2) 可与碘试液发生加成反应，使碘试液的棕黄色消失的药物是（　　）。
A. 阿司匹林　　B. 司可巴比妥钠　　C. 硫喷妥钠
D. 苯巴比妥钠　E. 盐酸利多卡因

(3)《中国药典》规定银量法测定苯巴比妥含量时，指示终点的方法是(　　)。
A. 铬酸钾法　　　　　B. 铁铵矾指示剂法　　　C. 吸附指示剂法
D. 电位指示终点法　　E. 永停终点法

(4) 苯巴比妥与吡啶-硫酸铜作用，生成物的颜色为（　　）。
A. 黄色　　B. 蓝色　　C. 紫色　　D. 绿色　　E. 蓝绿色

(5) 银量法测定苯巴比妥类含量的碱性条件是（　　）。
A. 新制的氢氧化钠溶液　　　　B. 新制的无水碳酸氢钠溶液
C. 新制的无水碳酸钠溶液　　　D. 无水亚硫酸氢钠溶液
E. 饱和无水碳酸钠溶液

(6)《中国药典》规定司可巴比妥钠含量测定的方法为（　　）。
A. 碘量法　　B. 溴量法　　C. 银量法　　D. 紫外分光光度法
E. 可见分光光度法

(7) 下列鉴别反应中，属于丙二酰脲类反应的是（　　）。
A. 甲醛-硫酸反应　　B. 硫色素反应　　C. 铜盐反应
D. 硫酸荧光反应　　　E. 戊烯二醛反应

(8) 下列鉴别试验中属于司可巴比妥钠鉴别反应的是（　　）。
A. 亚硝酸钠反应　　B. 硫酸反应　　C. 戊烯二醛反应
D. 二硝基氯苯反应　E. 与高锰酸钾的反应

(9) 下列鉴别试验中属于苯巴比妥鉴别反应的是（　　）。
A. 硫酸反应　　　　B. 甲醛-硫酸反应　　C. 戊烯二醛反应
D. 二硝基氯苯反应　E. 与碘液的反应

(10) 巴比妥类药物是弱酸类药物是因为（　　）。
A. 在水中不溶解　　　　B. 在有机溶剂中溶解　　C. 有一定的熔点
D. 在水溶液中发生二级电离　　E. 与氧化剂或还原剂环状结构不会破裂

2. 怎样区分苯巴比妥、司可巴比妥、硫喷巴比妥和异戊巴比妥？其依据是什么？

3. 银量法测定苯巴比妥含量的原理是什么？怎样测定？

4. 举例说明巴比妥类药物的分析方法与其结构特点间的联系。

5. 精密称定苯巴比妥药物 0.2010g，加甲醇 40mL 使溶解，再加新制的 3% 无水碳酸钠溶液 15mL，依法用硝酸银滴定液（0.1011mol/L）滴定，消耗滴定液 8.6mL，每 1mL 硝酸银滴定液相当于 23.22mg 的苯巴比妥。试计算苯巴比妥的含量。

6. 精密称定司可巴比妥 0.1231g，置 250mL 碘量瓶中，加水 10mL，振摇使溶解，精密加溴滴定液（0.05mol/L）25mL，再加盐酸 5mL，立即密塞并振摇 1min，在暗处静置 15min 后，注意微开瓶塞，加碘化钾试液 10mL，立即密塞，振摇均匀后，用硫代硫酸钠滴定液（0.1mol/L）滴定，至近终点时，加淀粉指示液，继续滴定至蓝色消失，消耗硫代硫酸钠滴定液 16.89mL，并将滴定结果用空白试验校正，消耗硫代硫酸钠滴定液 25.78mL 即得。每 1mL 溴滴定液（0.05mol/L）相当于 13.01mg 的司可巴比妥钠，试计算司可巴比妥的含量。

项目拓展

薄层色谱法在临床巴比妥类药物中毒急诊检验上的应用

薄层色谱（TLC）法既是药物常规分析检验的一种常用的方法，也是临床巴比妥类药物中毒急救时检验的一种简便、快速的方法。

一、胃液分析

1. 供试品的制备

临床巴比妥类药物中毒时所得到的生物检材，一般为尿液、胃液或洗胃液。

胃液或洗胃液需经提取、分离后，得到含巴比妥类药物的供试品。常用的方法是：取洗胃液 10mL 左右置于分液漏斗中，首先进行酸化或碱化（视药物的性质而定），使检材中的药物游离，然后用三氯甲烷或乙醚或其他有机溶剂提取 2~3 次，合并提取液；将此提取液通过装有无水硫酸钠的干燥漏斗，再用少量有机溶剂洗涤漏斗，合并滤液和洗涤液，于水浴上挥干，残渣用三氯甲烷（或乙醚）少许溶解，备用。

2. 薄层系统

（1）薄层板　用硅胶 G 或硅胶-CMC 板。

（2）展开剂　苯-二氧六环-二乙胺（7∶2∶1）、苯-丙酮（8∶2）、三氯甲烷-无水乙醇（36∶1）、苯-乙酸乙酯（7∶3）、石油醚-乙醚（2∶1）、苯-醋酸（9∶1）等。

（3）显色剂　有如下三种。

①硫酸汞液：2.5g氧化汞溶于100mL稀硫酸中。

②0.2%二苯偶氮碳酰肼液：0.2g二苯偶氮碳酰肼溶于100mL乙醇中，储于棕色瓶中，避光保存。

③硝酸银丙酮液：1g硝酸银用加有10%水的丙酮液溶解，取其上清饱和液使用，避光储存。

3. 操作方法

当薄层展开后取出薄层板晾干，先喷硫酸汞溶液或硝酸银丙酮液，则巴比妥类药物显白色斑点，再喷二苯偶氮碳酰肼，则白色斑点变为紫堇或蓝色；在紫外光照射下，喷硝酸银丙酮液的薄板背景较暗，斑点更明显。

二、尿液分析

巴比妥类药物中毒者的尿液分析，用薄层色谱法更为简便、快捷。由于尿液中药物含量较高，样品不需要提取、纯化等操作手续，直接点样展开即可。方法为：采用180~200目的硅胶干板（用前临时铺制），展开剂为三氯甲烷-丙酮（9:1），显色剂为1%硝酸亚汞水溶液。以上行法展开后，取出薄层板，将其侧向置入硝酸亚汞试液中。随着硝酸亚汞试液的上行，如有巴比妥类药物存在，则可看到透明硅胶板上出现白色不透明的斑点，有时还可能出现药物代谢物的斑点。为了确认，可同时用已知巴比妥类药物对照。本法0.5h即可得到结果，检出灵敏度为30μg。

项目五 芳酸类药物的分析

项目目标

知识目标

了解芳酸及其酯类药物的结构特征、理化性质及与分析方法的关系。

熟悉芳酸及其酯类药物的鉴别反应及含量测定方法。

熟悉典型药物杂质的检查方法。

掌握水杨酸类、苯甲酸类和其他芳酸类药物的特点和性质。

能力目标

学会对芳酸类药物进行鉴别、检查和含量测定操作。

能够独立按照《中国药典》质量标准和药物质量分析规程，对典型芳酸类药物进行质量分析，且能按规范要求填写原始记录并出具检验报告。

素质目标

遵守化验室管理规定，主动遵守企业各项纪律规定；实事求是，保证检验数据及检验报告真实可靠；具有药品质量安全意识，具有实验室安全意识。

项目引导

芳酸及其酯类药物是指分子结构中含有取代苯基的一类羧酸化合物。此类药物主要包括苯甲酸类、水杨酸类和苯乙酸等其他芳酸类药物。

一、常见的水杨酸类药物的结构、性质和分析方法

《中国药典》(2015) 收载的水杨酸类药物有用于消毒防腐的水杨酸，用于解热、消炎镇痛的阿司匹林和贝诺酯，用于治疗结核病的对氨基水杨酸钠等。

（一）结构

水杨酸类药物的结构如下：

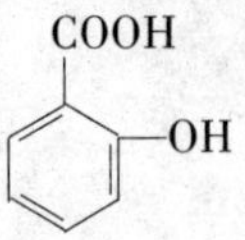

水杨酸 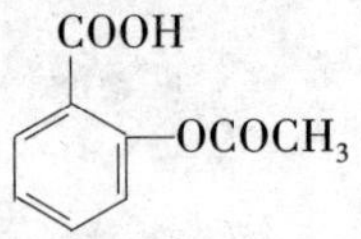　　　　阿司匹林 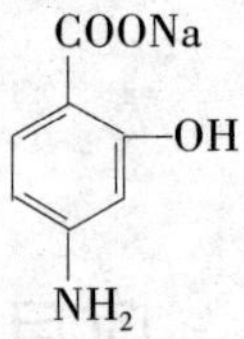　　　　对氨基水杨酸钠

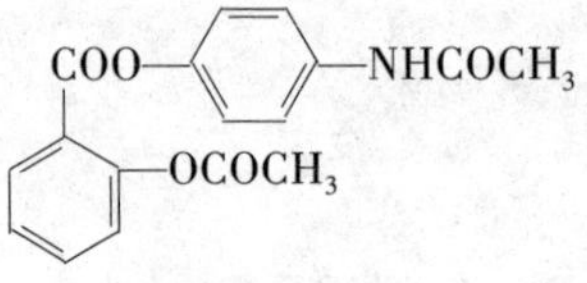

贝诺酯 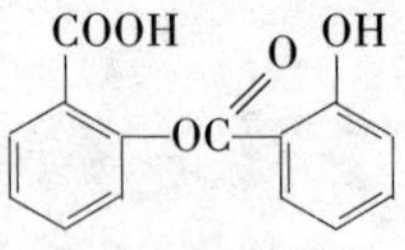　　　　　　　双水杨酯

（二）性质

1. 性状和溶解性

水杨酸类药物如水杨酸、阿司匹林、贝诺酯和对氨基水杨酸钠等均为固体，具有一定的熔点。除对氨基水杨酸钠易溶于水外，其他药物在水中微溶或几乎不溶，而能溶于乙醇、乙醚、三氯甲烷等有机溶剂中，溶解行为的差异可作为供试品溶液的配制或含量测定时滴定介质选择的依据。

2. 显酸性

本类大多数药物因具有游离羧基显酸性，易溶于氢氧化钠溶液和碳酸钠溶液，可用于鉴别及含量测定。

3. 三氯化铁反应

本类大多数药物分子结构中具有游离酚羟基，可与三氯化铁试液作用，生成紫堇色的配位化合物，可用于鉴别。

4. 重氮化－偶合反应

本类某些药物或其水解产物中因具有芳香第一胺结构，可发生重氮化－偶合反应，生成猩红色的沉淀，可用于鉴别及含量测定。

5. 水解性

水杨酸的酯类因分子结构中具有酯键，可水解，常利用其水解产物的特殊性质进行鉴别。

（三）分析方法

1. 鉴别试验

（1）三氯化铁反应　此反应为芳环上酚羟基的反应，极为灵敏。水杨酸及其盐在中性或弱酸性条件下（pH4~6），与三氯化铁试液反应，生成紫堇色的配位化合物。

$$6\underset{\text{COOH}}{\underset{\text{OH}}{\bigcirc}} + 4FeCl_3 \longrightarrow \left[\left(\underset{\text{O}^-}{\underset{\text{COO}^-}{\bigcirc}}\right)_2 Fe\right]_3 Fe + 12HCl$$

阿司匹林可在加热水解后与三氯化铁试液反应，呈紫堇色；对氨基水杨酸钠加稀盐酸呈酸性后，与三氯化铁试液反应，呈紫红色；贝诺酯加氢氧化钠试液煮沸水解后，加盐酸至微酸性后，与三氯化铁试液反应，呈紫堇色。

（2）水解反应　阿司匹林分子结构中具有酯键，与碳酸钠试液共热，水解生成水杨酸钠和醋酸钠，放冷后用稀硫酸酸化，析出白色的水杨酸沉淀，并产生醋酸的臭气。水杨酸沉淀物于 100～105℃ 干燥后测定其熔点为 156～161℃，可供鉴别。

$$\underset{\text{COOH}}{\underset{\text{—OCOCH}_3}{\bigcirc}} + Na_2CO_3 \xrightarrow{\triangle} \underset{\text{COONa}}{\underset{\text{—OH}}{\bigcirc}} + CH_3COONa + CO_2\uparrow$$

$$2\underset{\text{COONa}}{\underset{\text{—OH}}{\bigcirc}} + H_2SO_4 \longrightarrow 2\underset{\text{COOH}}{\underset{\text{—OH}}{\bigcirc}}\downarrow + Na_2SO_4$$

$$2CH_3COONa + H_2SO_4 \longrightarrow 2CH_3COOH\uparrow + Na_2SO_4$$

（3）重氮化－偶合反应　对氨基水杨酸钠具有芳伯胺基结构，在酸性溶液中，与亚硝酸钠试液进行重氮化反应，生成的重氮盐与碱性 β－萘酚偶合产生橙红色沉淀。

$$\underset{\text{NH}_2}{\underset{\text{OH}}{\underset{\text{COONa}}{\bigcirc}}} \xrightarrow{HCl} \underset{\text{NH}_2}{\underset{\text{OH}}{\underset{\text{COOH}}{\bigcirc}}} \xrightarrow{NaNO_2/HCl} \underset{\text{N}^+\equiv NCl^-}{\underset{\text{OH}}{\underset{\text{COOH}}{\bigcirc}}}$$

$$\xrightarrow{\text{OH/NaOH}} \text{(COOH, OH, N=N-萘酚偶合物)} \downarrow$$

贝诺酯的水解产物对氨基酚分子中具有芳伯胺基结构，在酸性溶液中，也能与亚硝酸钠试液进行重氮化反应，生成的重氮盐与碱性 β－萘酚偶合产生橙红色沉淀。

（4）溴代反应 对氨基水杨酸钠中的酚羟基，邻、对位质子易被卤素取代，在酸性溶液中与溴发生取代反应。

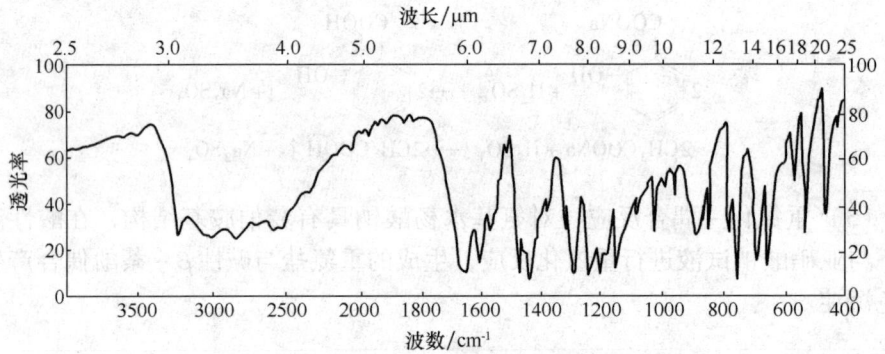

（5）紫外分光光度法 每 1mL 含贝诺酯约 7.5μg 的无水乙醇溶液，在 240nm 波长处有最大吸收；在 240nm 波长处测定吸光度，按干燥品计算，吸收系数（$E_{1cm}^{1\%}$）为 730~760。

（6）红外分光光度法 水杨酸、阿司匹林、贝诺酯、对氨基水杨酸钠均采用红外分光光度法鉴别，其红外光吸收图谱应依次与对照的图谱一致。水杨酸与对氨基水杨酸钠的红外光谱见图 5-1 和图 5-2，表 5-1、表 5-2。

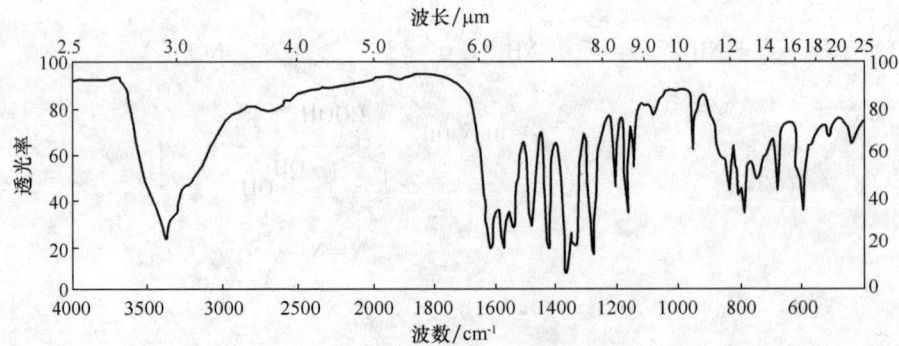

图 5-1 水杨酸的红外吸收图谱

图 5-2 对氨基水杨酸钠的红外吸收图谱

表 5-1　水杨酸的红外吸收光谱特征吸收峰位及其归属

峰位/cm^{-1}	归属
3300~2300	v_{O-H}（羧基及羟基）
1660	$v_{C=O}$（羧酸羰基）
1610,1570,1480,1440	$v_{C=C}$（苯环）
775	δ_{Ar-H}（邻位取代苯环）

表 5-2　对氨基水杨酸钠的红外吸收光谱特征吸收峰位及其归属

峰位/cm^{-1}	归属
3700~2900	v_{N-H}，v_{O-H}（氨基、羟基）
1640	δ_{N-H}（氨基）
1580,1550	$v_{C=C}$（苯环）
1300	v_{C-N}（芳胺）
1188	v_{C-O}（酚）

2. 特殊杂质检查

（1）阿司匹林特殊杂质的检查　阿司匹林的合成是以水杨酸为原料，醋酸为溶剂，醋酸酐为酰化试剂，在 70~80℃ 进行乙酰化反应，反应完毕，缓慢冷却析出阿司匹林的晶体。

在阿司匹林的合成与储存过程中可引入一些杂质，下面主要介绍溶液的澄清度和游离水杨酸的检查。

①溶液的澄清度：溶液的澄清度检查的是碳酸钠试液中不溶物。不溶物有未完全反应的酚类物质，或水杨酸精制时由于温度过高发生脱羧副反应生成的苯酚，以及合成过程中由副反应生成的水杨酸苯酯、醋酸苯酯和乙酰水杨酸苯酚等。这些杂质均不溶于碳酸钠试液，而阿司匹林分子中具有羧基显酸性，溶于碳酸钠试液，故可利用药物与杂质在碱中溶解度的差异，检查碳酸钠试液中不溶物。

②游离水杨酸：游离水杨酸是未反应的原料或阿司匹林储存不当水解产生的。水杨酸不仅对人体有毒性，且易被氧化，生成一系列醌型有色物质，在空气中可逐渐变为淡黄色、红棕色甚至黑棕色，而致药物变色。《中国药典》（2015）采用高效液相色谱法进行检查，按外标法以峰面积计算，水杨酸不得超过 0.1%。

一般情况下，药物制剂不再检查原料药项下的有关杂质，但阿司匹林由于邻位羧基负电子的邻助作用，其酚酯键在制剂及储存过程中极易水解而引入水杨酸杂质，故《中国药典》（2015）要求阿司匹林的制剂（包括片剂、肠溶片、胶囊、泡腾片及栓剂），均采用高效液相色谱法检查游离水杨酸的限量。规定其限量分别是 0.3%、1.5%、1.0%、3.0%、3.0%。

（2）对氨基水杨酸钠中特殊杂质检查　对氨基水杨酸钠中需检查特殊杂质间氨基酚，间氨基酚引入的途径有两条：一是未反应完的原料，对氨基水杨酸钠的制备方法有多种，较为普遍的是以间氨基酚为原料的制备路线，若反应不完全易带入产品中；二是对氨基水杨酸钠不稳定，露于日光或遇热遇湿，易发生脱羧反应生成间氨基酚而引入。间氨基酚易被氧化生成二苯醌型化合物，继而氧化生成棕色的联苯醌化合物，而致药物变色，且对人体有毒性，故应严格控制。《中国药典》（2015）规定用离子对高效液相色谱法进行对氨基水杨酸钠中特殊杂质检查。

3. 含量测定

本类药物的含量测定方法有酸碱滴定法、亚硝酸钠滴定法、溴量法、紫外分光光度法和高效液相色谱法等。

（1）直接酸碱滴定法　本类药物结构中具有羧基，呈酸性且酸性较强。如水杨酸、双水杨酯、阿司匹林原料药均采用直接酸碱滴定法测定含量。测定阿司匹林含量的反应式如下：

$$\text{COOH-C}_6\text{H}_4\text{-OCOCH}_3 + \text{NaOH} \longrightarrow \text{COONa-C}_6\text{H}_4\text{-OCOCH}_3 + \text{H}_2\text{O}$$

（2）亚硝酸钠滴定法　对氨基水杨酸钠分子结构中具有芳伯氨基，在盐酸酸性条件下能与亚硝酸钠定量地发生重氮化反应，生成重氮盐，故采用亚硝酸钠法测定含量，用永停滴定法指示终点。

（3）紫外分光光度法　贝诺酯及其片剂的乙醇溶液在 240nm 波长处有最大吸收，故采用紫外分光光度法测定其含量。

测定方法：取本品适量，精密称定，加无水乙醇溶解并定量稀释成浓度约为 7.5μg/mL 的溶液，在 240nm 波长处测定吸光度；另取经 105℃ 干燥 2h 的贝诺酯对照品，同法操作并测定吸光度，用下式计算供试品溶液的浓度 c_x：

$$c_x = \frac{c_r \times A_x}{A_r}$$

式中　c_r——对照品溶液浓度，μg/mL

　　　A_x——供试品溶液吸光度

　　　A_r——对照品溶液吸光度

（4）高效液相色谱法　由于阿司匹林栓剂中基质不易分离，对其含量测定有干扰，《中国药典》（2015）规定采用高效液相色谱法测定其含量。

色谱条件：以十八烷基硅烷键合硅胶为填充剂；以乙腈－四氢呋喃－冰醋酸－水（20∶5∶5∶70）为流动相；检测波长为 276nm。

系统适用性试验：理论塔板数按阿司匹林峰计算应不低于3000，阿司匹林峰与水杨酸峰的分离度应符合要求。

对照品溶液的制备：取阿司匹林对照品，精密称定，加1%冰醋酸的甲醇溶液振摇使溶解，并定量稀释制成每1mL中约含0.1mg的溶液。

供试品溶液的制备：取阿司匹林栓5粒，精密称定，置小烧杯中，在40~50℃水浴上微温熔融，在不断搅拌下冷却至室温，精密称取适量（约相当于阿司匹林0.1g），置50mL量瓶中，加1%冰醋酸的甲醇溶液适量，在40~50℃水浴中充分振摇使供试品溶解，放冷，用1%冰醋酸的甲醇溶液稀释至刻度，摇匀，置冰浴中冷却1h，取出迅速过滤，取续滤液作为供试品储备液。精密量取供试品储备液5mL，置100mL量瓶中，用1%冰醋酸的甲醇溶液稀释至刻度，摇匀。

测定方法：分别取对照品溶液和供试品溶液各10μL，注入高效液相色谱仪中，记录色谱图，按外标法以峰面积计算，即得。

制剂的含量测定结果以标示量的百分含量表示，标示量就是制剂理论规定含主药的量，比如说某片剂，标示量为60mg，片重0.3g，就是说每片中理论上含主药60mg，它是理论值，与实际测得值有差异。

$$\text{阿司匹林的标示量}(\%) = \frac{c_r \times \frac{A_x}{A_r} \times V \times D \times 平均粒重}{W \times 标示量} \times 100\%$$

式中　A_x——供试品的峰面积

　　　A_r——对照品的峰面积

　　　c_r——以峰面积计算求得的对照品溶液浓度，mg/mL

　　　V——供试品初溶配制的体积，mL

　　　D——稀释倍数

　　　W——供试品熔融物的重量，g

二、常见的苯甲酸类药物的结构、性质和分析方法

《中国药典》（2015）收载的苯甲酸类药物包括消毒防腐药苯甲酸、苯甲酸钠、羟苯乙酯等，利尿药布美他尼，用于抗痛风病的丙磺舒，用于诊断疾病的泛影酸等及其制剂。

（一）结构

苯甲酸类药物的结构如下：

苯甲酸　　　　苯甲酸钠　　　　羟苯乙酯

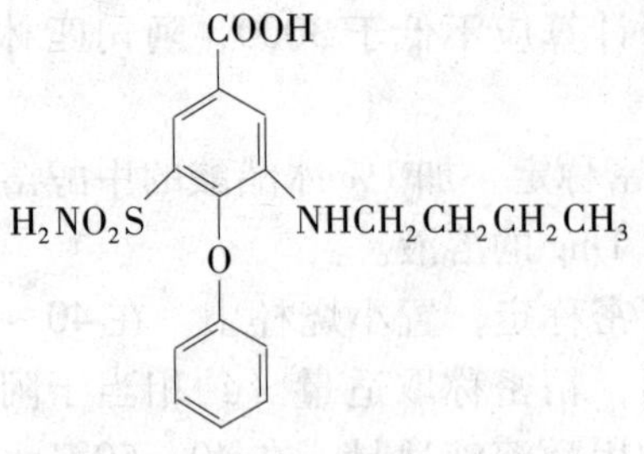

布美他尼 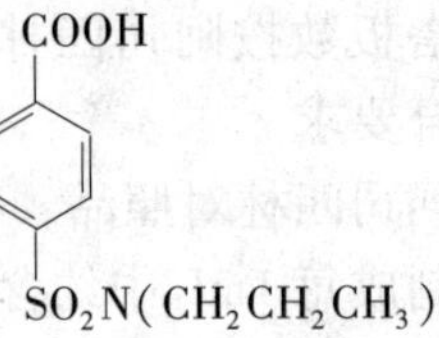　　　　　　　　丙磺舒 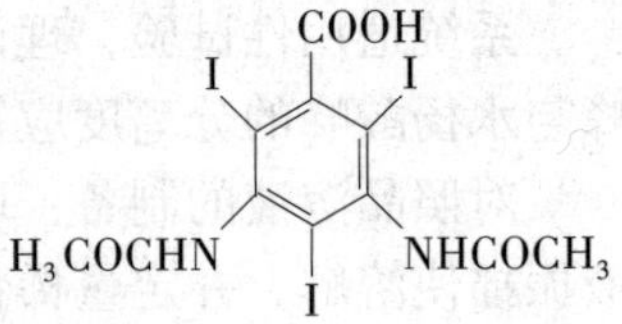　　　　　　　　泛影酸

（二）性质

1. 性状及溶解性

本类药物均为固体，具有一定的熔点。除苯甲酸钠溶于水外，其他药物在水中微溶或几乎不溶。苯甲酸、羟苯乙酯易溶于乙醇、乙醚等有机溶剂；丙磺舒在丙酮中溶解，在乙醇、乙醚、三氯甲烷等有机溶剂中略溶、微溶或难溶，但均溶于氢氧化钠溶液。布美他尼为白色的结晶或结晶性粉末，无臭，味微苦，在乙醇中溶解，在三氯乙烷中微溶，在水中不溶。泛影酸为白色粉末，无臭，味微酸，在水中极微溶解，在氨溶液或氢氧化钠溶液中溶解。

2. 显酸性

本类药物分子结构中一般具有游离羧基，故显酸性。其酯类药物因无游离羧基而不显酸性，但水解后，能生成酸性的水解产物。故大多数药物可利用酸碱滴定法测定含量。

3. 三氯化铁反应

本类药物大多数可与三氯化铁试液作用，生成铁盐。由于其铁盐在水中溶解度小，且颜色特殊，可用于鉴别。

4. 分解性

某些药物因结构特殊，在一定条件下可发生分解，其分解产物可发生特定反应，可用于鉴别及含量测定。

（三）分析方法

1. 鉴别试验

（1）三氯化铁反应　《中国药典》（2015）中苯甲酸和丙磺舒的鉴别采用该法。苯甲酸的碱性溶液或苯甲酸盐的中性溶液，与三氯化铁试液反应生成赭色沉淀。丙磺舒在碱性溶液中与三氯化铁试液反应生成米黄色沉淀。

（2）分解产物的反应

①丙磺舒：丙磺舒为含硫药物，与氢氧化钠共热熔融，分解生成亚硫酸，经硝酸氧化后生成硫酸盐，显硫酸盐的鉴别反应。

②泛影酸：泛影酸为有机碘化物，加热破坏后分解生成碘蒸气，可供鉴别。如将泛影酸置坩埚中，小火加热，即分解产生紫色的碘蒸气。

(3) 其他方法

①薄层色谱法：泛影酸采用薄层色谱法鉴别，每 1mL 含泛影酸 50mg 的甲醇-浓氨溶液（97∶3），在硅胶 HF254 薄层板上展开后，在紫外光灯（254nm）下检视，所显主斑点的位置应与对照品的主斑点相同。

②紫外分光光度法：丙磺舒采用紫外分光光度法鉴别。每 1mL 含丙磺舒 20μg 的盐酸乙醇溶液[取盐酸（9→1000）2mL，加乙醇制成 100mL]，在 225nm 与 249nm 波长处有最大吸收，在 249nm 波长处的吸光度约为 0.67。

③红外分光光度法：苯甲酸、丙磺舒、羟苯乙酯、甲芬那酸、布美他尼和泛影酸均采用红外分光光度法鉴别。要求供试品红外吸收图谱与《药品红外光谱集》中的标准对照图谱一致。

2. 杂质检查

(1) 布美他尼的杂质检查　布美他尼需检查芳伯胺特殊杂质，检查方法及原理类似于泛影酸中氨基化合物的检查。不同的是将碱性 β-萘酚改为 2% 盐酸萘基乙二胺的稀乙醇溶液，要求在 518nm 波长处测定吸光度，不得大于 0.19。

(2) 泛影酸中氨基化合物的检查　是生产过程中乙酰化反应不完全或泛影酸水解而引入的，因具有芳伯胺结构，故可利用重氮化-偶合反应进行检查。

3. 含量测定

(1) 酸碱滴定法

①直接滴定法：苯甲酸试样，加中性乙醇溶解，以酚酞为指示剂，用氢氧化钠滴定液（0.1mol/L）滴定。布美他尼加中性乙醇溶解，以甲酚红为指示剂，用氢氧化钠滴定液（0.01mol/L）滴定。

②返滴定法：羟苯乙酯结构中具有酯键，利用此基团在碱性溶液中水解的性质，加入一定量且过量的氢氧化钠滴定液，加热回流使酯完全水解，剩余的碱用酸标准滴定液进行返滴定。

反应如下：

$$\text{HO-C}_6\text{H}_4\text{-COOC}_2\text{H}_5 + \text{NaOH} \longrightarrow \text{HO-C}_6\text{H}_4\text{-COONa} + \text{C}_2\text{H}_5\text{OH}$$

$$\text{NaOH（剩余）} + \text{HCl} \longrightarrow \text{NaCl} + \text{H}_2\text{O}$$

③双相酸碱滴定法：苯甲酸钠为强碱弱酸盐，溶液水解呈碱性，可用盐酸滴定液滴定。但在滴定过程中析出的游离酸不溶于水，滴定反应不能进行完全，使滴定终点的 pH 突跃不明显，影响滴定终点的正确判断。利用苯甲酸能溶于有机溶剂的性质，采用双相酸碱滴定法滴定。方法是在水相中加入水不相溶的有机溶剂，并置于分液漏斗中进行滴定反应，用有机试剂不断地将滴定过程中产

生的苯甲酸萃取到有机溶剂层中，减少苯甲酸在水中的浓度，促进水解反应完全，终点清晰，同时可降低苯甲酸的离解。

（2）银量法　泛影酸结构中含有有机碘，遇强还原剂如锌粉，可使碳碘键断裂，生成无机碘化物，故可采用直接银量法测定其含量。

（3）紫外分光光度法　丙磺舒在盐酸乙醇溶液中，在249nm波长处有最大吸收，可用紫外分光光度法对丙磺舒片剂进行定量分析。

三、其他芳酸类的结构、性质和分析方法

《中国药典》（2015）收载的其他芳酸及其酯类药物有非甾类抗炎药布洛芬，用于降血脂的氯贝丁酯等药物。

（一）结构

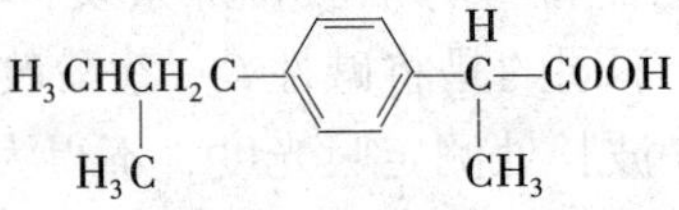

布洛芬 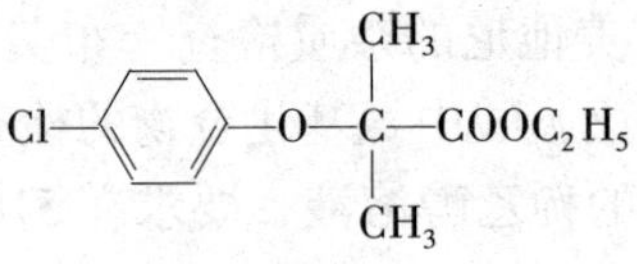　　　　　　　　氯贝丁酯

（二）性质

1. 性状及溶解性

布洛芬为白色结晶性粉末；稍有特异臭，几乎无味；在乙醇、丙酮、氯仿或乙醚中易溶，在水中几乎不溶，在氢氧化钠或碳酸钠试液中易溶。氯贝丁酯为无色或黄色的澄清油状液体，有特臭，味初辛辣后变甜；遇光色渐变深；在乙醇、丙酮、氯仿、乙醚中或石油醚中易溶，在水中几乎不溶。

2. 水解性

氯贝丁酯分子结构中具有酯键，易水解。

3. 异羟肟酸铁反应

本类药物为脂肪酸及其酯，其酯与盐酸羟胺及三氯化铁试液作用，可生成有色的异羟肟酸铁，用于鉴别。

（三）分析方法

1. 鉴别试验

（1）异羟肟酸铁反应

①布洛芬：布洛芬分子中具有羧基结构，在氯化亚砜作用下，与乙醇反应生成酯，再在碱性溶液中与盐酸羟胺作用生成异羟肟酸盐，后者在酸性溶液中可与三氯化铁试液作用，生成红色至暗紫色的异羟肟酸铁，可供鉴别。反应式如下：

$$\underset{CH_2CH(CH_3)_2}{\underset{|}{\bigcirc}}\overset{CH_3}{\underset{|}{CHCOOH}} \xrightarrow[SOCl_2]{C_2H_5OH} \underset{CH_2CH(CH_3)_2}{\underset{|}{\bigcirc}}\overset{CH_3}{\underset{|}{CHCOOC_2H_5}} \xrightarrow[NaOH]{NH_2OH \cdot HCl}$$

$$\underset{CH_2CH(CH_3)_2}{\underset{|}{\bigcirc}}\overset{CH_3}{\underset{|}{CHCONHONa}} \xrightarrow[HCl]{FeCl_3} \left[\underset{CH_2CH(CH_3)_2}{\underset{|}{\bigcirc}}\overset{CH_3}{\underset{|}{CHCONHO^-}} \right]_3 \cdot Fe^{3+}$$

②氯贝丁酯：氯贝丁酯分子结构中具有酯键，在碱性条件下水解后，可与盐酸羟胺作用生成异羟肟酸盐，再在弱酸性条件下与三氯化铁试液作用生成紫色的异羟肟酸铁，可供鉴别。

$$Cl-\bigcirc-O-\underset{CH_3}{\overset{CH_3}{C}}-COOC_2H_5 + NH_2OH \cdot HCl + 2KOH \longrightarrow$$

$$Cl-\bigcirc-O-\underset{CH_3}{\overset{CH_3}{\underset{|}{C}}}-\overset{O}{\underset{}{C}}-NHOK + C_2H_5OH + KCl + 2H_2O$$

$$3\, Cl-\bigcirc-O-\underset{CH_3}{\overset{CH_3}{\underset{|}{C}}}-\overset{O}{\underset{}{C}}-NHOK + FeCl_3 \longrightarrow$$

$$\left(Cl-\bigcirc-O-\underset{CH_3}{\overset{CH_3}{\underset{|}{C}}}-\overset{O}{\underset{}{C}}-NHO \right)_3 Fe + 3KCl$$

（2）紫外分光光度法

①布洛芬：照紫外-可见分光光度法，布洛芬的氢氧化钠溶液在265nm与273nm波长处有最大吸收，在245nm与271nm波长处有最小吸收，在259nm波长处有一肩峰。

②氯贝丁酯：照紫外-可见分光光度法，0.10mg/mL的氯贝丁酯无水乙醇溶液在280nm与288nm波长处有最大吸收；10μg/mL的氯贝丁酯无水乙醇溶液在226nm波长处有最大吸收。

(3) 红外分光光度法　布洛芬、氯贝丁酯均采用红外分光光度法鉴别。要求供试品红外吸收图谱与《药品红外光谱集》中的标准对照图谱一致。

2. 杂质检查

杂质检查方法见表5-3。

表5-3　其他芳酸类药物杂质检查方法

药物	杂质检查项目	杂质来源	检查方法
氯贝丁酯	1. 酸度	中间产物、制备时所加试剂及储存过程中分解物	酸碱滴定法
	2. 对氯酚	未反应完的原料	气相色谱法
	3. 挥发性杂质	同上（检查对氯酚的色谱条件）	气相色谱法

3. 含量测定

含量测定方法见表5-4。

表5-4　其他芳酸类药物含量测定方法

药物	含量测定方法
布洛芬	原料采用直接酸碱滴定法
	片剂和缓释胶囊采用高效液相色谱法
氯贝丁酯	原料和胶囊均采用二步酸碱滴定法

项目任务

任务1　阿司匹林的分析

任务目标

掌握阿司匹林的鉴别方法。

熟悉阿司匹林的检查项目，掌握阿司匹林中游离水杨酸、有关物质的检查方法。

掌握用直接酸碱滴定法测定阿司匹林原料药含量的方法。

能够规范书写检验原始记录和检验报告书。

任务资讯

查阅《中国药典》(2015) 等资料，了解基本信息。

一、检验项目

阿司匹林的鉴别、游离水杨酸的检查、有关物质的检查以及含量测定。

二、检验药品

(1) 检验药品名称 阿司匹林。
(2) 检验药品来源 市场购买或送检样品。
(3) 检验药品的规格、批号、数量及包装 查阅药品包装及说明书,记录相关信息。

三、质量标准

(一) 鉴别

(1) 三氯化铁反应 取本品约0.1g,依法操作,应显紫堇色。
(2) 分解产物的反应 取本品约0.5g,依法操作,应析出白色沉淀,并产生醋酸的臭气。
(3) 红外光谱 本品的红外光吸收图谱应与对照的图谱(光谱集5图)一致。

(二) 检查

(1) 游离水杨酸 取本品约0.1g,精密称定,依法操作(通则0512)。供试品溶液色谱图中如有与水杨酸峰保留时间一致的色谱峰,按外标法以峰面积计算,不得超过0.1%。
(2) 有关物质 取本品约0.1g,精密称定,依法操作(通则0512)。供试品溶液色谱图中如显杂质峰,除水杨酸峰外,其余各杂质峰面积的和不得大于对照品溶液主峰面积(0.5%)。供试品溶液色谱图中任何小于灵敏度试验主峰面积的峰可忽略不计。

(三) 含量测定

取本品约0.4g,精密称定,依法操作。每1mL氢氧化钠滴定液(0.1mol/L)相当于18.02mg的阿司匹林($C_9H_8O_4$)。本品按干燥品计算,含阿司匹林($C_9H_8O_4$)不得少于99.5%。

四、检验方法及其依据

(一) 鉴别检查

《中国药典》(2015)采用三氯化铁试验、水解反应和红外光谱实验联合鉴别阿司匹林。其原理是阿司匹林可在加热水解后产生水杨酸,水杨酸的酚羟基与三氯化铁试液反应,呈紫堇色;阿司匹林分子结构中具有酯键,与碳酸钠试液共热,水解生成水杨酸钠和醋酸钠,放冷后用稀硫酸酸化,析出白色的水杨酸沉淀,并产生醋酸的臭气,以此作为鉴别的依据。

(二) 游离水杨酸、有关物质的检查

《中国药典》(2015)采用高效液相色谱法检查阿司匹林中的游离水杨酸和有关物质。按外标法以峰面积计算,若供试品溶液的色谱图显杂质峰,且超过

规定的限度，则可判定为结果不符合限量规定。

（三）含量测定

《中国药典》（2015）采用直接酸碱滴定法测定阿司匹林原料药的含量。阿司匹林结构中具有羧基，呈酸性且酸性较强，可以用氢氧化钠为滴定液，乙醇为溶剂，直接进行酸碱滴定。结果含阿司匹林（$C_9H_8O_4$）不得少于99.5%，可判为符合规定。

任务准备

一、鉴别

1. 仪器和试药准备

（1）仪器　电热恒温干燥箱、电子天平（感量0.1mg）、托盘天平、称量纸、药匙、量筒（10mL）、烧杯（25mL）、胶头滴管、水浴锅、红外分光光度计、玛瑙研钵。

（2）试药　三氯化铁、碳酸钠、硫酸、溴化钾、无水乙醇。

2. 检验用液的制备

（1）三氯化铁试液　取三氯化铁9g，加水使溶解成100mL，即得。

（2）碳酸钠试液　取一水合碳酸钠12.5g或无水碳酸钠10.5g，加水使溶解成100mL，即得。

（3）稀硫酸　取硫酸57mL，加水稀释至1000mL，即得。

二、检查

1. 游离水杨酸

（1）仪器和试药准备

仪器：电子天平（感量0.1mg）、容量瓶（10mL、100mL）、高效液相色谱仪。

试药：冰醋酸、甲醇、水杨酸对照品、乙腈、四氢呋喃。

（2）检验用液的制备　1%冰醋酸甲醇溶液：取冰醋酸1mL，加甲醇稀释至100mL，即得。

2. 有关物质

同"游离水杨酸"。

三、含量测定

1. 仪器和试药准备

（1）仪器　电子天平（感量0.1mg）、称量纸、量筒（20mL）、烧杯（100mL）、碱式滴定管（50mL）、锥形瓶（250mL）。

（2）试药　乙醇、酚酞、氢氧化钠。

2. 检验用液的制备

（1）酚酞指示液　取酚酞 1g，加乙醇 100mL 使溶解，即得。

（2）氢氧化钠滴定液（0.1mol/L）　取氢氧化钠适量，加水振摇使溶解成饱和溶液，冷却后，倒入聚乙烯塑料瓶中，用橡皮塞密塞，静置数日，澄清后备用。取上述溶液的上清液 5.6mL，加新沸过的冷水使成 1000mL，摇匀。倒入试剂瓶中，密塞，贴上标签备用。取在 105℃ 干燥至恒重的基准邻苯二甲酸氢钾约 0.6g，精密称定，加新沸过的冷水 50mL，振摇，使其尽量溶解；加酚酞指示液 2 滴，用本液滴定；在接近终点时，应使邻苯二甲酸氢钾完全溶解，滴定至溶液显粉红色。每 1mL 氢氧化钠滴定液（0.1mol/L）相当于 20.42mg 的邻苯二甲酸氢钾。

任务实施

一、鉴别

（一）操作方法

（1）三氯化铁反应　取阿司匹林 0.06~0.14g，加水 10mL，煮沸，放冷，加三氯化铁试液 1 滴，观察颜色变化。

（2）分解产物的反应　取阿司匹林 0.45~0.55g，加碳酸钠试液 10mL，煮沸 2min 后，放冷，加过量的稀硫酸，观察现象。

（3）红外光谱　取阿司匹林约 1mg，置玛瑙研钵中，加入干燥的溴化钾或氯化钾细粉约 200mg，充分研磨混匀，移置于直径为 13mm 的压模中，使铺布均匀，压模与真空泵相连，抽气约 2min 后，加压，保持 2~5min，除去真空，取出制成的供试片，用目视检查后应均匀，无明显颗粒。以空气作为背景扫描完后，立即放入供试片进行扫描，录制光谱图。与阿司匹林标准红外图谱进行比较。各峰的归属见表 5-5。

表 5-5　　　　　　　　阿司匹林红外光谱中特征峰归属

波数/cm^{-1}	振动类型	归属
3300~2300	v_{O-H}	羟基
1760~1695	$v_{C=O}$	羰基
1610~1580	$v_{C=C}$	苯环
1310~1190	v_{C-O}	酯基
750	δ_{C-H}	邻位取代苯环

（二）结果判断

（1）三氯化铁反应　显紫堇色，判为符合规定，否则判为不符合规定。

（2）水解反应　析出白色沉淀，并产生醋酸的臭气，判为符合规定，否则判为不符合规定。

（3）红外光谱法　红外光吸收图谱与对照的图谱一致，判为符合规定，否则判为不符合规定。

（三）记录

按规范要求填写原始记录。

二、检查

（一）游离水杨酸

1. 操作方法

色谱条件与系统适用性实验：以十八烷基硅烷键合硅胶为填充剂；以乙腈－四氢呋喃－冰醋酸－水（20∶5∶5∶70）为流动相；检测波长为303nm。理论塔板数按水杨酸峰计算不低于5000，阿司匹林峰与水杨酸峰的分离度应符合要求。

测定方法：取阿司匹林，精密称定0.099~0.101g，置10mL量瓶中，加1%冰醋酸甲醇溶液适量，振摇使溶解，并稀释至刻度，摇匀，作为供试品溶液（临用新制）；取水杨酸对照品约10mg，精密称定，置100mL量瓶中，加1%冰醋酸甲醇溶液适量，振摇使溶解，并稀释至刻度，摇匀，作为对照品溶液。立即精密量取供试品溶液、对照品溶液各10μL，分别注入高效液相色谱仪，记录色谱图。按外标法以峰面积计算水杨酸的含量。

2. 结果判断

供试品溶液色谱图中没有与游离水杨酸保留时间一致的色谱峰，或显游离水杨酸峰杂质峰，但含游离水杨酸不超过0.1%，判为符合规定；如超过0.1%，判为不符合规定。

3. 记录

按规范要求填写原始记录。

（二）有关物质

1. 操作方法

色谱条件与系统适用性实验：用十八烷基硅烷键合硅胶为填充剂；以乙腈－四氢呋喃－冰醋酸－水（20∶5∶5∶70）为流动相A，乙腈为流动相B，按表5－6进行梯度洗脱；检测波长为276nm。阿司匹林峰的保留时间约为8min，理论塔板数按阿司匹林峰计算不低于5000，阿司匹林峰与水杨酸峰的分离度应符合要求。

表5－6　　　　　　　　　　　流动相梯度洗脱表

时间/min	流动相A/%	流动相B/%
0	100	0
60	20	80

测定方法：取阿司匹林，精密称定 0.099～0.101g，置 10mL 量瓶中，加 1% 冰醋酸甲醇溶液适量，振摇使溶解，并稀释至刻度，摇匀，即得供试品溶液；精密量取供试品溶液 1mL，置 200mL 量瓶中，用 1% 冰醋酸甲醇溶液稀释至刻度，摇匀，即得对照品溶液；精密量取对照品溶液 1mL，置 10mL 量瓶中，用 1% 冰醋酸甲醇溶液稀释至刻度，摇匀，即得灵敏度试验溶液。照高效液相色谱法（通则 0512）试验。分别精密量取供试品溶液、对照品溶液、灵敏度试验溶液及水杨酸检查项下的水杨酸对照品溶液各 10μL，注入液相色谱仪，记录色谱图。计算供试品溶液中杂质峰的峰面积。

2. 结果判断

供试品溶液色谱图中，除水杨酸峰外，不显其他杂质峰，或显杂质峰，但杂质峰面积的和不大于对照品溶液主峰面积 0.5%，判为符合规定；如超过 0.5%，判为不符合规定。

3. 记录

按规范要求填写原始记录。

三、含量测定

（一）操作方法

取本品 0.36～0.44g，精密称定，加中性乙醇（对酚酞指示液显中性）20mL 溶解后，加酚酞指示液 3 滴，用氢氧化钠滴定液（0.1mol/L）滴定。当滴定终点到来时，溶液变微粉色，并且 30s 内不褪色，记录消耗氢氧化钠滴定液的体积。

（二）结果判断

本品按干燥品计算，含 $C_9H_8O_4$ 不少于 99.5%，判为符合规定；少于 99.5%，判为不符合规定。

（三）记录

按规范要求填写原始记录。

（四）数据处理与检验报告

按规定要求进行数据处理，按规范要求书写检验报告。

含量测定结果计算公式为：

$$供试品含量 = \frac{V \times T \times F}{W \times 1000} \times 100\%$$

式中　V——样品消耗的氢氧化钠滴定液的体积，mL

　　　T——滴定度，mg/mL

　　　F——氢氧化钠滴定液的浓度校正因子

　　　W——待测药物的称样量，g

任务 2 丙磺舒的分析

任务目标

掌握丙磺舒的分析方法。
能够规范书写检验原始记录和检验报告书。

任务资讯

查阅《中国药典》（2015）等资料，了解基本信息。

一、检验项目

丙磺舒的鉴别、酸度检查、有关物质的检查以及含量测定方法。

二、检验药品

（1）检验药品名称　丙磺舒。
（2）检验药品来源　市场购买或送检样品。
（3）检验药品的规格、批号、数量及包装　查阅药品包装及说明书，记录相关信息。

三、质量标准

（一）鉴别

（1）三氯化铁反应　取丙磺舒约 5mg，依法操作，应生成米黄色沉淀。
（2）分解产物的反应　取丙磺舒约 0.1g，依法操作，应显硫酸盐的鉴别反应（通则 0301）。
（3）紫外-可见分光光度法　取丙磺舒，加含有盐酸的乙醇制成 1mL 中含 20μg 的溶液，依法操作（通则 0401）测定，在 225nm 与 249nm 波长处有最大吸收，在 249nm 波长处的吸光度约为 0.67。
（4）红外光谱　本品的红外光吸收图谱应与对照品的图谱（光谱集 73 图）一致。

（二）检查

丙磺舒除"氯化物""硫酸盐""干燥失重""炽灼残渣"和"重金属"等一般杂质检查项目外，还有以下杂质检查项目。

（1）酸度　取丙磺舒 2.0g，依法操作，消耗氢氧化钠滴定液（0.1mol/L）不得超过 0.25mL。
（2）有关物质　取丙磺舒适量，依法操作（通则 0512）。供试品溶液的色谱图中如有杂质峰，单个杂质峰面积不得大于对照品溶液主峰面积的 0.5 倍（0.5%），各杂质峰面积之和不得大于对照品溶液主峰面积的 2 倍（2.0%）。

(三) 含量测定

取本品适量,精密称定,依法操作。本品按干燥品计算,含 $C_{13}H_{19}NO_4S$ 应为 98.0% ~ 102.0%。

四、检验方法和依据

(一) 鉴别

《中国药典》(2015)采用三氯化铁试验、分解产物反应、紫外分光光度法和红外光谱实验联合鉴别丙磺舒。丙磺舒在碱性溶液中与三氯化铁试液反应生成米黄色沉淀;丙磺舒为含硫药物,与氢氧化钠共热熔融,分解生成亚硫酸,经硝酸氧化后生成硫酸盐,显硫酸盐的鉴别反应;丙磺舒的盐酸乙醇溶液在 225nm 与 249nm 波长处有最大吸收,在 249nm 波长处的吸光度约为 0.67;丙磺舒分子具有羧基、磺酰胺基和对位取代的苯环,可在红外光谱中产生特征吸收峰,丙磺舒采用红外光谱法鉴别,要求与《药品红外光谱集》中的标准对照图谱一致。

(二) 检查

1. 酸度检查

《中国药典》(2015)采用酸碱滴定法检查丙磺舒溶液的酸度,以酚酞为指示剂,氢氧化钠为滴定液,主要检查制备工艺中未反应完的盐酸。如盐酸基本反应完全,在极少量氢氧化钠的作用下酚酞应显粉红色。

2. 有关物质检查

《中国药典》(2015)采用高效液相色谱法检查丙磺舒中有关物质,以自身稀释对照法检查。通过比较杂质峰的峰面积和对照品溶液主峰面积,判断有关物质是否符合限量规定。

(三) 含量测定

《中国药典》(2015)采用高效液相色谱法测定丙磺舒原料药的含量。在相同条件下测定丙磺舒和其对照品的峰面积,按外标法以峰面积计算,即可得到丙磺舒的含量。按干燥品计算,如含 $C_{13}H_{19}NO_4S$ 在规定含量范围内,可判为符合规定。

任务准备

一、鉴别

(一) 仪器和试药准备

(1) 仪器 电热恒温干燥箱、电子天平(感量 0.1mg)、托盘天平、移液管(1mL)、称量纸、药匙、胶头滴管、纳氏比色管、酒精灯、三角漏斗、滤纸、量筒(10mL)、烧杯(25mL)、容量瓶(100mL)、紫外-可见分光光度计、红外分光光度计、玛瑙研钵。

（2）试药 三氯化铁、氢氧化钠、硝酸、盐酸、溴化钾、无水乙醇、pH 试纸。

（二）检验用液的制备

（1）三氯化铁试液 取三氯化铁 9g，加水使溶解成 100mL，即得。

（2）0.1mol/L 氢氧化钠溶液 取氢氧化钠适量，加水振摇使溶解成饱和溶液，冷却后，倒入聚乙烯塑料瓶中，用橡皮塞密塞，静置数日，澄清后备用。取上述溶液的上清液 5.6mL，加新沸过的冷水使成 1000mL，摇匀。倒入试剂瓶中，密塞，贴上标签备用。

（3）盐酸乙醇溶液 取盐酸溶液（9→1000）2mL，加乙醇制成 100mL，即得。

二、检查

（一）酸度

1. 仪器和试药准备

仪器：电子天平（感量 0.1mg）、量筒（100mL）、水浴锅、三角漏斗、碱式滴定管、锥形瓶。

试药：酚酞、氢氧化钠。

2. 检验用液的制备

酚酞指示液：取酚酞 1g，加乙醇 100mL 使溶解，即得。

氢氧化钠滴定液（0.1mol/L）：取在 105℃ 干燥至恒重的基准邻苯二甲酸氢钾 0.54~0.66g，精密称定，加新沸过的冷水 50mL，振摇，使其尽量溶解；加酚酞指示液 2 滴，用"鉴别"项下 0.1mol/L 氢氧化钠溶液滴定；在接近终点时，应使邻苯二甲酸氢钾完全溶解，滴定至溶液显粉红色。每 1mL 氢氧化钠滴定液（0.1mol/L）相当于 20.42mg 的邻苯二甲酸氢钾。

（二）有关物质

1. 仪器和试药准备

仪器：电子天平（感量 0.1mg）、高效液相色谱仪、移液管（1mL）、容量瓶（100mL）。

试药：磷酸二氢钠、冰醋酸、磷酸、乙腈。

2. 检验用液的制备 流动相：0.05mol/L 磷酸二氢钠（加 1% 冰醋酸，用磷酸调节 pH 至 3.0）－乙腈（50∶50）

三、含量测定

（一）仪器和试药准备

（1）仪器 电子天平（感量 0.1mg）、高效液相色谱仪、移液管（1mL）、容量瓶（100mL）。

（2）试药　磷酸二氢钠、冰醋酸、磷酸、乙腈、丙磺舒对照品。

（二）检验用液的制备

流动相：0.05mol/L 磷酸二氢钠（加 1% 冰醋酸，用磷酸调节 pH 至 3.0）－乙腈（50∶50）。

任务实施

一、鉴别

（一）操作方法

1. 三氯化铁反应

取丙磺舒 0.0045～0.0055mg，加 0.1mol/L 氢氧化钠溶液 0.2mL，用水稀释至 2mL（pH 为 5.0～6.0），加三氯化铁试液 1 滴，观察是否生成沉淀。

2. 分解产物的反应

取丙磺舒 0.06～0.14g，加氢氧化钠 1 粒，小火加热熔融数分钟，放冷，残渣加硝酸数滴，再加盐酸溶解，使其成酸性，加水少许稀释，过滤，观察滤液是否显硫酸盐的鉴别反应。

硫酸盐的鉴别试验如下：

（1）取上述滤液，滴加氯化钡试液，即生成白色沉淀；分离，沉淀在盐酸或硝酸中均不溶解。

（2）取上述滤液，滴加醋酸铅试液，即生成白色沉淀；分离，沉淀在醋酸铵溶液或氢氧化钠溶液中溶解。

（3）取上述滤液，加盐酸，不生成白色沉淀（与硫代硫酸盐区别）。

3. 紫外－可见分光光度法

取丙磺舒 0.1801～0.2299g，加盐酸乙醇溶液定容至 100mL，精密量取该溶液 1mL，再用盐酸乙醇溶液定容至 100mL，即得到供试品溶液。以盐酸乙醇溶液作为空白对照，采用 1cm 的石英吸收池，照紫外－可见分光光度法（通则 0401）测定，测定供试品溶液在何处有最大吸收和 249nm 波长处的吸光度值。

4. 红外光谱法

取丙磺舒约 1mg，置玛瑙研钵中，加入干燥的溴化钾或氯化钾细粉约 200mg，充分研磨混匀，移置于直径为 13mm 的压模中，使铺布均匀，压模与真空泵相连，抽气约 2min 后，加压，保持 2～5min，除去真空，取出制成的供试片，用目视检查后应均匀，无明显颗粒。以空气作为背景扫描完后，立即放入供试片进行扫描，录制光谱图。与丙磺舒标准红外图谱进行比较，观察图谱的一致性。

（二）结果判断

1. 三氯化铁反应

生成米黄色沉淀，判为符合规定，否则判为不符合规定。

2. 分解产物的反应

分解产物显硫酸盐的鉴别反应，判为符合规定，否则判为不符合规定；

3. 紫外-可见分光光度法

供试品溶液在 225nm 与 249nm 波长处有最大吸收，在 249nm 波长处的吸光度约为 0.67，判为符合规定，否则判为不符合规定。

4. 红外光谱法

本品的红外光吸收图谱应与对照的图谱（光谱集 73 图）一致，判为符合规定，否则判为不符合规定。

（三）记录

按规范要求填写原始记录。

二、检查

（一）酸度

1. 操作方法

取丙磺舒 2.0g，加新沸过的冷水 100mL，置水浴上加热 5min，时时振摇，放冷，过滤；取滤液 50mL，加酚酞指示液数滴，用氢氧化钠滴定液（0.1mol/L）滴定，观察并记录溶液变成淡粉色时，消耗氢氧化钠滴定液（0.1mol/L）的体积。

2. 结果判断

消耗氢氧化钠滴定液（0.1mol/L）不超过 0.25mL，判为符合规定；如超过 0.25mL，判为不符合规定。

3. 记录

按规范要求填写原始记录。

（二）有关物质

1. 操作方法

取丙磺舒 0.5400～0.6600g，加流动相溶解并定容至 100mL 容量瓶中，精密量取该溶液 1mL，再加流动相稀释并定容至 100mL 容量瓶中，即得供试品溶液；精密量取 1mL 供试品溶液，置 100mL 量瓶中，用流动相稀释至刻度，摇匀，作为对照品溶液。照含量测定项下的色谱条件，精密量取对照品溶液与供试品溶液各 20μL，分别注入液相色谱仪，记录色谱图至主峰保留时间的 5 倍。比较供试品溶液与对照品溶液的色谱图。

2. 结果判断

供试品溶液的色谱图中如不显杂质峰，或显杂质峰，但单个杂质峰面积不大于对照品溶液主峰面积的 0.5 倍（0.5%），各杂质峰面积之和不大于对照品溶液主峰面积的 2 倍（2.0%），判为符合规定；否则，判为不符合规定。

3. 记录

按规范要求填写原始记录。

三、含量测定

(一)操作方法

取丙磺舒 0.5400~0.6600g,加流动相溶解并定容至 100mL 容量瓶中,精密量取该溶液 1mL,再加流动相稀释并定容至 100mL 容量瓶中,即得供试品溶液;精密量取供试品溶液 20μL,注入液相色谱仪,记录色谱图;另取丙磺舒对照品,对照品溶液的制备方法与丙磺舒供试品溶液相同,精密量取对照品溶液 20μL,注入液相色谱仪,记录色谱图。按外标法以峰面积计算,测定结果与标准规定比较。

(二)结果判断

按外标法以峰面积计算,本品按干燥品计算,含 $C_{13}H_{19}NO_4S$ 为 98.0%~102.0%,判为符合规定;否则,判为不符合规定。

(三)记录

按规范要求填写原始记录。

(四)数据处理与检验报告

按规定要求进行数据处理,按规范要求书写检验报告。

含量测定结果计算公式为:

$$c_x = c_r \times \frac{A_x}{A_r}$$

式中 c_x——供试品溶液浓度,mg/mL
  c_r——对照品溶液浓度,mg/mL
  A_x——供试品溶液峰面积
  A_r——对照品溶液峰面积

项目总结

项目目标
- 知识目标:了解芳酸及其酯类药物的结构特征、理化性质及与分析方法的关系。熟悉芳酸及其酯类药物的鉴别反应及含量测定方法。熟悉典型药物的杂质检查方法。掌握水杨酸类、苯甲酸类和其他芳酸类药物的特点和性质。
- 能力目标:学会对芳酸类药物进行鉴别、检查和含量测定操作。能够独立按照《中国药典》质量标准和药物质量分析规程,对典型芳酸类药物进行质量分析,且能按规范要求填写原始记录并出具检验报告。
- 素质目标:遵守化验室管理规定,主动遵守企业各项纪律规定。实事求是,保证检验数据及检验报告真实可靠。具有药品质量安全意识,具有实验室安全意识。

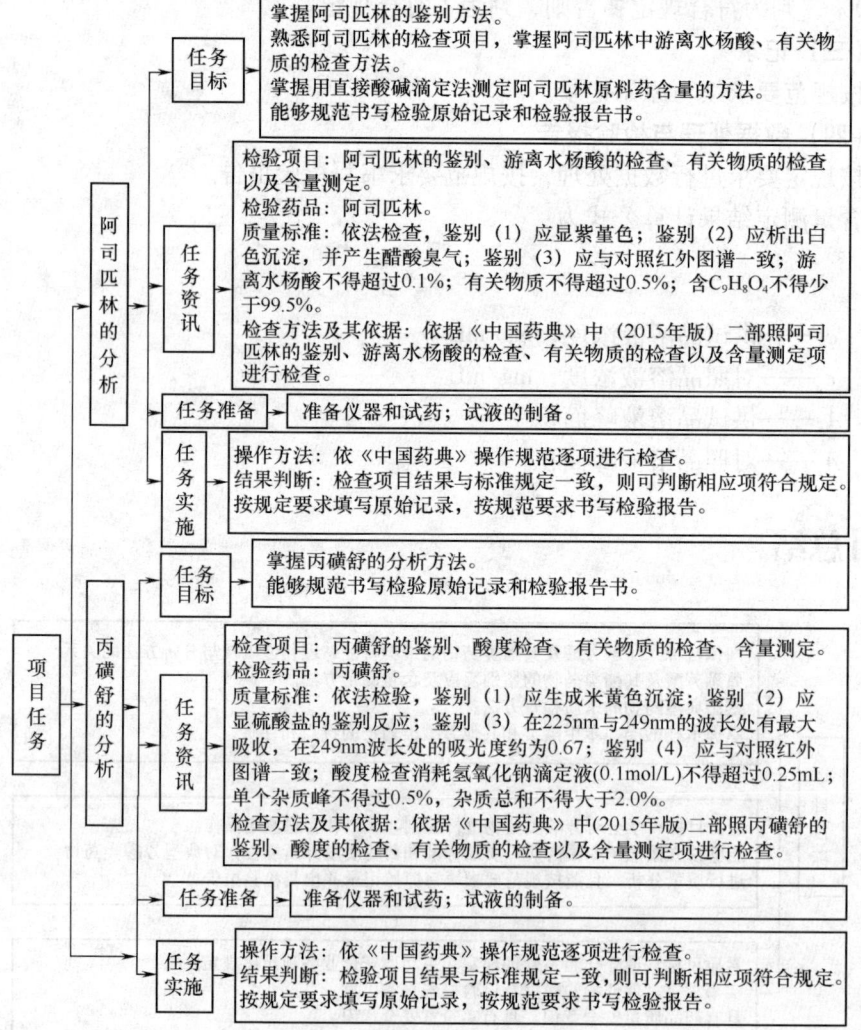

项目检测

1. 试述水杨酸类药物的结构与分析方法的关系。
2. 根据阿司匹林的合成工艺及化学结构,说明阿司匹林特殊杂质检查项目的制订依据与检查原理。
3. 乙酰水杨酸及其片剂中的游离水杨酸是如何引入的?其检查原理如何?
4. 《中国药典》对乙酰水杨酸片含量测定为什么采用两步滴定法?第一步滴定的氢氧化钠量是否要精确读取?
5. 用水解后剩余滴定法测定乙酰水杨酸含量时要进行同样条件下的空白试验,为什么?
6. 采用双相滴定法测定苯甲酸钠含量的方法和原理是什么?
7. 对氨基水杨酸钠中间氨基酚的检查:称取本品3.0g,置50mL烧杯中,加入无水乙醚25mL,用玻棒搅拌1min,将乙醚液滤入分液漏斗中,不溶物再用无水乙醚提取2次,每次25mL,乙醚液滤入同一分液漏斗中,加水10mL,甲基橙指示液1滴。振摇后,用盐酸滴定液(0.02mol/L)滴定,并将滴定结果用空白试验校正,消耗盐酸滴定液(0.02mol/L)不得超过0.30mL。问:

    (1) 无水乙醚提取什么?
    (2) 盐酸滴定液滴定什么?
    (3) 为何选用甲基橙作指示剂?
    (4) 间氨基酚(相对分子质量为109)的限量是多少?

8. 氯贝丁酯含量测定:取本品2g,精密称定(2.0631g),加中性乙醇10mL与酚酞指示液数滴,滴加氢氧化钠滴定液(0.1mol/L)至显粉红色(0.25mL),再精密加氢氧化钠滴定液(0.5mol/L)20mL,加热回流1h至油珠完全消失,放冷,加酚酞指示液数滴,用盐酸滴定液(0.5mol/L,$F=0.995$)滴定(消耗3.36mL),将滴定结果用空白试验校正(消耗20.34mL)。每1mL氢氧化钠滴定液(0.5mol/L)相当于121.4mg的氯贝丁酯。问:

    (1) 为什么采用两步滴定法测定含量?
    (2) 1分子氯贝丁酯消耗几分子氢氧化钠?
    (3) 中性乙醇对什么显中性?怎么制备?为什么要采用中性乙醇作为溶剂?
    (4) 计算含量。

项目拓展

尿中丙磺舒的固相萃取-反相液相色谱分析法

为了评价运动员违禁药物丙磺舒尿排泄的作用,可采用固相萃取技术净化后反相高效液相色谱法,快速、灵敏地测定尿样中丙磺舒的浓度。方法如下。

色谱条件:色谱柱为 LiChrospher100 Rp18 (4mm×125mm×5μm);流动相为线性梯度洗脱,0min,乙腈-醋酸盐缓冲液(25:75);6min,乙腈-醋酸盐缓冲液(60:40);流速为1mL/min;检测波长为254nm。

醋酸盐缓冲液:取醋酸钠2g,溶于500mL 蒸馏的去离子水中,加入盐酸丙胺,用醋酸调节溶液的pH 为4,当日制备。

对照品溶液的制备:丙磺舒和内标物(依他尼酸)的甲醇溶液浓度均为2mg/mL,储备液置于2℃暗处保存。工作溶液用适量甲醇于临用前稀释而成。

尿样的处理:取尿2.0mL,加入内标物甲醇溶液(10μg/mL)300μL,混合后通过预先经活化处理[C8 固相萃取柱(100mg 填料/mL),依次通过甲醇1.0mL 和蒸馏水0.5mL]的萃取柱,用蒸馏水1.0mL 洗去生物基质,再用甲醇0.5mL 洗脱柱子,洗脱液(含药物和内标物)经0.45μm 滤膜过滤,取滤液5μL 进样分析,得色谱图(图5-3)。

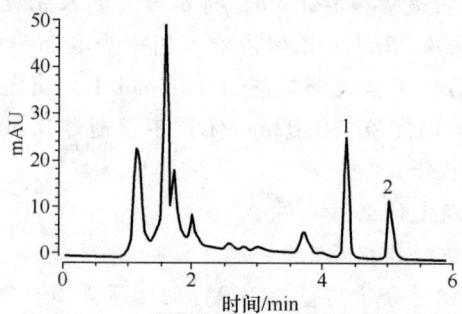

图5-3 尿中丙磺舒和内标物色谱图
1—内标物 2—丙磺舒

线性关系和回收率测定:取空白尿样2.0mL,加入不同量的丙磺舒和内标物对照品溶液,浓度范围为0.10~100μg/mL。照上述方法处理和分析。标准曲线以丙磺舒浓度为横坐标,丙磺舒对内标物的峰面积比值为纵坐标,线性回归,即得。

经添加丙磺舒的尿样的峰面积与丙磺舒的甲醇溶液直接进样的峰面积比较,结果表明:浓度范围为0.10~100μg/mL 时,丙磺舒的回收率为100%±3% ($n=14$),内标物的平均回收率101%±3% ($n=12$)。

人尿样品的测定:尿排泄作用研究是由健康志愿者服用最小单位剂量丙磺舒(500mg)完成的。服药后间隔适当时间收集尿样,照前述方法分析。得丙磺舒尿排泄药-时间曲线(图5-4)。由图5-4可见,服药24h 后丙磺舒原型药物消除。

采用固相萃取技术净化丙磺舒尿样,样品预处理省时、回收率高,高效液相色谱分离时间在6min 内完成,并可见保留时间为3~4min 内出现的色谱峰为

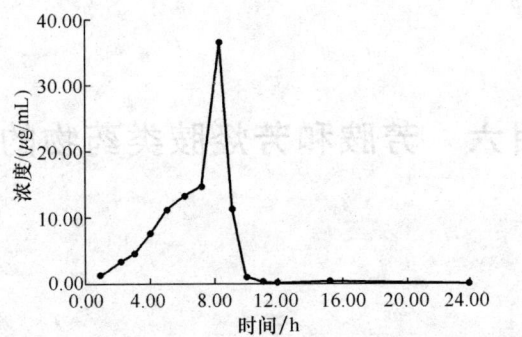

图 5-4 丙磺舒（单剂量 500mg）尿排泄药-时间曲线图

丙磺舒的代谢产物峰。因而，该方法也为进一步研究丙磺舒代谢物及体内过程等提供方法学基础。

项目六 芳胺和芳烃胺类药物的分析

项目目标

知识目标

了解胺类药物的结构和理化性质及与药物分析方法的关系。

熟悉胺类药物的鉴别和含量测定的原理。

熟悉典型药物杂质的检查方法。

掌握芳胺类、苯乙胺药物的鉴别、含量测定方法。

能力目标

学会对芳胺和芳烃胺类药物进行鉴别、检查和含量测定操作。

能够独立按照《中国药典》质量标准和药物质量分析规程,对典型芳胺和芳烃胺类药物进行质量分析,且能按规范要求填写原始记录并出具检验报告。

素质目标

遵守化验室管理规定,主动遵守企业各项纪律规定。

实事求是,保证检验数据及检验报告真实可靠。

具有药品质量安全意识,具有实验室安全意识。

项目引导

胺类药物临床使用的种类较多。按其化学结构可分为脂肪胺类、芳胺类、芳烃胺类、季铵盐类和磺酰胺类药物等。本项目就芳胺类药物中的对氨基苯甲酸酯类和酰胺类、芳烃胺类药物中的苯乙胺类中比较典型的药物分析方法与有关质量问题加以讨论。

一、芳胺类药物的结构、性质和分析方法

芳胺类药物属于局部麻醉药和解热镇痛药。主要有两类:一类为芳伯氨基未被取代,而在芳环对位有取代的对氨基苯甲酸酯类药物;另一类为芳伯氨基被酰化,并在芳环对位有取代的酰胺类药物。

（一）结构

1. 对氨基苯甲酸酯类药物

本类药物主要包括苯佐卡因、盐酸普鲁卡因、盐酸丁卡因等局部麻醉药。其分子结构中都具有对氨基苯甲酸酯的母体结构，基本结构如下：

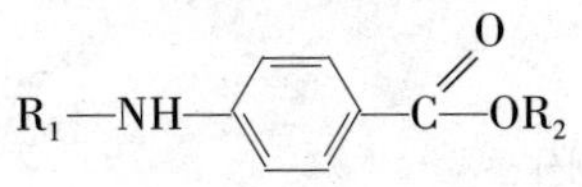

$$R_1-NH-\text{C}_6\text{H}_4-\underset{\underset{O}{\|}}{C}-OR_2$$

典型药物的结构式：

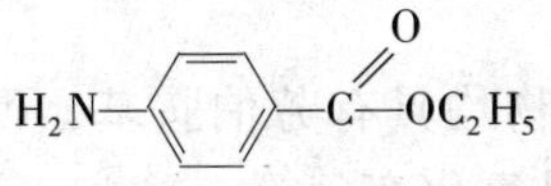

苯佐卡因：$H_2N-C_6H_4-COOC_2H_5$

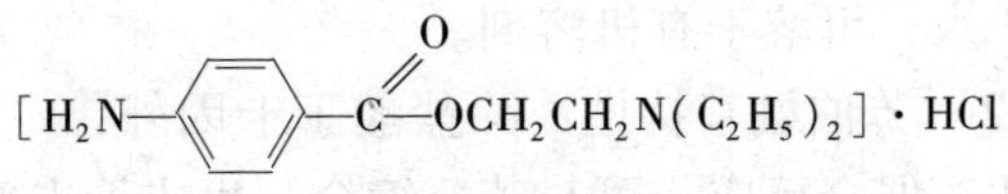

盐酸普鲁卡因：$[H_2N-C_6H_4-COOCH_2CH_2N(C_2H_5)_2]\cdot HCl$

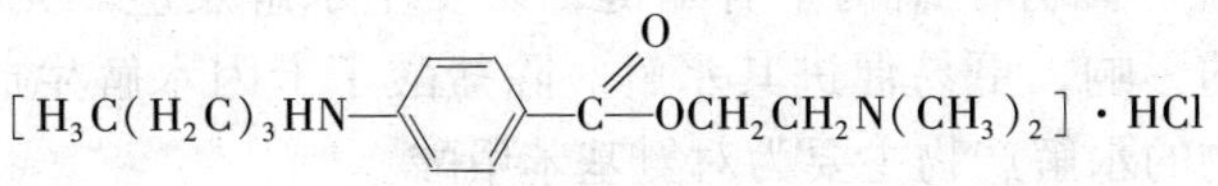

盐酸丁卡因：$[H_3C(H_2C)_3HN-C_6H_4-COOCH_2CH_2N(CH_3)_2]\cdot HCl$

2. 酰胺类药物

临床常用的本类药物主要有对乙酰氨基酚等解热镇痛药，盐酸利多卡因和盐酸布比卡因等局部麻醉药，以及醋氨苯砜抗麻风药等。本类药物属苯胺的酰基衍生物，分子结构中具有芳酰氨基，基本结构如下：

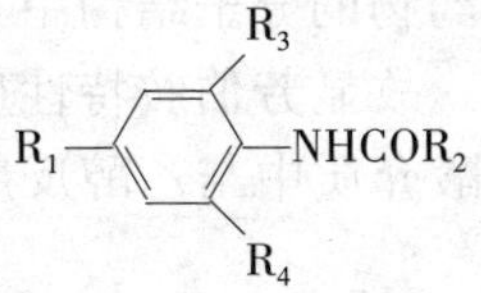

（苯环，2位、6位有 R_3、R_4，1位 NHCOR$_2$，4位 R_1）

典型药物的结构式：

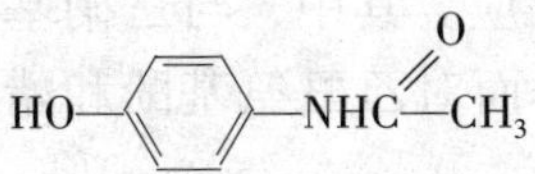

对乙酰氨基酚（扑热息痛）：$HO-C_6H_4-NHCOCH_3$

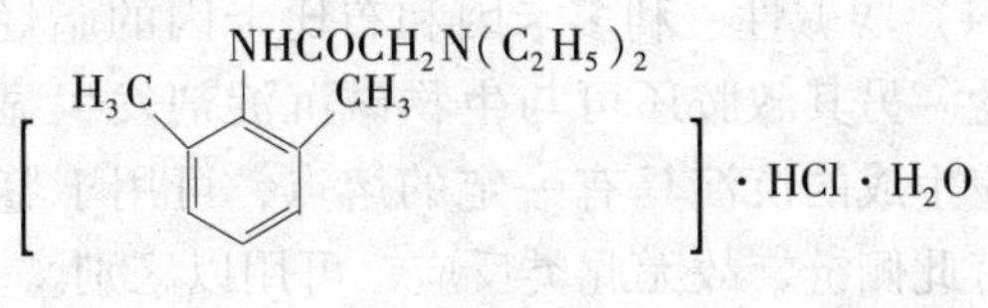

盐酸利多卡因：2,6-二甲基苯基-NHCOCH$_2$N(C$_2$H$_5$)$_2 \cdot$ HCl $\cdot$ H$_2$O

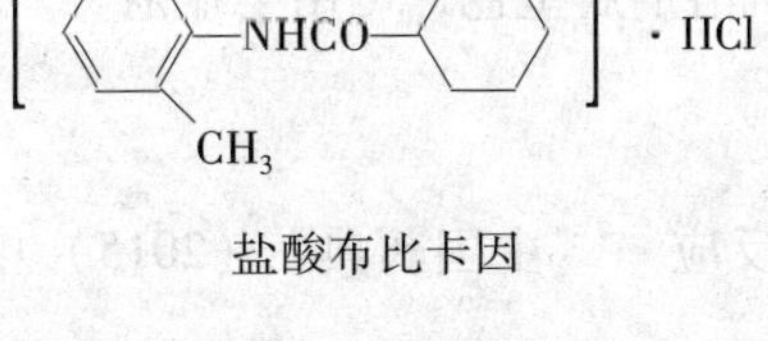

盐酸布比卡因：2,6-二甲基苯基-NHCO-（N-C$_4$H$_9$哌啶基）$\cdot$ HCl

醋氨苯砜

（二）性质

1. 对氨基苯甲酸酯类药物

（1）性状及溶解性　本类药物的游离碱多为碱性油状液体或低熔点固体，难溶于水，可溶于有机溶剂。

（2）芳伯氨基特性　除盐酸丁卡因外，本类药物均具有芳伯胺基，可发生重氮化 - 偶合反应；可与芳醛缩合，生成希夫碱；易氧化变色等。

（3）水解性　因分子结构中有酯键，易发生水解反应。尤其是药物受光、热或碱性条件的影响，更易促进其水解。除盐酸丁卡因水解生成对丁氨基苯甲酸外，其他药物的水解产物主要为对氨基苯甲酸。

（4）弱碱性　除苯佐卡因外，该类药物均具有脂烃胺侧链且为叔胺氮原子，故具有弱碱性，能与生物碱沉淀剂发生显色反应。因其碱性较弱，在水溶液中不能用酸滴定液直接滴定，可在非水溶剂中滴定。

2. 酰胺类药物

（1）性状及溶解性　该类药物多为白色结晶或结晶性粉末，游离碱难溶于水，其盐酸盐易溶于水和乙醇。

（2）水解产物特性　该类药物的分子结构中具有芳酰氨基，在酸性溶液中易水解为具芳伯氨基的化合物，故显芳伯胺特性反应。对乙酰氨基酚和醋氨苯砜，水解后生成醋酸，可在硫酸介质中与乙醇反应，产生乙酸乙酯的香味，此特性可以用于鉴别。

（3）酚羟基特性　对乙酰氨基酚具有酚羟基，与三氯化铁试液发生显色反应，可与利多卡因和醋氨苯砜加以区别。

（4）弱碱性　利多卡因和布比卡因的脂烃胺侧链有叔氮原子，显碱性，可以成盐。另其叔胺还可与生物碱沉淀剂发生显色反应。其中，与三硝基苯酚试液反应生成的沉淀具有一定的熔点，可用于鉴别。而对乙酰氨基酚和醋氨苯砜不具有此侧链，故无此类反应，可用以区别。

（5）与重金属离子发生沉淀反应　利多卡因和布比卡因酰氨基上的氮可在水溶液中与重金属离子（铜离子或钴离子）配位，生成有色的配位化合物沉淀。此沉淀可溶于氯仿等有机溶剂后呈色，可用于鉴别。

（三）分析方法

1. 鉴别试验

（1）重氮化 - 偶合反应　《中国药典》（2015）中规定苯佐卡因、盐酸普鲁卡因、醋氨苯砜以及对乙酰氨基酚用重氮化-偶合反应鉴别。苯佐卡因和盐酸普鲁卡分子结构中均具有芳伯氨基，在盐酸溶液中，可直接与亚硝酸钠进行重氮化反应，生成的重氮盐再与碱性 β-萘酚偶合生成橙黄至猩红色的偶氮染料。反应式为：

$$\text{ClN}_2\text{-C}_6\text{H}_4\text{-COOCH}_2\text{CH}_2\text{N}(\text{C}_2\text{H}_5)_2 + \text{C}_{10}\text{H}_7\text{OH} + \text{NaOH} \longrightarrow \text{HO-C}_{10}\text{H}_6\text{-N=N-C}_6\text{H}_4\text{-COOCH}_2\text{CH}_2\text{N}(\text{C}_2\text{H}_5)_2 \downarrow + \text{NaCl} + \text{H}_2\text{O}$$

对乙酰氨基酚和醋氨苯砜分子结构中具有潜在的芳伯氨基，可发生重氮化-偶合反应。反应式为：

$$\text{HO-C}_6\text{H}_4\text{-NHCOCH}_3 + \text{HCl} + \text{H}_2\text{O} \longrightarrow \text{HO-C}_6\text{H}_4\text{-NH}_2 \cdot \text{HCl} + \text{CH}_3\text{COOH}$$

$$\text{HO-C}_6\text{H}_4\text{-NH}_2 \cdot \text{HCl} + \text{HNO}_2 \longrightarrow \text{HO-C}_6\text{H}_4\text{-N}_2^+\text{Cl}^- + 2\text{H}_2\text{O}$$

$$\text{HO-C}_6\text{H}_4\text{-N}_2^+\text{Cl}^- + \text{C}_{10}\text{H}_7\text{OH} + \text{NaOH} \longrightarrow \text{HO-C}_{10}\text{H}_6\text{-N=N-C}_6\text{H}_4\text{-OH} + \text{NaCl} + \text{H}_2\text{O}$$
（红色）

盐酸丁卡因分子结构中无芳伯氨基，不发生重氮化-偶合反应，但其分子结构中的芳香仲胺在酸性溶液中与亚硝酸钠反应，生成 N-亚硝基化合物的乳白色沉淀，可与具有芳伯氨基的同类药物区别。

$$\text{C}_4\text{H}_9\text{HN-C}_6\text{H}_4\text{-COOCH}_2\text{CH}_2\text{N}(\text{CH}_3)_2 + \text{HNO}_2 \longrightarrow \text{C}_4\text{H}_9(\text{ON})\text{N-C}_6\text{H}_4\text{-COOCH}_2\text{CH}_2\text{N}(\text{CH}_3)_2 \downarrow + \text{H}_2\text{O}$$

（2）三氯化铁反应　对乙酰氨基酚分子结构中具有酚羟基，可直接与三氯化铁试液反应显蓝紫色。

（3）水解反应　盐酸普鲁卡因具有对氨基苯甲酸酯的结构，遇氢氧化钠试液即生成白色沉淀，加热变为油状物（普鲁卡因）；继续加热则水解，产生挥发性二乙氨基乙醇，能使湿润的红色石蕊试纸变为蓝色，同时生成可溶于水的对氨基苯甲酸钠，放冷，加盐酸酸化，即生成对氨基苯甲酸的白色沉淀。

（4）重金属离子反应　分子结构中具有芳酰胺的盐酸利多卡因，在碳酸钠试液中，与 Cu^{2+}、Co^{2+} 配位，生成有色的配位化合物沉淀，此沉淀物转溶于氯仿中显黄色。而盐酸普鲁卡因、盐酸丁卡因和苯佐卡因等，在同样条件下不发生此反应，可加以区别。

盐酸利多卡因在酸性溶液中还可与氯化钴试液反应，生成亮绿色细小钴盐沉淀。

（5）分光光度法

①紫外分光光度法：此类药物分子结构中均有苯环，因此具有紫外吸收光谱特征。该法是国内外药典常用鉴别方法之一。《中国药典》（2015）用紫外分光光度法鉴别盐酸布比卡因和醋氨苯砜。盐酸布比卡因在 263nm 与 271nm 波长处有最大吸收；其吸光度分别为 0.53～0.58 与 0.43～0.48。醋氨苯砜在 256nm 与 284nm 波长处有最大吸收。

②红外分光光度法：红外吸收光谱具有特征性强、专属性好的特点。《中国药典》（2015）规定药物的红外光吸收图谱应与《药品红外光谱集》中的标准对照图谱一致。盐酸普鲁卡因和盐酸普鲁卡因胺的红外吸收图谱见图 6-1、图 6-2 和表 6-1、表 6-2。

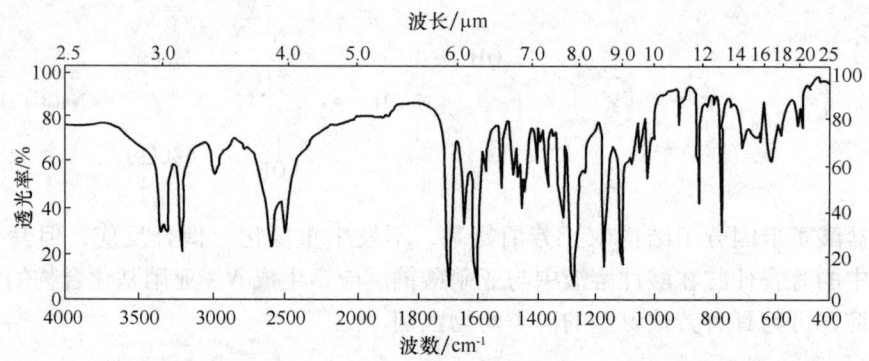

图 6-1　盐酸普鲁卡因的红外吸收图谱（氯化钾压片）

表 6-1　盐酸普鲁卡因的红外吸收光谱特征吸收峰位及其归属

峰位/cm^{-1}	归属
3315～3200	ν_{NH_2}（伯胺）
2585	ν_{N-H}^+（氨基）
1692	$\nu_{C=O}$（酯羰基）
1645	δ_{N-H}（氨基）

续表

峰位/cm^{-1}	归属
1604, 1520	$v_{C=C}$（苯环）
1271, 1170, 1115	v_{C-O}（酯基）

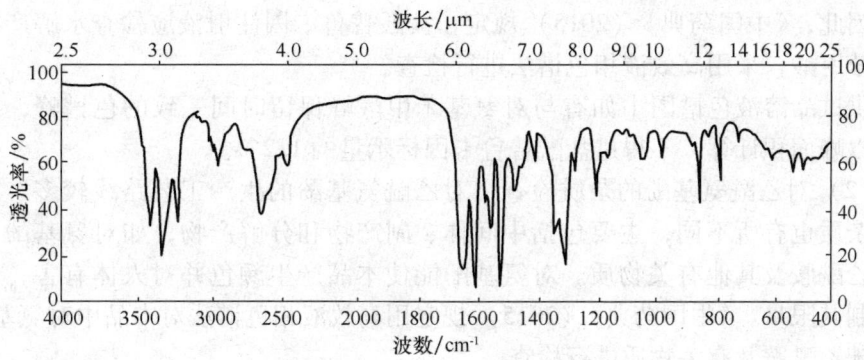

图6-2　盐酸普鲁卡因胺的红外吸收图谱（氯化钾压片）

表6-2　盐酸普鲁卡因胺的红外吸收光谱特征吸收峰位及其归属

峰位/cm^{-1}	归属
3100～3500	v_{NH_2}（酰胺）
2645	v_{N-H}^+（氨基）
1640	$v_{C=O}$（酰胺Ⅰ带）
1660, 1515	$v_{C=C}$（苯环）
1550	δ_{N-H}（酰胺Ⅱ带）
1280	v_{C-N}（酰胺Ⅲ带）

2. 特殊杂质检查

（1）盐酸普鲁卡因注射液中对氨基苯甲酸的检查　普鲁卡因分子结构中有酯键，易发生水解反应。其注射液制备过程中受灭菌温度、时间、溶液pH、储藏时间以及光线和重金属离子等因素的影响，可发生水解反应，生成对氨基苯甲酸和2-乙氨基乙醇。经长时间储存或高温加热，对氨基苯甲酸还可进一步脱羧转化为苯胺，而苯胺又可被氧化为有色物，使注射液变黄，疗效下降，毒性增加。反应式为：

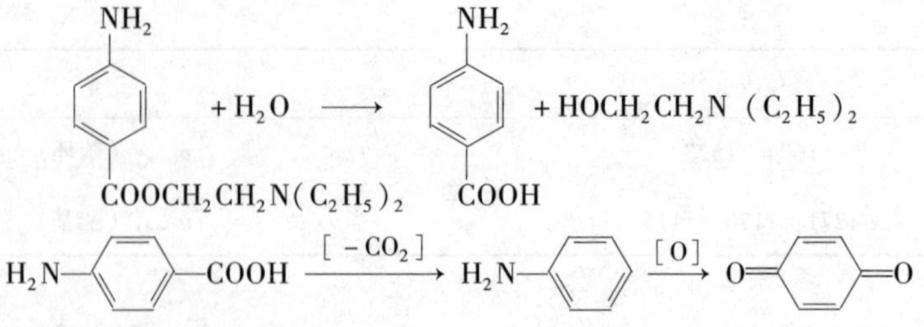

$$\underset{\underset{COOCH_2CH_2N(C_2H_5)_2}{\underset{|}{\bigcirc}}}{NH_2} + H_2O \longrightarrow \underset{\underset{COOH}{\underset{|}{\bigcirc}}}{NH_2} + HOCH_2CH_2N(C_2H_5)_2$$

$$H_2N-\bigcirc-COOH \xrightarrow{[-CO_2]} H_2N-\bigcirc \xrightarrow{[O]} O=\bigcirc=O$$

因此,《中国药典》(2015)规定,盐酸普鲁卡因注射液应检查水解产物对氨基苯甲酸,采用高效液相色谱法进行检查。

供试品溶液色谱图中如有与对氨基苯甲酸峰保留时间一致的色谱峰,按外标法以峰面积计算,不得过盐酸普鲁卡因标示量的1.2%。

(2) 对乙酰氨基酚的杂质检查 对乙酰氨基酚的生产工艺路线较多,所引入的杂质也有所不同,主要包括中间体、副产物和分解产物,如对氨基酚、对氯苯乙酰胺及其他有关物质。对氨基酚能使本品产生颜色并对人体有害,应严格控制其限量。《中国药典》(2015)规定用高效液相色谱法对本品中对氨基酚、对氯苯乙酰胺及有关物质进行检查。

按外标法以峰面积计算,含对氨基酚不得超过0.005%,其他杂质峰面积均不得大于对照品溶液中对乙酰氨基酚的峰面积(0.1%);杂质总量不得过0.5%。

3. 含量测定

(1) 滴定分析法

①亚硝酸钠滴定法:本类药物分子结构中具有芳伯氨基,或水解之后具有芳伯氨基。《中国药典》(2015)收载的盐酸普鲁卡因、注射用盐酸普鲁卡因、苯佐卡因、盐酸普鲁卡因胺及其片剂和注射剂、醋氨苯砜及其注射液等药物的含量测定,均用亚硝酸钠滴定法,用永停滴定法指示终点。

②非水溶液滴定法:《中国药典》(2015)规定盐酸布比卡因的含量测定采用此法。因盐酸布比卡因侧链哌啶环上的叔胺氮有弱碱性,可采用非水溶液滴定法测定含量。

③酸碱滴定法:《中国药典》(2015)规定盐酸丁卡因的含量测定采用该法。测定方法为:取本品0.25g,精密称定,加乙醇50mL振摇使溶解,加0.1mol/L盐酸溶液5mL,摇匀,照电位滴定法,用氢氧化钠滴定液(0.1mol/L)滴定,两个突跃点体积的差作为滴定体积。每1mL氢氧化钠滴定液(0.1mol/L)相当于30.08mg的盐酸丁卡因($C_{15}H_{24}N_2O_2 \cdot HCl$)。

(2) 紫外-可见分光光度法 对乙酰氨基酚在0.4%氢氧化钠溶液中,于257nm波长处有最大吸收,其紫外吸收光谱特征可用于其原料及其制剂的含量测定。该法较亚硝酸钠滴定法灵敏度高,操作简便,因此被国内外药典所收载。《中国药典》(2015)采用吸收系数法,测定对乙酰氨基酚原料、片剂、注射剂、栓剂及胶囊剂的含量。

[示例] 对乙酰氨基酚的含量测定：取本品约40mg，精密称定，置250mL量瓶中，加0.4%氢氧化钠溶液50mL溶解后，加水至刻度，摇匀，精密量取5mL，置100mL量瓶中，加0.4%氢氧化钠溶液10mL，加水至刻度，摇匀，依照紫外－可见分光光度法，在257nm波长处测定吸光度，按对乙酰氨基酚（$C_8H_9NO_2$）的吸收系数（$E_{1cm}^{1\%}$）为715计算，即得。本品按干燥品计算，含$C_8H_9NO_2$应为98.0%~102.0%。

结果计算：

$$对乙酰氨基酚含量 = \frac{A}{E_{1cm}^{1\%} \times D \times W} \times 100\%$$

式中　A——供试品吸光度

　　　$E_{1cm}^{1\%}$——吸收系数

　　　D——稀释度（稀释倍数的倒数）

　　　W——供试品的取样量，g

根据光的吸收定律，$c = A/E_{1cm}^{1\%}$，其单位为g/100mL，所以$A/E_{1cm}^{1\%}$即为100mL供试品溶液中对乙酰氨基酚的质量（g），再乘以供试品稀释的倍数，即得到该份供试品中药物的质量（g）。

（3）高效液相色谱法　高效液相色谱法具有较强的分离能力，又有较高的灵敏度，故目前国内外药典越来越广泛地用此法测定该类药物及其制剂的含量。《中国药典》（2015）规定盐酸利多卡因（原料及注射液）、盐酸布比卡因注射液、对乙酰氨基酚泡腾片等的含量测定，均采用高效液相色谱法。

二、苯乙胺类药物的结构、性质和分析方法

（一）结构

本类药为拟肾上腺素类药物，基本结构为苯乙胺，多数在苯环上有1~2个羟基取代（除盐酸克仑特罗外）。其中肾上腺素、盐酸异丙肾上腺素和盐酸多巴胺分子结构中苯环的3、4位上都有2个相邻的酚羟基，与儿茶酚类似，属于儿茶酚胺类药物。苯乙胺类药物基本结构为：

$$R_1-\underset{\underset{OH}{|}}{\overset{\overset{H}{|}}{C}}-\underset{\underset{R_3}{|}}{\overset{\overset{H}{|}}{C}}-\overset{\overset{H}{|}}{N}-R_2$$

《中国药典》（2015）中收载的苯乙胺类药物近20种，本书选择了部分在鉴别、检查和含量测定等方面具有代表性的药物。其化学结构如下：

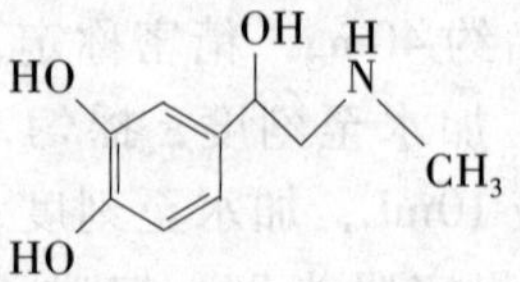

肾上腺素

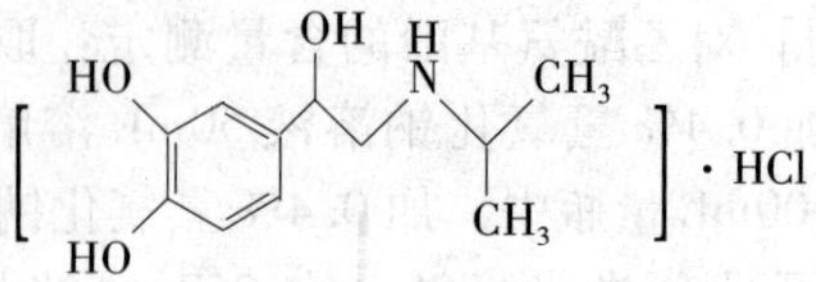

盐酸异丙肾上腺素

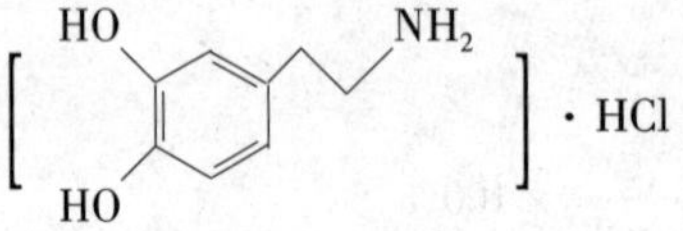

盐酸多巴胺

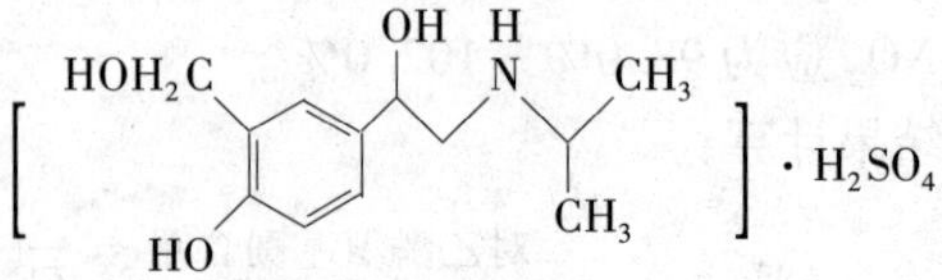

硫酸沙丁胺醇

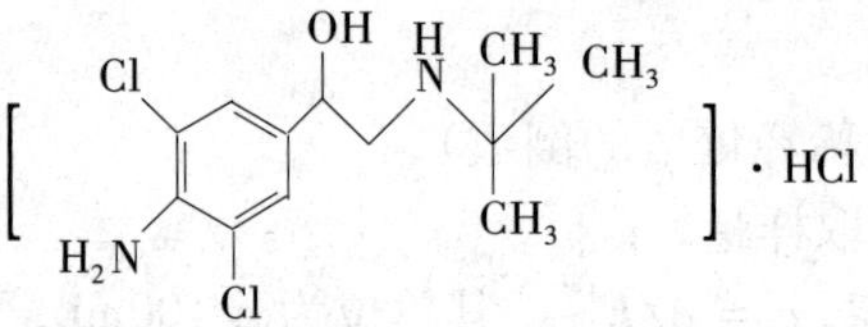

盐酸克仑特罗

(二) 性质

(1) 性状及溶解性　本类药物大多为白色或类白色结晶性粉末。其游离碱难溶于水,易溶于有机溶剂,其盐可溶于水。

(2) 弱碱性　该类药物分子结构中具有脂烃胺基侧链,其氮为仲胺氮,故显弱碱性。

(3) 酚羟基特性　该类药物分子结构中具有邻苯二酚(或苯酚)结构,显酚羟基性质,可与重金属离子配位呈色,露置空气中或遇光、热易氧化,色渐变深,在碱性溶液中更易被氧化变色。

(4) 旋光性　该类药物分子结构中多数具有手性碳原子,具有旋光性,可利用此特性进行分析。

(5) 芳伯氨基特性　盐酸克仑特罗有芳伯氨基结构,显示芳伯胺的性质,可供分析用。

(6) 光谱特征　该类药物分子有紫外和红外特征吸收,可进行鉴别或含量测定。

(三) 分析方法

1. 鉴别试验

(1) 三氯化铁反应　肾上腺素和盐酸去氧肾上腺素等药物的分子结构中具有酚羟基,与 Fe^{3+} 配位显色,加入碱性溶液,随即被 Fe^{3+} 氧化而显紫色或紫红色,不同药物的反应现象见表 6-3。

表6-3　　不同肾上腺素类药物与三氯化铁和甲醛-硫酸反应现象

药物	三氯化铁	甲醛-硫酸
肾上腺素	0.1mol/L盐酸溶液中显翠绿色,加氨试液显紫色→紫红	红色
重酒石酸去甲肾上腺素	翠绿色,加碳酸氢钠试液显蓝色→红色	淡红色
盐酸去氧肾上腺素	紫色	玫瑰红→红橙→深棕红
盐酸异丙肾上腺素	深绿色,滴加新制的5%碳酸钠溶液显蓝紫色→红色	棕→暗紫
盐酸多巴胺	墨绿色,滴加1%氨溶液显紫红色	
硫酸沙丁胺醇	紫色,加碳酸氢钠试液显橙黄色浑浊	

《中国药典》(2015)规定肾上腺素(原料及注射液)、盐酸异丙肾上腺素(原料及其所有制剂)、盐酸去氧肾上腺素、重酒石酸去甲肾上腺素(原料及注射液)、盐酸多巴胺(原料及注射液)、硫酸沙丁胺醇(原料及其所有制剂)均可采用该法鉴别。

(2) 甲醛-硫酸反应　肾上腺素和盐酸去氧肾上腺素等药物可与甲醛在硫酸中反应,形成具有醌式结构的有色化合物,见表6-3。

(3) 氧化反应　本类药物分子结构中多数具有酚羟基,易被碘、过氧化氢、铁氰化钾等氧化剂氧化而呈现不同的颜色。《中国药典》(2015)规定肾上腺素、盐酸异丙肾上腺素、重酒石酸去甲肾上腺素的鉴别采用该法。

该类药物氧化显色反应的条件不同,显色反应不同,见表6-4。

表6-4　　不同肾上腺素类药物氧化显色反应的条件及现象

药物	三氯化铁
肾上腺素	加盐酸溶液(9→1000)溶解后,加过氧化氢试液,煮沸,即显紫红色
重酒石酸去甲肾上腺素	加酒石酸氢钾饱和溶液(pH 3.56)溶解,加碘试液,放置5min后,加硫代硫酸钠试液,溶液为无色或仅显微红色或淡紫色
盐酸异丙肾上腺素	加水溶解后,加盐酸(0.1mol/L)和碘试液,放置5min后,加硫代硫酸钠试液,溶液显淡红色
硫酸沙丁胺醇	加0.4%的硼砂溶液使溶解后,加3%的4-氨基安替比林溶液1mL与2%铁氰化钾溶液1mL,加三氯甲烷振摇放置使分层,三氯甲烷层显橙红色
盐酸克仑特罗	加水溶解,加20%硫酸制高锰酸钾饱和溶液,振摇,再加草酸适量振摇使溶液褪色并澄清,加水和2,4-二硝基苯肼的高氯酸溶液,有沉淀析出

(4) 亚硝基铁氰化钠反应　《中国药典》(2015)规定重酒石酸间羟胺原料药及其注射剂的鉴别采用此法。重酒石酸间羟胺分子结构中具有伯氨基,加水溶解后,加亚基铁氰化钠试液、丙酮数滴与碳酸氢钠少量,加热后,即显红紫色。该反应为脂肪族伯胺的专属反应。试验中所用丙酮必须不含甲醛。

（5）双缩脲反应 《中国药典》（2015）规定盐酸去氧肾上腺素原料药的鉴别采用该法。盐酸去氧肾上腺素分子结构中，芳环侧链具有氨基醇结构，可显双缩脲特征反应，且可与盐酸麻黄碱区别。

（6）分光光度法

①紫外－可见分光光度法：《中国药典》（2015）规定利用紫外－可见分光光度法鉴别苯乙胺类药物，其紫外吸收光谱特征见表6－5。

表6－5　　　　　　　　苯乙胺类药物的紫外吸收光谱特征

药物	溶剂	供试品溶液浓度/（mg/mL）	λ_{max}/nm	吸光度（A）
重酒石酸间羟胺	水	0.10	272	0.5
盐酸异丙肾上腺素	水	0.05	280	0.5
盐酸多巴胺	0.5%硫酸	0.03	280	0.5
盐酸克仑特罗	0.1mol/L盐酸	0.03	243，296	0.5
硫酸沙丁胺醇	水	0.08	274	0.5

②红外分光光度法：《中国药典》（2015）规定盐酸多巴胺、盐酸克仑特罗、硫酸沙丁胺醇、盐酸异丙肾上腺素、盐酸苯乙双胍等药物的鉴别采用红外光谱法。规定药物的红外光吸收图谱应与《药品红外光谱集》中的标准对照图谱一致。

2. 特殊杂质检查

（1）酮体检查　肾上腺素、重酒石酸去甲肾上腺素、盐酸去氧肾上腺素和盐酸异丙肾上腺素等均需检查酮体。这些药物在生产中都由其酮体氢化还原制得，若氢化不完全，易引入酮体杂质，所以《中国药典》（2015）规定检查酮体。其检查方法为紫外－可见分光光度法，不同药物检查条件及要求见表6－6。

表6－6　　　　　　紫外－可见分光光度法检查酮体的条件及要求

药物	溶剂	供试品溶液浓度/（mg/mL）	λ_{max}/nm	吸光度（A）
肾上腺素	盐酸溶液（9→2000）	2.0	310	不得大于0.05
盐酸去氧肾上腺素	水	2.0	310	不得大于0.20
重酒石酸去甲肾上腺素	水	2.0	310	不得大于0.05
盐酸异丙肾上腺素	水	2.0	310	不得大于0.15

(2) 有关物质检查　盐酸去氧肾上腺素和硫酸沙丁胺醇，均需进行此项检查，其检查方法为薄层色谱法。

供试品溶液如显杂质斑点，与对照品溶液的主斑点比较，不得更深（0.5%）。

3. 含量测定

(1) 非水溶液滴定法　本类药物分子结构中含有芳伯胺基或侧链烃氨基，使药物具有弱碱性，其原料药多采用非水溶液滴定法测定含量。常以冰醋酸为溶剂，加入醋酸汞试液以消除氢卤酸的干扰，并用结晶紫指示液指示终点。盐酸苯乙双胍游离碱的碱性较弱，终点突跃不明显，用指示剂指示终点时，终点不明显，难以判断，因此测定时采用电位滴定法。也可加入醋酐，提高其碱性，使终点突跃明显。非水溶液滴定法测定苯乙胺类药物的主要条件见表 6-7。

表 6-7　非水溶液滴定法测定苯乙胺类药物的主要条件

药物	取样量/g	加冰醋酸量/mL	加醋酸汞或醋酐量/mL	指示剂	终点颜色
肾上腺素	0.15	10	—	结晶紫	蓝绿色
重酒石酸去甲肾上腺素	0.20	10	—	结晶紫	蓝绿色
盐酸多巴胺	0.15	25	醋酸汞 5	结晶紫	蓝绿色
盐酸异丙肾上腺素	0.15	30	醋酸汞 5	结晶紫	蓝色
硫酸沙丁胺醇	0.40	10	醋酐 15	结晶紫	蓝绿色
盐酸甲氧明	0.20	10	醋酸汞 5	萘酚苯甲醇	黄绿色
盐酸苯乙双胍	0.1	20	醋酐 20	电位计	—

(2) 溴量法　重酒石酸间羟胺、盐酸去氧肾上腺素都可采用溴量法测定含量。因其分子结构中均有苯酚结构，在酸性溶液中酚羟基的邻、对位活泼氢能与过量的溴定量地发生溴代反应，再以碘量法测定剩余的溴，根据消耗的硫代硫酸钠滴定液的量，即可计算出供试品的含量，如盐酸去氧肾上腺素的含量测定。

(3) 高效液相色谱法　目前，高效液相色谱法已普遍用于该类药物制剂的常规分析、临床药物浓度监控和体内药物动力学研究。《中国药典》(2015) 采用高效液相色谱法测定含量的制剂有：盐酸肾上腺素注射液、盐酸异丙肾上腺素注射液、盐酸多巴胺注射液、硫酸沙丁胺醇（片剂、缓释片和缓释胶囊、注射液）、盐酸氨溴索（口服溶液、片剂、胶囊与缓释胶囊）等。

项目任务

任务1 对乙酰氨基酚的鉴别和含量测定

任务目标

熟悉对乙酰氨基酚的鉴别方法。

掌握用吸收系数法测定对乙酰氨基酚原料药含量的方法。

能够规范书写检验原始记录和检验报告书。

任务资讯

查阅《中国药典》(2015)等资料,了解基本信息。

一、检验项目

对乙酰氨基酚的鉴别和含量测定。

二、检验药品

(1) 检验药品名称 对乙酰氨基酚。

(2) 检验药品来源 市场购买或送检样品。

(3) 检验药品的规格、批号、数量及包装 查阅药品包装及说明书,记录相关信息。

三、质量标准

1. 鉴别

(1) 三氯化铁反应 取本品适量,依法操作,应显蓝紫色。

(2) 重氮化-偶合反应 取本品约0.1g,依法操作,应显红色。

(3) 红外光谱 本品的红外光吸收图谱应与对照的图谱(光谱集131图)一致。

2. 含量测定

取本品约40mg,精密称定,依法检查(通则0401),在257nm波长处测定吸光度,按 $C_8H_9NO_2$ 的吸收系数($E_{1cm}^{1\%}$)为715计算,即得。本品按干燥品计算,含 $C_8H_9NO_2$ 应为98.0%~102.0%。

四、检查方法及其依据

(一)鉴别检验

对乙酰氨基酚为白色结晶或结晶性粉末,易溶于乙醇。其生产工艺中使用铁粉作为还原剂，可能被带入成品中，致使乙醇溶液产生浑浊。中间体对氨基酚的有色氧化产物在乙醇溶液中显橙红色或棕色。因此，可通过检查乙醇溶液的澄清度与颜色来检查这些杂质。

（二）含量测定

采用紫外分光光度法，对乙酰氨基酚在0.4%氢氧化钠溶液中，于257nm波长处有最大吸收，根据百分吸收系数，即可求出原料及其制剂的含量。

任务准备

一、鉴别

（一）鉴别（1）

（1）仪器和试药准备

仪器：电子天平（感量0.1mg）、试管、胶头滴管。

试药：三氯化铁。

（2）检验用液的制备 三氯化铁试液：取三氯化铁9g，加水使溶解成100mL，即得。

（二）鉴别（2）

（1）仪器和试药准备

仪器 电子天平（感量0.01g）、量筒（25mL）、水浴锅、滴管、纳氏比色管（50mL）。

试药 盐酸、亚硝酸钠、β-萘酚、氢氧化钠。

（2）检验用液的制备

亚硝酸钠试液：取亚硝酸钠1g，加水使溶解成100mL，即得。

碱性β-萘酚试液：取β-萘酚0.25g，加氢氧化钠溶液（1→10）10mL使溶解，本液应临用新制。

稀盐酸试液：盐酸234mL，加水稀释至1000mL，即得。本液含HCl应为9.5%~10.5%。

（三）鉴别（3）

仪器和试药准备

仪器：红外分光光度计、玛瑙研钵、压模、电子天平（感量0.1mg）。

试药：溴化钾或氯化钾。

二、含量测定

（1）仪器 电子天平（感量0.1mg）、称量纸、量筒（50mL）、烧杯（250mL）、容量瓶（100mL、250mL）、移液管（5mL）、紫外-可见分光光度计、石英吸收池。

（2）检验用液的制备　0.4%氢氧化钠溶液：取氢氧化钠0.4g，加水适量使溶解成100mL，即得。

任务实施

一、鉴别

1. 操作方法

（1）三氯化铁反应　取对乙酰氨基酚0.06~0.14g，至试管中，加水10mL，煮沸，放冷，加三氯化铁试液1滴，观察颜色变化。

（2）重氮化－偶合反应　取本品0.1g置试管中，用5mL移液管量取稀盐酸5mL，置水浴中加热40min，放冷，取0.5mL置小试管中滴加亚硝酸钠试液5滴，摇匀，加水3mL稀释后，加碱性β－萘酚试液2mL（用2mL移液管加）摇匀，观察颜色变化。

（3）红外光谱　取供试品约1mg，置玛瑙研钵中，加入干燥的溴化钾或氯化钾细粉约200mg，充分研磨混匀，移置于直径为13mm的压模中，使铺布均匀，压模与真空泵相连，抽气约2min后，加压，保持2~5min，除去真空，取出制成的供试片，用目视检查后应均匀，无明显颗粒。以空气作为背景扫描完后，立即放入供试片进行扫描，录制光谱图。与对照图谱（光谱集131图）比较一致性。

2. 结果判断

（1）三氯化铁反应　显蓝紫色，则判为符合规定；否则，判为不符合规定。

（2）重氮化-偶合反应　显红色，则判为符合规定；否则，判为不符合规定。

（3）红外光谱　本品的红外光吸收图谱应与对照的图谱一致，判为符合规定，否则判为不符合规定。

3. 记录

按规范要求填写原始记录。

二、含量测定

1. 操作方法

取本品，精密称取约40mg，置250mL量瓶中，加0.4%的氢氧化钠溶液50mL使其溶解，加水至刻度，摇匀，精密量取5mL试供液，置100mL的量瓶中，加0.4%的氢氧化钠溶液10mL，加水至刻度，摇匀，照紫外－可见分光光度法，在257nm波长处测定吸光度，按$C_8H_9NO_2$的吸光系数（$E_{1cm}^{1\%}$）为715计算，即得。

2. 结果判断

本品按干燥品计算，若含$C_8H_9NO_2$为98.0%~102.0%，则判为符合规定；否则，判为不符合规定。

3. 记录

按规范要求填写原始记录。

4. 数据处理与检验报告

按规定要求进行数据处理,按规范要求书写检验报告。

含量测定结果计算公式为:

$$对乙酰氨基酚含量 = \frac{A}{E_{1cm}^{1\%} \times D \times W} \times 100\%$$

式中　A——供试品吸光度

　　　$E_{1cm}^{1\%}$——吸光系数

　　　D——稀释度(稀释倍数的倒数)

　　　W——供试品的取样量,g

任务2　盐酸去氧肾上腺素的分析

任务目标

掌握盐酸去氧肾上腺素的比旋度测定法。

熟悉盐酸去氧肾上腺素的检查项目;掌握盐酸去氧肾上腺素的澄清度与颜色、酮体及有关物质的检查方法。

掌握用溴量法测定盐酸去氧肾上腺素含量的方法。

能够规范书写检验原始记录和检验报告书。

任务资讯

查阅《中国药典》(2015)等资料,了解基本信息。

一、检验项目

盐酸去氧肾上腺素的性状、鉴别、检查以及含量测定。

二、检验药品

(1) 检验药品名称　盐酸去氧肾上腺素。

(2) 检验药品来源　市场购买或送检样品。

(3) 检验药品的规格、批号、数量及包装　查阅药品包装及说明书,记录相关信息。

三、质量标准

1. 性状

本品为白色或类白色结晶性粉末;无臭,味苦。本品在水或乙醇中易溶,在三氯甲烷或乙醚中不溶。

熔点：本品熔点为 140~145℃。

比旋度：取本品，精密称定，加水溶解并定量稀释制成每 1mL 中约含 20mg 的溶液，依法测定，比旋度为 -47°~-42°。

2. 鉴别

（1）双缩脲反应　取本品约 10mg，依法操作，应显紫色；加乙醚 1mL 振摇，乙醚层应不显色。

（2）三氯化铁反应　取本品约 10mg，依法操作，应显紫色。

（3）红外光谱　本品的红外光吸收图谱应与对照的图谱（光谱集 819 图）一致。

（4）氯化物的鉴别（1）反应　取供试品溶液，加氨试液使成碱性，依法操作，应显氯化物鉴别（1）的反应。

3. 检查

（1）酸度　取本品 0.50g，加水 50mL 溶解后，依法测定，pH 应为 4.5~5.5。

（2）溶液的澄清度与颜色　取本品 0.20g，加水 10.0mL 使溶解，溶液应澄清无色。

（3）酮体　取本品 2.0g，依法操作。照紫外-可见分光光度法（通则 0401），在 310nm 波长处测定吸光度，不得大于 0.20。

（4）有关物质　避光操作。取本品，加甲醇制成每 1mL 中含 20mg 的溶液，依法操作。供试品溶液如显杂质斑点，与对照品溶液的主斑点比较，不得更深（0.5%）。

4. 含量测定

取本品约 0.1g，精密称定，依法操作。每 1mL 溴滴定液（0.05mol/L）相当于 3.395mg 的 $C_9H_{13}NO_2 \cdot HCl$。本品按干燥品计算，含 $C_9H_{13}NO_2 \cdot HCl$ 应为 98.5%~102.0%。

四、检查方法及其依据

（一）性状检查

1. 熔点检查

熔点作为物理常数，具有重要的鉴别意义，同时也反映样品的纯杂程度，若样品的熔点测定结果在药典规定范围之内，可判为符合规定。

2. 比旋度检查

盐酸去氧肾上腺素分子结构中具有手性碳原子，具有旋光性，可利用此性质进行分析。若样品比旋度测定结果在规定范围之内，可判为符合规定。

（二）鉴别检查

1. 双缩脲反应

盐酸去氧肾上腺素分子结构中，芳环侧链含有氨基醇结构，可显双缩脲特征反应。

2. 三氯化铁反应

盐酸去氧肾上腺素分子结构中具有酚羟基，与 Fe^{3+} 进行配位显色，在碱性条件下溶液呈紫色。

3. 红外光谱

盐酸去氧肾上腺素分子结构中具有苯环、羟基、氨基等基团，因此有红外特征吸收，《中国药典》（2015）采用红外光谱法作为鉴别方法之一。

4. 氯化物鉴别（1）反应

盐酸去氧肾上腺素分子结构中含有氯，可显氯化物的鉴别反应。

（三）杂质检查

1. 酸度

《中国药典》（2015）采用 pH 测定法检查盐酸去氧肾上腺素的酸度。盐酸去氧肾上腺素在生产制备工艺中未反应完的盐酸会影响成品的酸度。酸度测定结果不超过酸度范围可判为符合规定。

2. 溶液的澄清度与颜色

盐酸去氧肾上腺素分子结构中具有酚羟基，易被氧化产生有色物质，影响产品的纯度，《中国药典》（2015）通过检查溶液的澄清度与颜色控制产品质量。

3. 酮体

盐酸去氧肾上腺素在生产过程中由酮体氢化还原制得，若氢化不完全，易引入酮体杂质，必须对其进行检查。检查方法采用紫外－可见分光光度法，因为酮体在波长 310nm 处有最大吸收，而药物本身在该波长处几乎没有吸收，故以此作为酮体检查的依据。

4. 有关物质

《中国药典》（2015）采用薄层色谱法检查盐酸去氧肾上腺素中的有关物质。以供试品溶液自身稀释液作为对照品溶液，杂质斑点不得比对照品溶液主斑点颜色更深。

（四）含量测定

盐酸去氧肾上腺素分子结构中具有苯酚结构，在酸性条件下，酚羟基的邻、对位活泼氢能与溴定量地发生溴代反应，因此可以采用溴量法测定含量。

任务准备

一、性状

1. 测熔点仪器准备

研钵、称量瓶、电热恒温干燥箱、电子天平（感量 0.1mg）、两端熔封的毛细管、玻璃管、熔点测定仪。

2. 测比旋度仪器准备

电子天平（感量0.1mg）、容量瓶（100mL）、旋光仪、测定管。

二、鉴别

1. 鉴别（1）

（1）仪器和试药准备

仪器：电子天平（感量0.1mg）、纳氏比色管、滴管、量筒（5mL）。

试药：硫酸铜、氢氧化钠、乙醚。

（2）检验用液的制备

硫酸铜试液：取硫酸铜12.5g，加水使溶解成100mL，即得。

氢氧化钠试液：取氢氧化钠4.3g，加水使溶解成100mL，即得。

2. 鉴别（2）

（1）仪器和试药准备

仪器：一般实验仪器。

试药：三氯化铁。

（2）检验用液的制备　三氯化铁试液：取三氯化铁9g，加水使溶解成100mL，即得。

3. 鉴别（3）

仪器：红外分光光度计、玛瑙研钵、压模、电子天平（感量0.1mg）。

试药：溴化钾。

4. 鉴别（4）

（1）仪器和试药准备

仪器：托盘天平、试管、漏斗、滤纸、胶头滴管、烧杯、试剂瓶、酒精灯。

试药：硝酸银、硝酸、氯化钠、浓氨溶液、硫酸。

（2）检验用液的制备

硝酸银试液：取硝酸银17.5g，加水适量使溶解成1000mL，摇匀。试液浓度为0.1mol/L。

稀硝酸：取硝酸105mL，加水稀释至1000mL，即得。本液含HNO_3应为9.5%~10.5%。

氨试液：取浓氨溶液400mL，加水使成1000mL，即得。

三、检查

1. 酸度

仪器：酸度计、pH玻璃电极、电子天平（感量0.1mg）、烧杯（50mL）。

试药：邻苯二甲酸氢钾、磷酸二氢钾、磷酸氢二钠、硼砂。

2. 溶液的澄清度与颜色

仪器：电子天平（感量0.1mg）、量筒（10mL）、纳氏比色管、滤纸、秒表、澄清度检测仪、水浴锅。

3. 酮体

（1）仪器和试药准备

仪器：电子天平（感量0.1mg）、容量瓶（50mL、100mL）、移液管（10mL）、紫外-可见分光光度计、石英吸收池。

试药：盐酸。

（2）检验用液的制备 0.01mol/L盐酸溶液：取盐酸0.9mL，加水适量使成1000mL，摇匀。

4. 有关物质

（1）仪器和试药准备

仪器：电子天平（感量0.1mg）、容量瓶（10mL、100mL）、吸量管（1mL）、点样器、展开缸、显色装置、检视装置。

试药：硅胶G薄层板、异丙醇、三氯甲烷、浓氨溶液、重氮苯磺酸。

（2）试液的制备

展开剂：异丙醇-三氯甲烷-浓氨（80:5:15），按比例配制40mL，混匀。

重氮苯磺酸试液：取对氨基苯磺酸1.57g，加水80mL与稀盐酸10mL，在水浴上加热溶解后，放冷至15℃，缓缓加入亚硝酸钠溶液（1→10）6.5mL，随加随搅拌，再加水稀释至100mL，即得。本液应临用新制。

四、含量测定

1. 仪器和试药准备

仪器：电子天平（感量0.1mg）、称量纸、碘量瓶、量筒（20mL）、移液管（50mL）、碱式滴定管（50mL）、锥形瓶（250mL）。

试药：盐酸、溴酸钾、溴化钾、碘化钾、硫代硫酸钠、淀粉。

2. 检验用液的制备

溴滴定液（0.05mol/L）：取溴酸钾3.0g与溴化钾15g，加水适量使溶解成1000mL，摇匀。按下述方法标定：精密量取本液25mL，置碘瓶中，加水100mL与碘化钾2.0g，振摇使溶解，加盐酸5mL，密塞，振摇，在暗处放置5min，用硫代硫酸钠滴定液（0.1mol/L）滴定至近终点时，加淀粉指示液2mL，继续滴定至蓝色消失。根据硫代硫酸钠滴定液（0.1mol/L）的消耗量，算出本液的浓度，即得。室温在25℃以上时，应将反应液降温至约20℃。本液每次临用前均应标定浓度。

碘化钾试液：取碘化钾16.5g，加水使溶解成100mL，即得。本液应临用新制。

淀粉指示液：取可溶性淀粉0.5g，加水5mL搅匀后，缓缓倾入100mL沸水中，随加随搅拌，继续煮沸2min，放冷，倾取上清液，即得。本液应临用新制。

硫代硫酸钠滴定液（0.1mol/L）：取硫代硫酸钠 26g 与无水碳酸钠 0.20g，加新沸过的冷水适量使溶解成 1000mL，摇匀，放置 1 个月后过滤。按下述方法标定：取在 120℃ 干燥至恒重的基准重铬酸钾 0.15g，精密称定，置碘瓶中，加水 50mL 使溶解，加碘化钾 2.0g，轻轻振摇使溶解，加稀硫酸 40mL，摇匀，密塞；在暗处放置 10min 后，加水 250mL 稀释，用本液滴定至近终点时，加淀粉指示液 3mL，继续滴定至蓝色消失而显亮绿色，并将滴定的结果用空白试验校正。每 1mL 硫代硫酸钠滴定液（0.1mol/L）相当于 4.903mg 重铬酸钾。根据本液的消耗量与重铬酸钾的取用量，算出本液的浓度，即得。室温在 25℃ 以上时，应将反应液及稀释用水降温至约 20℃。

任务实施

一、性状

（一）熔点

1. 操作方法

取本品适量研成细粉置称量瓶中 105℃ 干燥至恒重。取两端熔封的毛细管，于临用前锯断其一端，将开口的一端插入上述预处理后的供试品中，再反转毛细管，并将熔封一端轻叩桌面，使供试品落入管底，再借助长短适宜（约 60cm）的洁净玻璃管，垂直放在表面皿或其他适宜的硬质物体上，将上述装有供试品的毛细管放入玻璃管上口使其自由落下，反复数次，使供试品紧密集结于毛细管底部；装入供试品的高度应为 3mm。放入熔点测定仪中。全熔时毛细管内的液体应完全澄清。个别药品在熔融成液体后会有小气泡停留在液体中，此时容易与未熔融的固体相混淆，应仔细辨别。

2. 结果判断

若供试品熔点为 140～145℃，则判为符合规定；否则，判为不符合规定。

3. 记录

按规范要求填写原始记录。

（二）比旋度

1. 操作方法

取本品，精密称定 2.0g，加水溶解并定量稀释至 100mL，得到供试品溶液。测定管长度为 1dm，用供试品溶液冲洗测定管数次，缓缓注入供试品溶液，注意勿产生气泡，置于旋光计内，测定温度为 20℃，采用钠光谱的 D 线（589.3nm）测定，即得供试品的旋光度。用同法读取旋光度 3 次，取 3 次的平均数，照下列公式计算，即得供试品的比旋度。

比旋度按下式计算：

$$[\alpha]_D^{20} = \frac{100\alpha}{lc}$$

式中　[α]——比旋度

　　　　D——钠光谱的 D 线

　　　　$α$——测得的旋光度

　　　　l——测定管长度，dm

　　　　c——每 100mL 溶液中含有被测物质的重量（按干燥品或无水物计算），g

2. 结果判断

若供试品比旋度为 −42°~−47°，判为符合规定，否则，判为不符合规定。

3. 记录

按规范要求填写原始记录。

4. 数据处理与检验报告

按规定要求进行数据处理，按规范要求书写检验报告。

二、鉴别

（一）操作方法

（1）双缩脲反应　取本品约 10mg，加水 1mL 溶解后，加硫酸铜试品溶液 1 滴与氢氧化钠试液 1mL，摇匀，观察颜色变化；加乙醚 1mL 振摇，观察乙醚层颜色。

（2）三氯化铁反应　取本品约 10mg，加水 1mL 溶解后，加三氯化铁试液 1 滴，观察溶液颜色。

（3）红外光谱　取供试品约 1mg，置玛瑙研钵中，加入干燥的溴化钾细粉约 200mg，充分研磨混匀，移置于直径为 13mm 的压模中，使铺布均匀，压模与真空泵相连，抽气约 2min 后，加压，保持 2~5min，除去真空，取出制成的供试片，用目视检查后应均匀，无明显颗粒。以空气作为背景扫描完后，立即放入供试片进行扫描，录制光谱图。本品的红外吸收图谱应与对照的图谱（光谱集 819 图）一致。

（4）氯化物的鉴别反应　取供试品溶液，加氨试液使成碱性，将析出的沉淀过滤除去，取滤液进行试验。向滤液中加稀硝酸使成酸性后，滴加硝酸银试液，观察是否有沉淀生成；如生成沉淀，分离，沉淀加氨试液，观察沉淀是否溶解，再加稀硝酸酸化后，沉淀是否复生成。

（二）结果判断

（1）双缩脲反应　若供试品溶液加硫酸铜试液与氢氧化钠试液，显紫色，加乙醚，乙醚层不显色，则判为符合规定；否则，判为不符合规定。

（2）三氯化铁反应　若显蓝紫色，则判为符合规定；否则，判为不符合规定。

（3）红外光谱　若本品的红外光吸收图谱与对照的图谱一致，判为符合规定,否则判为不符合规定。

(4) **氯化物的鉴别反应** 若供试品显氯化物的鉴别反应,判为符合规定,否则判为不符合规定。

(三) 记录

按规范要求填写原始记录。

三、检查

(一) **溶液的澄清度与颜色**

1. 操作方法

取本品 0.20g,放置比色管中,加水 10.0mL 使其溶解,观察溶液是否澄清、无色。

2. 结果判断

若供试品溶液澄清、无色,判为符合规定,否则判为不符合规定。

3. 记录

按规范要求填写原始记录。

(二) **酮体**

1. 操作方法

取本品 2.0g,置 100mL 量瓶中,加水溶解并稀释至刻度,摇匀,取 10mL,置 50mL 量瓶中,用 0.01mol/L 盐酸溶液稀释至刻度,摇匀。以 0.01mol/L 盐酸溶液作为空白对照,采用 1cm 的石英吸收池,照紫外 – 可见分光光度法,在 310nm 波长处测定吸光度。

2. 结果判断

若供试品溶液的吸光度不大于 0.20,则判为符合规定,否则判为不符合规定。

3. 记录

按规范要求填写原始记录。

(三) **有关物质**

1. 操作方法

避光操作。取本品 0.2g,加甲醇溶解并稀释至 10mL 容量瓶中,作为供试品溶液;精密量取 0.5mL,加甲醇稀释至 100mL 容量瓶中,作为对照品溶液。照薄层色谱法试验,吸取上述两种溶液各 10μL,分别点于同一硅胶 G 薄层板上,以异丙醇 – 三氯甲烷 – 浓氨溶液(80:5:15)为展开剂,展开后,晾干,喷以重氮苯磺酸试液使显色。

2. 结果判断

若供试品溶液不显杂质斑点,或虽显杂质斑点,但比对照品溶液的主斑点浅(低于 0.5%),则判为符合规定,否则判为不符合规定。

3. 记录

按规范要求填写原始记录。

四、含量测定

（一）操作方法

精密称定本品 0.04~0.16g，置碘量瓶中，加水 20mL 使溶解，精密加溴滴定液（0.05mol/L）50mL，再加盐酸 5mL，立即密塞，放置 15min 并时时振摇，注意微开瓶塞，加碘化钾试液 10mL，立即密塞，振摇后，用硫代硫酸钠滴定液（0.1mol/L）滴定，至近终点时，加淀粉指示液，继续滴定至蓝色消失，并将滴定结果用空白试验校正。反应式为：

$$\text{HO-C}_6\text{H}_4\text{-CHCH}_2\text{NHCH}_3\text{(OH)} + 3Br_2 \longrightarrow \text{Br}_2\text{HO-C}_6\text{HBr}_2\text{-CHCH}_2\text{NHCH}_3\text{(OH)} + 3HBr$$

$$Br_2 + 2KI \longrightarrow 2KBr + I_2$$

$$I_2 + 2Na_2S_2O_3 \longrightarrow 2NaI + Na_2S_4O_6$$

从上述反应式可知，1mol Br_2 相当于 1/3mol 盐酸去氧肾上腺素，所以 1mL 溴滴定液（0.05mol/L）相当于 0.01667mmol 盐酸去氧肾上腺素，即相当于盐酸去氧肾上腺素 3.395mg（盐酸去氧肾上腺素的相对分子质量是 203.67）。根据滴定度，按照剩余滴定的计算方法即可算出盐酸去氧肾上腺素的含量。

（二）结果判断

本品按干燥品计算，若含 $C_9H_{13}NO_2 \cdot HCl$ 为 98.0%~102.0%，判为符合规定；否则，判为不符合规定。

（三）记录

按规范要求填写原始记录。

（四）数据处理与检验报告

按规定要求进行数据处理，按规范要求书写检验报告。

含量测定结果计算公式为：

$$\text{盐酸去氧肾上腺素含量} = \frac{(V_0 - V) \times T \times F}{W} \times 100\%$$

式中　V——供试品消耗硫代硫酸钠滴定液的体积，mL

　　　V_0——空白试验消耗硫代硫酸钠滴定液的体积，mL

　　　T——滴定度

　　　F——硫代硫酸钠滴定液的浓度校正因子

　　　W——供试品的取样量，g

项目总结

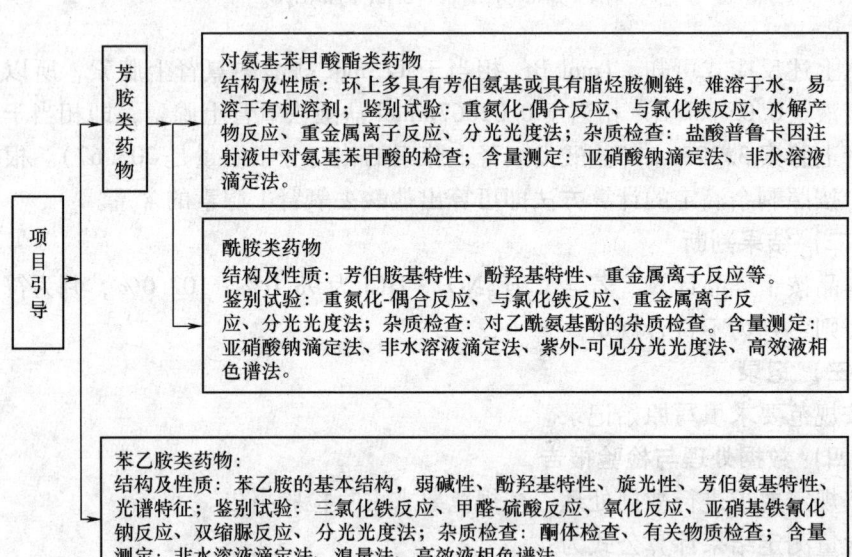

项目六 芳胺和芳烃胺类药物的分析

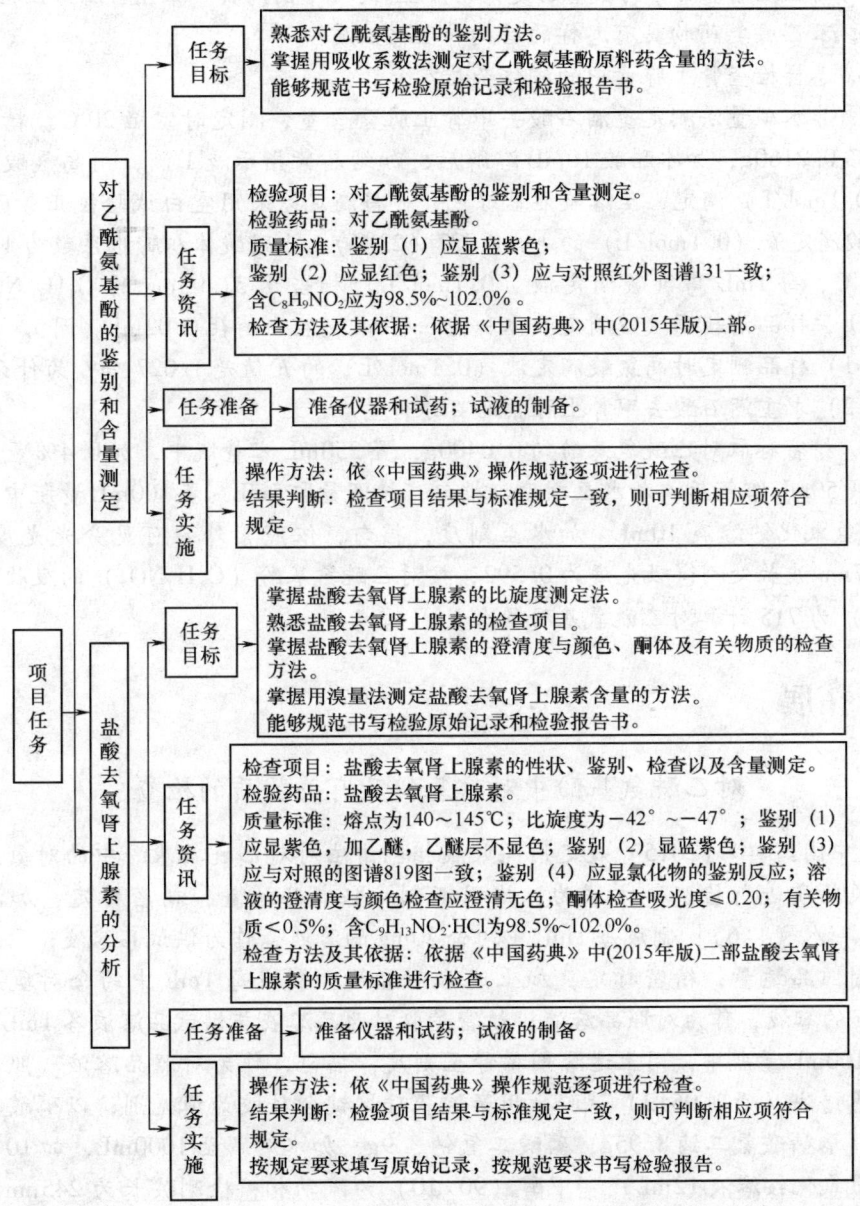

项目检测

1. 根据芳香胺类药物的结构，可把该类药物分为几类？各类药物的代表药物有哪些？
2. 试述重氮化反应原理及影响重氮化反应的主要因素。
3. 试述永停滴定法指示终点的原理。

4. 对乙酰氨基酚中对氨基酚是如何产生的？《中国药典》采用什么方法检查？
5. 苯乙胺类药物具有怎样的结构和理化性质？
6. 怎样检查肾上腺素中的酮体杂质？
7. 非水碱量法测定重酒石酸去甲肾上腺素含量，测定时室温20℃。精密称取本品0.2160g，加冰醋酸10mL溶解后，加结晶紫指示液1滴，用高氯酸滴定液（0.1mol/L）滴定，至溶液显蓝绿色，并将滴定结果用空白试验校正。已知：高氯酸滴定液（0.1mol/L）的 $F=1.027$（23℃），冰醋酸体积膨胀系数为 $1.1×10^{-3}$/℃，每1mL高氯酸滴定液（0.1mol/L）相当于31.93mg的 $C_8H_{11}NO_3·C_4H_6O_6$，样品消耗高氯酸滴定液体积为6.50mL，空白消耗0.02mL。问：
    (1) 样品测定时高氯酸滴定液（0.1mol/L）的 F 值是1.027吗？为什么？
    (2) 求重酒石酸去甲肾上腺素的百分含量。
8. 精密称取对乙酰氨基酚约0.0400g，置250mL容量瓶中，加0.4%氢氧化钠溶液50mL溶解后，加水至刻度，摇匀；精密量取5mL，置100mL量瓶中，加0.4%氢氧化钠溶液10mL，加水至刻度，摇匀，依照紫外-可见分光光度法，在257nm波长处测得吸光度为0.592，按对乙酰氨基酚（$C_8H_9NO_2$）的吸收系数（$E_{1cm}^{1\%}$）为715计算对乙酰氨基酚的含量。

项目拓展

对乙酰氨基酚中对氨基酚及有关物质的检查

《中国药典》(2015)规定用高效液相色谱法对对乙酰氨基酚中的对氨基酚及有关物质进行检查。方法为：临用新制。取本品适量，精密称定，加溶剂[甲醇-水(4:6)]制成每1mL中约含20mg的溶液，作为供试品溶液；取对氨基酚对照品适量，精密称定，加上述溶剂溶解并制成每1mL中约含对氨基酚0.1mg的溶液，作为对照品溶液；精密量取对照品溶液与供试品溶液各1mL，置同一100mL量瓶中，用上述溶剂稀释至刻度，摇匀，作为对照品溶液。照高效液相色谱法（通则0512）试验。用辛烷基硅烷键合硅胶为填充剂；以磷酸盐缓冲液（取磷酸氢二钠8.95g，磷酸二氢钠3.9g，加水溶解至1000mL，加10%四丁基氢氧化铵溶液12mL）-甲醇（90:10）为流动相；检测波长为245nm；柱温为401℃；理论板数按对乙酰氨基酚峰计算不低于2000，对氨基酚峰与对乙酰氨基酚峰的分离度应符合要求。精密量取对照品溶液与供试品溶液各20μL，分别注入液相色谱仪，记录色谱图至主峰保留时间的4倍。供试品溶液色谱图中如有与对氨基酚保留时间一致的色谱峰，按外标法以峰面积计算，含对氨基酚不得过0.005%，其他单个杂质峰面积不得大于对照溶液中对乙酰氨基酚峰面积的0.1倍（0.1%），其他各杂质峰面积的和不得大于对照品溶液中对乙酰氨基酸峰面积的0.5倍（0.5%）。

项目七　磺胺类和喹诺酮类药物的分析

项目目标

知识目标

掌握磺胺类和喹诺酮类药物中代表药物的鉴别、检查和含量测定方法。

熟悉磺胺类和喹诺酮类药物的结构、性质及与分析方法之间的关系。

能力目标

能够按照药品质量标准对磺胺嘧啶和诺氟沙星进行检验；熟练使用亚硝酸钠滴定法对药品进行含量测定；能够使用高效液相色谱法进行药物有关物质的检查及含量测定。

素质目标

具有科学、认真、严谨的学习和工作态度；具有严格执行药品质量标准，保障用药安全的观念。

项目引导

合成抗菌药是一类抑制或杀灭病原微生物的药物（或称化学治疗剂）。由于细菌、病毒等各种病原微生物所致的感染性疾病遍布临床各科，因此在人类与感染性疾病的斗争中，合成抗菌药物得到了广泛应用，抗菌药物的分析成为医药界关注的热点。合成抗菌药包括喹诺酮类、磺胺类、抗结核药、抗真菌药等。本项目主要讨论磺胺类和喹诺酮类药物的理化性质、鉴别反应、杂质检查及含量测定方法。

一、磺胺类药物的结构、性质和分析方法

磺胺类药物是一类具有对氨基苯磺酰胺结构的药物，是一类用于治疗细菌性感染的化学合成药。可用于治疗流行性脑炎、脊髓膜炎、上呼吸道、肠道、泌尿道及其他部位细菌性感染。临床应用较广泛的磺胺类药物主要有磺胺嘧啶、磺胺甲噁唑、磺胺异噁唑和磺胺醋酰钠。

（一）基本结构

磺胺类药物的母体为：

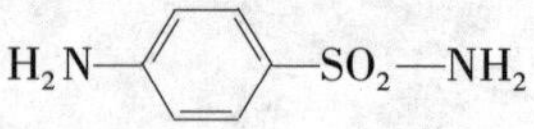

$$H_2N-\underset{}{\bigcirc}-SO_2-NH_2$$

规定磺酰氨基上的氮原子为 N_1,芳伯氨基上的氮原子为 N_4,磺胺类药物的区别主要在于 N_1 或 N_4 上的取代基不同。代表药物及结构如下:

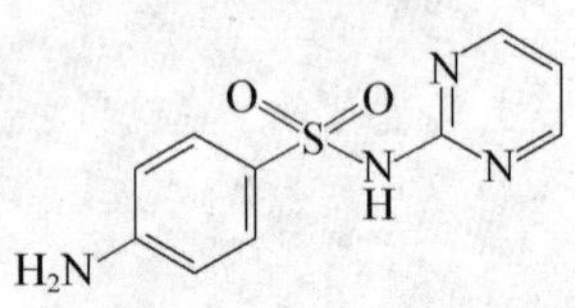

磺胺嘧啶 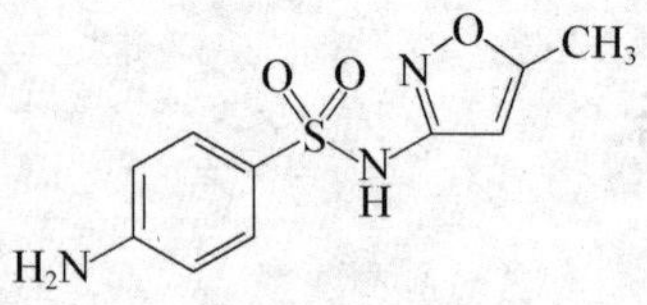　　　　　　　　　　　　磺胺甲噁唑

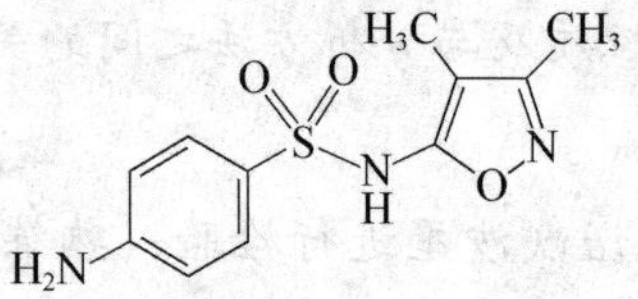

磺胺异噁唑 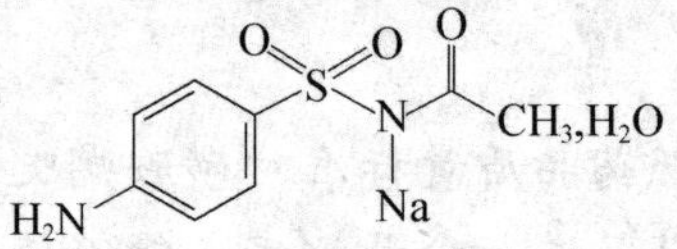　　　　　　　　　　　磺胺醋酰钠

(二) 性质

1. 性状

本类药物多为白色或类白色结晶性粉末。几乎不溶于水,在乙醇或丙酮中微溶,在稀盐酸、氢氧化钠试液或氨试液中易溶。

2. 具酸碱两性

磺胺类药物显酸碱两性,芳伯氨基为弱碱性,磺酰胺基为弱酸性。可溶于酸或碱溶液。但其酸性小于碳酸,所以其钠盐水溶液遇 CO_2 会析出沉淀。

3. 磺酰胺基的特性

由于磺酰胺基上的氢原子受磺酰基吸电子效应的影响,比较活泼,使药物具有一定的酸性,可以和某些金属离子生成难溶性盐的沉淀。如不同的磺胺类药物与硫酸铜反应可生成不同颜色的铜盐沉淀,可用于本类药物的鉴别。

4. 芳伯氨基的特性

磺胺嘧啶、磺胺甲噁唑、磺胺醋酰钠、磺胺异噁唑的 N_4 上均无取代基,分子结构中有游离的芳伯氨基,在酸性条件下可和亚硝酸钠发生重氮化-偶合反应,可用于鉴别、含量测定;芳伯氨基也可与芳醛缩合成有色的希夫碱可用于鉴别。

5. 取代基的特性

磺胺嘧啶、磺胺甲噁唑、磺胺异噁唑 N_1 上的取代基为含氮杂环,具有碱性,可与生物碱沉淀剂反应,生成沉淀,可用于鉴别。磺胺类药物分子结构中具有苯环及其他特征官能团,具有紫外特征吸收光谱和特征性较强、专属性好的红外吸收光谱,可进行磺胺类药物的鉴别和含量测定。

(三) 分析方法

1. 鉴别反应

(1) 芳香第一胺的鉴别反应

重氮化-偶合反应:凡具有芳伯氨基的本类药物均可用重氮化-偶合反应进行鉴别。游离芳伯氨基与亚硝酸钠在酸性条件下发生重氮化反应,生成重氮盐,再与碱性 β-萘酚偶合生成有色的偶氮染料。

(2) 与金属离子反应 磺胺类药物磺酰胺基上的氢原子可被金属离子(银、铜、钴)取代,并生成不同颜色的难溶性的金属盐沉淀。其中与硫酸铜的反应常用于本类药物的鉴别。

[示例] 磺胺甲噁唑的鉴别:取本品约 0.1g,加水与 0.4% 氢氧化钠溶液各 3mL,振摇使溶解,过滤,取滤液,加硫酸铜试液 1 滴,即生成草绿色沉淀。

(3) N_1 取代基的鉴别反应 磺胺嘧啶、磺胺甲噁唑、磺胺异噁唑 N_1 上均为含氮杂环取代,显碱性,还能与生物碱沉淀试剂生成沉淀。如磺胺嘧啶能与碘化铋钾试液或碘-碘化钾试液生成红棕色沉淀。

(4) 红外分光光度法 磺胺类药物数量较多,且具有相同的基本结构。为了区别不同的磺胺类药物,《中国药典》(2015)收载了红外分光光度法。例如,磺胺嘧啶的红外吸收特征峰如表 7-1 和图 7-1 所示。

表 7-1 磺胺嘧啶红外吸收特征峰

药物	波数/cm^{-1}	归属
磺胺嘧啶	3420,3350,3255	胺及磺酰胺
	1650	胺 δ_{NH_2}
	1580,1490,1440	嘧啶,苯环 $\nu_{C=C}$, $\nu_{C=N}$
	1325,1155	磺酰胺 $\nu_{S=O}$

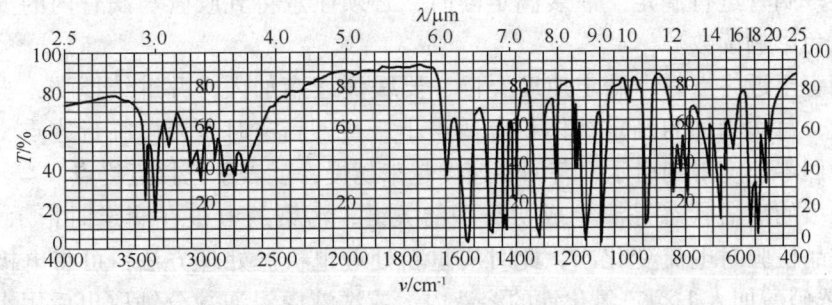

图 7-1 磺胺嘧啶红外光谱图(参考《药品红外光谱集》)

2. 杂质检查

本类药物通常要求进行酸度、碱性溶液的澄清度与颜色、氯化物、干燥失重、重金属等一般杂质检查项目，特殊杂质检查常使用薄层色谱法。例如磺胺异噁唑片中有关物质的检查。

3. 含量测定

（1）亚硝酸钠滴定法　凡分子结构中有芳香第一胺或经水解后具有芳香第一胺的磺胺类药物均可用亚硝酸钠滴定法测定含量。本类药物原料药的含量测定多采用此法。

[示例] 磺胺醋酰钠的含量测定：

取本品约0.45g，精密称定，置烧杯中，加水40mL与盐酸溶液（1→2）15mL，而后置电磁搅拌器上，搅拌使溶解，再加溴化钾2g，插入铂-铂电极后，将滴定管的尖端插入液面下约2/3处，用亚硝酸钠滴定液（0.1mol/L）迅速滴定，随滴随搅拌，至近终点时，将滴定管的尖端提出液面，用少量水淋洗尖端，洗液并入溶液中，继续缓缓滴定，至电流计指针突然偏转，并不再回复，即为滴定终点。每1mL亚硝酸钠滴定液（0.1mol/L）相当于23.62mg的$C_8H_9N_2NaO_3S$。

注意事项如下：

采用永停法（永停滴定仪如图7-2所示）指示终点，供试液宜在150～200mL的烧杯中进行滴定；滴定前应在试样中加入溴化钾2g，以加快重氮化反应的速率。

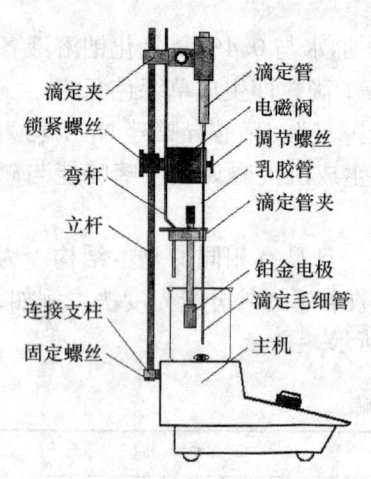

图7-2　永停滴定仪结构图

为防止HNO_2的分解与逸失，滴定须在30℃以下进行，并将滴定管尖端插入液面下约2/3处。常用滴定管尖端的长度不够，因此可在滴定管的下端用乳胶管连接一滴管进行滴定。灌装滴定液时，必须注意将乳胶管与滴管内的气泡排空，以免影响读数。

滴定至近终点时，滴定速度要慢，要缓缓逐滴加入，并继续搅拌，当接近终点时，每次滴加的滴定液体积应适当小一些。滴定时是否已临近终点，可由指针的回零速度得到启示，若回零速度越来越慢，就表示已接近终点。

电极的清洁状态是滴定成功与否的关键，污染的电极在滴定时指示迟钝，终点成品检验时电流变化小，此时应重新处理电极。处理方法：可将电极插入10mL浓硝酸加入1滴三氯化铁的溶液内，或洗液内浸泡数分钟取出后用水冲洗干净。

催化剂、温度、搅拌速度对测定结果均有影响，测定时均应按照规定进行。

（2）高效液相色谱法　高效液相色谱法具有样品用量小、灵敏度高、分离效能好、快速等许多优点，因此，可用于磺胺类药物及其复方制剂含量的测定。

[示例] 磺胺嘧啶片的含量测定：

色谱条件与系统适用性试验：用十八烷基硅烷键合硅胶为填充剂；以乙腈－0.3%醋酸铵溶液（20∶80）为流动相；检测波长为260nm。理论板数按磺胺嘧啶峰计算不低于3000。

测定方法：取本品20片，精密称定，研细，精密称取适量（约相当于磺胺嘧啶0.1g），置100mL量瓶中，加0.1mol/L氢氧化钠溶液10mL，振摇使磺胺嘧啶溶解，用流动相稀释至刻度，摇匀，过滤，精密量取续滤液5mL，置50mL量瓶中，用流动相稀释至刻度，摇匀，精密量取10μL，注入液相色谱仪，记录色谱图；另取磺胺嘧啶对照品约25mg，精密称定，置50mL量瓶中，加0.1mol/L氢氧化钠溶液2.5mL溶解后，用流动相稀释至刻度，摇匀，精密量取10mL，置50mL量瓶中，用流动相稀释至刻度，摇匀，同法测定。按外标法以峰面积计算，即得。

二、喹诺酮类药物的结构、性质和分析方法

喹诺酮类抗菌药是一类新型的合成抗菌药，它的问世在药物发展史上具有划时代的意义。1962年发现具有新结构类型的抗菌药萘啶酸，20世纪70年代我国合成吡哌酸，经过五十多年的发展，已经开发上市的常用药物有数十种。本类药物具有抗菌谱广、抗菌作用强等特点，目前已成为临床上广泛使用的一类抗菌药。

（一）结构

喹诺酮类抗菌药主要是由吡啶酮酸并联苯环、吡啶环或嘧啶环等芳香环组成的化合物，按其基本母核结构特征可分为萘啶羧酸类、吡啶并嘧啶羧酸类、喹啉羧酸类及噌啉羧酸类。喹诺酮类药物为吡酮酸的衍生物，具有4-吡啶酮-3-羧酸结构，结构通式如下：

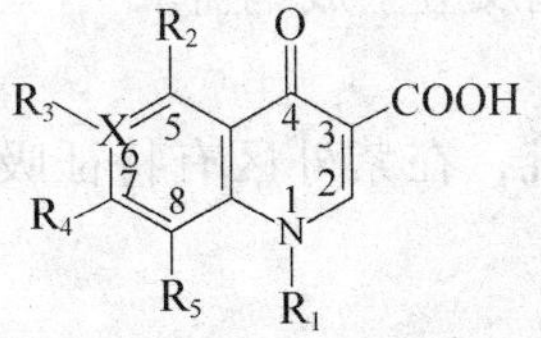

$$\begin{array}{c}\text{结构式：}R_5\text{—X}_6\text{，}R_2\text{在5位，}R_4\text{在7位，}R_5\text{在8位，}R_1\text{在1位(N)，COOH在3位，O在4位}\end{array}$$

该类药物通常1位为取代的氮原子，3位羧基、4位酮羰基，第三代和第四代喹诺酮类抗菌药6位为氟原子取代，5、7、8位可有不同的取代基。典型药物如下：

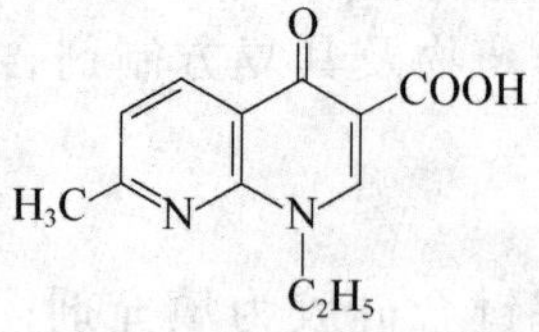

萘啶酸

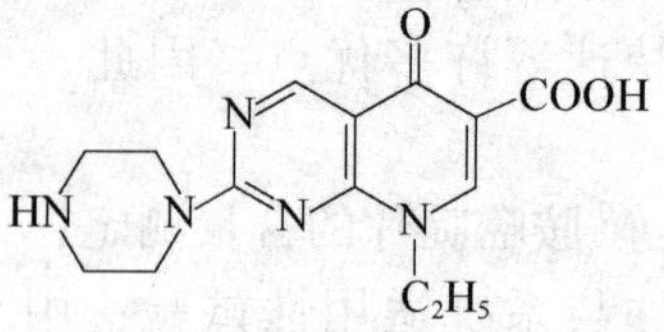

吡哌酸

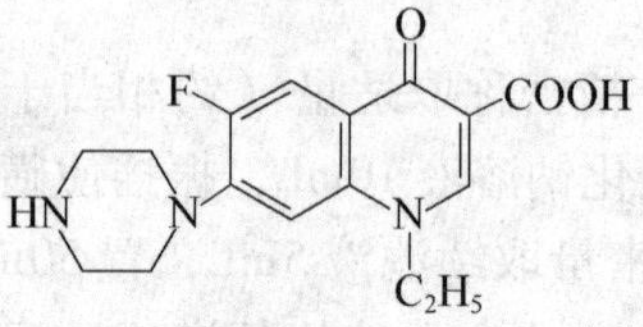

诺氟沙星

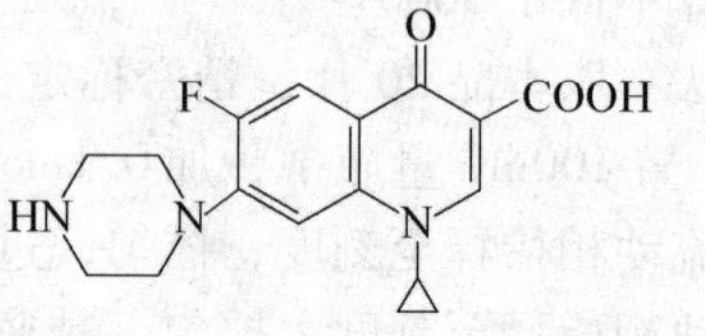

环丙沙星

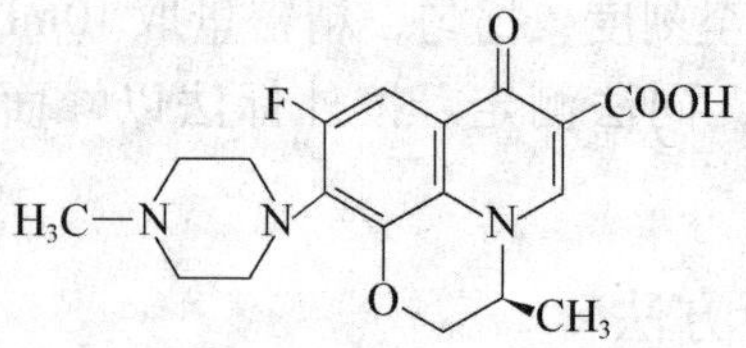

左氧氟沙星

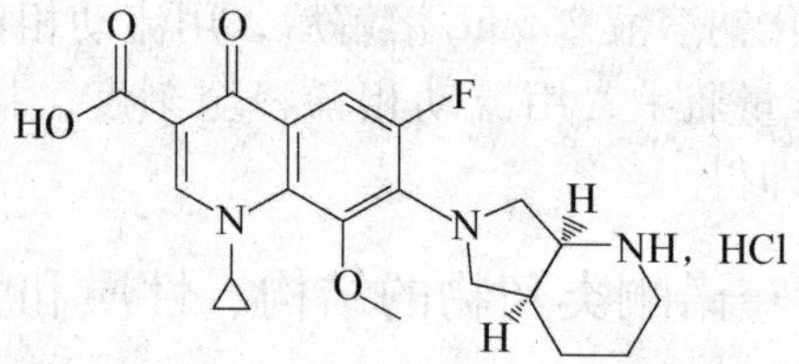

莫西沙星

（二）性质

1. 性状

喹诺酮类药物一般为类白色或淡黄色结晶。如诺氟沙星为类白色至淡黄色结晶性粉末，环丙沙星为白色至微黄色结晶性粉末。

2. 溶解性

在水和乙醇中溶解度小，在碱性和酸性水溶液中有一定溶解度。本类药物成盐后可在水中溶解。

3. 酸碱两性

本类药物分子具有酸碱两性，羧基显酸性，氮原子显碱性。如环丙沙星可与盐酸成盐，也可与氢氧化钠反应生成钠盐。

4. 紫外吸收光谱特征

分子结构中具有共轭系统，在紫外区有特征吸收，利用此性质可进行鉴别或含量测定。

5. 旋光性

左氧氟沙星具有旋光性，氧氟沙星和环丙沙星等无旋光性。

（三）鉴别试验

1. 与丙二酸的反应

喹诺酮类药物分子中有叔胺基团，与丙二酸在酸酐中共热时，显棕色、红色、紫色或蓝色。此反应为叔胺基团的特殊反应。

[示例] 诺氟沙星软膏的鉴别：取含量测定项下的供试品溶液5mL，置水浴上蒸干，残渣中加丙二酸约50mg与酸酐1mL，在水浴中加热10min，溶液显红棕色。

2. 紫外可见分光光度法

喹诺酮类药物分子结构中具有共轭系统，在紫外区有最大吸收波长，可以用来进行鉴别，如氧氟沙星制剂（片剂、胶囊、眼膏、滴眼液和滴耳液）、左氧氟沙星原料、片剂及滴眼液、司帕沙星制剂（片剂和胶囊）、吡哌酸原料和制剂（片剂和胶囊）等。

3. 薄层色谱法

使用薄层色谱法时，通过对照品比较法对本类药品进行鉴别，并按要求对检测方法进行系统适用性试验，使斑点的检测灵敏度、比移值（R_f）和分离效能符合规定。《中国药典》（2015）对氧氟沙星、诺氟沙星和氟罗沙星用本法鉴别。

4. 高效液相色谱法

利用高效液相色谱图中药物的保留时间，可以对喹诺酮类药物进行鉴别。喹诺酮类药物含量测定项下的供试品溶液主峰应与相应对照品溶液主峰的保留时间一致。《中国药典》（2015）收载的喹诺酮类药物均采用了高效液相色谱法进行鉴别。

5. 红外光谱法

喹诺酮类药物在红外光谱下具有特征吸收，可用于药物的鉴别。如盐酸环丙沙星的鉴别，供试品的红外光吸收图谱应与对照的图谱一致。

（四）特殊杂质检查

1. 有关物质

本类药物有关物质的来源有两个途径，一是生产过程中可能引入未反应完全的原料、中间体、副产物及试剂等；二是在药品的储存过程中产生的降解产物。目前主要采用高效液相色谱法进行有关物质的检查。

2. 光学异构体

左氧氟沙星是氧氟沙星的光学异构体，产品中除有效成分左氧氟沙星外，还可能存在极少的光学异构体右氧氟沙星。该异构体抗菌作用较左氧氟沙星弱，《中国药典》规定对其进行限量检查，常用方法为高效液相色谱法。

[示例]《中国药典》（2015）规定左氧氟沙星中右氧氟沙星检查：取供试品适量，加流动相溶解并稀释制成每1mL中约含1.0mg的溶液，作为供试品溶液；精密量取适量，用流动相定量稀释制成每1mL中约含10μg的溶液，作为对照品溶液。精密量取对照品溶液适量，用流动相定量稀释制成每1mL中约含0.5μg的溶液，作为灵敏度溶液。照高效液相色谱法（通则0512）测定。用十

八烷基硅烷键合硅胶为填充剂；以硫酸铜－D－苯丙氨酸溶液（取 D－苯丙氨酸 1.32g 与硫酸铜 1g，加水 1000mL 溶解后，用氢氧化钠试液调节 pH 至 3.5）－甲醇（82:18）为流动相；柱温 40℃，检测波长 294nm。取左氧氟沙星和氧氟沙星对照品各适量，加流动相溶解并定量稀释制成每 1mL 中约含左氧氟沙星 1mg 和氧氟沙星 20μg 的溶液，取 20μL 注入液相色谱仪，记录色谱图，右氧氟沙星与左氧氟沙星依次流出，右、左旋异构体峰的分离度应符合要求。取灵敏度溶液 20μL 注入液相色谱仪，主成分色谱峰峰高的信噪比应大于 10。再精密量取供试品溶液和对照品溶液各 20μL，分别注入液相色谱仪，记录色谱图，供试品溶液色谱图中右氧氟沙星峰面积不得大于对照品溶液主峰面积（1.0%）。

（五）含量测定

喹诺酮类药物的含量测定方法较多，有酸碱滴定法、非水溶液滴定法、紫外分光光度法、毛细管电泳法、荧光光谱法和高效液相色谱法等方法，目前《中国药典》主要采用非水溶液滴定法、紫外分光光度法和高效液相色谱法等。

1. 非水溶液滴定法

喹诺酮类药物具有酸碱两性的性质，而且大部分该类药物为疏水性不能在水溶液中直接滴定。通常采用非水碱量法，用酸性非水溶剂溶解供试品，增强了弱碱的强度，采用适当的指示剂或电位法指示终点，以高氯酸滴定液进行滴定。

[示例]《中国药典》（2015）吡哌酸含量的非水溶液滴定测定：取供试品约 0.2g，精密称定，加冰醋酸 20mL 溶解后，加结晶紫指示液 1 滴，用高氯酸滴定液（0.1mol/L）滴定至溶液显纯蓝色，并将滴定的结果用空白试验校正。每 1mL 高氯酸滴定液（0.1mol/L）相当于 30.33mg 的 $C_{14}H_{17}N_5O_3$。

2. 紫外分光光度法

喹诺酮类药物分子结构中具有共轭系统，在紫外区具有特征性吸收。可用于本类药物及其制剂的含量测定。

[示例]《中国药典》（2015）吡哌酸片含量的测定：取本品 10 片，精密称定，研细，精密称取适量（约相当于 $C_{14}H_{17}N_5O_3 \cdot 3H_2O$ 0.2g），置 500mL 量瓶中，加 0.01mol/L 盐酸溶液适量，超声使吡哌酸溶解并稀释至刻度，摇匀，过滤，精密量取续滤液 2mL，置 250mL 量瓶中，用 0.01mol/L 盐酸溶液稀释至刻度，摇匀，照紫外－可见分光光度法（通则 0401），在 275nm 波长处测定吸光度；另精密称取吡哌酸对照品适量，加 0.01mol/L 盐酸溶液溶解并定量稀释制成每 1mL 中约含 $C_{14}H_{17}N_5O_3 \cdot 3H_2O$ 3μg 的溶液，同法测定。计算出供试品中 $C_{14}H_{17}N_5O_3 \cdot 3H_2O$ 的含量。

3. 高效液相色谱法

高效液相色谱法具有分离模式多样、适用范围广、专属性强、检测手段多样、灵敏度高、重复性好、分析速度快等特点。近年来，各国药典中采用 HPLC 法对喹诺酮类药物的含量和有关物质进行分析测定的比例不断增加。《中国药典》（2015）采用 HPLC 法对所收载的喹诺酮类药物（吡哌酸除外）进行含量测定。喹诺酮类药物是具有氨基和羧基的两性化合物，能在水溶液中解离。用常规高效液相色谱法单独以乙腈－水或甲醇－水为流动相洗脱时，常出现色谱峰滞后拖尾严重，对称性差，分离度低和保留值不稳定等问题。采用离子抑制或离子对色谱等技术可克服上述缺点，所用离子对试剂主要为戊烷磺酸钠、柠檬酸钠和高氯酸钠等。

项目任务

任务 1　磺胺嘧啶的分析

任务目标

掌握永停滴定法的原理及操作方法。
了解红外光谱法在药物中的应用。
能够规范书写检验原始记录和检验报告书。

任务资讯

查阅《中国药典》（2015）二部、四部等资料，了解基本信息。

一、检验项目

磺胺嘧啶的鉴别、检查与含量测定。

二、检验药品

（1）检验药品名称　磺胺嘧啶。
（2）检验药品来源　市场购买或送检样品。
（3）检验药品的规格、批号、数量及包装信息　查阅药品包装及说明书，记录相关信息。

三、质量标准

本品为 $N-2-$ 嘧啶基 $-4-$ 氨基苯磺酰胺。

1. 性状

本品为白色或类白色的结晶或粉末；无臭，无味；遇光色渐变暗。
本品在乙醇或丙酮中微溶，在水中几乎不溶；在氢氧化钠试液或氨试液中易溶，在稀盐酸中溶解。

2. 鉴别

（1）取本品约 0.1g，加水与 0.4% 氢氧化钠溶液各 3mL，振摇使溶解，过滤，取滤液，加硫酸铜试液1滴，即生成黄绿色沉淀，放置后变为紫色。

（2）本品的红外光吸收图谱应与对照的图谱（《药品红外光谱集》570图）一致。

（3）本品显芳香第一胺类的鉴别反应（通则0301）。

3. 检查

（1）酸度　取本品2.0g，加水100mL，置水浴中振摇加热10min，立即放冷，过滤；分取滤液25mL，加酚酞指示液2滴与氢氧化钠滴定液（0.1mol/L）0.20mL，应显粉红色。

（2）碱性溶液的澄清度与颜色　取本品2.0g，加氢氧化钠试液10mL溶解后，加水至25mL，溶液应澄清无色；如显色，与黄色3号标准比色液（通则0901第一法）比较，不得更深。

（3）氯化物　取上述酸度项下剩余的滤液25mL，依法检查（通则0801），与标准氯化钠溶液5.0mL制成的对照品溶液比较，不得更浓（0.01%）。

（4）干燥失重　取本品，在105℃干燥至恒重，减失重量不得超过0.5%（通则0831）。

（5）炽灼残渣　不得超过0.1%（通则0841）。

（6）重金属　取本品1.0g，依法检查（通则0821第三法），含重金属不得超过百万分之十。

4. 含量测定

取本品约0.5g，精密称定，照永停滴定法（通则0701），用亚硝酸钠滴定液（0.1mol/L）滴定。每1mL亚硝酸钠滴定液（0.1mol/L）相当于25.03mg的$C_{10}H_{10}N_4O_2S$。按干燥品计算，含$C_{10}H_{10}N_4O_2S$不得少于99.0%。

四、检查方法及其依据

1. 溶解性

磺胺类药物显酸碱两性，芳伯氨基为弱碱性，磺酰胺基为弱酸性。可溶于酸或碱溶液。

2. 鉴别

（1）磺酰胺上的氢原子可被金属取代，生成不同颜色的难溶性的金属盐沉淀。其中与硫酸铜的反应常用于本类药物的鉴别。磺胺嘧啶铜盐沉淀颜色为黄绿色沉淀，放置后变为紫色，可用于区别其他不同的磺胺类药物。

（2）磺胺类药物具有相同的基本结构。为了区别不同的磺胺类药物，可采用红外分光光度法进行鉴别。本品的红外光吸收图谱应与《药品红外光谱集》对照图谱一致。

（3）本品分子中具有游离的芳伯氨基，因而显芳香第一胺类的鉴别反应，即在酸性条件下可和亚硝酸钠发生重氮化-偶合反应。

3. 检查

磺胺嘧啶杂质检查项目为一般杂质检查，包括酸度、碱性溶液的澄清度与颜色、氯化物、干燥失重、炽灼残渣和重金属的检查。

4. 含量测定

磺胺嘧啶分子结构中具有芳香第一胺，可用亚硝酸钠滴定法测定含量。原理为芳伯氨基药物在酸性溶液中与亚硝酸钠定量反应，生成重氮盐，用永停滴定法指示反应终点。

任务准备

一、准备仪器和试药

（一）性状

（1）仪器　烧杯（1000mL）、容量瓶（100mL、1000mL）、滴管。

（2）试药　乙醇、丙酮、氢氧化钠、氨水、盐酸。

（二）鉴别

（1）仪器　电子天平（感量0.01g）、试管、容量瓶（100mL）、量筒（10mL）、带铁圈的铁架台、漏斗、滤纸、红外分光光度计。

（2）试药　氢氧化钠、硫酸铜、盐酸、亚硝酸钠、无水碳酸钠、基准对氨基苯磺酸、氨水。

（三）检查

（1）仪器　电子天平（感量0.1g、0.1mg）、水浴锅、量筒（10mL、100mL）、烧杯（1000mL）、纳氏比色管（25mL、50mL）、滴管、扁形称量瓶、干燥箱、干燥器、电炉、高温电炉、坩埚、通风橱、容量瓶（100mL、1000mL）。

（2）试药　酚酞、氢氧化钠、氯化钴、重铬酸钾、硝酸、硫化钠、硝酸银、硫酸、硝酸铅、硫化钠。

（四）含量测定

（1）仪器　永停滴定仪、电子天平（感量0.1g、0.0001g）、烧杯（100mL、250mL）、量筒（50mL）。

（2）试药　盐酸、溴化钾、亚硝酸钠。

二、检验用液的制备

（一）性状

氢氧化钠试液：取氢氧化钠4.3g，加水使溶解成100mL，即得。

氨试液：取浓氨溶液400mL，加水使成1000mL，即得。

稀盐酸：取盐酸234mL，加水稀释至1000mL，即得。本液含HCl应为

9.5%~10.5%。

(二) 鉴别

(1) 试液的制备

0.4%氢氧化钠：取氢氧化钠0.4g，加水使溶解成100mL，即得。

硫酸铜试液：取硫酸铜12.5g，加水使溶解成100mL，即得。

稀盐酸：同上述性状检查所用试剂。

(2) 滴定液的制备与标定 0.1mol/L亚硝酸钠滴定液的配制和标定如下。

①配制：取亚硝酸钠7.2g，加无水碳酸钠（Na_2CO_3）0.10g，加水适量使溶解成1000mL，摇匀。

②标定：取在120℃干燥至恒重的基准对氨基苯磺酸约0.5g，精密称定，加水30mL与浓氨试液3mL，溶解后，加盐酸（1→2）20mL，搅拌，在30℃以下用本液迅速滴定，滴定时将滴定管尖端插入液面下约2/3处，随滴随搅拌；至近终点时，将滴定管尖端提出液面，用少量水洗涤尖端，洗液并入溶液中，继续缓缓滴定，用永停滴定法（通则0701）指示终点。每1mL亚硝酸钠滴定液（0.1mol/L）相当于17.32mg对氨基苯磺酸。根据本液的消耗量与对氨基苯磺酸的取用量，算出本液浓度，即得。

(三) 检查

1. 试液的制备

氢氧化钠试液：同上述性状检查所用试剂。

稀硝酸：取硝酸105mL，加水稀释至1000mL，即得。本液含HNO_3应为9.5%~10.5%。

氨试液：同上述性状检查所用试剂。

硝酸银试液：取硝酸银17.5g，加水适量使溶解成1000mL，摇匀。

硫化钠试液：取硫化钠1g，加水使溶解成10mL，即得。本液应临用新制。

2. 滴定液的制备与标定

(1) 氢氧化钠滴定液（0.1mol/L）

①配制：取澄清的氢氧化钠饱和溶液5.6mL，加新沸过的冷水使成1000mL，摇匀。

②标定：取在105℃干燥至恒重的基准邻苯二甲酸氢钾约0.6g，精密称定，加新沸过的冷水50mL，振摇，使其尽量溶解；加酚酞指示液2滴，用本液滴定；在接近终点时，应使邻苯二甲酸氢钾完全溶解，滴定至溶液显粉红色。每1mL氢氧化钠滴定液（0.1mol/L）相当于20.42mg邻苯二甲酸氢钾。根据本液的消耗量与邻苯二甲酸氢钾的取用量，算出本液的浓度，即得。

③储藏：置聚乙烯塑料瓶中，密封保存；塞中有2孔，孔内各插入玻璃管1支，一管与钠石灰管相连，一管供吸出本液使用。

(2) 乙二胺四醋酸二钠滴定液（0.05mol/L）

①配制：取乙二胺四醋酸二钠 19g，加适量的水使溶解成 1000mL，摇匀。

②标定：取于约 800℃ 灼烧至恒重的基准氧化锌 0.12g，精密称定，加稀盐酸 3mL 使溶解，加水 25mL，加 0.025% 甲基红的乙醇溶液 1 滴，滴加氨试液至溶液显微黄色，加水 25mL 与氨-氯化铵缓冲液（pH10.0）10mL，再加铬黑T指示剂少量，用本液滴定至溶液由紫色变为纯蓝色，并将滴定的结果用空白试验校正。每 1mL 乙二胺四醋酸二钠滴定液（0.05mol/L）相当于 4.069mg 氧化锌。根据本液的消耗量与氧化锌的取用量，算出本液的浓度，即得。

③储藏：置玻璃塞瓶中，避免与橡皮塞、橡皮管等接触。

3. 指示液的制备

酚酞指示液：取酚酞 1g，加乙醇 100mL 使溶解，即得。

二甲酚橙指示液：取二甲酚橙 0.2g，加水 100mL 使溶解，即得。本液应临用新制。

（四）含量测定

盐酸溶液（1→2）：取盐酸 100mL 加水使成 200mL。

任务实施

一、性状

（一）操作方法

本品为白色或类白色的结晶或粉末；无臭，无味；遇光色渐变暗。

本品在乙醇或丙酮中微溶，在水中几乎不溶；在氢氧化钠试液或氨试液中易溶，在稀盐酸中溶解。

（二）记录

按规范要求填写原始记录。

二、鉴别

（一）性状鉴别

取本品约 0.1g，加水与 0.4% 氢氧化钠溶液各 3mL，振摇使溶解，过滤，取滤液，加硫酸铜试液 1 滴，即生成黄绿色沉淀，放置后变为紫色。

（二）红外光谱鉴别

1. 操作方法

取供试品 1~1.5mg，置玛瑙研钵中，加入干燥的溴化钾细粉 200~300mg（与供试品的比约为 200∶1），充分研磨均匀，置于直径为 13mm 的压模中，使铺展均匀，抽真空约 2min 后，加压至 0.8×10^{-5} kPa，保持压力 2min，撤去压力并放气，取出制成的供试片，用目视检查片子应透明，其中样品分布应均匀，并无明显颗粒状样品。

准备红外光谱仪，使用仪器进行检测，将压片放入机器样品光路中，开启自动分析系统，打印报告和分析结果。

退出操作软件，关闭计算机。将样品拿出样品仓，依次关闭样品仓、仪器和主机电源；收整、结束操作。

2. 结果判断

将测定的供试品的红外光吸收图谱与对照的图谱（《药品红外光谱集》570图）比较，应符合规定。

（三）芳香第一胺类的鉴别反应

取供试品约 50mg，加稀盐酸 1mL，必要时缓缓煮沸使溶解，加 0.1mol/L 亚硝酸钠溶液数滴，加与 0.1mol/L 亚硝酸钠溶液等体积的 1mol/L 脲溶液，振摇 1min，滴加碱性 β-萘酚试液数滴，视供试品不同，生成由粉红到猩红色沉淀。

（四）记录

按规范要求填写原始记录。

三、检查

（一）酸度

1. 操作方法

取本品 2.0g，加水 100mL，置水浴中振摇加热 10min，立即放冷，过滤；分取滤液 25mL，加酚酞指示液 2 滴与氢氧化钠滴定液（0.1mol/L）0.20mL。

2. 结果判断

供试溶液应显粉红色。

（二）碱性溶液的澄清度与颜色

1. 操作方法

（1）标准比色液的制备

比色用重铬酸钾液：精密称取在 120℃ 干燥至恒重的基准重铬酸钾 0.4000g，置 500mL 量瓶中，加适量水溶解并稀释至刻度，摇匀，即得。每 1mL 溶液中含 0.800mg 的 $K_2Cr_2O_7$。

比色用氯化钴液：取氯化钴约 32.5g，加适量的盐酸溶液（1→40）使溶解成 500mL，精密量取 2mL，置锥形瓶中，加水 200mL，摇匀，加氨试液至溶液由浅红色转变至绿色后，加醋酸-醋酸钠缓冲液（pH6.0）10mL，加热至 60℃，再加二甲酚橙指示液 5 滴，用乙二胺四醋酸二钠滴定液（0.05mol/L）滴定至溶液显黄色。每 1mL 乙二胺四醋酸二钠滴定液（0.05mol/L）相当于 11.90mg $CoCl_2 \cdot 6H_2O$。根据上述测定结果，在剩余的原溶液中加适量的盐酸溶液（1→40），使每 1mL 溶液中含 59.5mg $CoCl_2 \cdot 6H_2O$，即得。

（2）黄色标准储备液　按比色用氯化钴液：比色用重铬酸钾液：水＝4.0：23.3：72.7 的比例配制。

（3）黄色3号标准比色液　精密量取黄色储备液 1.5mL 与水 8.5mL，摇匀。

（4）检查供试品　取本品 2.0g，加氢氧化钠试液 10mL 溶解后，加水至 25mL。

2. 结果判断

溶液应澄清无色；如显色，与黄色3号标准比色液比较，不得更深。

（三）氯化物

1. 操作方法

供试品溶液制备：取上述酸度项下剩余的滤液 25mL，加稀硝酸 10mL；溶液如不澄清，应过滤；置 50mL 纳氏比色管中，加水使成约 40mL，摇匀，即得供试品溶液。

标准溶液的制备：称取氯化钠 0.165g，置 1000mL 量瓶中，加水适量使溶解并稀释至刻度，摇匀，作为储备液。临用前，精密量取储备液 10mL，置 100mL 量瓶中，加水稀释至刻度，摇匀，即得（每 1mL 相当于 10μg 的 Cl）。

于供试品溶液与对照品溶液中，分别加入硝酸银试液 1.0mL，用水稀释使成 50mL，摇匀，在暗处放置 5min，同置黑色背景上，从比色管上方向下观察。

2. 结果判断

供试品溶液与对照品溶液比较，颜色不得更深（0.01%）。

（四）干燥失重

1. 操作方法

取供试品约 1g，置于与供试品相同条件下干燥至恒重的扁形称量瓶中，精密称定，供试品干燥时，应平铺在扁形称量瓶中，厚度不可超过 5mm，如为疏松物质，厚度不可超过 10mm。

将烘箱升温至 105℃并平衡后，放入供试品进行干燥，干燥时，应将瓶盖取下，置称量瓶旁，或将瓶盖半开进行干燥；干燥 4h，取出，将称量瓶盖好，放冷，然后称定重量。平行实验两份。

2. 计算

$$干燥失重(\%) = \frac{W_1 + W_2 - W_3}{W_1}$$

式中　W_1——供试品的重量，g

W_2——称量瓶恒重的重量，g

W_3——（称量瓶＋供试品）恒重的重量，g

3. 结果判断

减失重量不得超过 0.5%。

(五) 炽灼残渣

1. 操作方法

取供试品 1.0~2.0g，置已炽灼至恒重的坩埚中，精密称定；置电炉上缓缓炽灼至完全炭化，炽灼至全部炭化呈黑色，并不再冒烟，放冷；加硫酸 0.5~1mL 使湿润，继续在电炉上低温加热至硫酸蒸气除尽，白烟完全消失（以上操作应在通风橱内进行），将坩埚移至高温炉内，坩埚盖斜盖于坩埚上，在 700~800℃ 炽灼 60min，使完全灰化，移置干燥器内，放冷，精密称定后，再在 700~800℃ 炽灼至恒重。

2. 计算

$$炽灼残渣(\%) = \frac{残渣及坩埚重量 - 空坩埚重量}{供试品重量} \times 100\%$$

3. 结果判断

减失重量不得超过 0.1%。

(六) 重金属

1. 操作方法（重金属检查第三法）

标准铅溶液的制备：称取硝酸铅 0.1599g，置 1000mL 量瓶中，加硝酸 5mL 与水 50mL 溶解后，用水稀释至刻度，摇匀，作为储备液。精密量取储备液 10mL，置 100mL 量瓶中，加水稀释至刻度，摇匀，即得（每 1mL 相当于 10μg 的 Pb）。本液仅供当日使用。

配制与储存用的玻璃容器均不得含铅。

供试品溶液的制备：取供试品 1.0g，加氢氧化钠试液 5mL 与水 20mL 溶解后，置 25mL 纳氏比色管中，加硫化钠试液 5 滴，摇匀。

标准溶液的制备：取标准铅溶液 10mL，加氢氧化钠试液 5mL 与水 10mL，置 25mL 纳氏比色管中，加硫化钠试液 5 滴，摇匀。

2. 结果判断

供试品溶液所显颜色不得比标准溶液所显颜色更深。限量为含重金属不得过百万分之十。

(七) 记录

按规范要求填写原始记录。

四、含量测定

采用亚硝酸钠滴定法进行测定。

(一) 操作方法

1. 亚硝酸钠滴定液的配制与标定

配制：取亚硝酸钠 7.2g，加无水碳酸钠（Na_2CO_3）0.10g，加水适量使溶解成 1000mL，摇匀。

标定：取在 120℃ 干燥至恒重的基准对氨基苯磺酸约 0.5g，精密称定，加水

30mL 与浓氨试液 3mL，溶解后，加盐酸（1→2）20mL，搅拌，在 30℃以下用本液迅速滴定，滴定时将滴定管尖端插入液面下约 2/3 处，随滴随搅拌；至近终点时，将滴定管尖端提出液面，用少量水洗涤尖端，洗液并入溶液中，继续缓缓滴定，用永停法指示终点。每 1mL 亚硝酸钠滴定液（0.1mol/L）相当于 17.32mg 对氨基苯磺酸。根据本液的消耗量与对氨基苯磺酸的取用量，算出本液浓度，即得。

储藏：置玻璃塞的棕色玻瓶中，密闭保存。

2. 样品的含量测定

（1）取本品 0.45～0.55g，精密称定，置烧杯中，加水 40mL 与盐酸溶液（1→2）15mL，而后置电磁搅拌器上，搅拌使溶解。

（2）再加溴化钾 2g，插入铂-铂电极后，将滴定管尖端插入液面下约 2/3 处，用亚硝酸钠滴定液（0.1mol/L）迅速滴定。

（3）边滴边搅拌，至近终点时，将滴定管尖端提出液面，用少量水淋洗尖端，洗液并入溶液中，继续缓缓滴定，至电流计指针突然偏转，不再回复，即为终点。平行测定 3 份。

（二）计算

1. 亚硝酸钠滴定液浓度

$$C = \frac{W_s \times 1000}{V \times T}$$

式中　F——滴定液的校正因子

　　　W_s——对氨基苯磺酸的质量，g

　　　V——滴定基准物所耗亚硝酸钠的体积，mL

　　　T——滴定度

2. 供试品含量计算

$$含量(\%) = \frac{V \times T \times F \times 1000}{W} \times 100\%$$

式中　V——消耗滴定液的体积，mL

　　　T——滴定度

　　　F——校正因子

　　　W——供试品取样量，g

（三）结果判断

按干燥品计算，含 $C_{10}H_{10}N_4O_2S$ 不得少于 99.0%。

（四）记录

按规范要求填写原始记录。

五、数据处理与检验报告

按规定要求进行数据处理并填写检验报告书。

任务2 诺氟沙星的分析

任务目标

掌握高效液相色谱法检查诺氟沙星中有关物质及含量测定的操作技术。

熟悉外标法计算药物含量的方法。

了解高效液相色谱法在药物分析中的应用。

任务资讯

查阅《中国药典》（2015）二部、四部等资料，了解基本信息。

一、检验项目

诺氟沙星有关物质的检查与含量测定。

二、检验药品

（1）检验药品名称　诺氟沙星。

（2）检验药品来源　市场购买或送检样品。

（3）检验药品的规格、批号、数量及包装信息　查阅药品包装及说明书，记录相关信息。

三、质量标准

本品为1-乙基-6-氟-1，4-二氢-4-氧代-7-（1-哌嗪基）-3-喹啉羧酸。

1. 检查有关物质

取本品适量，精密称定，加0.1mol/L盐酸溶液适量（每12.5mg诺氟沙星加0.1mol/L盐酸溶液1mL）使溶解，用流动相A定量稀释制成每1mL中约含0.15mg的溶液，作为供试品溶液；精密量取适量，用流动相A定量稀释制成每1mL中含0.75μg的溶液，作为对照品溶液。另精密称取杂质A对照品约15mg，置200mL量瓶中，加乙腈溶解并稀释至刻度，摇匀，精密量取适量，用流动相A定量稀释制成每1mL中约含0.3μg的溶液，作为杂质A对照品溶液。照高效液相色谱法（通则0512）试验，用十八烷基硅烷键合硅胶为填充剂；以0.025mol/L磷酸溶液（用三乙胺调节pH至3.0±0.1）-乙腈（87∶13）为流动相A，乙腈为流动相B；按表7-2进行线性梯度洗脱。称取诺氟沙星对照品、环丙沙星对照品和依诺沙星对照品各适量，加0.1mol/L盐酸溶液适量使溶解，用流动相A稀释制成每1mL中含诺氟沙星0.15mg、环丙沙星和依诺沙星各3μg的混合溶液，取20μL注入液相色谱仪，以278nm为检测波长，记录色谱图，诺氟沙星峰的保留时间约为9min。诺氟沙星峰与环丙沙星峰和诺氟沙星峰与依诺沙星峰的分离度均应大于2.0。精密量取供试品溶液、对照品溶液和杂质A对照品溶液各20μL，分别注入液相色谱仪，以278nm和262nm为检测波长，记录色谱图。供试品溶液色谱图中如有杂质峰，杂质A（262nm检测）按外标法以峰面积计算，不得超过0.2%。其他单个杂质（278nm检测）峰面积不得大于对照品溶液主峰面积（0.5%）；其他各杂质峰面积的和（278nm检测）不得大于对照品溶液主峰面积的2倍（1.0%）。供试品溶液色谱图中任何小于对照品溶液主峰面积0.1倍的峰可忽略不计。

表7-2　　　　　　　　诺氟沙星中有关物质的检查梯度洗脱表

时间/min	流动相A/%	流动相B/%
0	100	0
10	100	0
20	50	50
30	50	50
32	100	0
42	100	0

2. 含量测定

照高效液相色谱法（通则0512）测定。

色谱条件与系统适用性试验：用十八烷基硅烷键合硅胶为填充剂；以0.025mol/L磷酸溶液（用三乙胺调节pH至3.0±0.1）-乙腈（87:13）为流动相，检测波长为278nm。称取诺氟沙星对照品、环丙沙星对照品和依诺沙星对照品各适量，加0.1mol/L盐酸溶液适量使溶解，用流动相稀释制成每1mL中含诺氟沙星25μg、环丙沙星和依诺沙星各5μg的混合溶液，取20μL注入液相色谱仪，记录色谱图，诺氟沙星峰的保留时间约为9min。诺氟沙星峰与环丙沙星峰和诺氟沙星峰与依诺沙星峰的分离度均应大于2.0。

测定方法：取本品约25mg，精密称定，置100mL量瓶中，加0.1mol/L盐酸溶液2mL使溶解后，用水稀释至刻度，摇匀，精密量取5mL，置50mL量瓶中，用流动相稀释至刻度，摇匀，作为供试品溶液，精密量取20μL注入液相色谱仪，记录色谱图；另取诺氟沙星对照品，同法测定，按外标法以峰面积计算，即得。按干燥品计算，含$C_{16}H_{18}FN_3O_3$应为98.5%～102.0%。

3. 杂质

杂质A：1-乙基-6-氟-7-氯-4-氧代-1,4-二氢喹啉-3-羧酸，分子式$C_{12}H_9ClFNO_3$，相对分子质量269.66，结构式为：

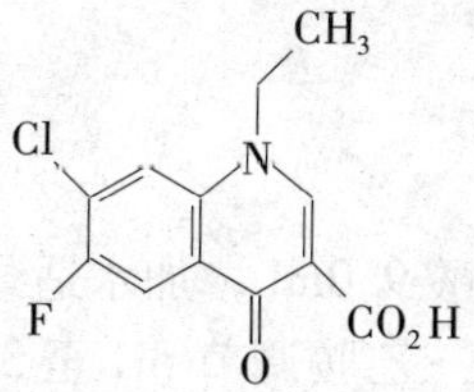

杂质 B：1-乙基-6-氟-7-[（2-氨乙基）氨基]-4-氧代-1,4-二氢喹啉-3-羧酸，分子式 $C_{14}H_{16}FN_3O_3$，相对分子质量 293.30，结构式为：

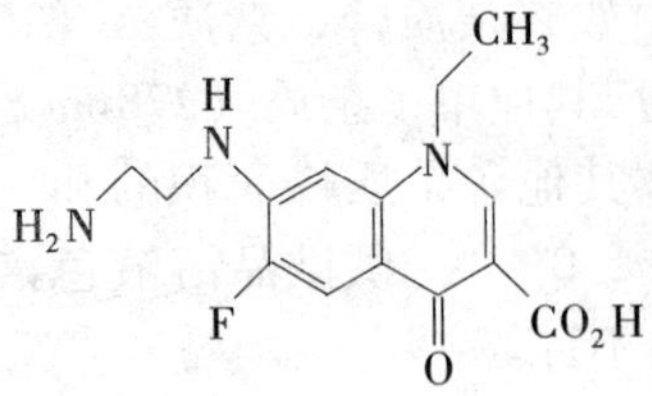

四、检查方法及其依据

（一）有关物质

喹诺酮类药物的有关物质主要来源，一是生产工艺，即生产中可能带入起始原料、试剂、中间体、副产物和异构体等；二是储存过程中的降解产物。《中国药典》（2015）中收载了 2 个已知杂质（杂质 A、杂质 B）。有关物质检查方法主要采用高效液相色谱法。

（二）含量测定

高效液相色谱法适用范围广、专属性强、检测手段多样、灵敏度高、重复性好、分析速度快。《中国药典》（2015）主要采用该方法对喹诺酮类药物进行含量测定。

任务准备

一、仪器和试药准备

（一）检查

（1）仪器　高效液相色谱仪、计算机、过滤器、真空泵、超声仪、移液器、吸量管（10mL）。

（2）试药　盐酸、磷酸、乙腈、三乙胺、杂质 A 对照品、诺氟沙星对照品、环丙沙星对照品、依诺沙星对照品。

（二）含量测定

（1）仪器　同有关物质检查用仪器。

（2）试药　盐酸、磷酸、乙腈、三乙胺、诺氟沙星对照品、环丙沙星对照品、依诺沙星对照品。

二、检验用液的制备

（一）检查

0.1mol/L 盐酸溶液：取盐酸 9.0mL，加水适量使成 1000mL，摇匀。

0.025mol/L 磷酸溶液（用三乙胺调节 pH 至 3.0±0.1）：取浓磷酸 1.66mL，

加水稀释至 1000mL，用三乙胺调节 pH 至 3.0±0.1。

（二）含量测定

0.1mol/L 盐酸溶液：同有关物质检查用仪器。

0.025mol/L 磷酸溶液（用三乙胺调节 pH 至 3.0±0.1）：同有关物质检查用仪器。

任务实施

一、有关物质的检查

采用高效液相色谱法进行检查。

（一）操作方法

1. 溶液的制备

流动相：流动相 A 为 0.025mol/L 磷酸溶液（用三乙胺调节 pH 至 3.0±0.1）和乙腈按 87∶13 的比例配制，摇匀；流动相 B 为乙腈；流动相需过滤，用前脱气。

供试品溶液的制备：取本品适量，精密称定，加 0.1mol/L 盐酸溶液适量（每 12.5mg 诺氟沙星加 0.1mol/L 盐酸溶液 1mL）使溶解，用流动相 A 定量稀释制成每 1mL 中约含 0.15mg 的溶液，作为供试品溶液。

对照品溶液的制备：精密量取适量供试品溶液，用流动相 A 定量稀释制成每 1mL 中含 0.75μg 的溶液，作为对照品溶液。

杂质 A 对照品溶液的制备：精密称取杂质 A 对照品约 15mg，置 200mL 量瓶中，加乙腈溶解并稀释至刻度，摇匀，精密量取适量，用流动相 A 定量稀释制成每 1mL 中约含 0.3μg 的溶液，作为杂质 A 对照品溶液。

对照品混合溶液的制备：称取诺氟沙星对照品、环丙沙星对照品和依诺沙星对照品各适量，加 0.1mol/L 盐酸溶液适量使溶解，用流动相 A 稀释制成每 1mL 中含诺氟沙星 0.15mg、环丙沙星和依诺沙星各 3μg 的混合溶液。

2. 色谱条件与系统适用性试验

色谱柱：十八烷基硅烷键合硅胶填充柱。

参照表 7-4 进行线性梯度洗脱。

检测波长：278nm。

取对照品混合溶液 20μL 注入液相色谱仪，以 278nm 为检测波长，记录色谱图，诺氟沙星峰的保留时间约为 9min。诺氟沙星峰与环丙沙星峰和诺氟沙星峰与依诺沙星峰的分离度均应大于 2.0。

3. 供试品测定

精密量取供试品溶液、对照品溶液和杂质 A 对照品溶液各 20μL，分别注入液相色谱仪，以 278nm 和 262nm 为检测波长，记录色谱图。

（二）结果判断

供试品溶液色谱图中如有杂质峰，杂质 A（262nm 检测）按外标法以峰面积计算，不得超过 0.2%。其他单个杂质（278nm 检测）峰面积不得大于对照品溶液主峰面积（0.5%）；其他各杂质峰面积的和（278nm 检测）不得大于对照品溶液主峰面积的 2 倍（1.0%）。供试品溶液色谱图中任何小于对照品溶液主峰面积 0.1 倍的峰可忽略不计。

（三）记录

按要求记录原始数据。

二、含量测定

采用高效液相色谱法外标法测定。

（一）操作方法

1. 溶液的制备

流动相的制备：以 0.025mol/L 磷酸溶液（用三乙胺调节 pH 至 3.0±0.1）-乙腈（87：13）为流动相，摇匀，经滤膜过滤，用前脱气。

对照品混合溶液的制备：称取诺氟沙星对照品、环丙沙星对照品和依诺沙星对照品各适量，加 0.1mol/L 盐酸溶液适量使溶解，用流动相稀释制成每 1mL 中含诺氟沙星 25μg、环丙沙星和依诺沙星各 5μg 的混合溶液。

供试品溶液的制备：取本品约 25mg，精密称定，置 100mL 量瓶中，加 0.1mol/L 盐酸溶液 2mL 使溶解后，用水稀释至刻度，摇匀，精密量取 5mL，置 50mL 量瓶中，用流动相稀释至刻度，摇匀，即得。

诺氟沙星对照品溶液的制备：取本品约 25mg，精密称定，置 100mL 量瓶中，加 0.1mol/L 盐酸溶液 2mL 使溶解后，用水稀释至刻度，摇匀，精密量取 5mL，置 50mL 量瓶中，用流动相稀释至刻度，摇匀，即得。

2. 测定

选用十八烷基硅烷键合硅胶填充柱，初始平衡时间约为 30min。

设检测波长为 278nm。取对照品混合溶液 20μL 注入液相色谱仪，记录色谱图，色谱条件与系统适用性试验应符合标准要求，诺氟沙星峰的保留时间约为 9min。诺氟沙星峰与环丙沙星峰和诺氟沙星峰与依诺沙星峰的分离度均应大于 2.0。

分别精密量取供试品溶液和诺氟沙星对照品溶液 20μL 注入液相色谱仪，记录色谱图，测定 3 次。

（二）计算

外标法以峰面积计算，按下式计算含量：

$$含量(\%) = \frac{C_R \times A_X \times V \times D}{A_R \times W} \times 100\%$$

式中　A_X——外标物质的峰面积或峰高

　　　A_R——对照品的峰面积或峰高

　　　C_R——对照品的浓度，mg/mL

　　　V——供试品初次配制的体积，mL

　　　D——供试品的稀释倍数

　　　W——供试品的质量，g

（三）结果判断

本品按干燥品计算，含 $C_{16}H_{18}FN_3O_3$ 应为 98.5%~102.0%。

三、记录

按要求记录原始数据并对实验仪器及物品进行整理。

清洗及关机：分析完毕后，先关检测器及数据处理机，再用经过滤和脱气的适当溶剂清洗色谱系统。

废弃试剂倒入回收桶内，专人收回。

四、数据处理与检验报告

按规定要求进行数据处理并填写检验报告书。

项目总结

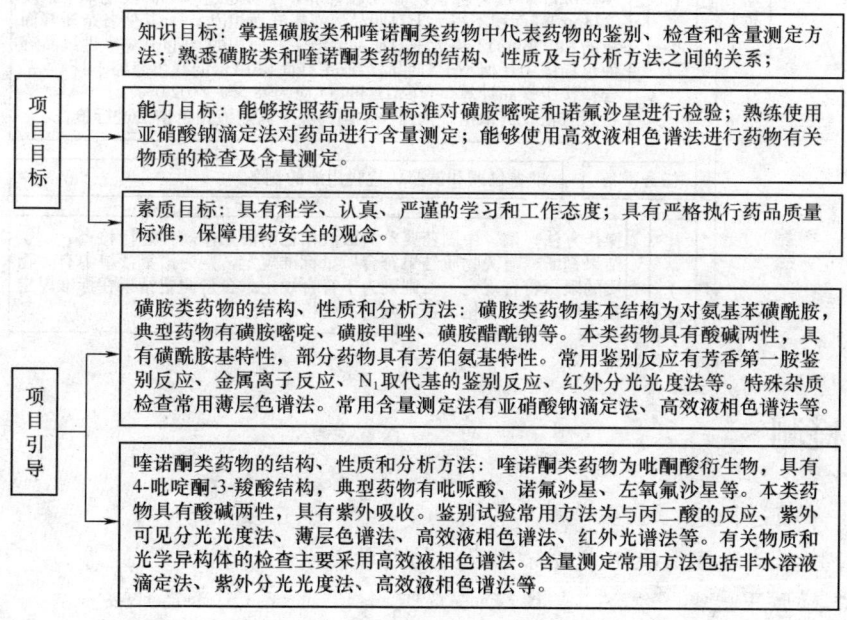

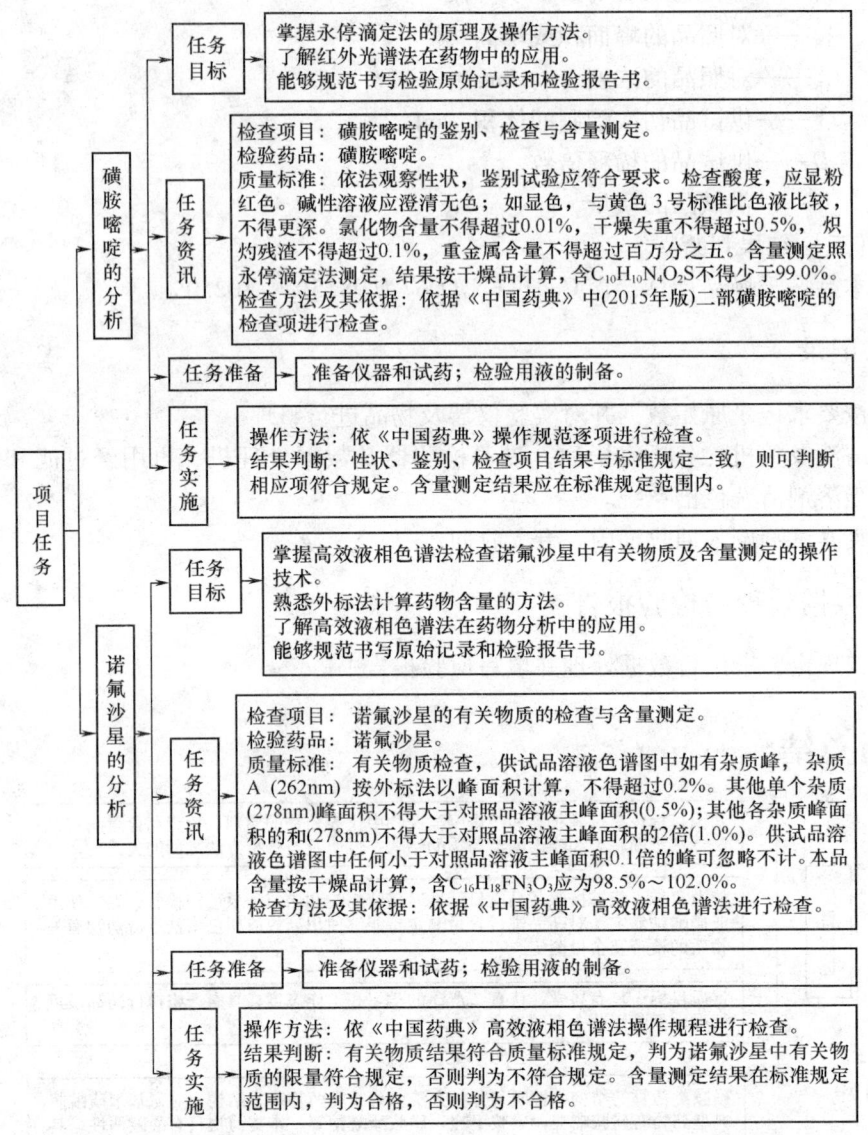

项目检测

1. 单项选择题

(1) 与硫酸铜试液生成黄绿色沉淀的药物是（　　）。

A. 磺胺甲噁唑　　　　B. 磺胺嘧啶　　　　C. 苯巴比妥

D. 硫喷妥钠　　　　　E. 盐酸利多卡因

(2) 磺胺嘧啶片含量的测定，《中国药典》采用的方法是（　　）。

A. UV法　　　　　　　B. 非水溶液滴定法　　　C. 溴酸钾法
D. HPLC法　　　　　　E. 亚硝酸钠滴定法
（3）《中国药典》收载的磺胺嘧啶的鉴别反应是（　　）。
A. 与亚硝酸钠-硫酸的反应　　　B. 芳香第一胺的反应
C. 与硝酸铅试液的反应　　　　　D. 与三氯化铁试液的反应
E. 硫元素的反应
（4）具有丙二酸呈色反应的药物是（　　）。
A. 氧氟沙星　　　　　B. 磺胺嘧啶　　　　　C. 磺胺甲噁唑
D. 司可巴比妥　　　　E. 盐酸氯丙嗪
（5）《中国药典》（2015）诺氟沙星中"有关物质"检查采用的方法是（　　）。
A. 薄层色谱法　　　　B. 气相色谱法　　　　C. 高效液相色谱法
D. 紫外分光光度法　　E. 毛细管电泳法

2. 多项选择题

（1）《中国药典》检查项下测定溶出度的药物有（　　）。
A. 磺胺甲噁唑　　　　B. 磺胺嘧啶片　　　　C. 磺胺甲噁唑片
D. 复方磺胺甲噁唑片　E. 磺胺嘧啶
（2）《中国药典》使用亚硝酸钠滴定法测定含量的药物有（　　）。
A. 磺胺甲噁唑　　　　B. 磺胺嘧啶片　　　　C. 磺胺甲噁唑片
D. 复方磺胺甲噁唑片　E. 磺胺嘧啶
（3）磺胺类药物的鉴别反应有（　　）。
A. 芳香第一胺反应　　B. 三氯化铁反应　　　C. 与硫酸铜的反应
D. 烯丙基的反应　　　E. 红外分光光度法
（4）诺氟沙星应检查的特殊杂质或项目有（　　）。
A. 有关物质　　　　　B. 其他甾体　　　　　C. 碱不溶性物质
D. 酸不溶性物质　　　E. 干燥失重

3. 简答题

（1）芳香第一胺类鉴别反应是什么？简述其原理及方法。
（2）何为精密称定，"取本品约0.5g，精密称定"的称取范围是多少？
（3）标准比色液应如何配制？
（4）磺胺嘧啶含量测定中规定用永停法指示终点，与外指示剂法和内指示剂法比较，该法的优点是什么？
（5）什么是梯度洗脱？应如何操作？
（6）《中国药典》（2015）中，高效液相色谱法的测定方法有哪些？

项目拓展

磺胺类药物中特殊杂质的检查

磺胺类药物除了酸度、碱性溶液的澄清度与颜色、氯化物等一般杂质的检查外，还要进行特殊杂质的检查，常采用薄层色谱法进行检查，例如复方磺胺甲噁唑注射液中检查磺胺、对氨基苯磺酸和甲氧苄啶降解产物。

磺胺和对氨基苯磺酸的检查：精密量取本品1mL（相当于磺胺甲噁唑200mg），置20mL量瓶中，加1%氨水的无水乙醇-甲醇混合溶液（95:5）稀释至刻度，摇匀，作为供试品溶液；另取磺胺甲噁唑对照品、磺胺对照品与对氨基苯磺酸对照品各适量，精密称定，加1%氨水的无水乙醇-甲醇混合溶液（95:5）溶解并分别稀释制成每1mL中含磺胺甲噁唑10mg、磺胺0.05mg和对氨基苯磺酸0.03mg的溶液，作为对照品溶液（1）、（2）和（3）。照薄层色谱法（通则0502）试验，吸取上述四种溶液各10μL，分别点于同一硅胶GF_{254}薄层板上，以无水乙醇-甲醇-正庚烷-三氯甲烷-冰醋酸（28.5:1.5:30:30:10）为展开剂，展开后，晾干，先置紫外光灯（254nm）下检视，再喷以对二甲氨基苯甲醛溶液（0.1%对二甲氨基苯甲醛的乙醇溶液100mL，加入盐酸1mL制成）显色后，立即检视。供试品溶液如显与磺胺对照品和对氨基苯磺酸对照品相应的杂质斑点，其颜色与对照品溶液（2）、（3）的主斑点比较，不得更深。

甲氧苄啶降解产物的检查：精密量取本品1mL（相当于甲氧苄啶40mg），置50mL离心管中，加0.06mol/L盐酸溶液15mL，摇匀，加三氯甲烷15mL，振摇30s，高速离心3min。转移水层置125mL分液漏斗中，三氯甲烷层再用0.06mol/L盐酸溶液15mL提取一次，合并水层。加入10%氢氧化钠溶液2mL，分别用三氯甲烷20mL提取3次，合并三氯甲烷层，氮气吹干，残渣中精密加入三氯甲烷-甲醇（1:1）1mL使溶解，作为供试品溶液；另取甲氧苄啶对照品适量，精密称定，加三氯甲烷-甲醇（1:1）溶解并分别稀释制成每1mL中含40mg和0.2mg的溶液，作为对照品溶液（1）和（2）。照薄层色谱法（通则0502）试验，吸取上述三种溶液各10μL，分别点于同一硅胶GF_{254}薄层板上，以三氯甲烷-甲醇-浓氨溶液（97:7.5:1）为展开剂，展开后，晾干，先置紫外光灯（254nm）下检视，再喷以10%三氯化铁-5%铁氰化钾混合溶液（1:1）（临用前混合）显色后，立即检视。甲氧苄啶主斑点的比移值为0.5，甲氧苄啶降解产物斑点的比移值范围为0.6~0.7，供试品溶液如在比移值为0.6~0.7内显杂质斑点，其颜色与对照品溶液（2）的甲氧苄啶主斑点比较，不得更深（0.5%）。

项目八 杂环类药物的分析

项目目标

知识目标

了解吡啶类药物、吩噻嗪类药物、苯并二氮杂䓬类药物的结构特征。

理解异烟肼、盐酸氯丙嗪、地西泮的构性关系及与质量分析方法的联系。

掌握异烟肼、盐酸氯丙嗪、地西泮的鉴别试验、杂质检查方法和含量测定方法。

能力目标

根据杂环类药物的化学结构,能够选择相应的鉴别、杂质检查及含量测定方法。

依据药典能够正确分析杂环类药物质量。

素质目标

具有吃苦耐劳、独立思考、团结协作、勇于创新的精神和诚实守信的优良品质,树立"安全第一、质量首位、成本最低、效益最高"的意识,并贯彻到杂环类药物检测的各个环节;培养学生良好的职业道德。

项目引导

一、吡啶类药物的结构、性质和分析方法

吡啶类药物的分子结构中,均含有氮杂原子不饱和六元单环。现以最常用且具有代表性的药物异烟肼、尼可刹米、烟酰胺等为例,就其鉴别、杂质检查与含量测定等有关问题进行讨论。

(一) 典型药物结构

吡啶类典型药物结构如下:

异烟肼　　　　尼可刹米　　　　烟酰胺

硝苯地平　　　　　　　　尼群地平

(二) 主要理化性质

1. 吡啶环的特性

本类药物分子结构中均含有 β 或 γ 位被羧基衍生物所取代的吡啶环，可发生开环反应。

2. 弱碱性

本类药物吡啶环上的氮为碱性氮，吡啶环的 pK_b 值为 8.8（水中）。尼可刹米除了吡啶环上含有氮原子外，β 位上被酰氨基取代。虽然酰氨基的化学性质不甚活泼，但遇碱水解后释放出具有碱性的二乙胺，故可以进行鉴别（表 8–1）。

表 8–1　　　　　　　　吡啶类典型药物的物理性质

药物名称	外观	溶解度	物理常数
异烟肼	本品为无色结晶、白色或类白色结晶性粉末；无臭，遇光渐变质	本品在水中易溶，在乙醇中微溶，在乙醚中极微溶解	熔点 170~173℃
尼可刹米	本品为无色至淡黄色的澄明油状液体，放置冷处，即成结晶；有轻微的特臭；有引湿性	本品能与水、乙醇、三氯甲烷或乙醚任意混合	凝点 22~24℃。在 25℃时，相对密度 1.058~1.066；折射率 1.522~1.524
烟酰胺	本品为白色的结晶性粉末；无臭或几乎无臭；略有引湿性	本品在水或乙醇中易溶，在甘油中溶解	熔点 128~131℃
硝苯地平	本品为黄色结晶性粉末；无臭；遇光不稳定	本品在丙酮或三氯甲烷中易溶，在乙醇中略溶，在水中几乎不溶	熔点 171~175℃
尼群地平	本品为黄色结晶或结晶性粉末；无臭；遇光易变质	本品在丙酮或三氯甲烷中易溶，在甲醇或乙醇中略溶，在水中几乎不溶	熔点 157~161℃

3. 还原性

异烟肼的分子结构中，吡啶环 γ 位上被酰肼基取代，酰肼基具有较强的还原性，可被氧化剂氧化，也可与某些含羰基的化合物发生缩合反应。

《中国药典》（2015）中；烟酰胺的性状中增加了吸收系数项。吸收系数：取本品，精密称定，加盐酸溶液（9→1000）溶解并定量稀释制成每1mL中约含15μg的溶液，照紫外-可见分光光度法（通则0401），在261nm波长处测定吸光度，吸收系数（$E_{1cm}^{1\%}$）为417~443。

（三）典型药物分析方法

1. 鉴别试验

（1）吡啶环开环反应　当溴化氰作用于吡啶环，使环上氮原子由3价转变为5价，吡啶环水解形成戊烯二醛，再与芳伯胺（如苯胺、联苯胺等）缩合，形成有色的戊烯二醛衍生物。沉淀颜色随所用芳胺不同而有所差异。

鉴别尼可刹米的方法：取本品1滴，加水50mL，摇匀，分取2mL，加溴化氰试液2mL与2.5%苯胺溶液3mL，摇匀，溶液渐显黄色。反应式如下所示：

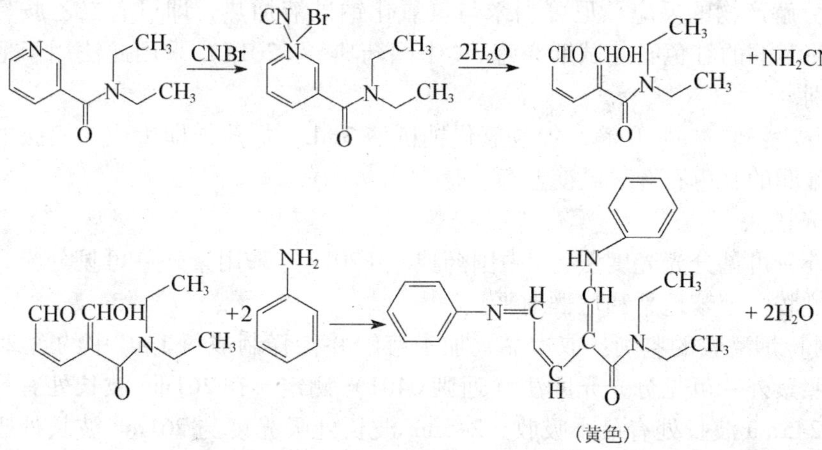

（2）与重金属离子沉淀显色反应　本类药物可与重金属盐类（氯化汞、硫酸铜、碘化铋钾）及苦味酸等沉淀试剂形成沉淀。《中国药典》（2015）收载了尼可刹米、烟酰胺与硫酸铜作用，产生有色沉淀的鉴别方法。

[示例]　尼可刹米的鉴别：取本品2滴，加水1mL，摇匀，加硫酸铜试液2滴与硫氰酸铵试液3滴，即生成草绿色沉淀。反应式为：

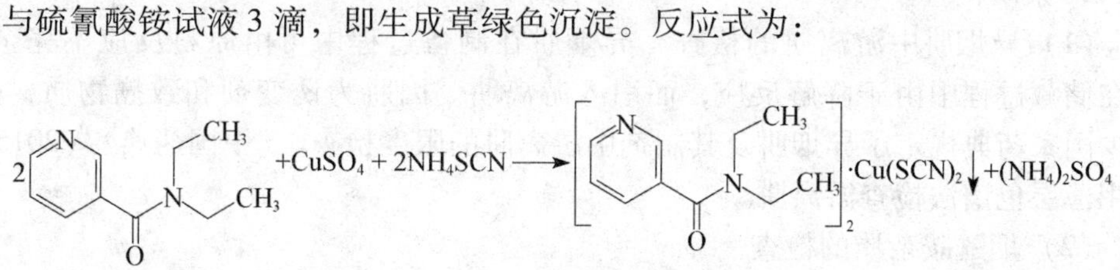

（3）酰肼基的还原反应　异烟肼与氨制硝酸银试液反应，即生成金属银黑色浑浊和气泡（氮气），并在玻璃试管壁上产生银镜，异烟肼被氧化为异烟酸铵。

鉴别方法：取异烟肼约 10mg，置试管中，加水 2mL 溶解后，加氨制硝酸银试液 1mL，即产生气泡与黑色浑浊，并在试管壁上生成银镜。反应式为：

$$\text{烟酰肼} + 4AgNO_3 + 5NH_3 \cdot H_2O \longrightarrow \text{烟酸铵} + 4Ag\downarrow + N_2\uparrow + 4NH_4NO_3 + 4H_2O$$

（4）二氢吡啶的解离反应　二氢吡啶类药物的丙酮或甲醇溶液与碱作用，二氢吡啶环 1，4 - 位氢均可发生解离，形成 p - π 共轭而发生颜色变化。《中国药典》（2015）采用此法用于硝苯地平和尼群地平等的鉴别。

[示例] 硝苯地平的鉴别：取本品约 25mg，加丙酮 1mL 溶解，加 20% 氢氧化钠溶液 3～5 滴，振摇，溶液显橙红色。

（5）分解产物的反应　尼可刹米与氢氧化钠试液加热，即可有二乙胺臭味逸出，能使湿润的红色石蕊试纸变蓝。《中国药典》（2015）采用此法用于尼可刹米的鉴别。

鉴别方法：取本品 10 滴，加氢氧化钠试液 3mL，加热，即生成二乙胺的臭气，能使湿润的红色石蕊试纸变蓝色。

（6）光谱法

①紫外 - 可见分光光度法：《中国药典》（2015）采用紫外 - 可见分光光度法鉴别烟酰胺、硝苯地平和尼群地平。

[示例] 烟酰胺的鉴别：取本品，加水溶解并稀释制成每 1mL 中约含 20μg 的溶液，照紫外 - 可见分光光度法（通则 0401）测定，在 261nm 波长处有最大吸收，在 245nm 波长处有最小吸收，245nm 波长处吸光度与 261nm 波长处吸光度的比值应为 0.63～0.67。

②红外分光光度法：红外吸收光谱具有指纹特性，同时可以专属地反映分子结构中的官能团信息。常用于原料药的鉴别。《中国药典》采用此法用于异烟肼、尼可刹米、烟酰胺、硝苯地平以及尼群地平的鉴别。

2. 杂质检查

（1）异烟肼中游离肼的检查　异烟肼在制备过程中可由原料反应不完全，或在储藏过程中由于降解反应，而引入游离肼。因肼为诱变剂和致癌物质，故不少国家药典规定了异烟肼及其制剂中游离肼的限度检查。《中国药典》（2015）采用薄层色谱法检查游离肼。

（2）烟酰胺杂质的检查

①干燥失重：取本品，置五氧化二磷干燥器内，减压干燥 18h，减失重量不得超过 0.5%（通则 0831）。

②溶液的澄清度与颜色：取本品 1.0g，加水 10mL 溶解后，溶液应澄清无色。

③易炭化物：取本品0.2g，依法检查（通则0842），与对照品溶液（取比色用氯化钴液1.0mL、比色用重铬酸钾液2.5mL、比色用硫酸铜液1.0mL，加水稀释至50mL）5mL比较，不得更深。

3. 含量测定

（1）非水滴定法　尼可刹米、烟酰胺等药物分子中的吡啶环具有碱性，可用非水溶液滴定法测定这些药物的含量。此法虽然专属性较差，但准确性高，操作简便。

尼可刹米含量测定方法：取本品约0.15g，精密称定，加冰醋酸10mL与结晶紫指示剂1滴，用高氯酸滴定液（0.1mol/L）滴定，至溶液显蓝绿色，并将滴定的结果用空白试验校正。每1mL高氯酸滴定液（0.1mol/L）相当于17.82mg $C_{10}H_{14}N_2O$。

烟酰胺的含量测定中，采用冰醋酸与醋酐的混合溶液作为溶剂，指示剂为结晶紫，用高氯酸滴定液滴定至溶液显蓝绿色。

（2）紫外-可见分光光度法

①吸收系数法：《中国药典》（2015）采用此法测定尼可刹米注射液、烟酰胺片及烟酰胺注射液的含量。

烟酰胺注射液含量测定：精密量取本品适量，用盐酸溶液（9→1000）定量稀释制成每1mL中含15μg的溶液，照紫外-可见分光光度法（通则0401），在261nm波长处测定吸光度，按$C_6H_6N_2O$的吸收系数$E_{1cm}^{1\%}$为430计算，即得。

②对照品比较法：尼群地平软胶囊含量测定：避光操作，取本品10粒置小烧杯中，用剪刀剪破囊壳，加无水乙醇少量，振摇使溶解后，将内容物与囊壳全部转移至具塞锥形瓶中，用无水乙醇反复冲洗剪刀及小烧杯，洗液并入锥形瓶中，将锥形瓶密塞，置40℃水浴中加热15min，并时时振摇，将内容物移入100mL量瓶中，用无水乙醇反复清洗囊壳和锥形瓶，洗液并入量瓶中，用无水乙醇稀释至刻度，摇匀，精密量取2mL，置100mL量瓶中，用无水乙醇稀释至刻度，摇匀，照紫外-可见分光光度法（通则0401）在353nm波长处测定吸光度；另取尼群地平对照品适量，精密称定，用无水乙醇溶解并定量稀释至每1mL中约含20μg的溶液，同供试品测定方法测定，计算即得。

（3）高效液相色谱法　《中国药典》（2015）采用高效液相色谱法测定异烟肼、异烟肼片、注射用异烟肼、硝苯地平片、硝苯地平软胶囊、硝苯地平胶囊及尼群地平片的含量。

硝苯地平片含量测定：避光操作。取本品20片，除去包衣后，研细，精密称取细粉适量（约相当于硝苯地平10mg），置50mL量瓶，加甲醇适量，超声溶解，放冷，用甲醇稀释至刻度，摇匀，过滤，再精密量取续滤液5mL，置50mL量瓶，用甲醇稀释至刻度，摇匀，作为供试品溶液，精密量取20μL注入液相色谱仪，记录色谱图；另精密称取硝苯地平对照品适量，用甲醇溶解并稀释制成每 1mL 含 20μg 的溶液，同供试品测定方法测定，按外标法以峰面积计算，即得。

二、苯并噻嗪类药物的结构、性质和分析方法

（一）典型药物结构

吩噻嗪类药物为苯并噻嗪的衍生物，基本结构如下：

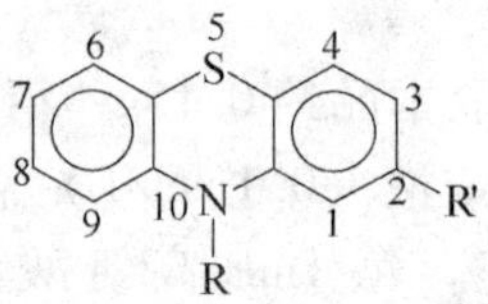

各吩噻嗪类药物在结构上的差异，主要表现在母核 2 位上 R′ 取代基和 10 位上 R 取代基的不同。R′ 基团通常为—H、—Cl、—CF_3、—$COCH_3$、—SCH_2CH_3 等；R 基团通常为具有 2~3 个碳链的二甲氨基或二乙氨基，或者为含氮杂环如哌嗪、哌啶的衍生物等。临床常用的本类药物多为其盐酸盐。药典收载的本类药物主要有盐酸异丙嗪、盐酸氯丙嗪、奋乃静等药物。

R，R′ 取代基不同见表 8-2。

表 8-2　　　　　　　　　R，R′ 位取代基不同药物名称不同

R	R′	盐类	药名
—$(CH_2)_3N(CH_3)_2$	—H	HCl	盐酸丙嗪
—$(CH_2)_3N(CH_3)_2$	—Cl	HCl	盐酸氯丙嗪
—$CH_2CH(CH_3)N(CH_3)_2$	—H	HCl	盐酸异丙嗪

（二）主要理化性质

（1）**溶解性**　盐酸异丙嗪在水中极易溶解，在乙醇或氯仿中易溶，在丙酮或乙醚中几乎不溶。盐酸氯丙嗪在水、乙醇或氯仿中易溶，在乙醚或苯中不溶。奋乃静在氯仿中极易溶解，在乙醇中溶解，在水中几乎不溶，在稀盐酸中溶解。

（2）**弱碱性**　吩噻嗪类药物母核中的烃胺（—NR_2）、哌嗪基及哌啶基具有一定的碱性，可用于含量测定。

（3）**易氧化呈色**　其硫氮杂蒽母核中二价硫易氧化，随取代基的不同而呈不同的颜色，可用于鉴别。

（4）**金属离子络合呈色**　母核中未被氧化的硫原子，可与金属离子形成有色配位化合物，可用于鉴别和含量测定。

（5）本类药物中的硫氮杂蒽母核为共轭三环的 π 系统，在紫外光区有吸收，可用于鉴别和含量测定。

（三）典型药物分析方法

1. 鉴别试验

（1）显色反应　吩噻嗪类药物母核中的二价硫易氧化，遇到不同氯化剂如硫酸、硝酸、过氧化氢、加热至沸的溴水等，其母核易被氧化成砜、亚砜或3-羟基吩噻嗪，随着各种药物取代基的不同，而呈不同的颜色，反应条件及现象见表8-3。

表8-3　　　　　　　　吩噻嗪类药物显色反应条件及现象

药物	反应条件及现象
盐酸异丙嗪	加硫酸溶解后，溶液显樱桃红色，放置后，色渐变深 以水溶解，加硝酸，即生成红色沉淀；加热，沉淀即溶解，溶液由红色转变为橙黄色
盐酸氯丙嗪	以水溶解后，加硝酸5滴即显红色，渐变淡黄色
奋乃静	加盐酸与水，加热至80℃，加入过氧化氢溶液数滴，即显深红色；放置后，红色渐褪去

《中国药典》（2015）收载的盐酸异丙嗪及其片剂、注射液，盐酸氯丙嗪及其片剂、注射液，奋乃静及其片剂、注射液均可采用呈色法鉴别。

（2）氯化物反应　《中国药典》（2015）收载的盐酸异丙嗪及其片剂、注射液，盐酸氯丙嗪及其片剂，均可应用氯化物反应鉴别。

（3）薄层色谱法　《中国药典》（2015）收载的盐酸异丙嗪片剂及其注射液均新增了薄层色谱法进行鉴别。盐酸异丙嗪注射液的鉴别方法：取本品10mL，置25mL容量瓶中，加甲醇-二乙胺（95:5）溶解并稀释至刻度，摇匀，作为供试品溶液；另取盐酸异丙嗪对照品，加甲醇-二乙胺（95:5）溶解并稀释制成每1mL中约含10mg的溶液，作为对照品溶液。照薄层色谱法（通则0502）试验，吸取上述两种溶液各10μL，分别点于同一硅胶GF_{254}薄层板上，以己烷-丙酮-二乙胺（8.5:1:0.5）为展开剂，展开，晾干，置紫外灯光（254nm）下检视。供试品溶液所显主斑点的颜色和位置应与对照品溶液的主斑点相同。

（4）紫外吸收光谱　吩噻嗪类药物的紫外特征吸收，主要由母核三环的共轭π系统所产生。一半在紫外光区具有3个峰值，即分别在204~209nm（205nm附近）、250~265nm（254nm附近）和300~325nm（300nm附近）。最强峰多在250~265nm [ε为（2.5~3）×10^4]；两个最小吸收在220nm及280nm附近。2位上的取代基（R'）不同，会引起吸收峰发生位移。

国内外药典中常利用本类药物紫外吸收光谱中的λ_{max}、λ_{min}进行鉴别，或同时利用最大吸收的吸光度或百分吸收系数进行鉴别。《中国药典》（2015）中部分吩噻嗪类药物的紫外特征吸收数据见表8-4。

表 8-4　　吩噻嗪类药物的紫外特征吸收数据

药物	溶剂	浓度/（µg/mL）	λ_{max}/nm	A	$E_{1nm}^{1\%}$
盐酸异丙嗪	盐酸（9→100）	6	249	—	910
			299		108
盐酸氯丙嗪	盐酸（9→100）	5	254	0.46	915
			306		115
奋乃静	无水乙醇	7	258	0.65	—

（5）红外吸收光谱　《中国药典》（2015）收载的盐酸异丙嗪及其片剂、盐酸氯丙嗪、奋乃静均可采用红外吸收光谱法鉴别，供试品的红外吸收谱图与对照谱图比较应一致。

2. 杂质检查

吩噻嗪类药物在生产和储藏过程中易引入有关物质，《中国药典》（2015）规定盐酸异丙嗪及其注射液，盐酸氯丙嗪及其片剂、注射液，奋乃静及其片剂均需进行有关物质检查。因杂质结构不清，因此各国药典多采用高效液相色谱法，以高低浓度对比法控制其杂质限量。

3. 含量测定

吩噻嗪类药物含量的测定方法有：酸碱滴定法、氧化还原滴定法、比色法、电化学法、紫外分光光度法、色谱法等，各国药典中，其原料药多采用非水滴定法测定含量，其制剂多采用紫外分光光度法测定含量。

（1）非水滴定法　吩噻嗪类药物10位取代基的烃胺（—NR$_2$）、哌嗪基及哌啶基具有一定的碱性，可在非水介质中以高氯酸滴定。

吩噻嗪类原料药物国内外药典多用非水碱量法测定，所用溶剂除酸性溶剂如醋酸、醋酐外，也有采用中性或近中性溶剂的，如丙酮、二氧六环、乙腈等。据认为，在丙酮等中性溶剂中，终点变化更为敏锐。加入抗坏血酸可防止高氯酸氧化某些吩噻嗪类药物，并可使滴定终点的电位突跃更为敏锐。对于吩噻嗪的盐酸盐类药物，需先加入过量的醋酸汞冰醋酸溶液，消除盐酸的干扰，再用高氯酸滴定液滴定，可获得满意的结果。若测定片剂与注射液，因其赋形剂与稳定剂或助溶剂的干扰，一般不能直接测定，需经碱化提取后再用本法测定。

（2）紫外分光光度法　吩噻嗪类药物具有紫外特征吸收光谱，可以在其最大吸收波长处测定吸光度，利用百分吸收系数计算含量，或与对照品溶液同时测定计算含量。本方法多用于本类药物制剂的含量测定。下面以盐酸氯丙嗪制剂为例介绍。

盐酸氯丙嗪片含量的测定：取本品10片，除去糖衣后，精密称定，研细，精密称取适量（约相当于盐酸氯丙嗪10mg），置100mL容量瓶中，加盐酸溶液（9→1000）70mL，振摇使溶解，再用盐酸溶液（9→1000）稀释至刻度，摇匀，过滤，精密量取滤液 5mL，置另一 100mL 容量瓶中，加同一溶剂稀释至刻度，摇匀，照紫外分光光度法（通则 0401）在 254nm 波长处测定吸光度，按 $C_{17}H_{19}ClN_2S \cdot HCl$ 的吸收系数（$E_{1cm}^{1\%}$）为 915 计算，即得。

整个操作过程应避光，以防盐酸氯丙嗪氧化。

三、苯并二氮杂䓬的结构、性质和分析方法

（一）典型药物结构

苯并二氮杂䓬类药物为六元环和七元环合并而成的有机化合物，含氮杂原子。其中 1，4-苯并二氮杂䓬类药物是目前临床应用最广泛的镇静剂。药典中收载的品种有地西泮、硝西泮、盐酸氟西泮、氯硝西泮、奥沙西泮、氯氮䓬、艾司唑仑、阿普唑仑等药物。上述药物除氯氮䓬外，均为地西泮的衍生物，因此，本节重点介绍地西泮的质量控制方法。

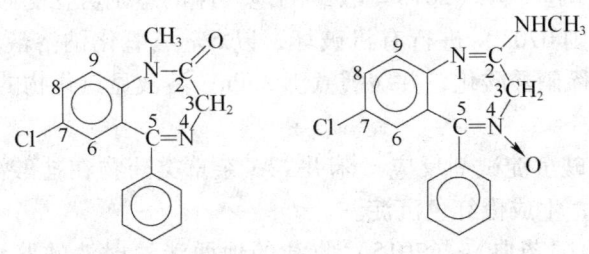

地西泮(1959年合成)　　　氯氮䓬(1955年合成)

（二）主要理化性质

（1）**溶解性**　地西泮在丙酮或氯仿中易溶，在乙醇中溶解，在水中几乎不溶。艾司唑仑在醋酐或三氯甲烷中易溶，在甲醇中溶解，在醋酸乙酯或乙醇中略溶，在水中几乎不溶。

（2）**弱碱性**　本类药物结构中，二氮杂䓬七元环上的氮原子具有强碱性，不过与苯基并合使其碱性降低，但仍可采用非水溶解滴定法测定含量。

（3）**水解性**　药物的环通常较稳定，但在强酸性溶液中可水解，形成相应的二苯甲酮衍生物，其水解产物所呈现的某些特性可供鉴别或含量测定之用。

（4）本类药物分子结构中有共轭体系，在紫外光区有吸收。可依次鉴别及含量测定。

（三）典型药物分析方法

1. 鉴别试验

（1）**荧光反应**　苯并二氮杂䓬类药物溶于硫酸后，在紫外光（365nm）下，显示不同颜色的荧光。例如，地西泮为黄绿色，硝西泮为淡蓝色，氯氮䓬为黄

色，艾司唑仑为亮绿色。若溶于稀硫酸，则其荧光颜色略有差别：地西泮显黄色，硝西泮显蓝绿色，氯氮䓬显紫色，艾司唑仑显天蓝色。《中国药典》（2015）收载的地西泮及其片剂，艾司唑仑及其片剂、注射液均采用此法鉴别。

地西泮片的鉴别方法：取本品10mg，加硫酸3mL，振摇使溶解，在紫外灯（365nm）下检视，显黄绿色荧光。

（2）水解后芳香第一胺反应 氯氮䓬、艾司唑仑和奥沙西泮等药物氮未被取代，水解后生成含芳伯氨基的产物，可发生重氮化-偶合反应。

《中国药典》（2015）收载的艾司唑仑及其片剂可采用此法鉴别。

艾司唑仑的鉴别方法：取本品约10mg，加盐酸溶液（1→2）15mL，缓缓煮沸15min，放冷，加亚硝酸钠和碱性β-萘酚试剂，生成橙红色沉淀。

（3）分解后氯化物反应 本类药物多为有机氯化物，用氧瓶燃烧法破坏，生成氯化氢，可显氯化物反应。

[示例]《中国药典》（2015）收载的地西泮的鉴别方法：取本品20mg，用氧瓶燃烧法（通则0703）进行有机破坏，以5%氢氧化钠溶液5mL为吸收液。燃烧完全后，用稀硝酸酸化，并缓缓煮沸2min，溶液显氯化物的鉴别（1）的反应（通则0301）。

（4）与生物碱沉淀试剂反应 苯并二氮杂䓬类药物在盐酸溶液中，可与碘化铋钾试液反应，生成橙红色沉淀。

[示例]《中国药典》（2015）收载的地西泮注射液的鉴别方法：取本品2mL，滴加稀碘化铋钾试液，即生成橙红色沉淀。

（5）紫外吸收光谱法 苯并二氮杂䓬类药物分子结构中有共轭体系，均具有紫外吸收，利用本类药物最大吸收波长处的吸光度或吸光度比值进行鉴别。

《中国药典》（2015）收载的地西泮及其片剂可采用此法鉴别。

[示例] 地西泮的鉴别方法：取本品，加0.5%硫酸的甲醇溶液制成每1mL中含5μg的溶液，采用紫外-可见分光光度法（通则0401）测定，在242nm、284nm与366nm波长处有最大吸收；在242nm波长处的吸光度约为0.51，在284nm波长处的吸光度约为0.23。

（6）红外吸收光谱法 《中国药典》（2015）收载的地西泮、艾司唑仑均可采用红外吸收光谱法鉴别，供试品的红外吸收谱图与对照谱图比较应一致。

2. 杂质检查

苯并二氮杂䓬类药物由于生产过程或储藏期间容易出现中间体、副产物或降解产物，因此必须进行特殊杂质检查，目前国内外药典多采用薄层色谱法或高效液相色谱法检查有关物质。

（1）有关物质 《中国药典》（2015）收载的本类药物，几乎均需做此项检查。

地西泮在合成过程中因其副反应，可能引入N-去甲基苯甲二氮䓬以及某些化学结构不清的有关物质,《中国药典》(2015)采用高效液相色谱法进行检查。

地西泮的有关物质检查方法:取本品,加甲醇溶解并稀释制成每1mL中含地西泮1mg的溶液作为供试品溶液;精密量取供试品溶液1mL,置200mL容量瓶中,用甲醇稀释至刻度,摇匀,作为对照品溶液。采用高效液相色谱法(通则0512)测定。用十八烷基硅烷键合硅胶为填充剂;以甲醇-水(70:30)为流动相;检测波长为254nm。理论板数按地西泮峰计算不低于1500。精密量取供试品溶液与对照液各10μL,分别注入液相色谱仪,记录色谱图至主成分峰保留时间的4倍。供试品溶液色谱图中如有杂质峰,各杂质峰面积的和不得大于对照液主峰面积的0.5倍(0.3%)。

《中国药典》(2015)收载的地西泮及其片剂、注射液,艾司唑仑及其片剂、注射液均需进行此项检查。

(2) 氯化物 除上述特殊杂质检查外,《中国药典》(2015)收载的地西泮、艾司唑仑还需进行氯化物检查。

二者检查方法相同:取本品1.0g,加水50mL,振摇10min过滤;分取滤液25mL依法检查(通则0801),与标准氯化钠溶液7.0mL制成的对照品溶液比较,不得更浓(0.014%)。

3. 含量测定

苯并二氮杂䓬类药物含量的测定方法包括非水溶液滴定法、分光光度法、比色法、荧光法、色谱法等。《中国药典》(2015)收载的主要方法为非水溶液滴定法、紫外分光光度法和高效液相色谱法。

(1) 非水溶液滴定法 非水溶液滴定法主要用于本类药物原料药的分析,方法基于药物结构中二氮杂䓬七元环上氮原子的弱碱性进行分析。由于本类药物的碱性强弱和存在状态不同,测定时所采用的溶剂、指示剂及指示终点的方法也不尽相同。

《中国药典》(2015)收载的地西泮、艾司唑仑原料药均采用非水溶液滴定法测定含量。

(2) 紫外分光光度法 《中国药典》(2015)收载的苯并二氮杂䓬类药物原料药只有奥沙西泮采用本法,但是,其他药物的制剂或片剂均匀度、片剂溶出度的测定均采用紫外分光光度法。

艾司唑仑片溶出度的测定:取本品,照溶出度与释放度测定法(通则0931第三法),以盐酸溶液(9→1000)100mL(1mg规格)或200mL(2mg规格)为溶剂,转速为100r/min,依法操作,经30min时,取溶液10mL,过滤,取续滤液,照紫外-可见分光光度法(通则0401),在268nm波长处测定吸光度,按$C_{16}H_{11}ClN_4$的吸收系数($E_{1cm}^{1\%}$)为352计算出每片的溶出量。限度为标示量的80%,应符合规定。

(3) 高效液相色谱法 利用高效液相色谱法可以有效地分离、测定苯并二氮杂䓬类药物及其分解产物。《中国药典》(2015) 收载的地西泮注射液、艾司唑仑注射液均采用本法测定含量。

本类药物测定中,多数采用反相高效液相色谱法分析。反相高效液相色谱法的流动相极性大于固定相极性,适合于分析共存组分极性差异较大的样品。通常采用十八烷基硅烷键合硅胶(ODS)为固定相;流动相系统多采用水–甲醇或水–乙腈系统。分析时,极性强的组分较极性弱的组分先流出柱子。

项目任务

任务 1 异烟肼的分析

任务目标

掌握异烟肼的分析原理及方法。
能对异烟肼的分析进行正确的操作。
能够规范书写检验原始记录和检验报告书。

任务资讯

查阅《中国药典》(2015) 二部等资料,了解基本信息。

一、检查项目

异烟肼中游离肼、有关物质检查和含量测定。

二、检验药品

(1) 检验药品名称 异烟肼。
(2) 检验药品来源 市场购买或送检样品。
(3) 检验药品的规格、批号、数量及包装 查阅药品包装及说明书,记录相关信息。

三、质量标准

(1) 游离肼 在供试品溶液主斑点前方与对照品溶液主斑点相应的位置上,不得显黄色斑点。

(2) 有关物质 供试品溶液的色谱图中如有杂质峰,单个最大杂质峰面积不得大于对照品溶液主峰面积的 1/3 (0.33%),各杂质峰面积的和不得大于对照品溶液主峰面积 (1.0%)。

(3) 含量测定 本品为 4 - 吡啶甲酰肼。按干燥品计算,含量应为 98.0% ~ 102.0%。在此范围内为合格,反之为不合格。

四、检查方法及其依据

依据《中国药典》(2015) 异烟肼中游离肼、有关物质检查和含量测定进行检查。

任务准备

一、准备仪器和试药

(1) 仪器 液相色谱仪、硅胶 G 薄层板、电子天平（感量 0.1mg）、量筒（100mL）、烧杯、玻璃棒等。

(2) 试药 硫酸肼、丙酮、异烟肼、异丙醇、乙醇、对二甲氨基苯甲醛。

二、检查用液的配制

对二甲氨基苯甲醛的制备：取对二甲氨基苯甲醛 0.125g，加无氮硫酸 65mL 与水 35mL 的冷混合液溶解后，加三氯化铁试液 0.05mL 摇匀，即得。本液配置后在 7d 内使用。

任务实施

一、鉴别检查

（一）操作方法

1. 游离肼

照薄层色谱法（通则 0502）测定。

系统适用性试验：取本品与硫酸肼各适量，加丙酮 – 水 (1:1) 溶解并制成每 1mL 中分别含异烟肼 100mg 及硫酸肼 0.08mg 的混合对照品溶液，吸取 5μL，点于硅胶 G 薄层板上，以异丙醇 – 丙酮 (3:2) 为展开剂，展开，晾干，喷以乙醇制对二甲氨基苯甲醛试液，15min 后检视。游离肼与异烟肼的斑点应清晰分离。游离肼的 R_f 值约为 0.75，异烟肼的 R_f 值约为 0.56。硫酸肼检测限为 0.2μg。

测定方法：取本品，加丙酮 – 水 (1:1) 溶解并制成每 1mL 中约含 100mg 的溶液，作为供试品溶液。另取硫酸肼加丙酮 – 水 (1:1) 制成每 1mL 中约含 0.080mg 硫酸肼（相当于游离肼 20μg）的溶液，作为对照品溶液。吸取上述两种溶液各 5μL，分别点于同一硅胶 G 薄层板上，以异丙醇 – 丙酮 (3:2) 为展开剂，展开，晾干，喷以乙醇制对二甲氨基苯甲醛试液，15min 后检视。在供试品溶液主斑点前方与对照品溶液主斑点相应的位置上，不得显黄色斑点。

2. 有关物质

取本品，加水分别制成每 1mL 中含 0.5mg 的供试品溶液与每 1mL 中含 5μg

的对照品溶液。照含量测定项下的色谱条件，精密量取供试品溶液与对照品溶液各10μL，分别注入液相色谱仪，记录色谱图至主成分峰保留时间的3.5倍。供试品溶液的色谱图中如有杂质峰，单个最大杂质峰面积不得大于对照品溶液主峰面积的0.35倍（0.35%），各杂质峰面积的和不得大于对照品溶液主峰面积（1.0%）。

（二）结果判断

1. 游离肼

在供试品溶液主斑点前方与对照品溶液主斑点相应的位置上，不得显黄色斑点。

2. 有关物质

供试品溶液的色谱图中如有杂质峰，单个最大杂质峰面积不得大于对照品溶液主峰面积的0.35倍（0.35%），各杂质峰面积的和不得大于对照品溶液主峰面积（1.0%）。

（三）记录

按规范要求填写原始记录。

二、含量测定

（一）操作方法

照高效液相色谱法（通则0512）测定。

色谱条件与系统适用性试验：用十八烷基硅烷键合硅胶为填充剂；以0.02mol/L磷酸氢二钠溶液（用磷酸调pH至6.0）-甲醇（85:15）为流动相；检测波长为262nm。理论板数按异烟肼峰计算不低于4000。

测定方法：取本品适量，精密称定，加水溶解并稀释制成每1mL中约含0.1mg的溶液，精密量取10μL注入液相色谱仪，记录色谱图；另取异烟肼对照品适量，精密称定。同法测定。按外标法以峰面积计算，即得。

$$原料药含量(\%) = \frac{C_R \times A_X \times D}{A_R \times W} \times 100\%$$

式中　A_X——供试品溶液峰面积

A_R——对照品溶液峰面积

D——稀释体积，mL

C_R——对照品溶液浓度，mg/mL

（二）结果判断

本品为4-吡啶甲酰肼。按干燥品计算，含量应为98.0%~102.0%。在此范围内为合格，反之为不合格。

（三）记录

按规范要求填写原始记录。

(四) 数据处理与检验报告

按规范要求进行数据处理和填写检验报告。

任务 2　盐酸氯丙嗪的分析

任务目标

掌握盐酸氯丙嗪的各项检查。

能对盐酸氯丙嗪的各项检查进行正确操作。

能够规范书写检验原始记录和检验报告书。

任务资讯

查阅《中国药典》（2015）二部等资料，了解基本信息。

一、检查项目

盐酸氯丙嗪溶液的澄清与颜色、有关物质、干燥程度和残渣的检查。

二、检验药品

（1）检验药品名称　盐酸氯丙嗪。

（2）检验药品来源　市场购买或送检样品。

（3）检验药品的规格、批号、数量及包装　查阅药品包装及说明书，记录相关信息。

三、质量标准

（1）溶液的澄清与颜色　溶液应澄清无色；如显浑浊，与1号浊度标准液（通则0902第一法）比较，不得更浓；如显色，与黄色3号或黄绿色3号标准比色液（通则0901第一法）比较，不得更深，并不得显其他颜色。

（2）有关物质　供试品溶液的色谱图如有杂质峰，单个杂质峰面积不得大于对照品溶液主峰面积（0.5%），各杂质峰面积的和不得大于对照品溶液主峰面积的2倍（1.0%）。

（3）干燥程度　取本品，在105℃干燥至恒重，减少重量不得超过0.5%（通则0831）。

（4）残渣　不得超过0.1%（通则0841）。

四、检查方法及其依据

依据《中国药典》（2015）盐酸氯丙嗪检查项下测定。

任务准备

一、溶液的澄清度与颜色检查

（一）溶液的澄清度检查

1. 准备仪器和试药

（1）仪器　紫外-可见分光光度计、电子天平（感量0.1mg）、量筒、烧杯、玻璃棒等。

（2）试药　硫酸肼、乌洛托品。

2. 检查用液的配制

（1）浊度标准储备液的制备　称取于105℃干燥至恒重的硫酸肼1.00g，置100mL量瓶中，加水适量使溶解，必要时可在40℃的水浴中温热溶解，并用水稀释至刻度，摇匀，放置4~6h；取此溶液与等容量的10%乌洛托品溶液混合，摇匀，于25℃避光静置24h，即得。本液置冷处避光保存，可在两个月内使用，用前摇匀。

（2）浊度标准原液的制备　取浊度标准储备液15.0mL，置1000mL量瓶中，加水稀释至刻度，摇匀，取适量，置1cm吸收池中，照紫外-可见分光光度法（通则0401），在550nm波长处测定，其吸光度应在0.12~0.15范围内。本液应在48h内使用，用前摇匀。

（3）浊度标准液的制备　取浊度标准原液与水，按表8-5表配制，得不同级别的浊度标准液。本液应临用时制备，使用前充分摇匀。当供试品的澄清度与所用溶剂相同或未超过0.5级浊度标准液时，称为澄清。

表8-5　　　　　　　　　　　浊度标准液的配制　　　　　　　　　　　单位：mL

级号	0.5	1	2	3	4
浊度标准原液	2.5	5.0	10.0	30.0	50.0
水	97.5	95.0	90.0	70.0	50.0

（二）溶液颜色的检查

1. 准备仪器和试药

（1）仪器　碘量瓶、电子天平（感量0.1mg）、量筒、烧杯、玻璃棒等。

（2）试药　乙二胺四乙酸二钠、硫代硫酸钠、盐酸、重铬酸钾、硫酸铜、氯化钴。

2. 检查用液的配制

标准比色液由三种有色无机盐，即重铬酸钾、硫酸铜和氯化钴配制而成。分别配制比色用重铬酸钾液（黄色原液）、比色用硫酸铜液（蓝色原液）和比色用氯化钴液（红色原液）。

（1）比色用重铬酸钾液 取重铬酸钾，研细后，在120℃干燥至恒重，精密称取0.4000g，置于500mL的容量瓶中，加适量水溶解并稀释至刻度，摇匀，即得，每1mL溶液中含0.800mg的$K_2Cr_2O_7$。

（2）比色用硫酸铜液 取硫酸铜32.5g，加适量盐酸溶液（1→40）使溶解成500mL，精密量取10mL，置碘量瓶中，加水50mL、乙酸4mL与碘化钾2g，用硫代硫酸钠滴定液（0.1mol/L）滴定至终点。

（3）比色用氯化钴液 取氯化钴约32.5g，加适量的盐酸溶液（1→40）使溶解成500mL，精密量取2mL，置锥形瓶中。加水200mL，用乙二胺四乙酸二钠滴定液（0.05mol/L）滴定至终点。

分别取不同比例的以上三种比色原液与水配制成黄绿色、黄色、橙黄色、橙红色、棕红色五种色调的标准储备液。具体方法见表8-6。

表8-6　　　　　各种色调标准储备液的配制　　　　　单位：mL

色调	比色用氯化钴液	比色用重铬酸钾液	比色用硫酸铜液	水
黄绿色	1.2	22.8	7.2	68.8
黄色	4.0	23.3	0	72.7
橙黄色	10.6	19.0	4.0	66.4
橙红色	12.0	20.0	0	68.0
棕红色	22.5	12.5	20.0	45.0

按表8-7量取各种色调的标准储备液与水配制成各种色号的标准比色液。

表8-7　　　　　各种色号标准比色液的配制　　　　　单位：mL

色号	1	2	3	4	5	6	7	8	9	10
标准储备液	0.5	1.0	1.5	2.0	2.5	3.0	4.5	6.0	7.5	10.0
加水量	9.5	9.0	8.5	8.0	7.5	7.0	5.5	4.0	2.5	0

二、有关物质检查

1. 准备仪器和试药

（1）仪器 高效液相色谱仪、电子天平（感量0.1mg）、量筒、烧杯、玻璃棒等。

（2）试药 己酯、三氯乙酸。

2. 检查用液的配制

三氯乙酸的制备：取三氯乙酸6g，加三氯甲烷25mL溶解后，加浓过氧化氢溶液 0.5mL，摇匀，即得。

三、干燥程度检查

（1）仪器　称量瓶、恒温干燥箱、电子天平（感量 0.1mg）等。

（2）试药　五氧化二磷、无水氯化钙或硅胶。

四、残渣检查

（1）仪器　高温电炉、坩埚、电子天平（感量 0.1mg）、量筒等。

（2）试药　硫酸。

任务实施

一、溶液的澄清与颜色

（一）操作方法

1. 溶液的澄清检查

在室温条件下，将取本品 0.50g，加水 10mL，振摇使溶解后与等量的浊度标准液分别置于配对的比浊用玻璃管中，在浊度标准液制备 5min 后，在暗室内垂直同置于伞棚灯下，照度为 1000lx，从水平方向观察、比较。

2. 溶液的颜色检查（目视比色法）

取规定量的供试品，加水溶解，置 25mL 的纳氏比色管中，加水稀释至 10mL，另取规定色号的标准比色液 10mL 置于纳氏比色管中，两管同置白色背景下，自上而下透视或平视观察，将供试品管呈现的颜色与对照管比较，颜色不得更深。

（二）结果判断

溶液应澄清无色；如显浑浊，与 1 号浊度标准液（通则 0902 第一法）比较，不得更浓；如显色，与黄色 3 号或黄绿色 3 号标准比色液（通则 0901 第一法）比较，不得更深，并不得显其他颜色。

（三）记录

按规范要求填写原始记录。

（四）数据处理与检验报告

按规范要求进行数据处理和书写检验报告。

二、有关物质

（一）操作方法

避光操作，取本品 20mg，置 50mL 量瓶中，加流动相溶解并稀释至刻度，摇匀，作为供试品溶液。精密量取供试品溶液适量，用流动相定量稀释制成每

1mL 中含 2μg 的溶液，作为对照品溶液。照高效液相色谱法（通则 0512）试验，用辛烷基硅烷键合硅胶为填充柱；以己酯-0.35% 三氯乙酸（用四甲基乙二胺调节 pH 至 5.3）（50:50）为流动相；检测波长为 254nm，取对照品溶液 10μL 注入液相色谱仪，调节检验灵敏度，使主成分色谱峰的峰约为满量程的 20%。精密量取供试品溶液和对照品溶液各 10μL，分别注入液相色谱仪，记录色谱图至主成分峰保留时间的 4 倍，供试品溶液的色谱图如有杂质峰，单个杂质峰面积不得大于对照品溶液主峰面积（0.5%），各杂质峰面积的和不得大于对照品溶液主峰面积的 2 倍（1.0%）。

（二）结果判断

供试品溶液的色谱图如有杂质峰，单个杂质峰面积不得大于对照品溶液主峰面积（0.5%），各杂质峰面积的和不得大于对照品溶液主峰面积的 2 倍（1.0%）。

（三）记录

按规范要求填写原始记录。

（四）数据处理与检验报告

按规范要求进行数据处理和书写检验报告。

三、干燥程度

（一）操作方法

取供试品，混合均匀（如为较大的结晶，应先迅速捣碎使成 2mm 以下的小粒），取约 1g 或各品种项下规定的重量，置于与供试品相同条件下干燥至恒重的扁形称量瓶中，精密称定，除另有规定外，在 105℃下干燥至恒重。由减失的重量和取样量计算供试品的干燥失重。供试品干燥时，应平铺在扁形称量瓶中，厚度不可超过 5mm，如为疏松物质，厚度不可超过 10mm。放入烘箱或干燥器进行干燥时，应将瓶盖取下，置称量瓶旁，或将瓶盖半开进行干燥；取出时，须将称量瓶盖好。置烘箱内干燥的供试品，应在干燥后取出置干燥器中放冷，然后称定重量。供试品如未达规定的干燥温度即融化时，应先将供试品在低于熔点 5~10℃的温度下干燥至大部分水分除去后，再按规定条件干燥。当用减压干燥器或恒温减压干燥器（温度应按品种正文的规定设置）时，除另有规定外，压力应在 2.67kPa（20mmHg）以下。干燥器中常用的干燥剂为五氧化二磷、无水氯化钙或硅胶；恒温减压干燥器中常用的干燥剂为五氧化二磷，干燥剂应及时更换。

（二）结果判断

干燥至恒重后，减少重量不得超过 0.5%。在此范围为合格，超过为不合格。

（三）记录

按规范要求填写原始记录。

（四）数据处理与检验报告

按规定要求进行数据处理和书写检验报告。

四、残渣

（一）操作方法

取供试品 1.0～2.0g 或各品种项下规定的重量，置已炽灼至恒重坩埚（如供试品分子中含有碱金属或氟元素，则应使用铂坩埚）中，精密称定，缓缓炽灼至完全炭化，放冷；除另有规定外，加硫酸 0.5～1mL 使湿润，低温加热至硫酸蒸气除尽后，在 700～800℃ 炽灼使完全灰化，移置干燥器内，放冷，精密称定后，再在 700～800℃ 炽灼至恒重，即得。根据遗留残渣的量和供试品的量，计算炽灼残渣的百分率。

如需将残渣留作重金属检查，则炽灼温度必须控制在 500～600℃。

（二）结果判断

盐酸氯丙嗪的残渣不得超过 0.1%，在此范围内为合格，反之为不合格。

（三）记录

按规范要求填写原始记录。

（四）数据处理与检验报告

按规定要求进行数据处理和书写检验报告。

任务 3 地西泮的分析

任务目标

掌握地西泮的含量测定方法。

能对地西泮的含量测定进行正确的操作。

能够规范书写检验原始记录和检验报告书。

任务资讯

查阅《中国药典》（2015）二部等资料，了解基本信息。

一、检查项目

地西泮的含量测定。

二、检验药品

（1）检验药品名称　地西泮。

（2）检验药品来源　市场购买或送检样品。

（3）检验药品的规格、批号、数量及包装　查阅药品包装及说明书，记录相关信息。

三、质量标准

本品为 1-甲基-5-苯基-7 氯-1,3-二氢-2H-1,4-苯并二氮杂䓬-2-酮。按干燥品计算,含 $C_{16}H_{13}ClN_2O$ 不得少于 98.5%。

四、检查方法及其依据

依据《中国药典》(2015) 照非水滴定法对地西泮进行含量测定。

任务准备

一、准备仪器和试药

(1) 仪器 电子天平(感量 0.1mg)、量筒、烧杯、玻璃棒等。
(2) 试药 地西泮、冰醋酸、醋酐、结晶紫指示液、高氯酸。

二、检查用液的配制

(1) 高氯酸滴定液 (0.1mol/L) 的制备 取无水冰醋酸(按含水量计算,每 1g 水加醋酐 5.22mL) 750mL,加入高氯酸(70%~72%) 8.5mL,摇匀,在室温下缓缓滴加醋酐 24mL,边加边摇,加完后再振摇均匀,放冷,加无水冰醋酸使成 1000mL,摇匀,放置 24h。

(2) 高氯酸滴定液 (0.1mol/L) 的标定 取在 105℃ 干燥至恒重的基准邻苯二甲酸氢钾约 0.16g,精密称定,加无水冰醋酸 20mL 使溶解,加结晶紫指示液 1 滴,用本液缓缓滴定至蓝色,并将滴定的结果用空白试验校正。每 1mL 高氯酸滴定液 (0.1mol/L) 相当于 20.42mg 邻苯二甲酸氢钾。根据本液的消耗量与邻苯二甲酸氢钾的取用量,算出本液的浓度,即得。

任务实施

一、操作方法

取本品约 0.2g,精密称定,加冰醋酸与醋酐各 10mL 使溶解,加结晶紫指示液 1 滴,用高氯酸滴定液 (0.1mol/L) 滴定至溶液显绿色。每 1mL 高氯酸滴定液 (0.1mol/L) 相当于 28.47g 的 $C_{16}H_{13}ClN_2O$。

$$地西泮的含量(\%) = \frac{V \times T \times F}{W} \times 100\%$$

式中 V——消耗高氯酸滴定液 (0.1mol/L) 的体积,mL
　　　T——滴定度,即每 1mL 高氯酸滴定液 (0.1mol/L) 相当于 28.47g 的 $C_{16}H_{13}ClN_2O$,mg/mL

F——高氯酸滴定液的浓度校正系数

W——供试品的取样量，mg

二、结果判断

按干燥品计算，含 $C_{16}H_{13}ClN_2O$ 不得少于 98.5%，即为合格；反之为不合格。

三、记录

按规范要求填写原始记录。

四、数据处理与检验报告

按规范要求进行数据处理和书写检验报告。

项目总结

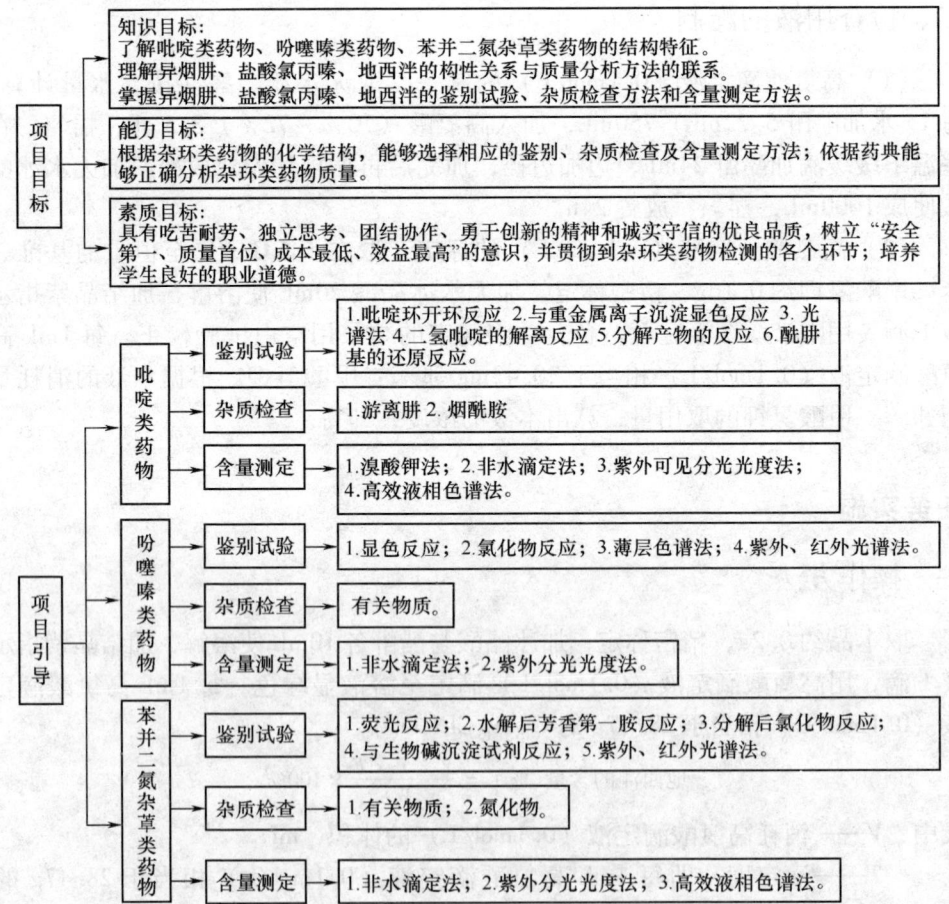

项目八 杂环类药物的分析

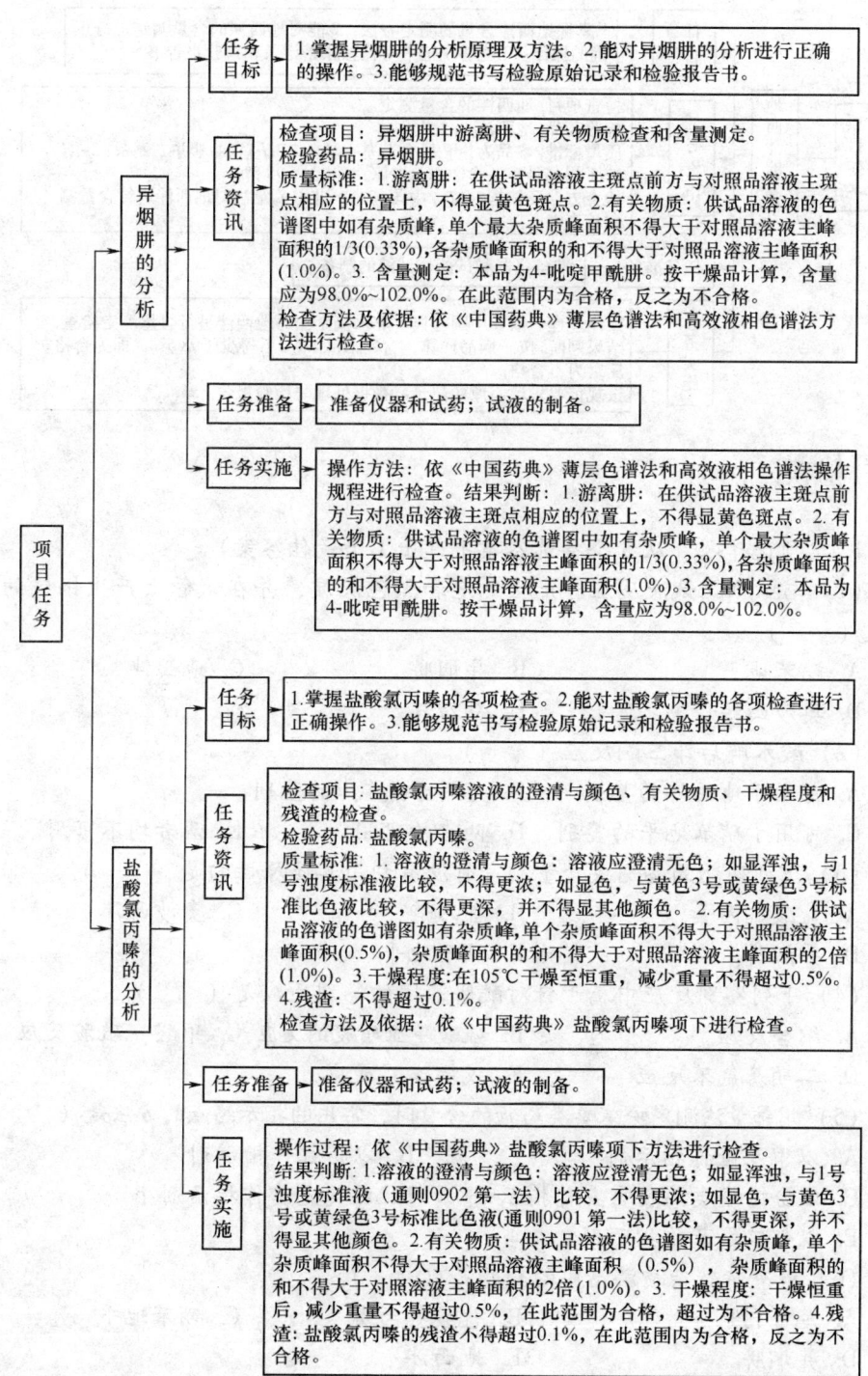

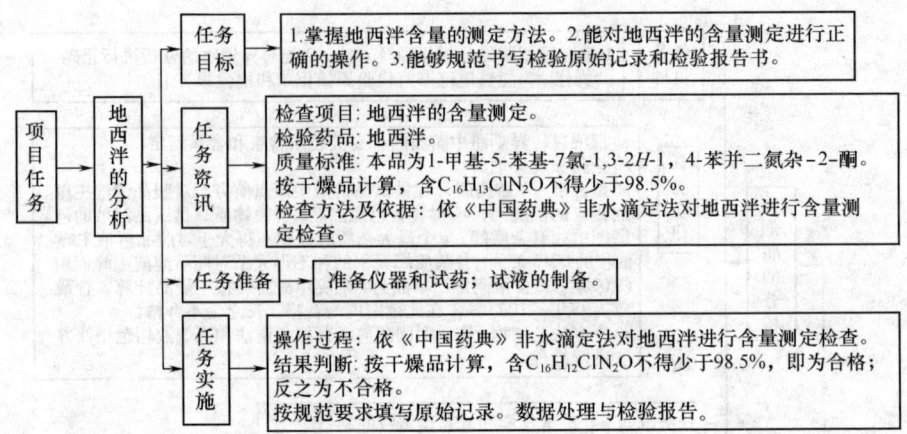

项目检测

1. 单项选择题（从5个备选答案中选出1个最佳答案）

（1）与 $AgNO_3$ 试液反应时产生气泡和黑色沉淀，并在试管上产生银镜的药物是（ ）。
A. 硝苯地平 B. 异烟肼 C. 地西泮
D. 奥沙西泮 E. 奋乃静

（2）酸水解后茚三酮反应（ ）。
A. 可用于地西泮的鉴别 B. 可用于氯氮䓬的鉴别
C. 可用于硝苯地平的鉴别 D. 两者均可用 E. 两者均不可用

（3）下列药物的鉴别或含量测定时没有利用其还原性的是（ ）。
A. 盐酸氯丙嗪 B. 奋乃静 C. 奥沙西泮
D. 异烟肼 E. 硝苯地平

（4）下列鉴别反应中属于针对酰肼基团的鉴别反应是（ ）。
A. 缩合反应 B. 硫酸－亚硝酸钠反应 C. 甲醛－硫酸反应
D. 二硝基氯苯反应 E. 戊烯二醛反应

（5）用铈量法测定吩噻嗪类药物的含量时，常用的指示终点的方法是（ ）。
A. 以甲基橙作指示剂 B. 以曙红作指示剂
C. 以吩噻嗪类药物自身作指示剂 D. 以荧光黄作指示剂
E. 以邻二氮菲作指示剂

（6）检查特殊杂质游离肼的药物是（ ）。
A. 尼可刹米 B. 盐酸氯丙嗪 C. 硝苯地平
D. 异烟肼 E. 地西泮

（7）异烟肼与铵制硝酸银试液反应，即发生气泡及产生黑色浑浊，并在试管壁上生成银镜。这是由于其分子结构中含有（ ）。

A. 酰肼基 B. 吡啶环 C. 叔胺氮
D. 共轭系统 E. 酰胺基

(8) 注射液中检查降解产物 2-氨基-5-氯-二苯甲酮的药物是（　　）。
A. 硫酸奎宁 B. 硝苯地平 C. 奋乃静
D. 盐酸氯丙嗪 E. 地西泮

(9) 能与钯离子络合显色的药物是（　　）。
A. 尼可刹米 B. 硝苯地平 C. 异烟肼
D. 盐酸氯丙嗪 E. 地西泮

(10) 盐酸异丙嗪注射液的含量测定，选择在 299nm 波长处测定，其原因是（　　）。
A. 299nm 波长处是它的最大吸收波长
B. 为了排除其氧化产物的干扰
C. 为了排除抗氧剂的干扰
D. 在 299nm 波长处它的吸收值最稳定
E. 在 299nm 波长处测定误差最小

(11) 地西泮及其制剂的含量测定方法有（　　）。
A. 紫外分光光度法 B. 非水碱量法 C. A+B
D. 高效液相色谱法 E. A+B+D

(12) 水解后呈伯胺发生重氮化偶合反应的药物是（　　）。
A. 氯氮䓬 B. 乙酰水杨酸 C. 诺氟沙星
D. 苯巴比妥 E. 乌洛托品

(13) 下列药物可与多伦试剂反应生成银镜的是（　　）。
A. 尼可刹米 B. 异烟肼 C. 地西泮
D. 氯丙嗪 E. 奋乃静

(14) 某一药物经酸水解后，加茚三酮试液，溶液呈现蓝紫色，该药物是（　　）。
A. 异烟肼 B. 盐酸普鲁卡因 C. 地西泮
D. 奎宁 E. 盐酸氯丙嗪

(15) 非水碱量法，加 $HgAc_2$ 用于（　　）。
A. 盐酸异丙嗪原料含量测定 B. 地西泮原料含量测定
C. 盐酸异丙嗪注射液含量测定 D. 地西泮注射剂含量测定
E. A+C

2. 多项选择题（每题的备选答案中有 2 个或 2 个以上正确答案）
(1) 异烟肼可采用氧化还原滴定法测定含量，常用的方法有（　　）
A. 溴酸钾法 B. 四氮唑比色法 C. 剩余溴量法
D. 剩余碘量法 E. 汞量法

(2) 溴酸钾法测定异烟肼含量的方法（　　）
A. 在盐酸酸性条件下进行滴定　　　B. 属于氧化还原滴定
C. 采用永停滴定法指示终点　　　　D. 还可用于异烟肼制剂的含量测定
E. 1mol 溴酸钾相当于 3/2mol 异烟肼

(3) 下列药物中，哪些药物加氨制硝酸银不能产生银镜反应（　　）
A. 苯巴比妥　　　　B. 异烟肼　　　　C. 地西泮
D. 阿司匹林　　　　E. 苯佐卡因

(4) 下列各类药物中，可用非水溶液滴定法测定含量的是（　　）
A. 游离碱性药物　　B. 氢卤酸盐类药物　　C. 硫酸盐类药物
D. 硝酸盐类药物　　E. 磷酸盐类药物

(5) 吡啶环的开环反应有（　　）
A. 戊烯二醛反应　　B. 芳伯胺反应　　C. 硫酸荧光反应
D. 沉淀反应　　　　E. 二硝基氯苯反应

(6) 异烟肼的酰肼基的反应有（　　）
A. 与硝酸银反应　　B. 与硫酸铜反应　　C. 与亚砷酸反应
D. 与氯化钴反应　　E. 与香草醛反应

(7) 苯并二氮杂䓬类药物，常用的化学鉴别方法有（　　）
A. 水解后呈芳伯胺反应　　B. 硫酸荧光反应　　C. 沉淀反应
D. 分解产物反应　　　　　E. 氯化铜焰色反应

(8) 吩噻嗪类药物用非水滴定法测定含量时，下列说法中正确的是（　　）
A. 常用非水酸量法进行测定　　B. 以醋酸-醋酸酐为溶剂
C. 用甲醇-甲醇钠为溶剂　　　　D. 用结晶紫为指示剂
E. 用偶氮紫为指示剂

(9) 采用铈量法测定吩噻嗪类药物的含量时，下列说法中正确的是（　　）
A. 吩噻嗪类药物具有较强的氧化性　B. 在适当的酸性条件下进行测定
C. 通常用硝酸铈滴定液滴定　　　　D. 通常用氧化还原指示剂指示终点
E. 可以不加指示剂，而采用自身指示法

(10) 下列药物中属于吡啶类药物的是（　　）
A. 尼可刹米　　　　B. 异烟肼　　　　C. 硫酸奎宁
D. 硝苯地平　　　　E. 硫酸阿托品

3. 简答题
(1) 吡啶环的开环反应包括哪些反应？常用于哪些药物的鉴别？
(2) 简述还原反应鉴别异烟肼的原理。
(3) 杂环类药物的盐酸盐为什么不能直接用高氯酸滴定？

4. 计算题
(1) 异烟肼的重金属检查：取供试品 1.0g，依法检查，取 $10\mu g/mL$ 的标准

Pb^{2+}溶液 2.0mL，试计算其重金属的限量。

（2）盐酸氟奋乃静的含量测定：取供试品 0.2050g，用非水溶液滴定法测定，已知供试品消耗高氯酸滴定液（0.0999mol/L）8.08mL，空白消耗 0.08mL；1mL 高氯酸滴定液（0.1mol/L）相当于 25.52mg 盐酸氟奋乃静，试计算它的含量。

项目拓展

凯氏定氮法

凯氏定氮法是一种经典而准确的测定有机氮的方法，多用于含氮的有机化合物，如氨基酸、蛋白质等的含量测定。其原理是将含氮有机化合物在硫酸铜和硫酸钾等物质的存在下，用浓硫酸煮沸分解，使氮转化为硫酸铵，后者用氢氧化钠碱化后，用吸收液吸收析出的 NH_3，再用滴定液滴定，测定含量。

测定时，先将供试品分解，精密称取供试品适量，置干燥的 30~50mL 凯氏烧瓶（图 8-1）中，加硫酸钾、硫酸铜溶液，加热分解，至溶液成澄明的绿色。此步将有机氮转化为硫酸铵。第二步为蒸馏，即通过碱化硫酸铵，使定量生成氨气，并测定氨气的含量。将凯氏烧瓶中内容物经由 D 漏斗定量转入 C 蒸馏瓶中，加入 40%氢氧化钠溶液，加热 A 瓶进行水蒸气蒸馏；吸收液为含甲基红-溴甲酚绿混合指示液的 2%硼酸溶液，置 F 瓶中。蒸馏完成后，馏出液用硫酸滴定液（0.005mol/L）滴定至溶液由蓝绿色变为灰紫色，并将滴定的结果用空白试验（空白和供试品所得馏出液的容积应基本相同，70~75mL）校正。每 1mL 硫酸滴定液（0.005mol/L）相当于 0.1401mg 的氮。

本法在测定含硝基、亚硝基、偶氮、肼或脒等的化合物时，需在分解以前用适当方法还原这些官能团，否则无法得到硫酸铵。

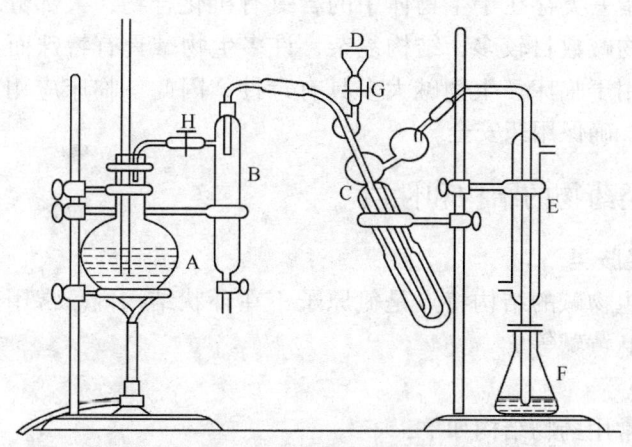

图 8-1 凯氏定氮蒸馏装置
A—蒸汽发生瓶　B—汽水分离管　C—反应器　D—加样漏斗　E—冷凝管　F—吸收瓶　G、H—开关

项目九 生物碱类药物的分析

项目目标

知识目标

掌握生物碱类典型药物的鉴别、特殊杂质的检查及含量测定方法。

熟悉生物碱类药物的分类、结构特点、性质。

能力目标

能够独立按照质量标准和操作规范分析生物碱类典型药物,并写出原始记录和检验报告。

能够熟练使用非水溶液滴定法对生物碱类药物进行含量测定。

能够使用亚硝酸钠滴定法测定药品含量。

素质目标

树立药品质量观念。

具有特殊药品应按要求安全保管和使用的职业素质。

项目引导

生物碱是指一类存在于生物体中的含氮有机化合物,大部分显碱性,故称为生物碱。生物碱数目较多,结构复杂,许多生物碱具有特殊而显著的生理活性,并广泛应用于临床。生物碱大多具有毒性,因此,临床应用须谨慎,应严格控制其质量,确保用药安全。

一、生物碱类药物的结构和性质

(一)苯烃胺类

苯烃胺类生物碱的结构特点是氮原子不在环状结构内。常用药物有盐酸麻黄碱、盐酸伪麻黄碱等。

1. 结构

生物碱类常用药物结构如下:

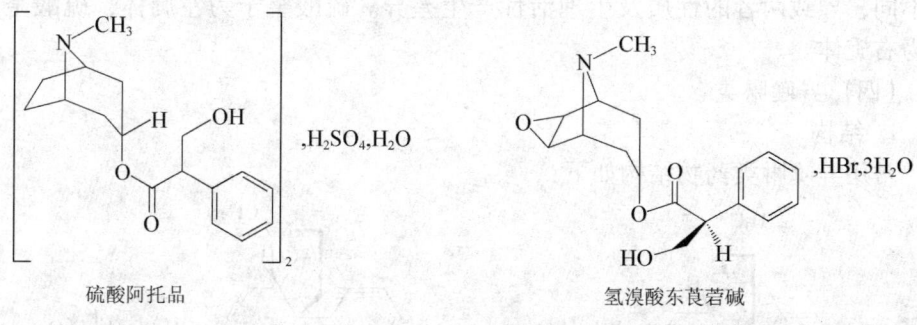

盐酸麻黄碱　　　　　　　　盐酸伪麻黄碱

2. 性质

（1）碱性　此类药物具有苯烃胺结构，其氮原子为仲胺氮，碱性较强，易与酸成盐。游离生物碱难溶于水，易溶于有机溶剂；其盐可溶于水。

（2）氨基醇性质　芳环侧链上有氨基醇结构，能发生双缩脲反应，可供鉴别。

（3）光谱特征　此类药物中含有芳环及其他特征结构，具有红外和紫外光谱特征吸收，可供鉴别和含量测定。如 0.5mg/mL 盐酸麻黄碱溶液，在 251nm、257nm、263nm 波长处有最大吸收。

（4）旋光性　侧链具有手性碳原子，具有旋光性。盐酸麻黄碱为左旋体，50mg/mL 盐酸麻黄碱水溶液，比旋度为 $-35.5°\sim -33°$；盐酸伪麻黄碱为右旋体，50mg/mL 盐酸伪麻黄碱水溶液，比旋度为 $+61.0°\sim +62.5°$。

（二）托烷类

1. 结构

托烷类药物结构如下：

硫酸阿托品　　　　　　　　氢溴酸东莨菪碱

2. 性质

（1）碱性　分子中五元脂环内含有叔胺结构，其碱性较强，易与酸成盐。

（2）水解性　阿托品和山莨菪碱均为莨菪醇和莨菪酸组成的脂类化合物，易发生水解反应。

（3）旋光性　结构中含有手性碳原子。氢溴酸东莨菪碱为左旋体；阿托品为外消旋体，无旋光性。

（三）喹啉类

1. 结构

常用喹啉类药物结构如下：

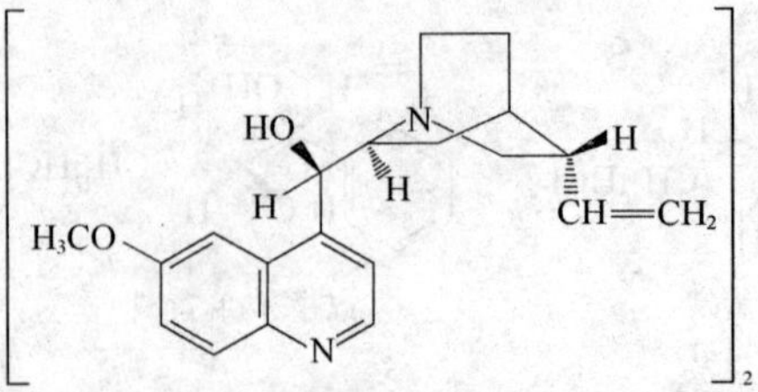

[硫酸奎宁结构式]

硫酸奎宁

[硫酸奎尼丁结构式]

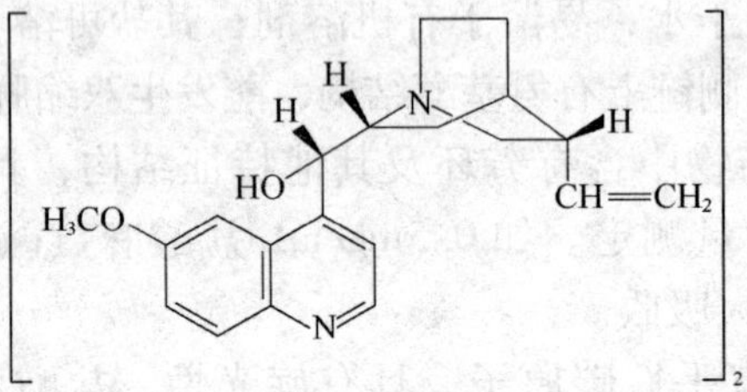

硫酸奎尼丁

2. 性质

（1）碱性　奎宁和奎尼丁结构中均含有喹啉环和奎核碱两部分，这两部分各含一个氮原子。喹啉环上是芳环氮，碱性较弱，不能与硫酸成盐；奎核碱含脂环氮，碱性强，可与硫酸成盐。

（2）旋光性　硫酸奎宁和硫酸奎尼丁的分子式相同，但奎核碱部分立体结构不同，导致两者的性质及生理活性产生差异。硫酸奎宁为左旋体，硫酸奎尼丁为右旋体。

（四）异喹啉类

1. 结构

常用异喹啉类药物结构如下：

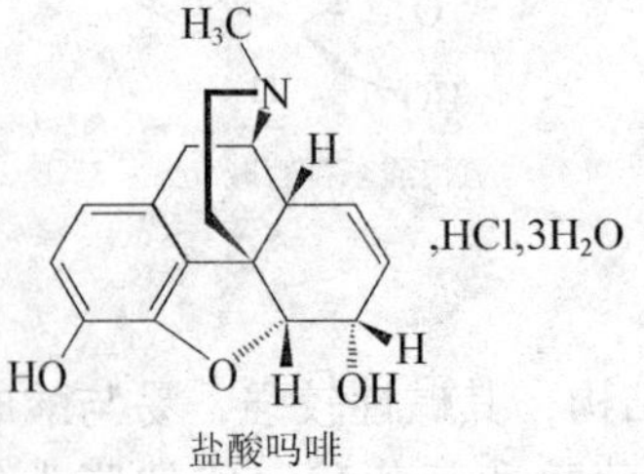

[盐酸吗啡结构式]　盐酸吗啡

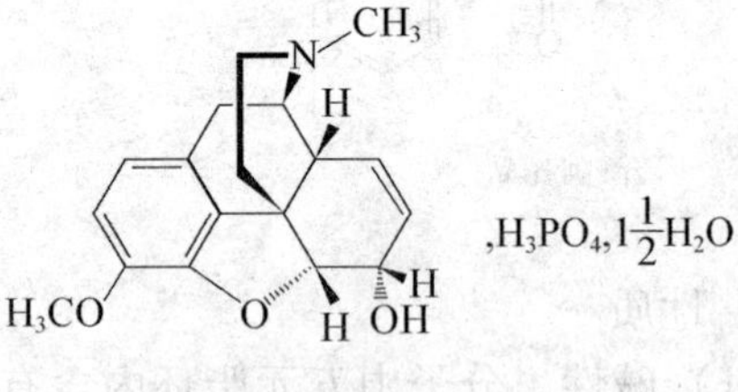

[磷酸可待因结构式]　磷酸可待因

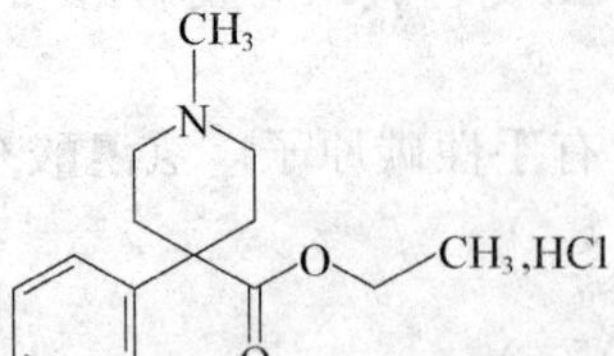

[盐酸哌替啶结构式]　盐酸哌替啶

2. 性质

酸碱性：吗啡分子中含有酚羟基和叔胺基团，为两性化合物，其碱性略强，可溶于氢氧化钠溶液和盐酸溶液。可待因分子中含叔胺基团，无酚羟基，碱性比吗啡强，但不能溶于氢氧化钠溶液。

（五）黄嘌呤类

本类生物碱结构中含有咪唑并吡啶的黄嘌呤基本母核，数量较多，常见药物有咖啡因和茶碱等。

1. 结构

常见黄嘌呤类药物结构如下：

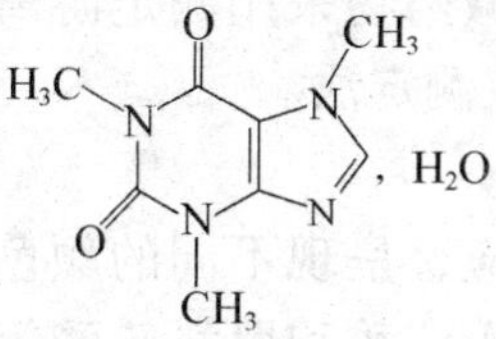

咖啡因 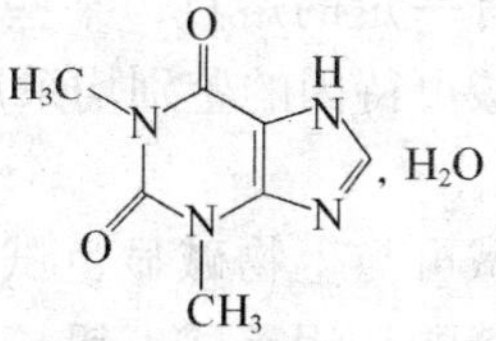　　　　　　　　茶碱

2. 性质

酸碱性：分子结构中具有四个氮原子，其中两个受临位羰基影响，几乎不显碱性。咖啡因 pK_b 为 14.15，不易与酸成盐，药用为游离碱；茶碱氮原子上的氢可解离，呈弱酸性，可与碱成盐，临床用药氨茶碱为茶碱的乙二胺盐。

（六）吲哚类

1. 结构

常见吲哚类药物结构如下：

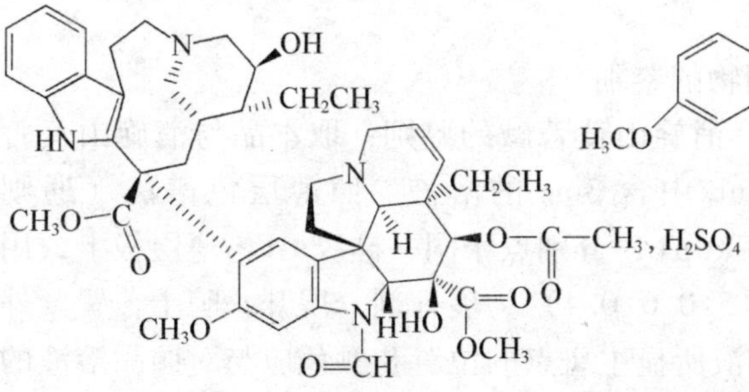

硫酸长春新碱 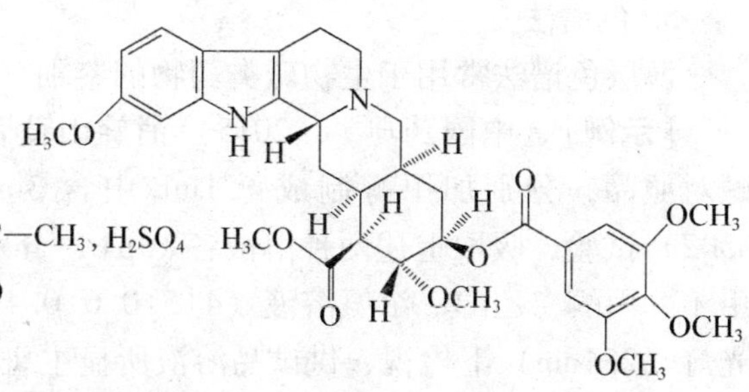　　　　　　　　利血平

2. 性质

（1）碱性　本类药物中含有两个碱性强弱不同的氮原子，士的宁吲哚环上的氮（N_2）与芳环共轭，几乎无碱性；脂环叔胺氮（N_1）碱性较强，可与一分子硝酸成盐。利血平脂环叔胺氮（N_1）受立体效应影响，碱性极弱，不能与酸成盐，以游离态存在。

（2）水解性　利血平具有酯的结构，在弱碱或受热条件下易水解。

（3）还原性和荧光性 利血平遇光和氧气易氧化，氧化产物3,4-二去氢利血平为黄色，并显黄绿色荧光，进一步氧化为3,4,5,6-四去氢利血平，显蓝色荧光。

二、生物碱类药物的分析方法

（一）鉴别试验

生物碱类药物结构中均含氮原子，多显碱性，但各类生物碱结构又有特性差异，因此既有相似的鉴别反应，又有专属的特征反应。

1. 熔点测定法

熔点是有机药物的重要物理常数，各国药典都有熔点测定方法。固体生物碱类药物大多具有一定的熔点，某些生物碱药物采用测定游离生物碱熔点的鉴别方法。例如磷酸可待因的鉴别均采用熔点测定法。

2. 显色反应

大多数生物碱可与生物碱显色试剂反应，呈现不同的颜色。常用的显色试剂有浓硫酸、浓硝酸、钼硫酸、钒硫酸、硒硫酸和甲醛硫酸等。显色反应的机制可能是由于脱水、氧化、缩合等而显色。

3. 沉淀反应

大多数生物碱类药物在酸性水溶液中，可与生物碱沉淀试剂如碘化铋钾、碘化汞钾、碘-碘化钾、硅钨酸、磷钨酸、二氯化汞等反应生成难溶性盐、复盐或配合物而沉淀，用于生物碱的鉴别。

4. 光谱法

生物碱类药物大都含有芳环、芳杂环以及共轭双键结构，具有特征的紫外吸收和红外吸收，可供鉴别。

5. 色谱法

薄层色谱法常用于生物碱类药物的鉴别。

[示例]《中国药典》（2015）消旋山莨菪碱的鉴别：取本品与消旋山莨菪碱对照品，分别加甲醇制成每1mL中含3mg的溶液。照薄层色谱法（通则0502）试验，吸取上述两种溶液各10μL，分别点于同一硅胶GF_{254}薄层板上，用甲苯-丙酮-乙醇-浓氨溶液（4:5:0.6:0.4）为展开剂，展开，晾干，置紫外光灯（254nm）下检视，供试品溶液所显主斑点的位置和颜色应与对照品溶液的主斑点一致。

6. 特征鉴别试验

（1）双缩脲反应 芳环侧链具有氨基醇结构可发生双缩脲反应，用于鉴别。例如麻黄碱和伪麻黄碱的鉴别。

（2）维他立反应 为含莨菪酸的托烷生物碱的特征反应，此生物碱水解产生莨菪酸，与发烟硝酸反应，生成黄色三硝基衍生物，再与醇制氢氧化钾反应生成深紫色醌型化合物。例如阿托品、氢溴酸山莨菪碱的鉴别。

（3）绿奎宁反应 此反应为含氧喹啉衍生物的特征反应，奎宁和奎尼丁互为异构体，均为含氧喹啉衍生物，均显绿奎宁反应。在奎宁盐类的弱酸性水溶液中，滴加溴水或氯水，至过量时，再加入过量的氨水，应呈翠绿色反应。

（4）紫脲酸胺反应 为咖啡因和茶碱等黄嘌呤生物碱特征反应。加盐酸和氯酸钾水浴蒸干后，残渣遇氨气生成甲基紫脲酸铵，再加氢氧化钠溶液紫色即消失。如茶碱的鉴别。

（5）甲醛-硫酸反应 异喹啉类生物碱具酚羟基，可发生此特征反应。该类生物碱遇甲醛-硫酸可形成具有醌式结构的有色化合物。如盐酸吗啡的鉴别：取本品1mg，加甲醛硫酸试液1滴，即显紫色。

（二）特殊杂质检查

生物碱类药物大多是从植物中提取生产的，由于生产工艺复杂，引入杂质的途径较多，生物碱一般又有较强的生理活性和毒性，所以为确保用药安全、有效，对各种生物碱中存在的特殊杂质应严格控制。常用的生物碱药物中存在的特殊杂质如表9-1所示。

表9-1　　　　　　　　常用生物碱类药物中存在的特殊杂质

药　物	特殊杂质
盐酸吗啡	阿扑吗啡、罂粟酸、有关物质（可待因、蒂巴因、罂粟碱、那可汀等生物碱）
磷酸可待因	有关物质（吗啡等）
硫酸奎宁	乙醇中不溶物或无机盐等、其他金鸡纳碱
硫酸阿托品	有关物质（莨菪碱、颠茄碱等生物碱杂质）
利血平	氧化产物
硫酸长春碱	异长春碱、其他生物碱

生物碱药物中的特殊杂质，主要通过物理、化学及色谱法进行检查。

（三）含量测定

生物碱类药物品种较多，含量测定方法各异，常用的方法有非水溶液滴定法、酸性染料比色法、紫外分光光度法等，近年来高效液相色谱法在生物碱含量测定中应用比例不断增加，常用方法介绍如下。

1. 非水溶液滴定法

生物碱类药物通常具有弱碱性，在水溶液中用酸直接滴定没有明显的突跃，滴定终点不易判断。采用非水碱量法进行测定，在非水酸性介质中，生物碱的碱性显著增强，用高氯酸滴定，终点突跃较明显，结果较为准确，因此生物碱原料药的含量测定多采用此法。

（1）基本原理 采用非水溶液滴定法测定生物碱类药物时，除少数药物以游离生物碱的形式供分析外，绝大多数为盐类。生物碱盐类的滴定过程，实际上是一个置换滴定过程，即强酸滴定液置换出与生物碱结合的较弱的酸。反应方程式如下：

$$BH^+ \cdot A^- + HClO_4 \longrightarrow BH^+ \cdot ClO_4^- + HA$$

式中 $BH^+ \cdot A^-$ 表示生物碱盐类，HA 表示被置换出的弱酸，由于被置换出的 HA 酸性强弱不同，对滴定终点的影响也不同，必须根据不同情况，采用相应测定条件。

（2）影响因素

溶剂的选择：生物碱的碱性相对较弱，只有选择合适的溶剂，才能获得较满意的结果。一般来说，当生物碱碱性较强时，宜选冰醋酸作溶剂；碱性稍弱宜选用冰醋酸与醋酐的混合溶剂作溶剂。一些碱性更弱的碱在冰醋酸中没有明显的滴定突跃，如咖啡因，可在冰醋酸中加入不同量的醋酐为溶剂，随着醋酐量的不断增加，突跃显著增大，可获得满意结果。

酸根的影响：生物碱盐中被置换出的无机酸类在醋酸中的酸性依下列排序递减：

$$HClO_4 > HBr > H_2SO_4 > HCl > HSO_4^- > HNO_3$$

由此可见，氢卤酸在冰醋酸中酸性较强，对滴定终点有影响，所以测定生物碱的氢卤酸盐的含量时，应在滴定前加入过量（计算量的 1~3 倍）的醋酸汞，使氢卤酸生成难解离的卤化汞以消除干扰。

指示终点的方法：《中国药典》（2015）生物碱的非水溶液滴定，指示终点的方法有指示剂法和电位滴定法。指示剂多采用结晶紫，电位滴定法采用玻璃电极为指示电极，饱和甘汞电极为参比电极。

用结晶紫作指示剂时，供试品碱性强度不同，终点颜色不同。碱性较强的生物碱以蓝色为终点，如硫酸阿托品、氢溴酸东莨菪碱等。碱性次之以蓝绿色或绿色为终点，如二盐酸奎宁、马来酸麦角新碱；碱性较弱碱时，以黄绿色或黄色为终点，如咖啡因。

（3）含量测定实例　非水溶液滴定法主要用来测定游离有机碱及其生物碱盐类，如其氢卤酸盐、硫酸盐、磷酸盐等的含量。临床使用的生物碱类药物多数为生物碱盐类，由于盐类不同，置换出的酸也不同，必须根据不同情况，采用相应的测定条件。

①游离弱碱的测定：有机弱碱如咖啡因等，碱性极弱，不能与酸成盐，常呈游离状态，在冰醋酸中没有足以辨认的滴定突跃，故必须加入醋酐，使滴定突跃显著增大，终点敏锐，才可用本法测定含量。

[示例]《中国药典》（2015）咖啡因含量的测定。

测定方法：取本品约 0.15g，精密称定，加醋酐 - 冰醋酸（5:1）的混合液 25mL，微热使溶解，放冷，加结晶紫指示剂 1 滴，用高氯酸滴定液（0.1mol/L）滴定，至溶液显黄色，并将滴定结果用空白试验校正。每 1mL 高氯酸滴定液

(0.1mol/L)相当于 19.42mg $C_8H_{10}N_4O_2$。

②有机酸盐和磷酸盐的测定：由于有机酸是弱酸，被高氯酸置换出的有机酸对滴定无干扰，可在冰醋酸溶剂中直接用高氯酸滴定。磷酸虽是无机酸，但酸性弱，所以生物碱的磷酸盐的测定方法与有机酸盐相同。如磷酸可待因的含量测定。

③氢卤酸盐的测定：生物碱类药物大部分为氢卤酸盐，如盐酸吗啡、盐酸罂粟碱、氢溴酸山莨菪碱、氢溴酸东莨菪碱等。当其溶于冰醋酸时，与高氯酸发生置换反应生成氢卤酸，由于氢卤酸在冰醋酸中酸性较强，对测定有干扰，所以为消除干扰，必须先加入过量的醋酸汞冰醋酸溶液，使药物生成难以电离的卤化汞和可测定的醋酸盐，再进行滴定。

④硫酸盐的测定：硫酸为二元酸，在水溶液中能完成二级离解，但在冰醋酸介质中，显示为一元酸，离解为 HSO_4^-，不再发生二级离解。因此，生物碱的硫酸盐，在冰醋酸中只能被滴定至生物碱的硫酸氢盐。

$$(BH^+)_2 \cdot SO_4^{2-} + HClO_4 \longrightarrow BH^+ \cdot ClO_4^- + BH^+ \cdot HSO_4^-$$

测定生物碱硫酸盐时，应注意药物分子的化学结构，才能正确地进行含量计算。

硫酸阿托品的含量测定：硫酸阿托品分子结构可简写为 $(BH^+)_2 \cdot SO_4^{2-}$，在用高氯酸滴定时的反应式同上。根据1mol硫酸阿托品消耗1mol高氯酸的关系计算含量。

硫酸奎宁的含量测定：奎宁分子结构中，喹核碱的碱性较强，可以与硫酸成盐，而喹啉环的碱性极弱，不能与硫酸成盐而始终保持游离状态。用高氯酸滴定时，反应式为：

$$(C_{20}H_{24}N_2O_2 \cdot H^+)_2 \cdot SO_4^{2-} + 3HClO_4 \longrightarrow$$
$$(C_{20}H_{24}N_2O_2 \cdot 2H^+) \cdot 2ClO_4^- + (C_{20}H_{24}N_2O_2 \cdot 2H^+) \cdot HSO_4^- \cdot ClO_4^-$$

因此，1mol 的硫酸奎宁可消耗3mol 的高氯酸。

硫酸奎宁片的含量测定：硫酸奎宁片经强碱溶液碱化，生成奎宁游离碱，再与高氯酸反应，反应式为：

$$(BH^+)_2 SO_4^{2-} + 2NaOH \longrightarrow 2B + Na_2SO_4 + 2H_2O$$
$$2B + 4HClO_4 \rightleftharpoons 2[(BH_2^{2+}) \cdot 2ClO_4^-]$$

因此，1mol 硫酸奎宁可消耗4mol 高氯酸。故片剂分析的滴定度不同于原料药的滴定度。

⑤硝酸盐的测定：硝酸在冰醋酸介质中为弱酸，但具有氧化性，可以使指示剂变色，所以用非水溶液滴定法测定生物碱硝酸盐时，一般不用指示剂而用电位法指示终点。如硝酸士的宁的含量测定即采用电位法指示终点。

2. 酸性染料比色法

生物碱类药物可与一些酸性染料，在一定pH条件下定量结合显色，再利用分光光度法进行含量测定。此方法具有一定的专属性和准确度，灵敏度高，样品用量少，适用于小剂量药物及其制剂，或体内生物碱类药物的定量分析。

（1）基本原理　在适当的介质中，生物碱类药物（B）可与氢离子结合成阳离子（BH^+），而一些酸性染料（磺酸酞类指示剂等）如溴麝香草酚蓝等，可解离成阴离子（In^-），上述的阳离子与阴离子定量地结合成有机离子对（BH^+In^-），此离子对可以定量地被有机溶剂提取，通过在一定波长处测定该有色离子的吸光度来测定药物含量。

$$BH^+ + In^- \longrightarrow [BH^+ \cdot In^-]_{水相} \longrightarrow [BH^+ \cdot In^-]_{有机相}$$

也可将显色的有机溶剂碱化（如加入醇制氢氧化钾），使与生物碱结合的酸性染料释放出来，测定其吸光度，再计算生物碱药物的含量。

（2）测定条件　应用酸性染料比色法测定生物碱类或有机碱性药物，其成败的关键是碱性药物能否定量地与酸性染料形成离子对并完全被有机溶剂提取，这就涉及提取常数（E）的大小，提取常数越大，表示提取效率越高；反之则提取效率低。提取过程存在以下平衡：

$$BH^+_{水相} + In^-_{水相} = [BH^+ \cdot In^-]_{有机相}$$

$$E = \frac{[BH^+ \cdot In^-]_{有机相}}{[BH^+]_{水相}[In^-]_{水相}}$$

式中　$[BH^+ \cdot In^-]_{有机相}$——代表达到平衡时有机相中离子对的浓度

$[In^-]_{水相}$和$[BH^+]_{水相}$——分别代表平衡时水相中阴、阳离子的浓度

由此可见，本法的影响因素较多，主要包括水相的 pH、酸性染料的种类与性质，有机溶剂的种类与性质等。

3. 紫外分光光度法

生物碱分子结构中大多含有不饱和双键或芳环，对紫外光有一定吸收，故可用紫外分光光度法测定这些药物含量。

[示例]《中国药典》(2015)氨茶碱片中无水茶碱的含量测定

取本品 20 片，精密称定，研细，精密称取适量（约相当于氨茶碱 100mg），置 200mL 量瓶中，加 0.1mol/L 氢氧化钠溶液 20mL 与水 60mL，振摇 10min 使氨茶碱溶解，用水稀释至刻度，摇匀，过滤，精密量取续滤液 5mL，置 250mL 量瓶中，用 0.01mol/L 氢氧化钠溶液稀释至刻度，摇匀，照紫外－可见分光光度法（通则 0401），在 275nm 波长处测定吸光度，按 $C_7H_8N_4O_2$ 的吸收系数（$E_{1cm}^{1\%}$）为 650 计算，即得。

4. 高效液相色谱法

生物碱药物的含量测定除采用以上几种方法之外，近年来色谱法在生物碱药物分析中发展十分迅速，其应用范围越来越广泛，特别是高效液相色谱法在生物碱类和含氮碱性有机药物中的应用已非常普及，近年来报道的生物碱类药物分析文献中，高效液相色谱法的数目居首位。高效液相色谱法具有分离模式多样、适用范围广、检测手段多样灵敏、分离效能高、分离速度快等优点。各

国药典中采用 HPLC 法对生物碱的含量测定和有关物质检查的比例不断增加。

高效液相色谱法对生物碱类药物的分析大多采用反相色谱系统，特别是十八烷基硅烷键合相是目前常用的非极性键合相。流动相多采用极性较强的水－甲醇或水－乙腈系统。在流动相中常加入碱性试剂，如二乙胺、三乙胺等，可抑制碱性药物电离，改善分离效能。

[示例]《中国药典》（2015）盐酸消旋山莨菪碱注射液的含量测定

色谱条件与系统适用性试验：用十八烷基硅烷键合硅胶为填充剂；以 0.01mol/L 磷酸二氢钾溶液（含 0.15% 三乙胺，用磷酸调节 pH 至 6.5）－甲醇（70∶30）为流动相；检测波长为 220nm。理论板数按消旋山莨菪碱峰计算应不低于 2000。消旋山莨菪碱中顺、反式异构体两色谱峰的分离度应符合要求。

测定方法：精密量取本品适量（约相当于盐酸消旋山莨菪碱 10mg），置 50mL 量瓶中，加 0.01mol/L 盐酸溶液稀释至刻度，摇匀。精密量取 20μL 注入液相色谱仪，记录色谱图；另取消旋山莨菪碱对照品，同法测定。按外标法以顺、反式异构体峰面积之和计算，并将结果乘以 1.1195，即得。

项目任务

任务 1　硫酸阿托品的鉴别和含量测定

任务目标

熟悉硫酸阿托品的检验项目。

能够使用红外分光光度法进行药物鉴别。

能够使用非水碱量法对药物进行含量测定。

能够准确及时记录原始数据并独立完成检验报告。

任务资讯

查阅《中国药典》（2015）二部、四部等资料，了解基本信息。

一、检验项目

硫酸阿托品的质量检验。

二、检验药品

（1）检验药品名称　硫酸阿托品。

（2）检验药品来源　市场购买或送检样品。

（3）检验药品的规格、批号、数量及包装　查阅药品包装及说明，记录相关信息。

三、质量标准

本品为（±）-α-（羟甲基）苯乙酸-8-甲基-8-氮杂双环[3.2.1]-3-辛酯硫酸盐-水合物。

1. 鉴别

（1）本品的红外光吸收图谱应与对照的图谱（《药品红外光谱集》487 图）一致（图 9-1）。

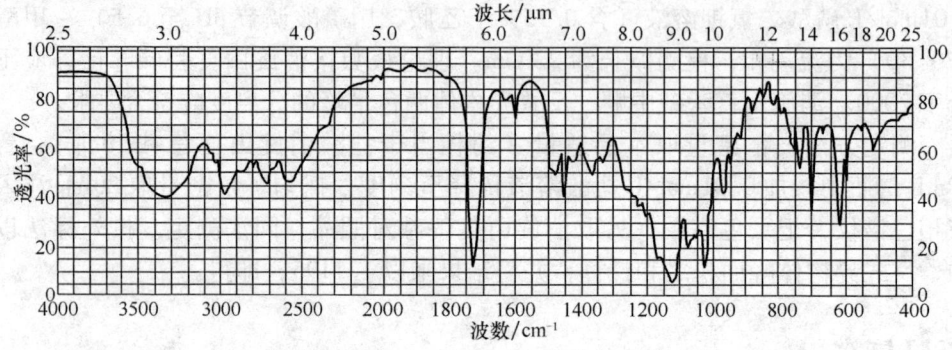

图 9-1 硫酸阿托品红外光谱图（《药品红外光谱集》487 图）

（2）本品显托烷生物碱类的鉴别反应（通则 0301）。

（3）本品的水溶液显硫酸盐的鉴别反应（通则 0301）。

2. 含量测定

取本品约 0.5g，精密称定，加冰醋酸与醋酐各 10mL 溶解后，加结晶紫指示液 1~2 滴，用高氯酸滴定液（0.1mol/L）滴定至溶液显纯蓝色，并将滴定的结果用空白试验校正。每 1mL 高氯酸滴定液（0.1mol/L）相当于 67.68mg $(C_{17}H_{23}NO_3)_2 \cdot H_2SO_4$。按干燥品计算，含 $(C_{17}H_{23}NO_3)_2 \cdot H_2SO_4$ 不得少于 98.5%。

四、检查方法及其依据

1. 鉴别

（1）本品的红外光吸收图谱应与对照的图谱一致。红外吸收光谱法能反映分子结构的细微特征，准确度高，专属性强，是鉴别药物真伪的有效方法。将本品在规定条件下获得的红外吸收光谱与《药品红外光谱集》中相应的对照图谱比较应一致。

（2）本品显托烷生物碱类的鉴别反应（Vitali 反应）。该反应是托烷生物碱类的专属鉴别反应。阿托品为酯类生物碱，水解生成的莨菪酸，与发烟硝酸共热，生成黄色的三硝基（或二硝基）衍生物，与醇制氢氧化钾作用，生成有色醌型产物，呈深紫色。

（3）本品的水溶液显硫酸盐的鉴别反应。硫酸阿托品的水溶液加氯化钡试液，即生产白色沉淀，沉淀在盐酸或硝酸中均不溶解。

2. 含量测定

阿托品具有碱性,《中国药典》(2015) 采用非水溶液滴定法测定其原料含量。硫酸在冰醋酸介质中,显示为一元酸,离解为 HSO_4^-,不发生二级离解。因此,生物碱的硫酸盐,在冰醋酸中只能被滴定至生物碱的硫酸氢盐。

在用高氯酸滴定硫酸阿托品时的反应式同上。根据 1mol 硫酸阿托品消耗 1mol 高氯酸的关系计算含量。

任务准备

一、准备仪器和试药

(一) 鉴别

(1) 仪器 干燥箱、熔点测定用毛细管、温度计、b 形管、软木塞、酒精灯、傅里叶红外光谱仪、计算机、压片机、电子天平(感量 0.1mg)、玛瑙研钵、水浴锅、量筒(10mL)、试管。

(2) 试药 溴化钾、发烟硝酸、乙醇、氢氧化钾、氯化钡、盐酸、醋酸铅、醋酸铵、氢氧化钠。

(二) 含量测定

(1) 仪器 铁架台、滴定管夹、酸式滴定管 (50mL)、烧杯、锥形瓶 (250mL)、容量瓶 (100mL、250mL)。

(2) 试药 冰醋酸结晶紫、醋酐、高氯酸、基准邻苯二甲酸氢钾。

二、检验用液的制备

(一) 鉴别

氯化钡试液:取氯化钡的细粉 5g,加水使溶解成 100mL,即得。

醋酸铅试液:取醋酸铅 10g,加新沸过的冷水溶解后,滴加醋酸使溶液澄清,再加新沸过的冷水使成 100mL,即得。

醋酸铵试液:取醋酸铵 10g,加水使溶解成 100mL,即得。

氢氧化钠试液:取氢氧化钠 4.3g,加水使溶解成 100mL,即得。

(二) 含量测定

结晶紫指示液:取结晶紫 0.5g,加冰醋酸 100mL 使溶解,即得。

任务实施

一、鉴别

(一) 红外光谱法

1. 操作方法

取供试品 1~1.5mg,置玛瑙研钵中,加入干燥的溴化钾细粉 200~300mg

（与供试品的比约 200∶1），充分研磨均匀，置于直径为 13mm 的压模中，使铺展均匀，抽真空约 2min 后，加压至 0.8×10^{-5} kPa，保持压力 2min，撤去压力并放气，取出制成的供试片，用目视检查片子应透明，其中样品分布应均匀，并无明显颗粒状样品。

准备并使用傅里叶红外光谱仪进行检测，检测时将压片放入机器样品光路中，开启自动分析系统，自动打印报告和分析结果。退出操作软件，关闭计算机。将样品拿出样品仓，依次关闭样品仓、仪器和主机电源；收整、结束操作。

2. 结果判断

将测定的供试品的红外光吸收图谱与对照的图谱（《药品红外光谱集》487图）比较，应符合规定。

（二）托烷生物碱的反应（Vitali 反应）

取供试品约 10mg，加发烟硝酸 5 滴，置水浴上蒸干，得黄色的残渣，放冷，加乙醇 2~3 滴湿润，加固体氢氧化钾一小粒，即显深紫色。

（三）硫酸盐的鉴别反应

（1）取供试品溶液，滴加氯化钡试液，即生成白色沉淀；分离，沉淀在盐酸或硝酸中均不溶解。

（2）取供试品溶液，滴加醋酸铅试液，即生成白色沉淀；分离，沉淀在醋酸铵试液或氢氧化钠试液中溶解。

（3）取供试品溶液，加盐酸，不生成白色沉淀。

（四）记录

按要求及时记录原始数据。

二、含量测定

（一）操作方法

1. 高氯酸滴定液的配制与标定

配制：取无水冰醋酸（按含水量计算，每 1g 水加醋酐 5.22mL）750mL，加入高氯酸（70%~72%）8.5mL，摇匀，在室温下缓缓滴加醋酐 24mL，边加边摇，加完后再振摇均匀，放冷，加无水冰醋酸使成 1000mL，摇匀，放置 24h。

标定：取在 105℃ 干燥至恒重的基准邻苯二甲酸氢钾约 0.16g，精密称定，加无水冰醋酸 20mL 使溶解，加结晶紫指示液 1 滴，用本液缓缓滴定至蓝色，并将滴定的结果用空白试验校正。每 1mL 高氯酸滴定液（0.1mol/L）相当于 20.42mg 邻苯二甲酸氢钾。根据本液的消耗量与邻苯二甲酸氢钾的取用量，算出本液的浓度，即得。标定不少于 3 次。

2. 测定供试品含量

取供试品约 0.5g，精密称定，加冰醋酸与醋酐各 10mL 溶解后，加结晶紫指示液 1~2 滴，用高氯酸滴定液（0.1mol/L）滴定至溶液显纯蓝色。

3. 空白试验

加冰醋酸与醋酐各 10mL，加结晶紫指示液 1~2 滴，用高氯酸滴定液（0.1mol/L）滴定至溶液显纯蓝色。

每 1mL 高氯酸滴定液（0.1mol/L）相当于 67.68mg（$C_{17}H_{23}NO_3$）$_2 \cdot H_2SO_4$。供试品每次测定应不少于 2 份。

(二) 计算与结果分析

滴定液浓度计算，公式如下：

$$C = \frac{W \times 10^3 \times 0.1}{20.42 \times (V - V_0)}$$

式中　C——滴定液浓度，mol/L

　　　W——邻苯二甲酸氢钾的称样量，g

　V 和 V_0——滴定和空白试验时消耗高氯酸滴定液的体积，mL

　20.42——1mL 高氯酸滴定液（0.1mol/L）相当于 20.42mg 邻苯二甲酸氢钾

药物含量计算公式如下：

$$含量(\%) = \frac{(V - V_0) \times T \times F \times 10^{-3}}{W} \times 100\%$$

式中　V 和 V_0——样品和空白滴定时消耗滴定液的体积，mL

　　　　F——浓度转换因数（实际浓度/理论浓度）

　　　　W——供试品的取样量，g

结果判断：本试验为原料药用高氯酸滴定液直接滴定，相对偏差不得超过 0.2%。按干燥品计算，含（$C_{17}H_{23}NO_3$）$_2 \cdot H_2SO_4$ 不得少于 98.5%。

(三) 记录

按要求记录原始数据。

三、数据处理与检验报告

按规定要求进行数据处理并书写检验报告书。

任务2　盐酸麻黄碱比旋度的测定

任务目标

能够熟练使用旋光仪并准确测定药物的比旋度。

能够准确及时记录原始数据并独立完成检验报告。

任务资讯

一、检验项目

盐酸麻黄碱比旋度的测定。

二、检验药品

（1）检验药品名称　盐酸麻黄碱。
（2）检验药品来源　市场购买或送检样品。
（3）检验药品的规格、批号、数量及包装　查阅药品包装及说明，记录相关信息。

三、质量标准

比旋度：取本品，精密称定，加水溶解并定量稀释制成每 1mL 中约含 50mg 的溶液，依法测定（通则 0621），比旋度为 −35.5°～−33°。

四、检查方法及其依据

盐酸麻黄碱为 [R − (R*, S*)] − α − [1 − (甲氨基) 乙基] 苯甲醇盐酸盐。侧链含有手性碳原子，并具有旋光性，药用为左旋体，可通过测定比旋度对其进行鉴别。《中国药典》（2015）二部规定 50mg/mL 盐酸麻黄碱水溶液，比旋度应为 −35.5°～−33°。

任务准备

仪器的准备：旋光仪、容量瓶（100mL、250mL）、烧杯（100mL、200mL、500mL）、滴管、温度计、空调。

任务实施

一、操作方法

（1）供试品溶液的制备　取本品，精密称定，加水溶解并定量稀释制成每 1mL 中约含 50mg 的溶液，供试品应充分溶解，供试品溶液应澄清。
（2）测定条件　使用读数至 0.01° 并经过检定的旋光计测定旋光度，采用钠光谱的 D 线（589.3nm）测定旋光度，测定管长度为 1dm，测定温度为 20℃。
（3）空白校正　以溶剂作空白校正，测定后，再校正 1 次，以确定在测定时零点有无变动；如第 2 次校正时发现零点有变动，则应重新测定旋光度。
（4）测定供试品旋光度　将测定管用供试品溶液冲洗数次，缓缓注入供试品溶液体或溶液适量（注意勿使产生气泡），置于旋光计内检测读数，即得供试品溶液的旋光度。用同法读取旋光度 3 次。
（5）计算　取 3 次测定的平均数，计算固体供试品的比旋度，公式如下：

$$[\alpha]_D^t = \frac{100\alpha}{lc}$$

式中　$[\alpha]$——比旋度

D——钠光谱的 D 线
t——测定时的温度,℃
l——测定管长度,dm
α——测得的旋光度
c——每 100mL 溶液中含有被测物质的重量（按干燥品或无水物计算）,g

二、结果判断

比旋度应为 $-35.5°\sim -33°$。

三、数据处理与检验报告

物质的比旋度与测定光源、测定波长、溶剂、浓度和温度等因素有关。因此，应注明测定物质比旋度时的测定条件。

按规定要求进行数据处理并书写检验报告书。

项目总结

项目目标

- 知识目标：掌握生物碱类典型药物的鉴别、特殊杂质的检查及含量测定方法。熟悉生物碱类药物的分类、结构特点、性质。
- 能力目标：能够独立按照质量标准和操作规范分析生物碱类典型药物，并写出原始记录和检验报告；能够熟练使用非水溶液滴定法对生物碱类药物进行含量测定；能够使用亚硝酸钠滴定法测定药品含量。
- 素质目标：树立药品质量观念。具有特殊药品应按要求安全保管和使用的职业素质。

项目引导

- 生物碱类药物的结构和性质：生物碱类药物种类和数量较多，根据药物结构可分为苯烃胺类、托烷类、喹啉类、异喹啉类、黄嘌呤类、吲哚类等，每类药物性质各有不同。
- 生物碱类药物的分析方法：
  （一）鉴别试验：熔点测定法、显色反应、沉淀反应、光谱法、色谱法、特征鉴别试验。
  （二）特殊杂质检查：利用物理性质差异、化学性质差异进行鉴别，色谱法（薄层色谱法、高效液相色谱法）。
  （三）含量测定：1.非水溶液滴定法；2.酸性染料比色法；3.紫外分光光度法；4.高效液相色谱法。

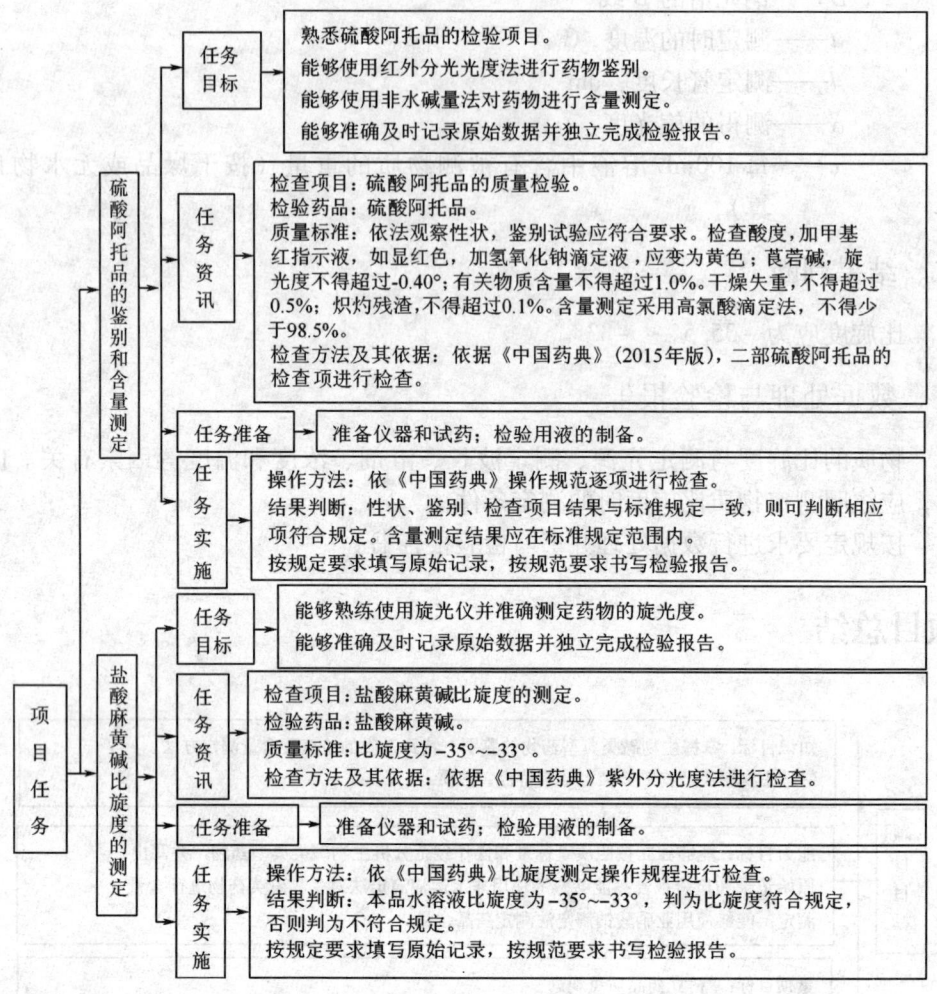

项目检测

1. 单项选择题

(1) 具有苯烃胺结构的药物为（　　）。
A. 麻黄碱　　　　　　　B. 奎宁　　　　　　　C. 阿托品
D. 可待因　　　　　　　E. 吗啡

(2)《中国药典》中硫酸阿托品含量测定的方法是（　　）。
A. 紫外分光光度法　　　　B. 有机溶剂提取后采用紫外分光光度法
C. 可见分光光度法　　　　D. 非水溶液滴定法　　　E. 高效液相色谱法

(3)《中国药典》中硫酸阿托品注射液含量测定的方法是（　　）。
A. 紫外分光光度法　　　　B. 有机溶剂提取后采用紫外分光光度法

C. 可见分光光度法　　　D. 非水溶液滴定法　　　E. 高效液相色谱法

(4) 硫酸阿托品中莨菪碱的检查是利用了两者（　　）。

A. 旋光性的差异　　　B. 溶解度的差异　　　C. 酸碱性的差异

D. 紫外吸收光谱差异　　　E. 吸附性差异

(5) 能发生绿奎宁反应的是（　　）。

A. 盐酸吗啡　　　B. 硫酸奎宁　　　C. 盐酸麻黄碱

D. 磷酸可待因　　　E. 硫酸阿托品

(6) 非水溶液滴定法测定硫酸奎宁原料药的含量，1mol 硫酸奎宁可消耗高氯酸滴定液（0.1mol/L）的摩尔数为（　　）。

A. 1　　　B. 2　　　C. 3

D. 4　　　E. 5

(7) 非水溶液滴定法测定硫酸奎宁片的含量，1mol 硫酸奎宁可消耗高氯酸滴定液（0.1mol/L）的摩尔数为（　　）。

A. 1　　　B. 2　　　C. 3

D. 4　　　E. 5

(8) 非水溶液滴定法滴定生物碱类药物常用的指示剂为（　　）。

A. 甲基红　　　B. 结晶紫　　　C. 甲基橙

D. 溴甲酚绿　　　E. 酚酞

(9)《中国药典》（2015）中磷酸可待因中有关物质的检查使用的方法是（　　）。

A. 紫外可见分光光度法　　　B. 红外分光光度法　　　C. 高效液相色谱法

D. 气相色谱法　　　E. 薄层色谱法

2. 多项选择题

(1) 盐酸吗啡中检查的特殊杂质有（　　）。

A. 其他甾体　　　B. 阿扑吗啡　　　C. 罂粟酸

D. 其他生物碱　　　E. 有关物质

(2) 采用高氯酸滴定液滴定下述药物时，需在滴定前预先加入醋酸汞试液的是（　　）。

A. 盐酸麻黄碱　　　B. 硫酸奎宁　　　C. 硫酸阿托品

D. 磷酸可待因　　　E. 盐酸吗啡

(3) 磷酸可待因的结构特征和性质有（　　）。

A. 属异喹啉类生物碱　　　B. 含有羟基和羧基　　　C. 有强酸性

D. 有叔胺基团　　　E. 结构中含有共轭系统（苯环）

(4) 具有 Vitaili 反应的药物有（　　）。

A. 硫酸阿托品　　　B. 氢溴酸山莨菪碱　　　C. 氢溴酸东莨菪碱

D. 氨茶碱　　　E. 长春碱

3. 问答题

(1) 什么是空白试验？其作用是什么？

(2) 为什么要对高氯酸滴定液浓度进行校正？

(3) 非水溶液滴定法终点的指示有哪些方法？

项目拓展

磷酸可待因糖浆含量的测定

一些碱性较强的生物碱盐类，经碱化、有机溶剂提取后，用酸碱滴定法测定含量。《中国药典》(2015) 采用提取碱量法测定磷酸可待因糖浆的含量。

测定方法：用内容量移液管精密量取本品 10mL，以水洗出移液管内的附着液，置分液漏斗中，加氨试液使成碱性，用三氯甲烷振摇提取至少 4 次，第一次 25mL，以后每次各 15mL，至可待因提尽为止，每次得到的三氯甲烷液均用同一份水 10mL 洗涤，洗液用三氯甲烷 5mL 振摇提取，合并三氯甲烷液，置水浴上蒸干，精密加硫酸滴定液 (0.01mol/L) 25mL，加热使溶解，放冷，加甲基红指示液 2 滴，用氢氧化钠滴定液 (0.02mol/L) 滴定。每 1mL 硫酸滴定液 (0.01mol/L) 相当于 8.488mg $C_{18}H_{21}NO_3 \cdot H_3PO_4 \cdot 1.5H_2O$。

(一) 原理与方法

利用生物碱盐类可溶于水，游离生物碱不溶于水而溶于有机溶剂的性质提取后滴定。其方法是将供试品溶于水或稀酸中，加入适当的碱性试剂使生物碱游离，用合适的有机溶剂振摇提取，使游离的生物碱转溶于有机溶剂中，有机相用水洗，除去混存的碱性试剂和水溶性杂质，再用无水硫酸钠或西黄蓍胶脱水，过滤，经处理后进行测定。本项目为剩余滴定法，将有机溶剂蒸干，于残渣中加过量的酸滴定液使溶解，再用碱滴定液滴定剩余的酸。

(二) 测定条件的选择

1. 碱化试剂

能使生物碱游离的碱性试剂有氨水、碳酸氢钠、氢氧化钠、氢氧化钙和氧化镁等。应选择一种碱强度适中，不使生物碱分解或提取过程中不发生乳化的碱性试剂。氨水 pK_b 为 4.76，可以使大部分生物碱游离，不会使含酯结构药物分解和含酚性药物成盐，不发生乳化，而且氨具有挥发性、易除去，对测定无干扰，是理想的碱化试剂。

2. 提取溶剂选择

常用的提取溶剂为氯仿（吗啡等强碱性生物碱不溶于氯仿）。一般是将氯仿提取液蒸发至少量或近干，即加入滴定液，然后再加热将氯仿赶尽，防止测定结果偏低。乙醚也是一种常用的溶剂，但应用不如氯仿广泛，因为可溶于乙醚的生物碱较少，且其沸点低，易挥发、易燃、在水中溶解度较大。为了减少乙醚在水中的溶解度，可加入中性盐如氯化钠，使水层饱和，使其与水充分分离而使提取完全。由于乙醚易于氧化为过氧化物，蒸发时应避免蒸干引起爆炸。

3. 提取溶剂用量

一般原则为提取4次，第一次用量至少应为水液体积的一半，以后几次所用的溶剂量应为第一次的一半，如果生物碱量或水液体积较小，则第一次提取溶剂的用量应与水液体积相等。

4. 指示剂的选择

在生物碱滴定分析中，被滴定的生物碱是与过量的酸滴定液作用生成强酸弱碱盐，再以碱滴定液滴定剩余的酸。此滴定反应的化学计量点和滴定突跃均在酸性区，因此，应选择在酸性范围内变色的指示剂，如甲基红（变色范围为 pH $4.2 \sim 6.3$，由红变黄）、溴酚蓝（变色范围为 pH $3.0 \sim 4.6$，由黄变蓝）。

项目十 维生素类药物的分析

项目目标

知识目标

了解维生素类药物的结构和理化性质及与药物分析方法的关系。

熟悉维生素类药物的鉴别和含量测定的原理；典型药物的杂质检查方法。

掌握维生素A、维生素B_1、维生素C、维生素D的鉴别和含量测定方法。

能力目标

学会对维生素类药物进行鉴别、检查和含量测定操作。

能够独立按照《中国药典》质量标准和药物质量分析规程，对维生素类药物进行质量分析，且能按规范要求填写原始记录并出具检验报告。

素质目标

遵守化验室管理规定，主动遵守企业各项纪律规定；实事求是，保证检验数据及检验报告真实可靠；具有药品质量安全意识，具有实验室安全意识。

项目引导

维生素又称维他命，是维持人体正常代谢功能所必需的生物活性物质，大多数人体内不能自行合成，须从食物中摄取。虽然人体需要量很小，但一旦失衡将引起机体的病理变化。因此，保持维生素在体内一定量的平衡是维持生命所必须的。

维生素多为醇、酚、酯、醛、胺或酸类等有机化合物，各自具有不同的理化性质和生理作用。按其在油脂中和水中溶解度的不同，可分为脂溶性维生素和水溶性维生素两大类。其中脂溶性维生素有维生素A、维生素D、维生素E和维生素K等；水溶性维生素有B族维生素、维生素C、烟酸、叶酸和泛酸等。《中国药典》（2015）收载的维生素原料药及制剂共40多个品种。本项目着重介绍比较常用的维生素（维生素A、维生素B_1、维生素C、维生素D）的分析。

一、脂溶性维生素类药物的分析

（一）维生素A

维生素A包括维生素A_1、维生素A_2和维生素A_3，通常是指维生素A_1，又称视黄醇。人体若缺乏维生素 A，会影响身体发育，并出现皮肤干燥、眼干燥症、夜盲症等。在自然界中，维生素 A 其天然产物主要来源于鲛类无毒海鱼肝脏中提取的脂肪油（即鱼肝油），但目前主要是用人工合成方法制取。在鱼肝油中，维生素 A 多以各种酯类混合物形式存在，其中主要为维生素 A 醋酸酯或棕榈酸酯。

《中国药典》（2015）收载有维生素 A、维生素 A 软胶囊、维生素 AD 软胶囊和维生素 AD 滴剂等。

1. 结构

维生素 A 的结构具有一个共轭多烯侧链的环己烯，因而具有许多立体异构体。其结构式为：

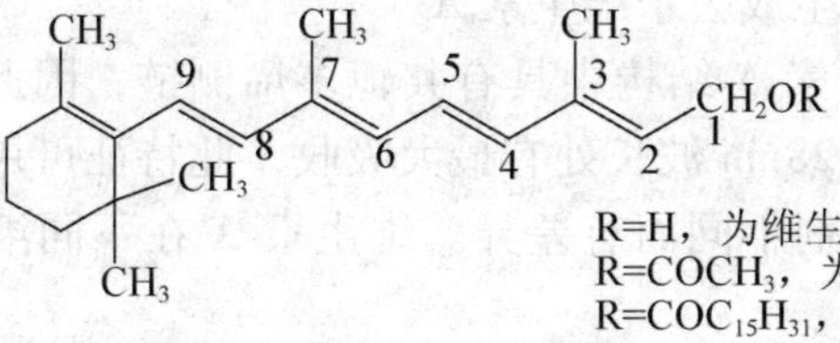

R=H，为维生素A醇
R=COCH$_3$，为维生素醋酸酯
R=COC$_{15}$H$_{31}$，为维生素A棕榈酸酯

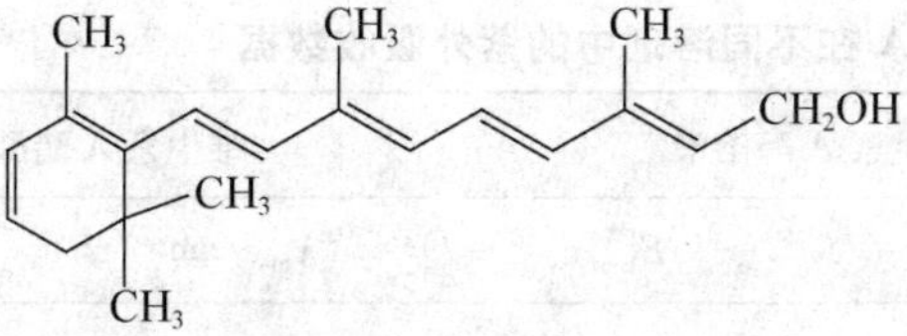

去氢维生素A（维生素A$_2$）

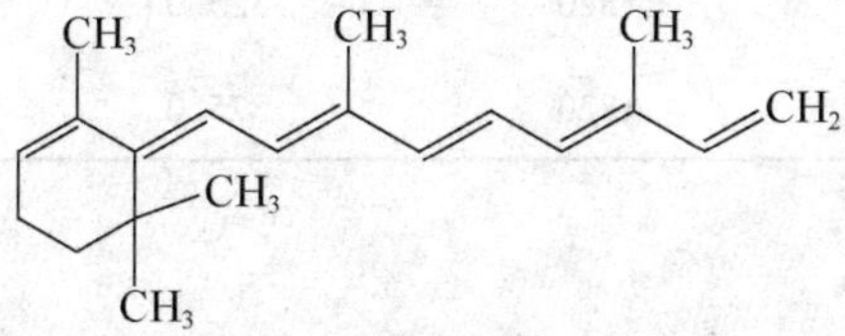

去水维生素A（维生素A$_3$）

天然维生素 A 主要是全反式维生素 A，即维生素 A$_1$。另外，鱼肝油中还含有去氢维生素 A（维生素 A$_2$），其生物效价仅为维生素 A$_1$ 的 30%～40%；去水维生素 A（维生素 A$_3$），其效价为维生素 A$_1$ 的 0.4%；鲸醇（维生素 A 醇的二聚体），无生物活性。这些物质在 310～340nm 波长处均具有紫外吸收，并能与显色试剂产生相近颜色。因此，在测定维生素 A 含量时必须考虑这些因素的干扰。

2. 性质

（1）性状与溶解性　维生素 A 为淡黄色油溶液，或结晶与油的混合物（加热至60℃应为澄明溶液）；无败油臭；在空气中易氧化，遇光易变色。可与氯仿、乙醚、环己烷、石油醚任意比例混溶，易溶于异丙醇，微溶于乙醇，不溶于水。

（2）易氧化变质　维生素A分子结构中有共轭多烯醇侧链，性质不稳定，易被空气中氧或氧化剂氧化，遇光易变质。在受热或有金属离子存在时更易氧化变质，生成无活性的环氧化物、维生素A醛和维生素A酸等。因此，《中国药典》（2015）规定维生素A及其制剂应装于铝制或其他适宜的容器内，充氮气，密封，在凉暗处保存。

（3）与三氯化锑呈色　维生素A在氯仿中与三氯化锑试剂作用，产生不稳定的蓝色。

（4）脱水反应　维生素A遇酸不稳定，在一定条件下（如在无水氯化氢乙醇溶液中）可发生脱水反应，生成去水维生素A。

（5）具有紫外吸收　维生素A结构中具有共轭多烯侧链，因此，维生素A的环己烷或乙醇溶液在325～328nm波长处有最大吸收，此特征可用于鉴别和含量测定。其吸收峰的位置因溶剂不同而有差异。维生素A在不同溶剂中的紫外吸收数据见表10-1。

表10-1　　　　维生素A在不同溶剂中的紫外吸收数据

溶剂	维生素A醇溶液		维生素A醋酸酯溶液	
	λ_{max}/nm	$E_{1cm}^{1\%}$	λ_{max}/nm	$E_{1cm}^{1\%}$
环己烷	326.5	1755	327.5	1530
异丙醇	325.0	1820	325.0	1600
乙醇	325.0	1820	325.0	1600

3. 分析方法

（1）鉴别试验

①三氯化锑反应：维生素A在氯仿中能与三氯化锑试剂（在三氯化锑反应中，实际起作用的可能是氯化锑中存在的氯化高锑）反应，形成不稳定的正碳离子，显蓝色。反应式为：

$$\left[\begin{array}{c}\text{结构式}\end{array}\right] [SbCl_5 \cdot RCOO]^-$$

反应需在无水、无醇条件下进行。因为水可使三氯化锑水解生成氯化氧锑，而乙醇可与正碳离子作用，使正电荷消失。

鉴别方法：取本品1滴，加氯仿10mL振摇使溶解，取出2滴，加氯仿2mL与25%三氯化锑的氯仿溶液0.5mL，即显蓝色，渐变成紫红色。

②紫外吸收光谱法：维生素A分子结构中具有5个共轭双键，其无水乙醇溶液在326nm波长处有最大吸收。当在盐酸催化下加热，发生脱水反应生成去水维生素A。脱水维生素A比维生素A分子结构中多了一个共轭双键，在340～390nm波长间出现3个最大吸收峰。

鉴别方法：取约含10U的维生素A，加无水乙醇－盐酸（100：1）溶液溶解，立即在300～400nm波长范围内测定紫外光谱，应仅在326nm波长处有最大吸收峰。再将该溶液在水浴上加热30s，冷却，照上法进行扫描，应在348nm、367nm和389nm波长处出现三个尖锐的吸收峰，且在332nm波长处有较低的吸收峰或拐点（图10－1）。

（2）杂质检查

①酸值检查：维生素A在制备过程中酯化不完全，或在储藏过程中水解，均可生成醋酸。而酸度大，不利于维生素A的稳定。

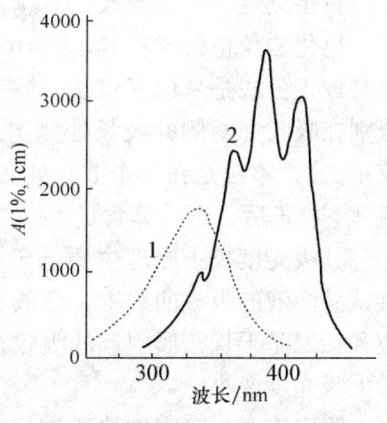

图10－1 维生素A和去水维生素A的紫外吸收光谱

1—维生素A 2—去水维生素A

操作方法：取乙醇与乙醚各15mL，置锥形瓶中，加酚酞指示液5滴，滴加氢氧化钠滴定液（0.1mol/L）至微显粉红色，再加维生素A 2.0g，振摇使溶解，用氢氧化钠滴定液（0.1mol/L）滴定至粉红色30s不褪，酸值不得超过2.0。

酸值计算公式为：

$$供试品的酸值 = \frac{A \times 5.61}{W}$$

式中　A——消耗氢氧化钠滴定液的体积，mL
　　　W——供试品的重量，g

②过氧化值的检查：维生素 A 结构中的共轭双键，易被氧化生成过氧化物等杂质，因此用氧化还原滴定法中的碘量法检查。

操作方法：取本品 1.0g，加冰醋酸－三氯甲烷（6:4）30mL，振摇使溶解，加碘化钾的饱和溶液 1mL，振摇 1min，加水 100mL 与淀粉指示液 1mL，用硫代硫酸钠滴定液（0.01mol/L）滴定至紫蓝色消失，并将滴定的结果用空白试验校正。消耗硫代硫酸钠滴定液（0.01mol/L）不得超过 1.5mL。

（3）含量测定　维生素 A 及其制剂含量测定的方法，传统采用三氯化锑比色法。但由于三氯化锑反应专属性差，呈色极不稳定，测定结果受水分、温度影响较大，现被紫外－可见分光光度法和高效液相色谱法所替代。

①紫外－可见分光光度法

测定原理：利用维生素 A 在 325～328nm 波长处有最大吸收峰进行含量测定。由于维生素 A 制剂中含有稀释用油和维生素 A 原料中混有其他的一些杂质，所测得的吸光度不是维生素 A 所独有。在规定的条件下，为了得到正确的结果，非维生素 A 物质的吸收所引入的误差可用校正公式校正。《中国药典》（2015）（通则 0721）中收载的维生素 A 测定法项下分别采用了两个校正公式：

直接测定法校正公式：$A_{328校正} = 3.52（2A_{328} - A_{316} - A_{340}）$

皂化法校正公式：$A_{325校正} = 6.815A_{325} - 2.555A_{310} - 4.260A_{334}$

校正公式是采用三点法，除其中一点是在吸收峰波长处测得外，其他两点分别在吸收峰两侧的波长处测定。"三点法"也称"三点校正法"或"三波长校正法"，本法是在三个波长处测得吸光度后，按上述校正公式计算吸光度校正值 $A_{max校正}$ 后，再计算含量。

其吸光度校正原理主要基于两点：一是物质对光的吸收具有加合性，即在供试品溶液的吸收曲线上，各波长的吸光度是维生素 A 与干扰杂质吸光度的代数和；二是干扰杂质引起的吸收在 310～340nm 波长范围内呈线性，且随波长的增大吸光度变小。

测定应在半暗室中快速进行，以防止维生素 A 在测定过程中氧化破坏。若供试品中干扰测定的杂质较少，能符合下列第一法测定的规定时，可直接用溶剂溶解供试品后测定；否则按第二法，经皂化提取，除去干扰后测定。

测定方法如下：

直接测定法：取供试品适量，精密称定，加环己烷溶解并定量稀释制成每 1mL 中含 9～15IU 的溶液，照紫外－可见分光光度法，分别在 300nm、316nm、328nm、340nm、360nm 五个波长处测定吸光度，计算各吸光度与 328nm 波长的吸收度的比值（A_i/A_{328}）和 328nm 波长处 $E_{1cm}^{1\%}$ 值，并与表 10-2 中规定的理论值比较。

表 10-2 维生素 A 各波长处的吸光度与 328nm 波长处的吸光度理论比值 (A_i/A_{328})

波长/nm	300	316	328	340	360
吸光度比值 (A_i/A_{328})	0.555	0.907	1.000	0.811	0.299

含量计算公式：

$$\text{每 1mg 供试品中含维生素 } A \text{ 的单位} = E_{1cm}^{1\%}(328nm) \times 1900$$

制剂标示量的含量，按下式计算：

$$\text{标示量}(\%) = \frac{E_{1cm}^{1\%} \times 1900 \times \overline{W}}{\text{标示量}} \times 100\%$$

$$= \frac{A_{328} \times D \times 1900 \times \overline{W}}{W \times 100 \times L \times \text{标示量}} \times 100\%$$

式中　1900——维生素 A 醋酸酯的效价换算因数

　　　W——供试品取量（若是胶丸，则为胶丸内容物质量），g

　　　$\overline{W}$——单位制剂中用于测定部分的平均质量（若是胶丸，则为胶丸内容物的平均质量），g

　　　D——供试品溶液的稀释倍数

　　　100——每 1mL 溶液中含有维生素 A 质量换算为每 100mL 溶液中含有维生素 A 的质量，cm

　　　L——液层厚度，cm

$E_{1cm}^{1\%}$（328nm）值按下列原则计算：

如果吸收峰波长在 326~329nm，且所测得的各波长吸光度比值均不超过表 10-1 中规定值的 ±0.02，应直接用 A_{328} 求出 $E_{1cm}^{1\%}$，再计算含量。

如果最大吸收波长在 326~329nm，但所测得的波长吸光度比值只要有一个超过表 10-2 中规定值的 ±0.02，应按下式求出校正后的吸光度，用 A_{328} 校正求出 $E_{1cm}^{1\%}$，再计算含量。

$$A_{328\text{校正}} = 3.52(2A_{328} - A_{316} - A_{340})$$

如果 328nm 波长处吸光度与未校正吸光度相差不超过 ±3.0%〔计算方法：$(A_{328\text{校正}} - A_{328})/A_{328}$〕，则仍用 A_{328} 计算含量；如果相差在 -15%~-3%，则用 A_{328} 校正计算含量；如果相差超出 -15%~-3% 的范围，或者吸收峰波长不在 326~329nm，则供试品应按下述皂化法测定。

皂化法：是经皂化提取，除去干扰杂质后再进行含量测定的方法。适用于含干扰杂质较多的维生素 A 醇溶液的测定。

测定方法：精密称取供试品适量（约相当于维生素 A 总量 500 单位，重量不多于 2g），置皂化瓶中，加乙醇 30mL 与 50%（质量分数）氢氧化钾溶液 3mL，置水浴中煮沸回流 30min，冷却后，自冷凝管顶端加水 10mL 冲洗冷凝管内部，将皂化液移至分液漏斗中（分液漏斗活塞涂以甘油淀粉润滑剂），皂化瓶用水 60~100mL 分数次洗涤，洗液并入分液漏斗中，用不含过氧化物的乙醚振摇提取 4 次，每次振摇约 5min，第一次 60mL，以后各次 40mL，合并乙醚液，用水洗涤数次，每次约 100mL，洗涤时应缓缓旋动，避免乳化，直至水层遇酚酞指示液不显红色，乙醚液用铺有脱脂棉与无水硫酸钠的滤器过滤，滤器用乙醚洗涤，洗液与乙醚液合并，放入 250mL 量瓶中，用乙醚稀释至刻度，摇匀；精密量取适量，置蒸发皿内，在水浴上低温蒸发至 5mL 后，置减压干燥器中，抽干，迅速加异丙醇溶解并定量稀释制成每 1mL 中含维生素 A 9~15 单位，在 300nm、310nm、325nm 与 334nm 四个波长处测定吸光度。

含量计算公式：

$$\text{每 1g 供试品中含维生素 A 的含量} = E_{1cm}^{1\%}(325nm, 校正) \times 1830$$

制剂标示量的含量，按下式计算：

$$标示量(\%) = \frac{E_{1cm}^{1\%} \times 1830 \times \overline{W}}{标示量} \times 100\%$$

$$= \frac{A_{325} \times D \times 1830 \times \overline{W}}{W \times 100 \times L \times 标示量} \times 100\%$$

式中　1830——维生素 A 醋酸酯的效价换算因数

　　　W——供试品取量（若是胶丸，则为胶丸内容物质量），g

　　　$\overline{W}$——单位制剂中用于测定部分的平均质量（若是胶丸，则为胶丸内容物的平均质量），g

　　　D——供试品溶液的稀释倍数

　　　100——每 1mL 溶液中含有维生素 A 质量换算为每 100mL 溶液中含有维生素 A 的质量

　　　L——液层厚度，cm

$E_{1cm}^{1\%}$（325nm，校正）值按下列原则计算：

如果吸收峰的波长在 323~327nm，且 300nm 波长处的吸光度与 325nm 波的吸光度比值（A_{300}/A_{325}）不超过 0.73，应按下式计算校正吸光度，再用 A_{325} 校正求出 $E_{1cm}^{1\%}$。

$$A_{325校正} = 6.815A_{325} - 2.555A_{310} - 4.260A_{334}$$

如果校正吸光度与未校正吸光度相差在 ±3.0% 以内［计算方法：($A_{325校正}$ - A_{325})/A_{328}］，直接用 A_{325} 求出 $E_{1cm}^{1\%}$，再计算含量；若超过 ±3.0%，应按上式求出校正后的吸光度，用 $A_{325校正}$ 求出 $E_{1cm}^{1\%}$，再计算含量；如果最大吸收波长不在 323~327nm，或 A_{300}/A_{325} 的比值超过 0.73，说明供试品中杂质含量过高，应采用色谱法将未皂化部分纯化后再进行测定。

应用示例：维生素 A 软胶囊用紫外－可见分光光度法测定含量的方法如下。

精密称取本品（标示量每丸含维生素 A 10000 单位），装量差异项下的内容物为 0.1287g（每丸内容物的平均装量为 0.07985g），置 10mL 烧杯中，加环己烷溶解并定量转移至 50mL 量瓶中，用环己烷稀释至刻度，摇匀，精密量取

2mL，置另一50mL量瓶中，用环己烷稀释至刻度，摇匀。以溶剂环己烷为空白，用分光光度法测得最大吸收波长为328nm，分别于300nm、316nm、328nm、340nm及360nm波长处测得的吸光度见表10-3。试计算软胶囊中维生素A标示量。[《中国药典》(2015)规定，每丸含维生素A应为标示量的90.0%~120.0%。]

表10-3　　　　维生素A软胶囊紫外-可见分光光度法测定数据

波长/nm	300	316	328	340	360
吸光度A	0.374	0.592	0.664	0.553	0.228
吸光度比值(A_i/A_{328})	0.563	0.892	1.000	0.833	0.343
规定吸光度比值	0.555	0.907	1.000	0.811	0.299
比值之差	+0.008	-0.015	0	+0.022	+0.044

上述测定方法选用的是三点校正法中的直接测定法。

计算各波长处吸光度与328nm波长处吸光度的比值(A_i/A_{328})，并与规定比值比较。其中，比值A_{360}/A_{328}与规定比值之差为+0.044，超过规定限度(±0.02)，所以应计算校正吸光度。

计算校正吸光度并与实测值比较：

$$\frac{A_{328校正} - A_{328}}{A_{328}} \times 100\% = \frac{0.644 - 0.664}{0.664} \times 100\% = -3\%$$

其中：
$$A_{328校正} = 3.52(2A_{328} - A_{316} - A_{340})$$
$$= 3.52 \times (2 \times 0.664 - 0.592 - 0.553) = 0.644$$

校正吸光度与实测值之差未超过实测值的±3%，故仍以A_{328}计算含量。

计算软胶囊中维生素A占标示量的百分比：

$$标示量(\%) = \frac{A_{328} \times D \times 1900 \times \overline{W}}{W \times 100 \times L \times 标示量} \times 100\%$$

$$标示量(\%) = \frac{0.664 \times \frac{50 \times 50}{2} \times 1900 \times 0.07985}{0.1287 \times 100 \times 1 \times 10000} \times 100\%$$

$$= 97.84\%$$

②高效液相色谱法：本法适用于维生素A醋酸酯原料及其制剂中维生素A的含量测定。测定方法如下：

色谱条件与系统适用性试验：用硅胶为填充剂，以正己烷-异丙醇(997:3)为流动相，检测波长为325nm。取系统适用性溶液10μL注入液相色谱仪，维生素A醋酸酯主峰与其顺式异构体的分离度应大于3.0。精密量取对照品溶液10μL，注入液相色谱仪，连续进样5次，主成分峰面积的相对标准偏差不得超过3%。

系统适用性试验溶液的制备：精密称取维生素A对照品适量(约相当于维

生素 A 醋酸酯 300mg），置烧杯中，加入碘试液 0.2mL，混匀，放置约 10min，定量转移至 200mL 量瓶中，用正己烷稀释至刻度，摇匀，精密量取 1mL，置于 100mL 量瓶中，用正己烷稀释至刻度，摇匀。

测定方法：精密称取供试品适量（约相当于 15mg 维生素 A 醋酸酯溶液），置于 100mL 量瓶中，用正己烷稀释至刻度，摇匀，精密量取 5mL，置于 50mL 量瓶中，用正己烷稀释至刻度作为供试品溶液。另精密称取维生素 A 对照品适量（约相当于 15mg 维生素 A 醋酸酯溶液），同法制成对照品溶液。精密量取供试品溶液和对照品溶液各 10μL，分别注入液相色谱仪，记录色谱图，按外标法以峰面积计算，应符合规定。

（二）维生素 D

维生素 D 是一类抗佝偻病维生素的总称。目前已知的维生素 D 有十多种，其中以维生素 D_2 和维生素 D_3 最重要。

1. 结构

维生素 D_2 和维生素 D_3 结构如下：

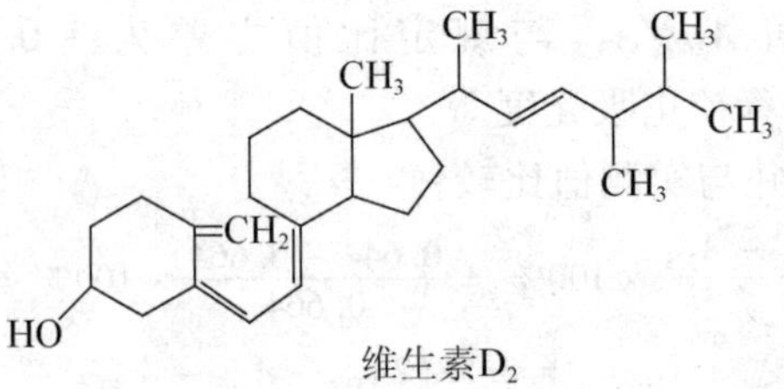

维生素D_2

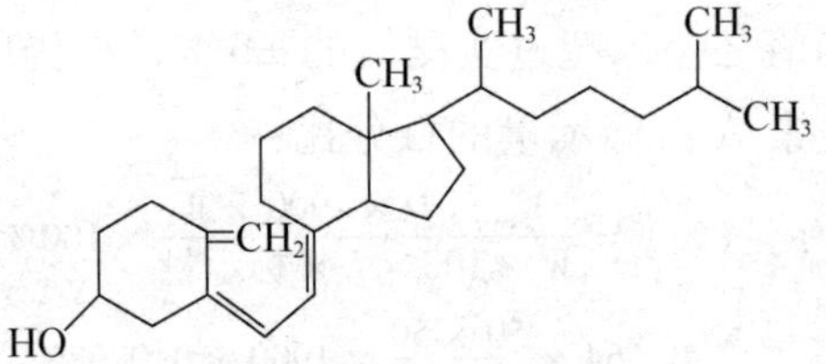

维生素D_3

维生素 D_2 和维生素 D_3 都是甾醇衍生物，维生素 D_2 又称骨化醇或麦角骨化醇，维生素 D_3 又称胆骨化醇。维生素 D_2 与维生素 D_3 结构上的区别仅在于维生素 D_3 侧链无双键和少一个甲基。

2. 性质

（1）性状及溶解性　维生素 D_2 和维生素 D_3 皆为无色针状结晶或白色结晶性粉末；无臭，无味；遇光或空气均易变质。维生素 D_2 在氯仿中极易溶解，在乙醇、丙酮或乙醚中易溶，在植物油中略溶，在水中不溶；维生素 D_3 在乙醇、丙酮、氯仿或乙醚中极易溶解，在植物油中略溶，在水中不溶。

(2) 稳定性　维生素 D_2 和维生素 D_3 遇光或空气均易被氧化变质,使效价降低,毒性增强。二者对酸也不稳定。

(3) 旋光性　维生素 D_2 和维生素 D_3 结构中有多个手性碳原子,有旋光性。

(4) 显色反应　维生素 D_2 和维生素 D_3 具有甾类化合物的共同显色反应,例如,用氯仿溶解后,二者均可与醋酐-浓硫酸发生显色反应而鉴别。二者还可与三氯化锑、三氯化铁等发生显色反应。

(5) 光谱特征　二者均有紫外、红外特征吸收。维生素 D_2 和维生素 D_3 的无水乙醇溶液,均在 265nm 波长处有最大吸收,其吸收系数($E_{1cm}^{1\%}$)分别为 460~490 和 465~495。

3. 分析方法

(1) 鉴别试验　维生素 D_2 和维生素 D_3 都是甾醇的衍生物,二者可通过显色反应、测定物理常数和红外光谱来鉴别。

①显色反应

a. 与醋酐-浓硫酸的显色反应:《中国药典》(2015) 收载的维生素 D 及其制剂均采用此法进行鉴别。鉴别方法:分别取维生素 D_2 和维生素 D_3 各约 0.5mg(若为制剂应相当于 0.5mg),加氯仿 5mL 溶解后,加醋酐 0.3mL 与硫酸 0.1mL,振摇,初显黄色,渐变红色,迅即变为紫色。若为维生素 D_2 则最后成绿色;若为维生素 D_3 再变为蓝绿色,最后变为绿色。

b. 与三氯化锑显色:取本品适量(约 1000 单位),加 1,2-二氯乙烷 1mL 溶解,加三氯化锑试液 4mL,溶液即显橙红色,逐渐变为粉红色。

c. 其他显色反应:维生素 D 与三氯化铁反应显橙红色;与二氯丙醇和乙酰氯试剂反应显绿色,均可用于鉴别,但专属性不强。

②比旋度鉴别法:《中国药典》(2015) 在维生素 D_2 和维生素 D_3 原料药项下收载了比旋度的测定,作为维生素 D_2 和维生素 D_3 的鉴别及质量控制方法。

鉴别方法:取维生素 D_2,精密称定,加无水乙醇溶解并定量稀释,制成 1mL 中含 40mg 的溶液,依法测定,比旋度为 +102.5°~+107.5°;取维生素 D_3,精密称定,加无水乙醇溶解并定量稀释,制成 1mL 中含 5mg 的溶液,依法测定,比旋度为 +105°~+112°。

注意事项:维生素 D_2 和维生素 D_3 在空气中不稳定,因此,二者均应于容器开启后 30min 内取样,在溶液配制后 30min 内测定。

③其他鉴别方法:维生素 D_2 和维生素 D_3 还可通过红外吸收图谱和紫外吸收图谱的特征进行鉴别。此外,也可通过薄层色谱法、高效液相色谱法、制备衍生物测熔点法等鉴别。

④维生素 D_2 和维生素 D_3 的区别反应:利用维生素 D_2 和维生素 D_3 结构的差异,二者在乙醇和硫酸溶液中显示不同的颜色,引起吸收特征(最大吸收波长)不同进行区别。此法也可用于维生素 D_2 和维生素 D_3 的含量测定。

鉴别方法：分别取维生素 D_2 和维生素 D_3 10mg，加 96% 乙醇 10mL 溶解。取此液 0.1mL，加乙醇 1mL 和 85% 硫酸 5mL。维生素 D_2 显红色，在 570nm 波长处有最大吸收；维生素 D_3 显黄色，在 495nm 波长处有最大吸收。

(2) 杂质检查

①麦角甾醇的检查：维生素 D_2 是由麦角甾醇经紫外线照射，B 环 C9 和 C10 间开环而制得的。《中国药典》(2015) 规定维生素 D_2 原料药应进行麦角甾醇的检查，而维生素 D_3 则不作要求。

检查方法：取本品 10mg，加 90% 乙醇 2mL 溶解后，加洋地黄皂苷溶液（取洋地黄皂苷 20mg，加 90% 乙醇 2mL，加热溶解制成）2mL，混合，放置 18h，不得发生浑浊或沉淀。

②有关物质的检查：维生素 D 都是甾醇的衍生物，只是侧链有所不同。维生素 D_2 和维生素 D_3 是分别从各自 5，7 - 二烯甾醇前体 7 - 脱氢胆甾醇和麦角甾醇经光照而制得的。维生素 5，7 - 二烯前体经光照时可产生前维生素 D、光甾醇、速甾醇及维生素 D 的光照异构化产物 5，6 - 反式维生素 D 等。《中国药典》(2015) 采用高效液相色谱法检查维生素 D_2 和维生素 D_3 中的有关物质。

(3) 含量测定　维生素 D 的含量测定方法有三氯化锑比色法、三氟醋酸比色法、微生物法、紫外 - 可见分光光度法、荧光分析法和高效液相色谱法等。《中国药典》(2015) 规定采用高效液相色谱法测定维生素 D（包括维生素 D_2 和维生素 D_3）及其制剂、AD 制剂或鱼肝油中所含维生素 D_3 的含量。含量以单位表示，每单位相当于维生素 D 0.025μg。《中国药典》(2015) 中称为"维生素 D 测定法"，通则 0722 中收载了三种方法。

①第一法：第一法适用于无维生素 A 及其他杂质干扰的供试品的测定。

a. 溶液的制备

对照品储备液的制备：根据各制剂中所含维生素 D 的成分，精密称取相应的维生素 D_2 或维生素 D_3 对照品 25mg，置 100mL 棕色量瓶中，加异辛烷 80mL，避免加热，用超声处理助溶 1min 使完全溶解，加异辛烷至刻度，摇匀，作为 1 号储备液；精密量取 1 号储备液 5.0mL 置 50mL 棕色量瓶中，加异辛烷稀释至刻度，摇匀，充氮密塞，避光，0℃以下保存，作为 2 号储备液。

测定维生素 D_2 时，应另取维生素 D_3 对照品 25mg，同法制成维生素 D_3 对照品储备溶液，供系统适用性试验用。

b. 色谱条件与系统适用性试验：用硅胶为填充剂；正己烷 - 正戊醇（997：3）为流动相；检测波长为 254nm。量取维生素 D_3 对照品储备溶液 5mL，置具塞玻璃容器中，通氮后密塞，置 90℃水浴中加热 1h，取出迅速冷却，加正己烷 5mL，摇匀，置 1cm 具塞石英吸收池中，分别于 254nm 和 365nm 的紫外光灯（2 支 8W）下，将石英比色池斜放成 45°，距灯管 5~6cm，照射 5min，使溶液中含有前维生素 D_3、反式维生素 D_3、维生素 D_3 和速甾醇 D_3；取此溶液注入液相色谱仪，测定维生素 D_3 的峰值，先后进样 5 次，相对标准偏差应不大于 2.0%；前维生素 D_3（与维生素 D_3 的比保留时间约为 0.5）与反式维生素 D_3（与维生素 D_3 的比保留时间约为 0.6）以及维生素 D_3 与速甾醇 D_3（与维生素 D_3 的比保留时间约为 1.1）的峰分离度均应大于 1.0。

c. 响应因子的测定：精密量 2 号对照品储备溶液 5mL，置 50mL 量瓶中，加正己烷至刻度，摇匀，作为对照品溶液；取 10μL 注入液相色谱仪，记录色谱图，计算维生素 D 的响应因子 f_1。

$$f_1 = \frac{c_1}{A_1}$$

式中　c_1——维生素 D 对照品溶液的浓度，μg/mL

　　　A_1——对照品溶液所得色谱图中维生素 D 峰的峰面积

另精密量取 1 号对照品储备溶液 5mL 置 50mL 量瓶中，加入 2,6-二叔丁基对甲酚结晶 1 粒，通氮气排除空气后，密塞，置 90℃ 水浴中加热 1.5h，取出迅速冷却至室温，加正己烷至刻度，摇匀，作为混合对照品溶液；取 10μL 注入液相色谱仪，记录色谱图，计算前维生素 D 的响应因子 f_2。

$$f_2 = \frac{c_1 - f_1 A_1}{A_2}$$

式中　c_1——f_1 测定项下维生素 D 对照品溶液的浓度，μg/mL

　　　f_1——维生素 D 的响应因子

　　　A_1——混合对照品溶液所得色谱图中维生素 D 的峰面积

　　　A_2——混合对照品溶液所得色谱图中前维生素 D 的峰面积

d. 含量测定：取各该制剂项下制备的供试品溶液进行测定，按下列公式计算维生素 D 和前维生素 D 折算成维生素 D 的总量（c_i）。

$$c_i = f_1 A_{i1} + f_2 A_{i2}$$

式中　A_{i1}——维生素 D 的峰面积

　　　A_{i2}——前维生素 D 的峰面积

②第二法：第二法适用于有维生素 A 和其他杂质干扰的供试品的测定。

a. 皂化提取：精密称取供试品适量（相当于维生素 D 总量 600 单位以上，重量不超过 2.0g），置皂化瓶中，加乙醇 30mL、抗坏血酸 0.2g 与 50%（质量分数）氢氧化钾溶液 3mL［若供试量为 3g，则加 50%（质量分数）氢氧化钾溶液 4mL］，置水浴上加热回流 30min；冷却后，自冷凝管顶端加水 10mL 冲洗冷凝管内壁，将皂化液移至分液漏斗中，皂化瓶用水 60~100mL 分数次洗涤，洗液并入分液漏斗中；用不含过氧化物的乙醚振摇提取 3 次，第一次 60mL，以后每次 40mL，合并乙醚液，用水洗涤数次，每次约 100mL，洗涤时应缓缓旋动，避免乳化，直至水层遇酚酞指示剂显红色，静置；分取乙醚提取液，加入干燥滤纸条少许，振摇，除去乙醚提取液中残留的水分，分液漏斗和滤纸条再用少量乙醚洗涤，洗液与提取液合并；置具塞圆底烧瓶中，在水浴上低温蒸发至约 5mL，再用氮气流吹干，迅速精密加入甲醇3mL，密塞，超声处理助溶后，移入离心管中，离心，取上清液作为1号供试品溶液。

b. 分离收集维生素D：精密量取上述1号供试品溶液500μL，注入以十八烷基硅烷键合硅胶为填充剂的液相色谱柱，以甲醇－乙腈－水（50:50:2）为流动相进行分离，检测波长为254nm，从记录仪上观察色谱图，要求维生素D与前维生素D为叠峰，并能与维生素A及其他干扰含量测定的杂质分开；准确收集含有维生素D及前维生素D混合物的全部流出液，置具塞圆底烧瓶中，用氮气流迅速吹干，精密加入已知内标浓度的正己烷溶液适量（不少于2mL，并使每1mL中含维生素D为50~140单位，内标物质与维生素D的质量比约为4:1），密塞，超声处理助溶，即为2号供试品溶液。

c. 含量测定：取2号供试品溶液，按第一法进行含量测定，进样量为100~200μL。

注意事项：皂化与提取时，若振摇不剧烈或水浴温度大于40℃时，测定结果会偏低。维生素D树脂状样品中含有20%~40%其他杂质，因此以乙醚（或己烷或戊烷－乙醚）提取，用3%氢氧化钾洗涤提取液，可除去某些干扰物质，也可加入马来酸酐，消除反式异构体。

③第三法：第三法适用于经第二法处理后，前维生素D峰仍受杂质干扰，仅有维生素D峰可以分离供试品的测定。

a. 供试品溶液的制备：取各该制剂项下制备的1号供试品溶液，按上述第二法净化用色谱柱系统分离维生素D项下的方法处理，至"用氮气流迅速吹干"后，加入异辛烷2mL溶解，通氮排除空气后，密塞，置90℃水浴中，加热1.5h后，立即通氮气在2min内吹干，迅速精密加入正己烷2mL，溶解后，即为3号供试品溶液。

b. 对照品溶液的制备：精密量取对照品储备溶液适量，加异辛烷定量稀释成每1mL中约含维生素D 50单位，精密量取2mL置具塞圆底烧瓶中，照供试品溶液制备项下的方法，自"通氮气排除空气后"起，依法操作，得对照品溶液。

c. 含量测定：在上述第一法的色谱条件下，取对照品溶液与3号供试品溶液，交替精密进样200μL，量取维生素D的峰值，按外标法计算含量。

二、水溶性维生素类药物的分析

（一）维生素B_1

维生素B_1广泛存在于米糠、麦麸和酵母中，也可人工合成。本品具有维持糖代谢及神经传导与消化正常的功能，主要用于治疗脚气病、多发性神经炎和胃肠道疾病。《中国药典》（2015）收载有维生素B_1原料药及其片剂和注射剂。

1. 结构

维生素 B_1 又称盐酸硫胺,是由氨基嘧啶环和噻唑环通过亚甲基连接而成的季铵化合物的盐酸盐。结构式如下:

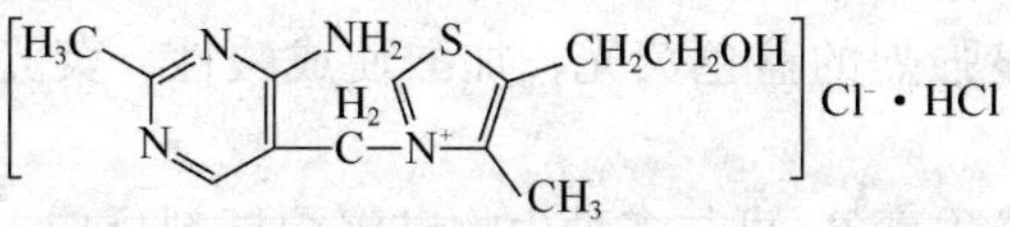

2. 性质

(1) 性状及溶解性　维生素 B_1 为白色结晶或结晶性粉末;有微弱的特臭;味苦;干燥品在空气中迅即吸收约 4% 的水分。本品在水中易溶,在乙醇中微溶,在乙醚中不溶。

(2) 显酸性　本品水溶液显酸性,且在酸性溶液中较稳定。

(3) 硫色素反应　维生素 B_1 中的噻唑环在碱性介质中可开环,再与嘧啶环上的氨基环合,经铁氰化钾等氧化剂氧化生成具有荧光的硫色素。该反应是维生素 B_1 的专属性反应。

(4) 与生物碱沉淀试剂反应　维生素 B_1 分子结构中含有杂环,可与硅钨酸、碘化汞钾等生物碱沉淀试剂反应生成沉淀。

(5) 氯化物特性　维生素 B_1 为盐酸盐,含 Cl^-,故本品的水溶液显氯化物的鉴别反应。

(6) 紫外吸收特征　本品 12.5μg/mL 的盐酸溶液（9→1000）,在 246nm 波长处有最大吸收,吸收系数（$E_{1cm}^{1\%}$）为 406~436。

3. 分析方法

(1) 鉴别试验

①硫色素反应:维生素 B_1,在碱性溶液中,可被铁氰化钾氧化生成硫色素。硫色素溶于正丁醇（或异丁醇、异戊醇）中,显蓝色荧光。反应式如下:

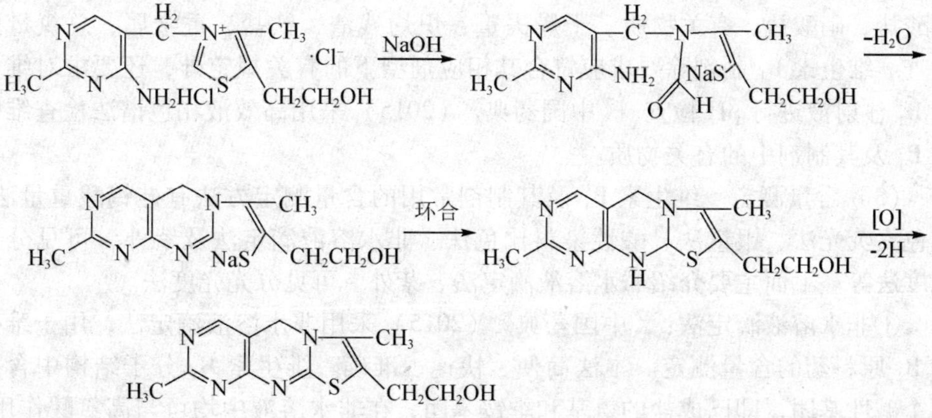

《中国药典》(2015)以此作为维生素 B_1 原料药及其片剂和注射剂的鉴别方法。

例如，维生素 B_1 原料药的鉴别方法：取本品约 5mg，加氢氧化钠试液 2.5mL 溶解后，加铁氰化钾试液 0.5mL 与正丁醇 5mL，强力振摇 2min，放置使分层，上面的醇层显强烈的蓝色荧光；加酸使成酸性，荧光即消失；再加碱使成碱性，荧光复现。

②沉淀反应：维生素 B_1 可与多种生物碱沉淀试剂反应，生成不同颜色的沉淀，见表 10-4。

表 10-4　　　　　　　　维生素 B_1 与多种生物碱沉淀试剂反应

试剂	沉淀生成形式	沉淀颜色
碘	$[B]\cdot HI\cdot I_2$	红色
碘化汞钾	$[B]\cdot H_2HgI_4$	淡黄色
硅钨酸	$[B]_2\cdot SiO_2(OH)\cdot 12WO_3\cdot 4H_2O$	白色
苦味酸	$[B]\cdot C_6H_2(NO)_3OH$	黄色
苦酮酸*	$[B]\cdot 2(C_{10}H_8N_4O_5)$	扇形的白色结晶

注：[B] 表示维生素 B_1；*苦酮酸不与其他维生素发生反应。

③硝酸铅反应：维生素 B_1 与氢氧化钠共热，分解产生硫化钠，与硝酸铅反应生成黑色硫化铅沉淀。

④氯化物反应：本品水溶液显氯化物的鉴别反应。

⑤红外鉴别法：维生素 B_1 含有共轭双键，《中国药典》(2015)中规定维生素 B_1 及其制剂均用本法鉴别。鉴别方法为：取供试品加水溶解后水浴蒸干，在 105℃ 干燥 2h 测定，其红外光吸收图谱应与《药品红外光谱集》中的标准对照图谱一致。

（2）杂质检查　维生素 B_1 的检查项目较多，有酸度、溶液澄清度与颜色、硫酸盐、硝酸盐、有关物质、干燥失重、炽灼残渣、铁盐、重金属、总氯量的检查。维生素 B_1 制剂除要求应符合其相应剂型下的有关规定外，还要求对维生素 B_1 注射液进行 pH 检查。《中国药典》(2015)采用高效液相色谱法检查维生素 B_1 及其制剂中的有关物质。

（3）含量测定　维生素 B_1 及其制剂常用的含量测定方法有硅钨酸重量法、硫色素荧光法、银量法、酸性染料比色法、非水溶液滴定法及紫外-可见分光光度法等。下面主要介绍非水溶液滴定法、紫外-可见分光光度法。

①非水溶液滴定法：《中国药典》(2015)采用非水溶液滴定法，用于维生素 B_1 原料药的含量测定。本法简便、快速、准确。维生素 B_1 分子结构中含有两个碱性基团，即已成盐的氨基和季铵基团，在非水溶液中均可与高氯酸作用，

反应系数比为1:2。

测定方法：取本品约0.12g，精密称定，置100mL具塞锥形瓶中，加冰醋酸20mL，微热溶解后，密塞，冷至室温，加醋酐30mL，照电位滴定法，用高氯酸滴定液（0.1mol/L）滴定，并将滴定的结果用空白试验校正。每1mL高氯酸滴定液（0.1mol/L）相当于16.86mg的维生素B_1（$C_{12}H_{17}ClN_4OS \cdot HCl$）。

②紫外-可见分光光度法：维生素B_1分子结构中具有共轭双键，因而有紫外吸收，pH2时，在246nm波长处有最大吸收。《中国药典》（2015）中用该法测定维生素B_1片和注射液的含量。

例如，维生素B_1片的测定方法：取维生素B_1片20片，精密称定，研细，精密称取适量（约相当于维生素B_1 25mg），置100mL量瓶中，加盐酸溶液（9→1000）约70mL，振摇15min溶解，加盐酸溶液（9→1000）稀释至刻度，摇匀，用干燥滤纸过滤，精密量取续滤液5mL，置另一个100mL量瓶中，再加盐酸溶液（9→1000）稀释至刻度，照紫外-可见分光光度法，在246nm波长处测定吸收度，按$C_{12}H_{17}ClN_4OS \cdot HCl$的吸收系数（$E_{1cm}^{1\%}$）为421计算，即得。

含量计算公式为：

$$标示量(\%) = \frac{A \times D \times \overline{W}}{E_{1cm}^{1\%} \times 100 \times W \times 标示量} \times 100\%$$

式中　A——供试品吸光度

　　　D——供试液的稀释倍数

　　　$\overline{W}$——平均片重，g

　　　W——维生素B_1片的量，g

维生素B_1的注射剂用紫外-可见分光光度法测定的条件和波长与片剂相同。维生素B_1注射剂的含量计算公式为：

$$标示量(\%) = \frac{A \times D}{E_{1cm}^{1\%} \times 100 \times V \times 标示量} \times 100\%$$

式中　V——维生素B_1的注射剂的取样量，mL，其余符号意义同片剂计算公式

（二）维生素C

维生素C又称抗坏血酸，有四种光学异构体，其中以L-构型右旋体的生物活性最强，化学结构与糖类十分相似。各国药典收载的都是L-抗坏血酸。《中国药典》（2015）收载的品种有维生素C（原料、片剂、颗粒剂、泡腾片、泡腾颗粒剂、注射剂）、维生素C钠、维生素C钙。

1. 结构

维生素C分子中具有烯二醇结构，具有内酯环，且有两个手性碳原子（C4和C5），不仅使维生素C性质极为活泼，且具旋光性。结构式为：

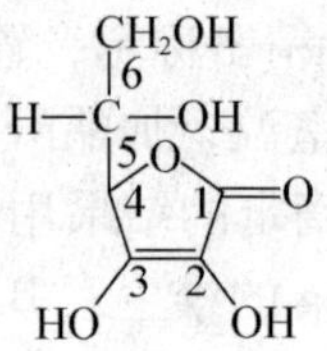

2. 性质

（1）**性状及溶解性** 本品为白色结晶或结晶性粉末。无臭，味酸，久置色渐变微黄。本品在水中易溶，水溶液显酸性，在乙醇中略溶，在氯仿或乙醚中不溶。

（2）**酸性** 维生素 C 分子中具有烯二醇结构，尤其是 C3—OH 由于受共轭效应影响酸性较强（pK_1 4.17），C2—OH 酸性极弱（pK_2 11.5）。故维生素 C 显酸性，能与碳酸氢钠作用生成钠盐。

（3）**旋光性** 分子中有两个手性碳原子，因而具有旋光性。含本品为 0.10g/mL 的水溶液，比旋度为 +20.5° ~ +21.5°。

（4）**还原性** 结构中的烯二醇具有极强的还原性，易被氧化为去氢维生素 C，氢化又可还原为维生素 C。去氢维生素 C 在碱性溶液或强酸性溶液中，可进一步水解生成二酮古洛糖酸而失去活性。反应式为：

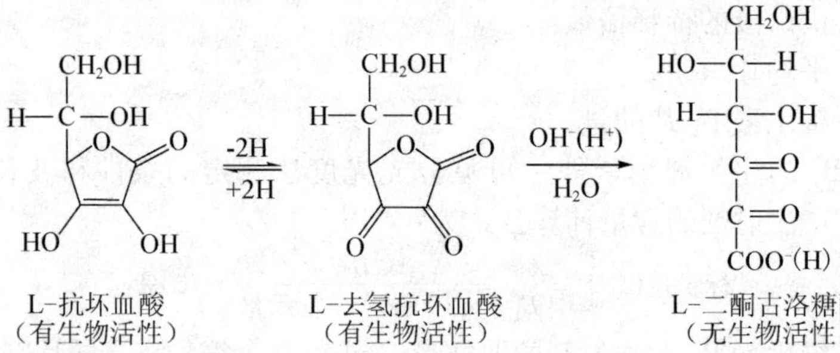

L-抗坏血酸（有生物活性） $\xrightleftharpoons[+2H]{-2H}$ L-去氢抗坏血酸（有生物活性） $\xrightarrow[H_2O]{OH^- (H^+)}$ L-二酮古洛糖酸（无生物活性）

（5）**水解性** 维生素 C 与碳酸钠作用不发生水解，只生成单钠盐。但在强碱中内酯环被水解生成酮酸盐。反应式为：

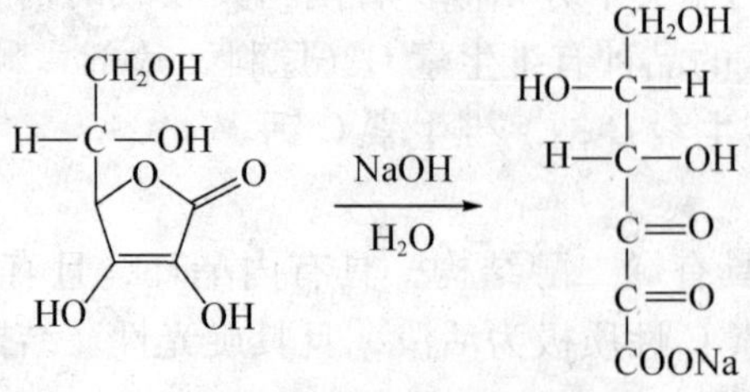

（6）**糖的性质** 结构与糖相似，因而具有糖类性质的反应。

(7) 紫外吸收特征　由于维生素 C 分子结构中具有共轭双键,在稀盐酸溶液中,在 243nm 波长处有最大吸收,$E_{1cm}^{1\%}$ 为 560;若在中性或碱性条件下,则波长红移至 265nm。

3. 分析方法

(1) 鉴别试验

①与硝酸银反应:维生素 C 分子中有烯二醇的结构,具有极强的还原性,可被硝酸银氧化为去氢维生素 C,同时产生黑色银沉淀。反应式如下:

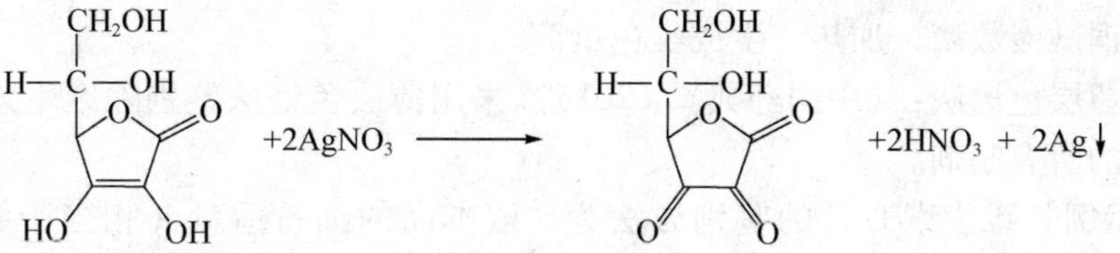

鉴别方法:取本品 0.2g 加水 10mL 溶解后,取该溶液 5mL,加硝酸银试液 0.5mL,即生成银的黑色沉淀。

《中国药典》(2015) 收载的维生素 C 及其制剂中,除了维生素 C 钠和维生素 C 钙以外,均采用该法鉴别。

②与 2,6 - 二氯靛酚钠反应:2,6 - 二氯靛酚为一种氧化性的染料,其氧化型在酸性介质中为玫瑰红色,碱性介质中为蓝色。2,6 - 二氯靛酚钠与维生素 C 作用后,被还原成无色的酚亚胺。反应式为:

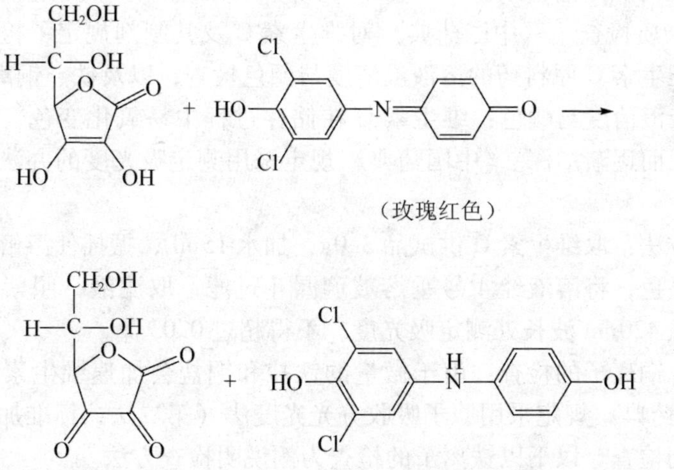

(玫瑰红色)

(无色)

鉴别方法:取本品 0.2g,加水 10mL 溶解后,取该溶液 5mL,加二氯靛酚钠试液 1~2 滴,试液的颜色即消失。

《中国药典》（2015）收载的维生素 C 及其制剂中，除了维生素 C 钠以外，均采用该法鉴别。

③与其他氧化剂反应：维生素 C 具有还原性，可与多种氧化剂反应，如碱性酒石酸铜、氯化铁、高锰酸钾、亚甲基蓝、磷钼酸、碘、碘酸盐等，生成去氢维生素 C，同时这些氧化剂颜色消失或产生沉淀。

《中国药典》（2015）收载的鉴别维生素 C 钠的方法就是利用维生素 C 钠具有还原性，与碱性酒石酸铜试液共热，可将 Cu^{2+} 还原，生成红色氧化亚铜沉淀。

鉴别方法：取维生素 C 钠水溶液（1→50）4mL，加盐酸溶液 1mL，加碱性酒石酸铜试液数滴，加热，生成红色沉淀。

④薄层色谱法：《中国药典》（2015）采用薄层色谱法鉴别除维生素 C 原料药以外的所有制剂。

[示例] 维生素 C 片的鉴别方法为：取本品的细粉适量（相当于维生素 C 10mg），加水 10mL，振摇使维生素 C 溶解，过滤，取滤液作为供试液；另取维生素 C 对照品适量，加水溶解制成 1mL 中约含 1mg 的溶液，作为对照品溶液。照薄层色谱法试验，吸取上述两种溶液各 2μL，分别点于同一硅胶 GF_{254} 薄层板上，以乙酸乙酯－乙醇－水（5:4:1）为展开剂，展开后，晾干，立即（1h 内）置紫外光灯（254nm）下检视。供试品溶液所显主斑点的颜色和位置应与对照品溶液的主斑点相同。

⑤红外吸收光谱法：《中国药典》（2015）中维生素 C、维生素 C 钠、维生素 C 钙均采用该法进行鉴别。要求供试品的红外吸收图谱应与《药品红外光谱集》中标准对照图谱一致。

（2）杂质检查　《中国药典》对维生素 C 及其制剂规定了检查项目。下面主要介绍维生素 C 原料药的溶液澄清度与颜色检查，以及铁、铜离子的检查。

①溶液澄清度与颜色：维生素 C 在储存过程中易氧化变色，且颜色随储存时间的延长而逐渐加深。《中国药典》规定采用测定吸光度的办法控制有色杂质的限量。

检查方法：取维生素 C 供试品 3.0g，加水 15mL，振摇使溶解，溶液应澄清无色；如显色，将溶液经 4 号垂熔玻璃漏斗过滤，取滤液，照紫外－可见分光光度法，在 420nm 波长处测定吸光度，不得超过 0.03。

②铁、铜离子的检查：由于微量的铁盐和铜盐会加速维生素 C 的氧化、分解，《中国药典》规定采用原子吸收分光光度法（第二法，标准加入法）进行铁盐和铜盐的检查。以下以铁离子的检查为例说明检查方法。

供试品溶液的配制：取本品 5.0g 两份，分别置 25mL 量瓶中，一份中加 0.1mol/L 硝酸溶液溶解并稀释至刻度，摇匀，作为供试品溶液（B）。

对照溶液的配制：另一份中加标准铁溶液（精密称取硫酸铁铵 863mg，置 1000mL 量瓶中，加 1mol/L 硫酸溶液 25mL，加水稀释至刻度，摇匀，精密量取此液 10mL，置 100mL 量瓶中，加水稀释至刻度，摇匀）1.0mL，加 0.1mol/L 硝酸溶液溶解并稀释至刻度，摇匀，作为对照品溶液（A）。

测定方法及判定标准：照原子吸收分光光度法，在 248.3nm 波长处分别测定，应符合规定［若对照品溶液（A）和供试品溶液（B）测得吸光度分别为 a 和 b，则要求 $b < (a-b)$］。

铜离子的检查方法与铁离子检查方法类似，这里不再赘述。

（3）含量测定　维生素 C 具有强还原性，含量测定的方法有很多，如碘量法、2,6-二氯靛酚法、碘酸钾法、铈量法、溴酸钾法、铁氰化钾法等，其他还有比色法、紫外分光光度法、荧光法及高效液相色谱法等。滴定分析方法中碘量法因简便快速、结果准确，故《中国药典》（2015）中维生素 C 原料药及其制剂均采用碘量法测定含量。

①测定原理：维生素 C 具有强的还原性，在稀醋酸酸性溶液中，可被碘定量氧化，以淀粉为指示剂，终点为溶液显蓝色。根据碘滴定液消耗的体积，可计算出维生素 C 的含量。反应式为：

<chemical structure> + I_2 $\xrightarrow{H^+}$ <chemical structure> + 2HI

②测定方法：取本品约 0.2g，精密称定，加新沸过的冷水 100mL 与稀醋酸 10mL 使溶解，加淀粉指示液 1mL，立即用碘滴定液（0.05mol/L）滴定，至溶液显蓝色并在 30s 内不褪。每 1mL 碘滴定液（0.05mol/L）相当于 8.806mg 的 $C_6H_8O_6$。

③注意事项：在稀醋酸酸性介质中滴定维生素 C，受空气中氧的氧化速度较慢，但供试品溶于稀醋酸后仍应立即进行滴定；加新沸过的冷水也是为了减少水中溶解氧对测定的影响；测定维生素 C 制剂时，应消除辅料的干扰，滴定前要进行必要的处理，如测定片剂时，片剂溶解后应过滤，取续滤液测定；测定注射液时应加丙酮（或甲醛），以消除抗氧剂焦亚硫酸钠（或亚硫酸氢钠）的干扰。

项目任务

任务 1　维生素 A 的鉴别和含量测定

任务目标

掌握维生素 A 的鉴别方法。

掌握三点校正法测定维生素 A 含量的原理和计算方法。
熟悉紫外－可见分光光度计的应用。
能够规范书写检验原始记录和检验报告书。

任务资讯

查阅《中国药典》（2015）等资料，了解基本信息。

一、检验项目

维生素 A 软胶囊中维生素 A 的鉴别与含量测定。

二、检验药品

（1）检验药品名称　维生素 A 软胶囊。
（2）检验药品来源　市场购买或送检样品。
（3）检验药品的规格、批号、数量及包装　查阅药品包装及说明书，记录相关信息。

三、质量标准

1. 鉴别

三氯化锑呈色反应：取本品内容物，依法操作，应显蓝色，渐变成紫红色。

2. 含量测定

取装量差异项下的内容物，照维生素 A 测定法（通则 0721）项下紫外－可见分光光度法测定，根据每粒内容物的平均装量计算，即得。本品每粒含维生素 A 应为标示量的 90.0%~120.0%。

四、检查方法及其依据

1. 鉴别

维生素 A 在三氯甲烷溶液中，与饱和无水三氯化锑试剂中的氯化高锑作用形成正碳离子，而产生不稳定的蓝色，渐变成紫红色。

2. 含量测定

含量测定采用三点校正法，其原理是利用维生素 A 在 325~328nm 波长范围内有最大吸收峰来进行含量测定。由于维生素 A 制剂中含有稀释用油，维生素 A 原料中混有其他杂质，这些杂质在 325~328nm 波长处可能也有吸收，对维生素 A 的测定有干扰。因此，用三点校正法消除干扰物质吸收所引入的误差，以提高测定结果的准确性。三点校正法的原理主要基于以下两点：一是物质对光的吸收呈加和性，即在供试品的吸收曲线上，各波长处的吸光度是维生素 A 与干扰杂质吸光度的代数和，其吸收曲线也是两者吸收的叠加；二是干扰物质的吸收在 310~340nm 波长范围内呈线性，且随波长的增大而吸光度变小。

任务准备

一、鉴别

（一）仪器和试药准备

（1）仪器 电子天平（感量0.1mg）、量筒（5mL）、容量瓶（50mL）、纳氏比色管、吸量管（1mL）。

（2）试药 三氯甲烷、三氯化锑。

（二）检验用液的制备

25％三氯化锑的三氯甲烷溶液：取三氯化锑25g，加三氯甲烷使溶解成100mL，即得。

二、含量测定

（1）仪器 电子天平（感量0.1mg）、称量纸、石英比色皿、电热恒温干燥器、烧杯（10mL）、容量瓶（50mL）、吸量管（2mL）。

（2）试药 环己烷。

任务实施

一、鉴别

（一）操作方法

三氯化锑呈色反应：根据供试品规格，取适量内容物至容量瓶中，用三氯甲烷稀释制成每1mL中含维生素A 10~20单位的溶液，取1mL至纳氏比色管中，加入25％三氯化锑的氯仿溶液2mL，观察颜色变化。

（二）结果判断

若供试液加三氯化锑的三氯甲烷试液即显蓝色，渐变成紫红色，则判为符合规定；否则，判为不符合规定。

（三）记录

按规范要求填写原始记录。

二、含量测定

（一）操作方法

精密称取本品装量差异项下的内容物，置10mL烧杯中，加环己烷溶解并定量转移至50mL量瓶中，用环己烷稀释至刻度，摇匀，精密量取2mL，置另一50mL量瓶中，用环己烷稀释至刻度，摇匀，制成每1mL中含9~15IU的溶液。以溶剂环己烷为空白，照紫外－可见分光光度法，分别在300nm、316nm、

328nm、328nm、340nm 及 360nm 波长处测其吸光度,计算各吸光度与波长 328nm 处吸光度的比值(A_i/A_{328})和波长 328nm 处的 $E_{1cm}^{1\%}$ 值,与理论值进行比较,根据比值之差的范围,确定含量计算公式中是用 A_{328} 还是 $A_{328校正}$ 计算含量。

(二) 结果判断

若每粒含维生素 A 为标示量的 90.0%~120.0%,判为符合规定;否则,判为不符合规定。

(三) 记录

按规范要求填写原始记录。

(四) 数据处理与检验报告

按规定要求进行数据处理,按规范要求书写检验报告。

任务 2　维生素 B_1 的分析

任务目标

掌握维生素 B_1 的鉴别方法。

熟悉维生素 B_1 的检查项目,熟悉硝酸盐、有关物质、总氯量等的检查方法。

掌握电位滴定法测定维生素 B_1 含量的方法。

能够规范书写检验原始记录和检验报告书。

任务资讯

查阅《中国药典》(2015) 等资料,了解基本信息。

一、检验项目

维生素 B_1 的性状、鉴别、检查以及含量测定。

二、检验药品

(1) 检验药品名称　维生素 B_1。

(2) 检验药品来源　市场购买或送检样品。

(3) 检验药品的规格、批号、数量及包装　查阅药品包装及说明书,记录相关信息。

三、质量标准

(一) 性状

本品为白色结晶或结晶性粉末;有微弱的特臭,味苦;干燥品在空气中迅速吸收约 4% 的水分。

本品在水中易溶，在乙醇中微溶，在乙醚中不溶。

取本品，精密称定，依法操作，照紫外-可见分光光度法（通则0401），在246nm波长处测定吸光度，吸收系数（$E_{1cm}^{1\%}$）为406~436。

（二）鉴别

（1）硫色素反应　取本品约5mg，依法操作，醇层应显强烈的蓝色荧光，加酸使成酸性，荧光即消失；再加碱使成碱性，荧光又显出。

（2）红外光谱　取本品适量，加水溶解，水浴蒸干，在105℃干燥2h测定。本品的红外光吸收图谱应与对照的图谱（光谱集1205图）一致。

（3）氯化物鉴别（1）反应　本品的水溶液显氯化物的鉴别（1）的反应（通则0301）。

（三）检查

（1）酸度　取本品0.50g，加水20mL溶解后，依法测定，pH应为2.8~3.3。

（2）溶液的澄清度与颜色　取本品1.0g，加水10mL溶解后，溶液应澄清无色；如显色，与对照品溶液（取比色用重铬酸钾液0.1mL，加水适量使成10mL）比较，不得更深。

（3）硫酸盐　取本品2.0g，依法检查，与标准硫酸钾溶液2.0mL制成的对照品溶液比较，不得更浓（0.01%）。

（4）硝酸盐　取本品1.0g，依法操作，照紫外-可见分光光度法（通则0401）检查。每1mL相当于50μL NO_3^-，0.50mL用同一方法制成的对照品溶液比较，不得更浅（0.25%）。

（5）有关物质　取本品，精密称定，依法操作，照高效液相色谱法（通则0512）检查，供试品溶液色谱图如有杂质峰，各杂质峰面积的和不得大于对照品溶液主峰面积的0.5倍（0.5%）。

（6）干燥失重　取本品，在105℃干燥至恒重，减失重量不得超过5.0%。

（7）炽灼残渣　依法检查，不得超过0.1%。

（8）铁盐　取本品1.0g，加水25mL溶解后，依法检查，与标准铁溶液2.0mL制成的对照品溶液比较，不得更浓（0.002%）。

（9）重金属　取本品1.0g，加水25mL溶解后，依法检查，含重金属不得超过百万分之十。

（10）总氯量　取本品约0.2g，精密称定，加水20mL溶解后，加稀醋酸2mL与溴酚蓝指示液8~10滴，用硝酸银滴定液（0.1mol/L）滴定至显蓝紫色。每1mL硝酸银滴定液（0.1mol/L）相当于3.54mg的氯（Cl）。按干燥品计算，含总氯量应为20.6%~21.2%。

（四）含量测定

取本品约0.12g，精密称定，加冰醋酸20mL，微热使溶解，放冷，加醋酐

30mL，照电位滴定法（通则0701），用高氯酸滴定液（0.1mol/L）滴定，并将滴定的结果用空白试验校正。每1mL高氯酸滴定液（0.1mol/L）相当于16.86mg $C_{12}H_{17}ClN_4OS \cdot HCl$。

四、检查方法及其依据

（一）鉴别

维生素B_1在碱性溶液中，可被铁氰化钾氧化成硫色素，硫色素溶于正丁醇（或异丁醇、异戊醇）中，显蓝色荧光，可用于鉴别；同时，维生素B_1为盐酸盐，其水溶液显氯化物的鉴别反应。

（二）检查

《中国药典》（2015）对维生素B_1的检查项目较多，有酸度、溶液的澄清度与颜色、硫酸盐、硝酸盐、有关物质、干燥失重、炽灼残渣、铁盐、重金属、总氯量的检查。本任务主要检查维生素B_1原料药的硝酸盐、有关物质和总氯量。

1. 硝酸盐检查

维生素B_1在制备过程中可产生硝酸盐，硝酸盐在人体内可被还原成亚硝酸盐，后者在人体内与仲胺作用形成亚硝胺，是致癌、致畸、致突变的物质，故应严格控制。

在酸性条件下，硝酸盐转变为硝酸，硝酸和靛胭脂（酸性条件下为蓝色）反应生成无色物质，颜色变浅。假如样品中的硝酸盐比标准硝酸钾溶液多，那么它反应掉的靛胭脂也更多，颜色就会比标准硝酸钾溶液浅，所以不得比限值更浅。

2. 有关物质检查

维生素B_1合成过程复杂，中间产物、副产物种类多，且结构性质均与主成分维生素B_1较为接近，必须选择专属性强、灵敏度高、重复性好的方法。《中国药典》（2015）采用高效液相色谱法检查之，旨在控制杂质的限量。供试品溶液中各杂质总和不得超过限值。

3. 总氯量检查

维生素B_1临床上常用其盐酸盐。加之结构中有氯离子，故药典规定用银量法检查总氯量。本法中使用的溴酚蓝指示剂为吸附指示剂，终点后指示剂吸附沉淀显蓝紫色。含总氯量在规定范围内则判为符合规定。

（三）含量测定

维生素B_1分子结构中嘧啶环上的氨基和噻唑环上的季铵基团即为碱性基团，在非水溶液中可与高氯酸定量反应。根据消耗高氯酸的量可计算维生素B_1的含量。由于维生素B_1有两个碱性基团，高氯酸为一元酸，所以与高氯酸的摩尔比为1:2。测定结果含$C_{12}H_{17}ClN_4OS \cdot HCl$不低于规定值则判为符合规定。

任务准备

一、鉴别

1. 鉴别（1）

（1）仪器和试药准备

仪器：电子天平（感量 0.1mg）、试管、量筒（5mL）、吸量管（1mL、5mL）。

试药：氢氧化钠、铁氰化钾、正丁醇、盐酸。

（2）检验用液的制备

氢氧化钠试液：取氢氧化钠 4.3g，加水使溶解成 100mL，即得。

铁氰化钾试液：取铁氰化钾 1g，加水使溶解成 100mL，即得。

盐酸试液：取盐酸 8.4mL，加水使稀释成 100mL。

2. 鉴别（2）

仪器和试药准备如下：

仪器：电子天平（感量 0.1mg）、水浴锅、电热恒温干燥箱、红外分光光度计、玛瑙研钵、压模。

试药：溴化钾。

3. 鉴别（3）

（1）仪器和试药准备

仪器：托盘天平、试管、漏斗、滤纸、量筒（10mL）、烧杯（100mL）、试剂瓶、酒精灯、胶头滴管。

试药：硝酸银、硝酸、氯化钠、浓氨溶液、二氧化锰、硫酸、碘化钾淀粉试纸。

（2）检验用液的制备

硝酸银试液：取硝酸银 17.5g，加水适量使溶解成 1000mL，摇匀。试液浓度为 0.1mol/L。

稀硝酸：取硝酸 105mL，加水稀释至 1000mL，即得。本液含 HNO_3 应为 9.5%~10.5%。

氨试液：取浓氨溶液 400mL，加水使成 1000mL，即得。

二、检查

1. 硝酸盐

（1）仪器和试药准备

仪器：电子天平（感量 0.1mg）、容量瓶（50mL、100mL）、量筒（10mL）、移液管（1mL、5mL）、紫外-可见分光光度计、恒温干燥箱、纳氏比色管。

试药：氯化钠、靛胭脂、硫酸、硝酸钾。

(2) 检验用液的制备

标准硝酸钾溶液：精密称取在105℃干燥至恒重的硝酸钾81.5mg，置50mL量瓶中，加水溶解并稀释至刻度，摇匀，精密量取5mL，置100mL量瓶中，加水稀释至刻度，摇匀。每1mL相当于50μL的NO_3^-。

靛胭脂试液：取靛胭脂，加硫酸12mL与水80mL的混合液，使溶解成每100mL中含$C_{18}H_8N_2O_2(SO_3Na)_2$ 0.09~0.11g，即得。

2. 有关物质

(1) 仪器和试药准备

仪器：电子天平（感量0.1mg）、吸量管（1mL）、容量瓶（100mL）、高效液相色谱仪、十八烷基硅烷键合硅胶。

试药：甲醇、乙腈、庚烷磺酸钠、三乙胺、磷酸。

(2) 检验用液的制备

流动相：甲醇-乙腈-0.02mol/L庚烷磺酸钠溶液（含1%三乙胺，用磷酸调pH至5.5）（9:9:82）。

3. 总氯量

(1) 仪器和试药准备

仪器：电子天平（感量0.1mg）、量筒（10mL、20mL）、棕色酸式滴定管（50mL）。

试药：冰醋酸、硝酸银、溴酚蓝。

(2) 检验用液的制备

稀醋酸：取冰醋酸60mL，加水稀释至1000mL，即得。

硝酸银滴定液（0.1mol/L）：取硝酸银17.5g，加水适量使溶解成1000mL，摇匀。取在110℃干燥至恒重的基准氯化钠约0.2g，精密称定，加水50mL使溶解，再加糊精溶液（1→50）5mL，碳酸钙0.1g与荧光黄指示液8滴，用本液滴定至浑浊液由黄绿色变为微红色。每1mL硝酸银滴定液（0.1mol/L）相当于5.844mg氯化钠。根据本液的消耗量与氯化钠的取用量，算出本液的浓度，即得。置有玻璃塞的棕色玻瓶中，密闭保存。

溴酚蓝指示液：取溴酚蓝0.1g，加0.05mol/L氢氧化钠溶液3.0mL使溶解，再加水稀释至200mL，即得。变色范围pH2.8~4.6（黄→蓝绿）。

三、含量测定

1. 仪器和试药准备

(1) 仪器　电子天平（感量0.1mg）、称量纸、具塞锥形瓶（250mL）、量筒（50mL）、恒温水浴锅、电位滴定仪。

(2) 试药　冰醋酸、醋酐、高氯酸。

2. 检验用液的制备

高氯酸滴定液（0.1mol/L）：取无水冰醋酸（按含水量计算，每1g水加醋酐 5.22mL）750mL，加入高氯酸（70%～72%）8.5mL，摇匀，在室温下缓缓滴加醋酐 23mL，边加边摇，加完后再振摇均匀，放冷，加无水冰醋酸适量使成 1000mL，摇匀，放置 24h。若所测供试品易乙酰化，则须用水分测定法（通则 0832 第一法）测定本液的含水量，醋酐调节至本液的含水量为 0.01%～0.2%。标定方法如下：取在 105℃ 干燥至恒重的基准邻苯二甲酸氢钾约 0.16g，精密称定，加无水冰醋酸 20mL 使溶解，加结晶紫指示液 1 滴，用本液缓缓滴定至蓝色，并将滴定的结果用空白试验校正。每 1mL 高氯酸滴定液（0.1mol/L）相当于 20.42mg 的邻苯二甲酸氢钾。根据本液的消耗量与邻苯二甲酸氢钾的取用量，算出本液的浓度，即得。置棕色玻瓶中，密闭保存。

任务实施

一、鉴别

（一）检查方法

（1）**硫色素反应** 取本品约 5mg，加氢氧化钠试液 2.5mL 溶解后，加铁氰化钾试液 0.5mL 与正丁醇 5mL。强力振摇 2min，放置使分层，观察上面的醇层是否显强烈的蓝色荧光，加酸使成酸性，观察荧光是否消失；再加碱使成碱性，观察荧光是否又显出。

（2）**红外光谱** 取本品 1g，加水溶解，水浴蒸干，在 105℃ 干燥 2h 测定。取干燥后的供试品约 1mg，置玛瑙研钵中，加入干燥的溴化钾或氯化钾细粉约 200mg，充分研磨混匀，移置于直径为 13mm 的压模中，使铺布均匀，压模与真空泵相连，抽气约 2min 后，加压，保持 2～5min，除去真空，取出制成的供试片，用目视检查后应均匀，无明显颗粒。以空气作为背景扫描完后，立即放入供试片进行扫描，录制光谱图。比较本品的红外光吸收图谱是否与对照的图谱（光谱集 1205 图）一致。

（3）**氯化物的鉴别反应** 取供试品溶液 5mL，先加氨试液使成碱性，将析出的沉淀滤过除去，取滤液，加稀硝酸使成酸性后，滴加硝酸银试液，观察是否生成白色凝乳状沉淀；如产生白色凝乳状沉淀，分离，沉淀加氨试液，观察是否溶解，再加稀硝酸酸化后，观察沉淀是否复生成。

（二）结果判断

（1）**硫色素反应** 若醇层显强烈的蓝色荧光，加酸使成酸性，荧光即消失；再加碱使成碱性，荧光又显出，则判为符合规定。否则，判为不符合规定。

（2）**红外光谱** 若本品的红外光吸收图谱与对照的图谱（光谱集 1205 图）一致，判为符合规定，否则判为不符合规定。

（3）**氯化物的鉴别反应** 滴加硝酸银试液后，即生成白色凝乳状沉淀；分离该沉淀后，向沉淀加氨试液即溶解，再加稀硝酸酸化后，沉淀复生成。则判为符合规定,否则判为不符合规定。

(三)记录

按规范要求填写原始记录。

二、检查

(一)硝酸盐

1. 操作方法

取维生素 B_1 1.0g,加水溶解使成 100mL,取 1.0mL,加水 4.0mL 与 10% 氯化钠溶液 0.5mL,摇匀,精密加入稀靛胭脂试液 [取靛胭脂试液,加等量的水稀释。临用前,量取本液 1.0mL,用水稀释至 50mL,照紫外-可见分光光度法(通则 0401),在 610nm 波长处测定,吸光度应为 0.3~0.4] 1mL,摇匀,沿管壁缓缓加硫酸 5.0mL,立即缓缓振摇 1min,放置 10min,与标准硝酸钾溶液 0.50mL 用同一方法制成的对照品溶液比较,观察并比较二者颜色。

2. 结果判断

若供试品溶液与对照品溶液颜色相同,或比对照品溶液颜色深,则判为符合规定;否则,判为不符合规定。

3. 记录

按规范要求填写原始记录。

(二)有关物质

1. 操作方法

精密称定本品 0.099~0.101g,用流动相 [甲醇-乙腈-0.02mol/L 庚烷磺酸钠溶液(9:9:82)] 溶解并稀释至 100mL 作为供试品溶液;精密量取 1mL,置 100mL 量瓶中,加流动相稀释至刻度,摇匀,作为对照品溶液。照高效液相色谱法试验,按质量标准中规定的系统适用性实验符合要求后,精密量取供试品溶液与对照品溶液各 20μL,分别注入液相色谱仪,记录色谱图至主峰保留时间的 3 倍。观察并记录供试品溶液色谱图中杂质峰的峰面积。

2. 结果判断

若供试品溶液色谱图中不显杂质峰,或有杂质峰,但各杂质峰面积的和不大于对照品溶液主峰面积的 0.5 倍 (0.5%),则判为符合规定;否则,判为不符合规定。

3. 记录

按规范要求填写原始记录。

(三)总氯量

1. 操作方法

精密称定本品 0.180~0.220g,加水 20mL 溶解,再加稀醋酸 2mL 与溴酚蓝指示液 8~10 滴,用硝酸银滴定液 (0.1mol/L) 滴定,观察滴定终点颜色显蓝紫色。

2. 结果判断

若按干燥品计算,含总氯量为 20.6% ~ 21.2%,判为符合规定;否则,判为不符合规定。

3. 总氯量计算

$$总氯量(\%) = \frac{V \times T \times F \times 10^{-3}}{W} \times 100\%$$

式中　V——消耗硝酸银滴定液的体积,mL

　　　T——滴定度,mg/mL

　　　F——硝酸银滴定液浓度校正因子

　　　W——供试品的取样量,g

4. 记录

按规范要求填写原始记录。

三、含量测定

(一) 操作方法

取本品约 0.12g,精密称定,加冰醋酸 20mL,水浴微热使溶解,放冷,加醋酐 30mL,照电位滴定法(通则 0701),用高氯酸滴定液(0.1mol/L)滴定,并将滴定的结果用空白试验校正。

(二) 结果判断

若本品按干燥品计算,含 $C_{12}H_{17}ClN_4OS \cdot HCl$ 不少于 99.0%,判为符合规定;否则,判为不符合规定。

(三) 记录

按规范要求填写原始记录。

(四) 数据处理与检验报告

按规定要求进行数据处理,按规范要求书写检验报告。

含量测定结果计算公式为:

$$维生素 B_1 含量(\%) = \frac{(V - V_0) \times T \times F \times 10^{-3}}{W} \times 100\%$$

式中　V——供试品消耗高氯酸滴定液的体积,mL

　　　V_0——空白试验消耗高氯酸滴定液的体积,mL

　　　T——滴定度,mg/mL

　　　F——高氯酸滴定液浓度校正因子

　　　W——供试品的取样量,g

任务3　维生素 C 的分析

任务目标

掌握维生素 C 的分析方法。

能够规范书写检验原始记录和检验报告书。

任务资讯

查阅《中国药典》(2015) 等资料，了解基本信息。

一、检验项目

维生素 C 的性状、鉴别以及含量测定。

二、检验药品

（1）检验药品名称　维生素 C。
（2）检验药品来源　市场购买或送检样品。
（3）检验药品的规格、批号、数量及包装　查阅药品包装及说明书，记录相关信息。

三、质量标准

1. 性状

本品为白色结晶或结晶性粉末；无臭，味酸；久置色渐变微黄；水溶液显酸性反应。本品在水中易溶，在乙醇中略溶，在三氯甲烷或乙醚中不溶。

熔点：本品熔点为 190～192℃，熔融时同时分解。

比旋度：取本品，精密称定，依法测定，比旋度为 +20.5°～+21.5°。

2. 鉴别

（1）硝酸银反应　取本品 0.2g，加水 10mL 溶解后，分成二等份，在一份中加硝酸银试液 0.5mL，即生成银的黑色沉淀。

2,6-二氯靛酚钠反应：在另一份中，加二氯靛酚钠试液 1～2 滴，试液的颜色即消失。

（2）红外光谱　本品的红外光吸收图谱应与对照的图谱（光谱集 450 图）一致。

3. 含量测定

取本品约 0.2g，精密称定，依法操作。本品含 $C_6H_8O_6$ 不得少于 99.0%。

四、检查方法及其依据

（一）比旋度检查

维生素 C 结构中有 2 个手性碳原子，因而具有旋光性，通过比较样品的比旋度是否在规定范围内，可以判断样品的真伪，并能反映一定的纯杂程度。

（二）鉴别检查

分子中有连烯二醇结构，有很强的还原性，可被硝酸银氧化为去氢维生素 C，同时产生黑色银沉淀；2,6-二氯靛酚钠与维生素 C 作用后，被还原成无色的酚亚胺，可用于鉴别。
（三）含量测定
维生素 C 具有较强的还原性，在醋酸条件下可被碘定量氧化。以淀粉为指示剂，终点时溶液显蓝色。若维生素 C 的含量不低于限值，即可判为符合规定。

任务准备

一、性状

1. 熔点

仪器：研钵、称量瓶、电热恒温干燥箱、电子天平（感量 0.1mg）、两端熔封的毛细管、玻璃管、熔点仪。

2. 比旋度

仪器：电子天平（感量 0.1mg）、容量瓶（50mL）、旋光仪、测定管。

二、鉴别

1. 鉴别（1）

（1）仪器和试药准备

仪器：托盘天平、漏斗、量筒（10mL）、吸量管（1mL）。

试药：2,6-二氯靛酚钠、硝酸银。

（2）检验用液的制备

二氯靛酚钠试液：取 2,6-二氯靛酚钠 0.1g，加水 100mL 溶解后，过滤，即得。

硝酸银试液：取硝酸银 17.5g，加水适量使溶解成 1000mL，摇匀。

2. 鉴别（2）

仪器：红外分光光度计、玛瑙研钵、压模、电子天平（感量 0.1mg）。

试药：溴化钾或氯化钾。

三、含量测定

1. 仪器和试药准备

仪器：电子天平（感量 0.1mg）、称量纸、量筒（10mL、100mL）、酸式滴定管（50mL）、锥形瓶（250mL）。

试药：冰醋酸、碘、碘化钾、盐酸、淀粉、基准三氧化二砷。

2. 检验用液的制备

稀醋酸：取冰醋酸 60mL，加水稀释至 1000mL，即得。

碘滴定液（0.05mol/L）：取碘 13.0g，加碘化钾 36g 与水 50mL 溶解后，加盐酸 3 滴与水适量使成 1000mL，摇匀，用垂熔玻璃滤器过滤。标定过程如下：取在 105℃ 干燥至恒重的基准三氧化二砷约 0.15g，精密称定，加氢氧化钠滴定液（1mol/L）10mL，微热使溶解，加水 20mL 与甲基橙指示液 1 滴，加硫酸滴定液（0.5mol/L）适量使黄色转变为粉红色，再加碳酸氢钠 2g、水 50mL 与淀粉指示液 2mL，用本液滴定至溶液显浅蓝紫色。每 1mL 碘滴定液（0.05mol/L）相当于 4.946mg 三氧化二砷。根据本液的消耗量与三氧化二砷的取用量，算出本液的浓度，即得。

淀粉指示液：取可溶性淀粉 0.5g，加水 5mL 搅匀后，缓缓倾入 100mL 沸水中，随加随搅拌，继续煮沸 2min，放冷，取上层清液，即得。本液应临用新制。

任务实施

一、性状

（一）熔点

1. 操作方法

取供试品，置研钵中研细，移置扁形称量瓶中，105℃干燥；取两端熔封的毛细管，于临用前锯断其一端，将开口的一端插入上述预处理后的供试品中，再反转毛细管，并将熔封一端轻叩桌面，使供试品落入管底，再借助长短适宜（约 60cm）的洁净玻璃管，垂直放在表面皿或其他适宜的硬质物体上，将上述装有供试品的毛细管放入玻璃管上口使其自由落下，反复数次，使供试品紧密集结于毛细管底部；装入供试品的高度应为 3mm。放入熔点仪中。全熔时毛细管内的液体应完全澄清。本品熔融同时分解。个别药品在熔融成液体后会有小气泡停留在液体中，此时容易与未熔融的固体相混淆，应仔细辨别。

2. 结果判断

若供试品熔点为 190～192℃，则判为符合规定；否则，判为不符合规定。

3. 记录

按规范要求填写原始记录。

（二）比旋度

1. 操作方法

取本品 5.0g，精密称定，加水溶解并定量稀释至 50mL，作为供试品溶液，测定温度应为 20℃±0.5℃，使用波长 589.3nm 的钠 D 线，（汞的 404.7nm 和 546.1nm 也有使用）。供试品溶液与空白溶剂用同一测定管，每次测定应保持测定管方向、位置不变。旋光度读数应重复 3 次，取其平均值，按规定公式计算结果。以干燥品（药品标准中检查干燥失重）或无水物（药品标准中检查水分）计算。

2. 结果判断

若供试品比旋度为 +20.5°～+21.5°，判为符合规定，否则，判为不符合规定。

3. 记录

按规范要求填写原始记录。

4. 数据处理与检验报告

按规定要求进行数据处理，按规范要求书写检验报告。

比旋度按下式计算：

$$[\alpha]_D^{20} = \frac{100\alpha}{lc}$$

式中　$[\alpha]$——比旋度

　　　D——钠光谱的 D 线

　　　α——测得的旋光度

　　　l——测定管长度，dm

　　　c——每 100mL 溶液中含有被测物质的重量（按干燥品或无水物计算），g

二、鉴别

（一）操作方法

（1）硝酸银反应　称取本品 0.2g，加水 10mL 溶解后，分成二等份（每份 5mL），在一份中加硝酸银试液 0.5mL，观察。

（2）2,6-二氯靛酚反应　在另一份中加二氯靛酚钠试液 1~2 滴，观察。

（3）红外光谱　取供试品约 1mg，置玛瑙研钵中，加入干燥的溴化钾或氯化钾细粉约 200mg，充分研磨混匀，移置于直径为 13mm 的压模中，使铺布均匀，压模与真空泵相连，抽气约 2min 后，加压，保持 2~5min，除去真空，取出制成的供试片，用目视检查后应均匀，无明显颗粒。以空气作为背景扫描完后，立即放入供试片进行扫描，录制光谱图。比较本品的红外光吸收图谱与对照的图谱（光谱集 450 图）是否一致。

（二）结果判断

（1）硝酸银反应　若生成黑色沉淀，则判为符合规定；否则，判为不符合规定。

（2）2,6-二氯靛酚反应　若溶液颜色由红色变为无色，则判为符合规定；否则，判为不符合规定。

（3）红外光谱　若本品的红外光吸收图谱与对照的图谱（光谱集 450 图）一致，判为符合规定，否则判为不符合规定。

（三）记录

按规范要求填写原始记录。

三、含量测定

（一）操作方法

精密称取本品 0.180~0.220g，加新沸过的冷水 100mL 与稀醋酸 10mL 使溶解，加淀粉指示液 1mL，立即用碘滴定液（0.05mol/L）滴定，至溶液显蓝色并在 30s 内不褪。每 1mL 碘滴定液（0.05mol/L）相当于 8.806mg $C_6H_8O_6$。计算维生素 C 含量。

（二）结果判断

若本品含 $C_6H_8O_6$ 不低于 99.0%，判为符合规定；否则，判为不符合规定。

（三）记录

按规范要求填写原始记录。

（四）数据处理与检验报告

按规定要求进行数据处理，按规范要求书写检验报告。

含量测定结果计算公式为：

$$维生素C含量(\%) = \frac{V \times T \times F}{W} \times 100\%$$

式中　V——消耗碘滴定液的体积，mL

　　　T——滴定度，8.806mg/mL

　　　F——碘滴定液浓度校正因子

　　　W——供试品的取样量，g

任务 4　维生素 D 的分析

任务目标

掌握维生素 D 的分析方法。

能够规范书写检验原始记录和检验报告书。

任务资讯

查阅《中国药典》(2015) 等资料，了解基本信息。

一、检验项目

维生素 D 的性状、鉴别、检查以及含量测定。

二、检验药品

（1）检验药品名称　维生素 D_2、维生素 D_3。

（2）检验药品来源　市场购买或送检样品。

（3）检验药品的规格、批号、数量及包装　查阅药品包装及说明书，记录相关信息。

三、质量标准

（一）性状

维生素 D_2 和维生素 D_3 皆为无色针状结晶或白色结晶性粉末；无臭，无味；

遇光或空气均易变质。维生素 D_2 在氯仿中极易溶解，在乙醇、丙酮或乙醚中易溶，在植物油中略溶，在水中不溶；维生素 D_3 在乙醇、丙酮、氯仿或乙醚中极易溶解，在植物油中略溶，在水中不溶。

比旋度：取本品，精密称定，加无水乙醇溶解并定量稀释，维生素 D_2 制成每 1mL 中约含 40mg 的溶液，依法测定，比旋度为 +102.5°~+107.5°；维生素 D_3 制成每 1mL 中约含 5mg 的溶液，比旋度为 +105°~+112°（均应于容器开启后 30min 内取样，并在溶液配制后 30min 内测定）。

吸收系数：取本品，精密称定，加无水乙醇溶解并定量稀释制成每 1mL 约含 10μg 的溶液，照紫外-可见分光光度法，在 265nm 波长处测定吸光度，维生素 D_2 吸收系数（$E_{1cm}^{1\%}$）为 460~490，维生素 D_3 吸收系数（$E_{1cm}^{1\%}$）为 465~495。

（二）鉴别

（1）醋酐-浓硫酸显色反应　取本品约 0.5mg，依法操作，维生素 D_2 初显黄色，渐变红色，迅即变为紫色，最后成绿色；维生素 D_3 初显黄色，渐变红色，迅即变为紫色、蓝绿色，最后成绿色。

（2）红外光谱　维生素 D_2 和维生素 D_3 的红外光吸收图谱应与对照的图谱（光谱集 452 图、453 图）一致。

（3）高效液相色谱　在含量测定项下记录的色谱图中，供试品溶液主峰的保留时间应与对照品溶液主峰的保留时间一致。

（三）检查

（1）麦角甾醇　取本品 10mg，依法操作，不得发生浑浊或沉淀。（维生素 D_2 检查此项、维生素 D_3 不做检查）

（2）有关物质　精密量取本品约 25mg，依法操作（通则 0512），供试品溶液的色谱图中如有杂质峰，除前维生素 D_2 峰外，单个杂质的峰面积不得大于对照品溶液主峰面积的 0.5 倍（0.5%），各杂质峰面积的和不得大于对照品溶液主峰面积（1.0%）（维生素 D_3 中有关物质的检查与维生素 D_2 相同）。

（四）含量测定

取本品，照维生素 D 测定法（通则 0722 第一法）测定，即得。

四、检查方法及其依据

（一）性状检查

1. 比旋度

维生素 D_2 和维生素 D_3 结构中有多个手性碳原子，有旋光性，可测其比旋度作为鉴别的依据。

2. 吸收系数

维生素 D_2 和维生素 D_3 分子中均具有共轭结构，在紫外光区有特征吸收，可采用吸收系数法对其进行鉴别。

（二）鉴别检查

维生素 D_2 和维生素 D_3 都是甾醇衍生物，具有甾类化合物的共同显色反应，用氯仿溶解后，二者均可与醋酐-浓硫酸发生显色反应而鉴别。

（三）麦角甾醇、有关物质检查

维生素 D_2 和维生素 D_3 分别是从各自 5,7-二烯甾醇前体 7-脱氢胆甾醇和麦角甾醇经光照而制得的。维生素 5,7-二烯前体经光照可产生前维生素 D、光甾醇、速甾醇和维生素 D 的光照异构化产物 5,6-反式维生素 D 等。故《中国药典》（2015）用高效液相色谱法检查维生素 D_2 和维生素 D_3 中的有关物质，不得超过限量，从而进行质量控制。

（四）含量测定

按照维生素 D 测定法（通则 0722 第一法）测定维生素 D 的含量，本法适用于无维生素 A 及其他杂质干扰的供试品的测定。用高效液相色谱法测定，测定维生素 D 的含量，结果在规定范围内，可判为符合规定。

任务准备

一、性状

（一）比旋度

仪器：电子天平（感量 0.1mg）、容量瓶（100mL）、旋光仪、测定管。

（二）吸收系数

（1）仪器　电子天平（感量 0.1mg）、容量瓶（100mL）、紫外-可见分光光度计、比色皿。

（2）试药　无水乙醇。

二、鉴别

（一）鉴别（1）

（1）仪器　电子天平（感量 0.1mg）、量筒（10mL）、滴管、吸量管（1mL）、试管。

（2）试药　三氯甲烷、醋酐、硫酸。

（二）鉴别（2）

同"含量测定"项。

（三）鉴别（3）

（1）仪器　电子天平（感量 0.1mg）、水浴锅、电热恒温干燥箱、红外分光光度计、玛瑙研钵、压模。

（2）试药　溴化钾或氯化钾。

三、检查

（一）麦角甾醇

（1）仪器和试药准备

仪器：电子天平（感量0.1mg）、量筒（10mL）、试管、酒精灯。

试药：洋地黄皂苷、90%乙醇。

（2）检验用液的制备　洋地黄皂苷溶液：取洋地黄皂苷20mg，加90%乙醇2mL，加热溶解制成。

（二）有关物质

（1）仪器　电子天平（感量0.1mg）、棕色容量瓶（100mL）、量筒（100mL）、移液管（1mL）、超声波清洗机、高效液相色谱仪。

（2）试药　异辛烷。

四、含量测定

（1）仪器　电子天平（感量0.1mg）、称量纸、棕色容量瓶（100mL、50mL）、移液管（5mL）、量筒（100mL）、超声波清洗机、高效液相色谱仪、冰箱、水浴锅、具塞石英吸收池（1cm）、具塞比色管、紫外光灯（8W）。

（2）试药　维生素D_2和维生素D_3对照品、异辛烷、氮气、正己烷、正戊醇。

任务实施

一、性状

（一）比旋度

1. 操作方法

取维生素D_2，精密称定，加无水乙醇溶解并定量稀释制成每1mL中约含40mg的溶液，供试品溶液的测定温度应为20℃±0.5℃，使用波长589.3nm的钠D线（汞的404.7nm和546.1nm也有使用）。应于容器开启后30min内取样，并在溶液配制后30min内测定。供试品溶液与空白溶剂用同一测定管，每次测定应保持测定管方向、位置不变。旋光度读数应重复3次，取其平均值，按规定公式计算结果。以干燥品（药品标准中检查干燥失重）或无水物（药品标准中检查水分）计算。维生素D_3加无水乙醇溶解并定量稀释制成每1mL中约含5mg的溶液，测定方法同维生素D_2。

2. 结果判断

若维生素D_2供试品比旋度为+102.5°~+107.5°，判为符合规定，否则，判为不符合规定。

若维生素D_3供试品比旋度为+105°~+112°，判为符合规定，否则，判为不符合规定。

3. 记录

按规范要求填写原始记录。

4. 数据处理与检验报告

按规定要求进行数据处理,按规范要求书写检验报告。

比旋度按下式计算:

$$[\alpha]_D^{20} = \frac{100\alpha}{cl}$$

式中 $[\alpha]$——比旋度

D——钠光谱的 D 线

α——测得的旋光度

c——每 100mL 溶液中含有被测物质的重量(按干燥品或无水物计算),g

l——测定管长度,dm

(二)**吸收系数**

1. 操作方法

取维生素 D_2 0.1g,精密称定,加无水乙醇溶解并定量稀释至 100mL 容量瓶中,精密量取该溶液 1mL,再加无水乙醇稀释至 100mL 容量瓶中,作为供试品溶液。照紫外-可见分光光度法,在 265nm 波长处测定吸光度,按公式计算维生素 D_2 吸收系数。维生素 D_3 的吸收系数测定方法同维生素 D_2。

2. 结果判断

若维生素 D_2 供试品溶液吸收系数为 460~490,判为符合规定,否则,判为不符合规定。

若维生素 D_3 供试品溶液吸收系数为 465~495,判为符合规定,否则,判为不符合规定。

3. 记录

按规范要求填写原始记录。

4. 数据处理与检验报告

按规定要求进行数据处理,按规范要求书写检验报告。

吸收系数按下式计算:

$$A = E_{1cm}^{1\%} cl$$

$$E_{1cm}^{1\%} = \frac{A}{cl}$$

式中 $E_{1cm}^{1\%}$——吸收系数

A——吸光度

c——供试品溶液浓度,g/mL

l——液层厚度,cm

二、鉴别

（一）操作方法

（1）醋酐-浓硫酸显色反应　取维生素 D_2 和维生素 D_3 约 0.5mg，置于两支试管中，分别加三氯甲烷 5mL 溶解后，量取醋酐 0.3mL 与硫酸 0.1mL，振摇，观察颜色变化。

（2）红外光谱　取维生素 D_2 和维生素 D_3 各约 1mg，分别置玛瑙研钵中，加入干燥的溴化钾或氯化钾细粉约 200mg，充分研磨混匀，移置于直径为 13mm 的压模中，使铺布均匀，压模与真空泵相连，抽气约 2min 后，加压，保持 2~5min，除去真空，取出制成的供试片，用目视检查后应均匀，无明显颗粒。以空气作为背景扫描完后，立即放入供试片进行扫描，录制光谱图。比较本品的红外光吸收图谱与对照的图谱（光谱集 452 图和 453 图），应一致。

（3）高效液相色谱　按"含量测定"方法绘制色谱图，观察在色谱图中，供试品溶液主峰的保留时间是否与对照品主峰的保留时间一致。

（二）结果判断

（1）醋酐-浓硫酸显色反应　若维生素 D_2 初显黄色，渐变红色，迅即变为紫色，最后成绿色，则判为符合规定；否则，判为不符合规定。

若维生素 D_3 初显黄色，渐变红色，迅即变为紫色，蓝绿色，最后成绿色，则判为符合规定；否则，判为不符合规定。

（2）红外光谱　若本品的红外光吸收图谱与对照的图谱一致，判为符合规定，否则判为不符合规定。

（3）在"含量测定"项下记录的色谱图中，若供试品溶液主峰的保留时间与对照品溶液主峰的保留时间一致，判为符合规定；否则，判为不符合规定。

（三）记录

按规范要求填写原始记录。

三、检查

（一）麦角甾醇

1. 操作方法

称取维生素 D_2 10mg，加 90% 乙醇 2mL 溶解后，加洋地黄皂苷溶液 2mL，混合，放置 18h，观察是否发生浑浊或沉淀。

2. 结果判断

若供试品溶液无浑浊或沉淀，判为符合规定；否则，判为不符合规定。

3. 记录

按规范要求填写原始记录。

（二）有关物质

1. 操作方法

精密量取维生素 D_2 约 25mg，置 100mL 棕色量瓶中，加异辛烷 80mL，避免加热，用超声使完全溶解，放冷，加异辛烷至刻度，摇匀，作为供试品溶液。精密称取供试品溶液 1mL，置 100mL 棕色量瓶中，加异辛烷至刻度，摇匀，作为对照品溶液。用硅胶为填充剂；正己烷-正戊醇（997:3）为流动相；检测波长为 254nm，精密量取供试品溶液和对照品溶液各 100μL，分别注入液相色谱仪，记录色谱图至维生素 D_2 峰保留时间的 2 倍。维生素 D_3 中有关物质的检查与维生素 D_2 相同。

2. 结果判断

若维生素 D_2 溶液的色谱图中无杂质峰，或有杂质峰，除维生素 D_2 峰外，单个杂质的峰面积不大于对照品溶液主峰面积的 0.5 倍（0.5%），各杂质峰面积的和不大于对照品溶液主峰面积（1.0%），判为符合规定；否则，判为不符合规定。

维生素 D_3 有关物质检查的判断依据与维生素 D_2 相同。

3. 记录

按规范要求填写原始记录。

四、含量测定

（一）操作方法

操作方法见维生素 D 测定法（通则 0722 第一法）。

（二）结果判断

若维生素 D_2 供试品含 $C_{28}H_{44}O$ 不低于 97.0%～103.0%，判为符合规定；否则，判为不符合规定。

若维生素 D_3 供试品含 $C_{27}H_{44}O$ 不低于 97.0%～103.0%，判为符合规定；否则，判为不符合规定。

（三）记录

按规范要求填写原始记录。

（四）数据处理与检验报告

按规定要求进行数据处理，按规范要求书写检验报告。

含量测定结果计算公式为：

$$c_i = f_1 A_{i1} + f_2 A_{i2}$$

式中　c_i——维生素 D 的总量

A_{i1}——维生素 D 的峰面积

A_{i2}——前维生素 D 的峰面积

f_1——维生素 D 的响应因子

f_2——前维生素 D 的响应因子

响应因子测定方法见维生素 D 测定法（通则 0722 第一法）。

项目十 维生素类药物的分析

项目总结

项目目标

知识目标：了解维生素类药物的结构和理化性质及与药物分析方法的关系；熟悉维生素类药物的鉴别和含量测定的原理；典型药物的杂质检查方法。掌握维生素A、维生素B_1、维生素C、维生素D的鉴别和含量测定方法。

能力目标：学会对维生素类药物进行鉴别、检查和含量测定操作。能够独立按照《中国药典》质量标准和药物质量分析规程，对维生素类药物进行质量分析，且能按规范要求填写原始记录并出具检验报告。

素质目标：遵守化验室管理规定，主动遵守企业各项纪律规定。实事求是，保证检验数据及检验报告真实可靠。具有药品质量安全意识，具有实验室安全意识。

项目引导

脂溶性维生素

- **维生素A**
  结构及性质：具有一个共轭多烯侧链的环己烯，易氧化变质、与三氯化锑呈色、脱水反应、具有紫外吸收；鉴别试验：三氯化锑反应、紫外吸收光谱法、薄层色谱法；杂质检查：酸值、过氧化值；含量测定：三点校正法、高效液相色谱法。

- **维生素D**
  结构及性质：甾醇衍生物，稳定性、旋光性、显色反应、紫外吸收；鉴别试验：显色反应（醋酐-浓硫酸、三氯化锑）、比旋度、维生素D_2、维生素D_3的的区别反应；杂质检查：麦角甾醇、有关物质；含量测定：高效液相色谱法。

水溶性维生素

- **维生素B_1**
  结构及性质：盐酸硫胺，酸性、硫色素反应、沉淀反应、氯化物特性、紫外吸收；鉴别试验：硫色素反应、沉淀反应、硝酸铅反应、氯化物反应、红外鉴别法；杂质检查：有关物质；含量测定：非水溶液滴定法、紫外-可见分光光度法、硫色素荧光法。

- **维生素C**
  结构及性质：具有烯二醇结构，具有内酯环，酸性、旋光性、还原性、水解性、糖的性质、紫外吸收；鉴别试验：硝酸银反应、2,6-二氯靛酚钠反应、与其他氧化剂反应、利用维生素C具糖类性质反应、薄层色谱法、红外鉴别法、杂质检查、含量测定。

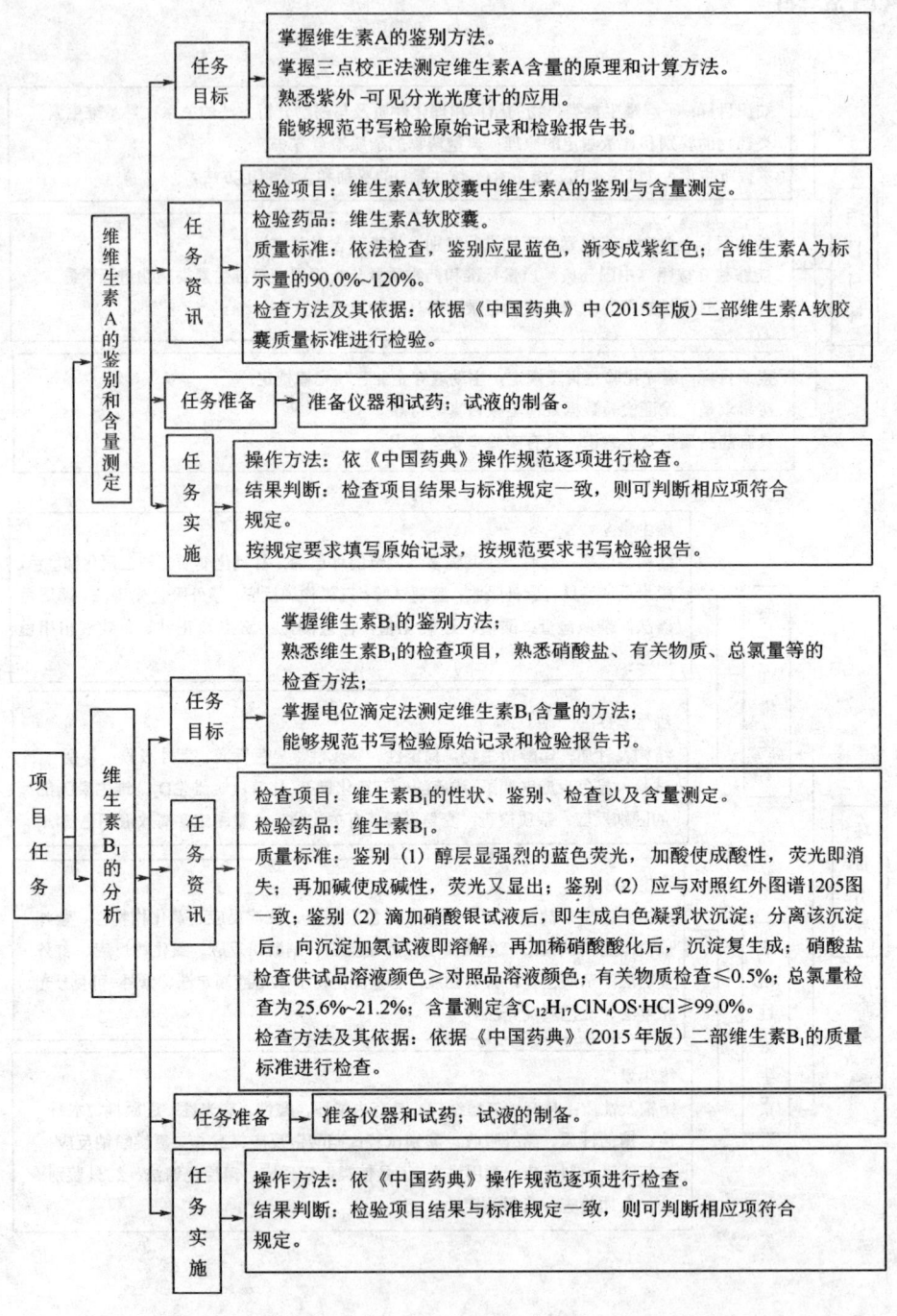

项目十 维生素类药物的分析

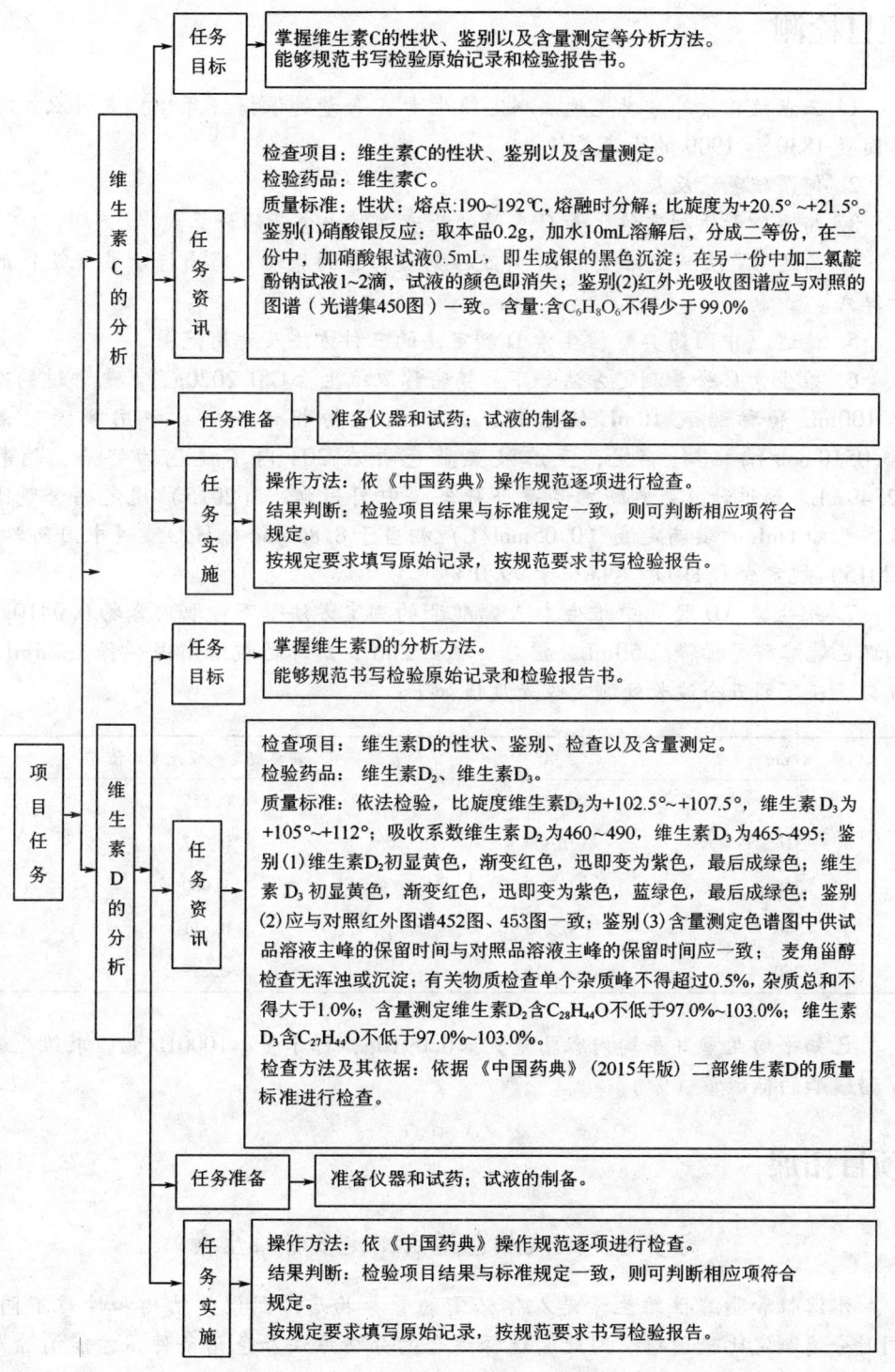

项目检测

1. 三点校正紫外分光光度法测定维生素 A 含量的依据（原理）是什么？换算因数 1830 和 1900 的由来是什么？

2. 何谓硫色素反应？

3. 简述碘量法测定维生素 C 含量的原理。写出含量的计算式。

4. 简述 UV 法测定维生素 B_1 片及注射液含量的原理。写出标示量（%）的计算式。

5. 试述《中国药典》维生素 D 测定法的三种方法及适用范围。

6. 维生素 C 含量测定方法如下：精密称取维生素 C 0.2020g，加新沸过的冷水 100mL 和稀醋酸 10mL 使溶解，加 1mL 淀粉指示液，立即用碘滴定液（0.0510mol/L）进行滴定，至溶液显蓝色并在 30s 内不褪色为终点，消耗 22.49mL。通过计算，判断本品是否符合《中国药典》（2015）规定的含量限度。已知 1mL 的碘滴定液（0.05mol/L）相当于 8.806mg $C_6H_8O_6$。《中国药典》（2015）规定含 $C_6H_8O_6$ 不得少于 99.0%。

7. 维生素 AD 胶丸中维生素 A 醋酸酯的测定方法如下：取内容物 0.0410g，加环己烷溶解并稀释至 50mL，摇匀。取出 2mL，加环己烷溶解并稀释至 25mL，摇匀，在下列五个波长处测定吸光度值如下：

λ/nm	A	药典规定的吸光度比值
300	0.212	0.555
316	0.309	0.907
328	0.337	1.000
340	0.273	0.811
360	0.116	0.299

已知平均丸重（平均内容物重）= 0.0910g，标示量 = 1000U/丸。求维生素 A 醋酸酯的标示量（%）。

项目拓展

离子对高效液相色谱法测定多种维生素

水溶性和脂溶性维生素是人体必需的营养物质，因化学结构和性质不同，同时分离测定比较困难。因此需选择适合的分析方法和色谱条件，才能消除干扰达到分析测定的目的。因而，提出用甲醇和水都能溶解的樟脑磺酸作为离子对试剂,以二巯基丙烷磺酸钠(DMPS)0.125g/2mL作为抗氧剂,采用HPLC法测定多种维生素的含量,可使样品处于稳定的初始状态,结果更为准确。

1. 色谱条件

(1) 色谱柱 ODS柱(150mm×4.6mm×5μm)。

(2) 流动相 流动相A:取樟脑磺酸1.1615g,溶于500mL水中,加甲醇200mL,并用水稀释至1000mL,供水溶性维生素的测定。流动相B:甲醇,供脂溶性维生素的测定。

(3) 检测波长 水溶性和脂溶性维生素的检测波长分别为272nm和280nm。

2. 供试品溶液的制备

(1) 水溶性维生素内标液的制备 取精制苯酚,精密称定,用流动相配制成1mg/mL的浓度,并按每1mL内标液加DMPS溶液1mL配制,备用。

(2) 水溶性维生素对照品溶液的制备 精密称取对照品维生素C 900mg、维生素B_1 22.5mg、维生素B_2 26mg、维生素B_6 30mg、烟酰胺200mg,置100mL棕色量瓶内,加DMPS溶液100μL,用流动相A溶解并稀释至刻度,摇匀。精密量取10mL,置100mL棕色量瓶内,加DMPS 100μL,再加入内标液5mL,用流动相稀释至刻度,摇匀,过滤,备用。

(3) 脂溶性维生素对照品溶液的制备 取对照品维生素A棕榈酸酯约40mg、维生素E 30mg,用甲醇溶解并稀释至刻度,摇匀。精密量取1mL,置50mL棕色量瓶中,加DMPS 50μL,再用甲醇稀释至刻度,摇匀。脱气、过滤。

(4) 水溶性维生素供试品溶液的制备 取多种维生素片(相当于1片量)的粉末,精密称定,置100mL棕色量瓶中,加DMPS 100μL,再加内标液5mL,用流动相A溶解并稀释至刻度,摇匀,过滤,备用。

(5) 脂溶性维生素供试品溶液的制备 取多种维生素片(相当于1片量)的粉末,精密称定,置100mL棕色量瓶中,加DMPS 100μL,用甲醇溶解并稀释至刻度,摇匀。精密量取5mL,置10mL量瓶中,加DMPS 10μL,再用甲醇稀释至刻度,摇匀,过滤,备用。

3. 测定方法

精密量取对照品溶液20μL,注入液相色谱仪中,分别测定各组分的峰面积;再精密量取供试品溶液20μL,注入色谱仪,水溶性维生素以内标法计算,脂溶性维生素以外标法计算结果。

项目十一　甾体激素类药物的分析

项目目标

知识目标

了解甾体激素类药物的分类、结构特征、代表药物及主要理化性质，熟悉本类药物的主要检验方法。

掌握氢化可的松、黄体酮等代表药物的鉴别、检查和含量测定方法。

能力目标

能正确阅读、理解甾体激素类典型药物的质量标准，能熟练地运用药物检验的方法与技术，根据药品质量标准的规定独立完成药物的检验工作，准确记录、处理分析数据，评价药物质量。

素质目标

具有强烈的质量观念、安全意识和良好的职业道德习惯；具有实事求是、科学严谨的工作作风和务实的工作态度；具有积极向上、愉快合作的职业心态。

项目引导

甾体激素类药物是一类具有甾体结构的激素类药物，有着十分重要的生理作用，是临床上一类重要的药物。该类药物既具有相同的基本骨架，又具有各自不同的官能团和性质，可作为药物分析的依据。

甾体激素类药物均具有环戊烷并多氢菲的母核。其基本骨架及位次编号如下：

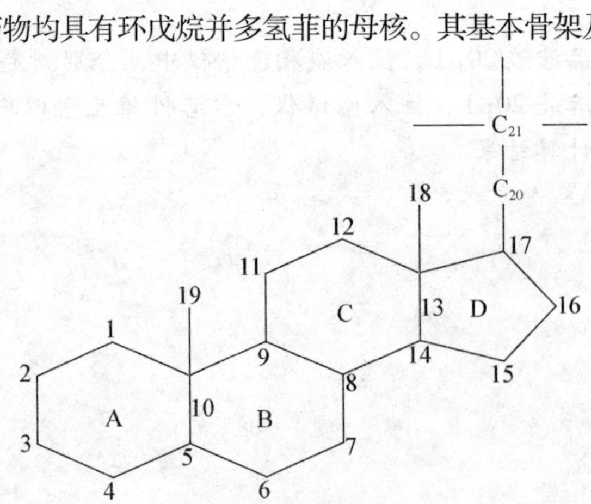

甾体激素类药物按药理作用可分为肾上腺皮质激素和性激素两大类,性激素又可分为雄性激素、孕激素和性激素。

一、肾上腺皮质激素的结构、性质和分析方法

肾上腺皮质激素(简称皮质激素)在临床上应用广泛。这类药物有的是天然的皮质激素,有的是对天然激素进行结构改造而成的,代表性的药物有氢化可的松、醋酸地塞米松、地塞米松磷酸钠和曲安奈德等,部分药物结构式如下。

氢化可的松　　　　　　　　　醋酸地塞米松

(一)肾上腺皮质激素的结构

本类药物的母核共有 21 个碳原子;A 环均有 $\triangle^4-3$-酮基,为共轭体系,具有紫外吸收;$C_{17}-\alpha$-醇酮基,具有还原性,有的药物 C_{17} 位上还有 α-羟基;部分药物 C_{11} 位上有羟基或酮基,C_1、C_2 之间有双键,6α 或 9α 位有卤素取代,或者 $C_{16}-\alpha$-羟基等。

(二)肾上腺皮质激素的分析方法

1. 鉴别试验

(1)物理常数的测定 本类药物结构相似,但其物理常数各不相同,测定药物的物理常数具有鉴别意义。本类药物质量标准的性质项下,均收藏有物理常数的测定项目,如药物的熔点、比旋度、吸收系数等。

①熔点:熔点是药物重要的物理常数,测定熔点不仅具有鉴别意义,还可以反映药物的纯度。本类药物质量标准的性质项下,多收藏有熔点的测定项目。

测定药物的熔点,应按照《中国药典》(2015)通则 0612 "熔点测定法"测定。依照药物的性质不同,测定法分为下列三种。各品种项下未注明时,均系指第一法。

②比旋度:具有不对称结构的物质有旋光度。物质的旋光度用比旋度表示。在一定波长与温度下,偏振光透过每 1mL 含有 1g 旋光性物质的溶液且光路为长 1dm 时,测得的旋光度称为比旋度。《中国药典》(2015)规定,采用钠光谱的 D 线(589.3nm)测定旋光度,除另有规定外,测定温度为 20℃。比旋度为旋光物质的物理常数,测定比旋度可以区别不同的药物,也可以检查药物的纯

度。甾体激素类药物多有手性原子，具有旋光性。在《中国药典》（2015）中，多数甾体激素药物的性状项下，收藏有比旋度的测定项目。如氢化可的松的比旋度项下规定，取本品，精密称定，加无水乙醇溶解并定量稀释制成每 1mL 中约含 10mg 的溶液，依法测定（通则 0621），比旋度应为 +162°~+169°。

③吸收系数：甾体激素类药物具有紫外吸收，最大吸收波长和吸收系数可反映药物的紫外吸收特征，具有鉴别意义。《中国药典》（2015）中部分甾体激素类药物的性状项下收藏有吸收系数的测定项目，用于区别不同的药物。如氢化可的松吸收系数项下规定，本品，精密称定，加无水乙醇溶解并定量稀释制成每 1mL 中约含 10μg 的溶液，紫外 - 可见分光光度法（通则 0401），在 242nm 的波长处测定吸光度，吸收系数为 422~448。

（2）化学鉴别

①与强酸的呈色反应：肾上腺皮质激素能与硫酸、盐酸、磷酸、高氯酸等强酸反应呈色，其中与硫酸的呈色反应操作简便、反应灵敏，目前为各国药典所应用（表 11 - 1）。反应机制为酮基先质子化，形成正碳离子，然后再与 HSO_4^- 作用显色。

表 11 - 1　　　　　一些肾上腺皮质激素与硫酸呈色反应的结果

药品名称	颜色	加水稀释后
醋酸可的松	黄或微带橙色	褪色并澄清
氢化可的松	棕黄至红色并显绿色荧光	黄至橙黄，微带绿色荧光，少有絮状沉淀
泼尼松	橙色	黄至蓝绿
醋酸泼尼松	橙色	黄色渐变蓝绿色
泼尼松龙	深红	红色消失，有灰色絮状沉淀
醋酸泼尼松龙	玫瑰红色	红色消失，有灰色絮状沉淀
地塞米松磷酸钠	黄或红棕色	黄色絮状沉淀

甾体激素与硫酸的呈色反应操作简便，不同的药物可形成不同的颜色或荧光而相互区别，反应灵敏，目前为各国药典所应用。如《中国药典》中氢化可的松的鉴别方法为：取本品约 2mg，加硫酸 2mL 使溶解，放置 5min，显棕黄色至红色，并显绿色荧光；将此溶液倾入 10mL 水中，即变成黄色至橙黄色，并微带绿色荧光，同时生产少量絮状沉淀。

②C_{17} - α - 醇酮基的呈色反应：皮质激素类药物 C_{17} 位上有 α - 醇酮基，α - 醇酮基具有还原性，能与碱性酒石酸铜试液（裴林试剂）、氨制硝酸银试液（多伦试液）以及四氮唑试液反应呈色，例如醋酸地塞米松采用以下方法鉴别：取供试品约 10mg，加甲醇 10mL，微热溶解后，加入热的碱性酒石酸铜试液 1mL，即生成红色沉淀。

③酮基的呈色反应：本类药物结构中有 C_3 - 酮基可以和某些羰基试剂，如 2，4 - 二硝基苯肼、硫酸苯肼、异烟肼等反应，形成黄色的腙而用于鉴别，例如氢化可的松。

④卤素的反应：本类有一些药物在 C_6、C_9 或者其他位置上有氟或氯取代，鉴别时需对取代的卤原子进行确定。由于卤原子与药物是以共价键连接的，因此需先采用氧瓶燃烧法或回流水解法将有机结合的卤原子转换为无机离子后再进行鉴别。

⑤酯的反应：本类不少药物为 C_{17} 或 C_{21} 位上羟基的酯，此类酯结构的鉴别，一般先水解，生成相应的羧基，再根据羧基的性质来进行鉴别。例如，醋酸地塞米松的鉴别方法：取本品 50mg，加乙醇制氢氧化钾试液 2mL，置水浴中加热 5min，放冷，加硫酸溶液（1→2）2mL，缓缓煮沸 1min，即产生醋酸乙酯的香气。

(3) 制备衍生物测定熔点　部分此类药物，通过制备衍生物，或利用水解甾体酯类药物生成相应的母体，再测定生成的衍生物或母体的熔点进行鉴别。

(4) 紫外光谱鉴别法　肾上腺皮质激素的 A 环均有 $\triangle^4$ - 3 - 酮基，为共轭体系，在紫外区有特征吸收，可通过核对最大吸收波长、最大吸收波长处的吸光度或某两个波长处吸光度的比值对药物进行鉴别。

(5) 红外光谱鉴别法　甾体激素类药物的结构复杂，有的药物之间结构上仅有很小的差异，仅靠化学鉴别法难以区别。红外光谱法特征性强，为本类药物鉴别的可靠手段。《中国药典》以及外国药典中，几乎所有的甾体激素原料药都采用红外分光光度法进行鉴别。《中国药典》的方法是按规定录制供试品的红外吸收光谱，与对照的图谱比较，应一致。《中国药典》的标准红外图谱收藏于《药品红外光谱集》中。

(6) 薄层色谱法　具有简便、快速、分离效能高等特点，制剂常用该法鉴别。

(7) 高效液相色谱法　部分药物用 HPLC 法测定含量，可同时进行鉴别。

2. 特殊杂质检查

在甾体激素药物的检查下，除一般杂质的检查外，通常还要作"有关物质"的检查。此外，根据药物在生产和储存过程中可能引入的杂质，有的药物还需作"游离磷酸盐"、"硒"以及"残留溶剂"的检查等。

(1) 有关物质的检查　在《中国药典》中多数皮质激素的原料药需作"有关物质"的检查。此类药物多由其他甾体化合物经结构改造而来，有关物质主要是药物中存在的合成起始物、中间体、副产物以及降解产物等。由于这些杂质一般具有甾体的母核，和药物的结构相似，所以需采用色谱法进行检查，如薄层色谱法、高效液相色谱法等。

①薄层色谱法：薄层色谱法分离效能高，简便，在有关物质检查中应用广

泛。由于多数杂质是未知的，且杂质与药物结构相似，所以各国药典多采用自身稀释对照法进行检查，即以供试品溶液的稀释液作为对照，检查有关物质。例如醋酸泼尼松中有关物质的检查。其检查方法：取本品，加三氯甲烷－甲醇（9：1）制成每 1mL 中约含 4mg 的溶液，作为供试品；精密量取 1mL，置 50mL 量瓶中，加三氯甲烷－甲醇（9：1）稀释至刻度，摇匀，作为对照品。照薄层色谱法试验，吸取上述两种溶液各 5μL，分别点于同一硅胶 G 薄层板上，以二氯甲烷－乙醚－甲醇－水（385：60：15：2）为展开剂，展开，晾干，在 105℃ 干燥 10min，放冷，喷碱性四氮唑蓝试液，立即检视。供试品溶液如显杂质斑点，与对照溶液的主斑点比较，不得更深。

本法中，供试品溶液的浓度为 4mg/mL，对照溶液为供试品溶液的稀释液，浓度为 0.08mg/mL。采用碱性四氮唑蓝作为显色剂，供试品中的杂质经薄层色谱与药物分离后，其颜色与对照溶液的主斑点比较，不得更深。

②高效液相色谱法：高效液相色谱法分离效能高，能准确测定出有关物质的量。不少皮质激素药物采用高效液相色谱法测定含量，一般可在相同的条件下检查有关物质。在《中国药典》中，高效液相色谱法是皮质激素药物有关物质的检查中应用最广泛的方法。检查的方法多为主成分自身对照法，即采用供试品溶液的稀释剂作为对照，以对照溶液主峰的面积作为参比，来控制药物中杂质的量。

例如，地塞米松磷酸钠中有关物质的检查，其检查方法为：取供试品，加流动相溶解并稀释制成 1mL 中约含 1mg 的溶液，作为供试品溶液；另取地塞米松对照品适量，精密称定，加甲醇溶解并稀释制成每 1mL 中约含 1mg 的溶液，作为对照品溶液；精密量取供试品溶液与对照品溶液各 1mL，置 100mL 容量瓶中，用流动相稀释至刻度，摇匀，作为对照溶液。照含量测定项下的色谱条件，取对照溶液 20μL 注入液相色谱仪，调节检测灵敏度，使地塞米松磷酸钠色谱峰的峰高为满量程的 15%~20%，再精密量取供试品溶液与对照溶液各 20μL，分别注入液相色谱仪，记录色谱图至主要成分峰保留时间的 2 倍。供试品溶液色谱图中如有与地塞米松保留时间一致的峰，按外标法以峰面积计算，含量不得超过 0.5%；其他单个杂质峰面积不得大于对照溶液中地塞米松磷酸钠峰面积的 1/2，其他杂质峰面积的和不得大于对照溶液中地塞米松磷酸钠峰面积的 2 倍。

地塞米松是药物合成的中间体，也是其降解产物。本法的对照溶液中含有地塞米松磷酸钠和地塞米松两种成分，其中的地塞米松用来对供试品溶液中的地塞米松杂质进行定性和定量测定，其余的杂质则采用主成分自身对照法检查。

（2）硒的检查　有的甾体激素类药物，如醋酸氟轻松、醋酸地塞米松等，在生产的工艺中需要使用二氧化硒脱氢，在药物中可能引入杂质硒。硒对人体有毒害，所以需进行检查并严格控制其含量。《中国药典》附录收载有"硒检查法"，有机药物经氧瓶燃烧破坏后，用二氨基萘比色法测定硒的含量。

(3) 残留溶剂的检查　在制备过程中使用了有机溶剂的药物一般需检查残留溶剂。地塞米松磷酸钠在制备过程中使用了甲醇、乙醇和丙酮，需进行检查。其检查方法如下：精密量取正丙醇适量，用水稀释制成0.02%（体积分数）的溶液，作为内标溶液。精密称取本品约1.0g，置10mL量瓶中，用内标溶液溶解并稀释至刻度，摇匀，作为供试品溶液；另取甲醇约0.3g、乙醇约0.5g与丙酮约0.5g，精密称定，置100mL量瓶中，用内标溶液稀释至刻度，摇匀，精密量取1mL，置10mL量瓶中，用内标溶液稀释至刻度，摇匀，作为对照品溶液。精密量取对照品溶液及供试品溶液各5mL，置顶空瓶中，密封，顶空瓶加热温度为90℃，加热时间为60min，分别量取顶空瓶上层气体1mL，注入气相色谱仪，照残留溶剂测定法（2015版第四部通则0521），用6%氰丙基苯基-94%二甲基聚硅氧烷毛细管色谱柱（按正丙醇峰计算，理论板数应大于10000），程序升温，初始温度40℃，以每分钟5℃升至120℃，保持1min，采用氢火焰离子化检测器，依法测定。按内标法以峰面积计算，含甲醇不得超过0.3%，乙醇不得超过0.5%，丙酮不得超过0.5%。

(4) 游离磷酸盐的检查　地塞米松磷酸钠为地塞米松C_{21}位上的羟基与磷酸形成的磷酸酯二钠盐。在药物的生产和储存过程中可能引入磷酸盐，因此，需检查其中的游离磷酸盐。

3. 含量测定

皮质激素药物的含量测定方法有比色法、紫外分光光度法、荧光法、气相色谱法和高效液相色谱法等。

(1) 高效液相色谱法　高效液相色谱法分离效率高、测定速度快、结果准确。为了消除原料药中有关物质、注射剂中溶剂、乳膏剂基质等的干扰，《中国药典》目前广泛应用反相色谱法测定本类药物的含量。

(2) 紫外-可见分光光度法　皮质激素的药物分子结构中具有$\triangle^4$-3-酮，有 —C=C—C=O 共轭体系，在240nm附近有最大吸收。

(3) 比色法

①四氮唑比色法：皮质激素类药物C_{17}位上α-醇酮基具有还原性，可以还原四氮唑盐成为有色甲臜。用于比色法测定其含量。常用的四氮唑盐有两种：a. 2，3，5-三苯基氯化四氮唑（TTC），其还原产物为不溶于水的深红色三苯甲臜，λ_{max}为480～490nm，也称红四氮唑（RT）；b. 蓝四氮唑（BT），即3，3'-二甲氧苯基-双4，4'-（3，5-二苯基）氯化四氮唑，其还原产物为暗蓝色的双甲臜衍生物，λ_{max}在525nm左右。

②异烟肼比色法。

二、雄性激素及蛋白同化激素的结构、性质和分析方法

天然的雄性激素主要为睾酮，经结构改造的合成品有甲睾酮、丙睾酮等。

C_{17}位上加烃基（如甲睾酮）或C_9位加氟可使药物的作用更强。将C_{17}位上羟基酯化，可使吸收减缓，作用时间延长。

雄性激素一般同时具有蛋白同化激素的作用。对雄性激素进行结构改造，使雄性激素作用大为减弱，同化作用仍然保留或有所增减，便成为蛋白同化激素药物。常用的蛋白同化激素药物有苯丙酸诺龙、癸酸诺龙等，其结构如下。

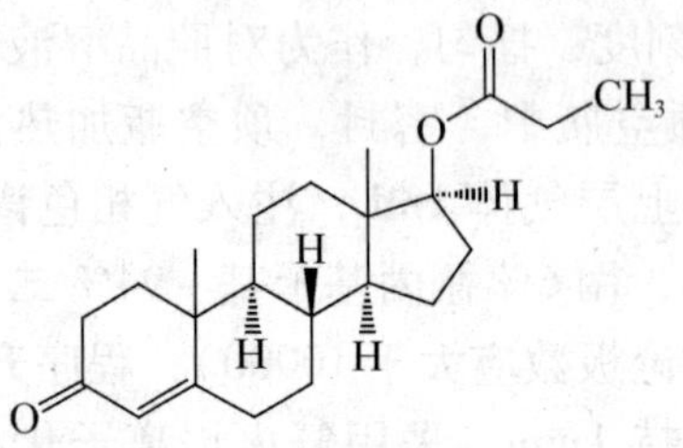

丙酸睾酮 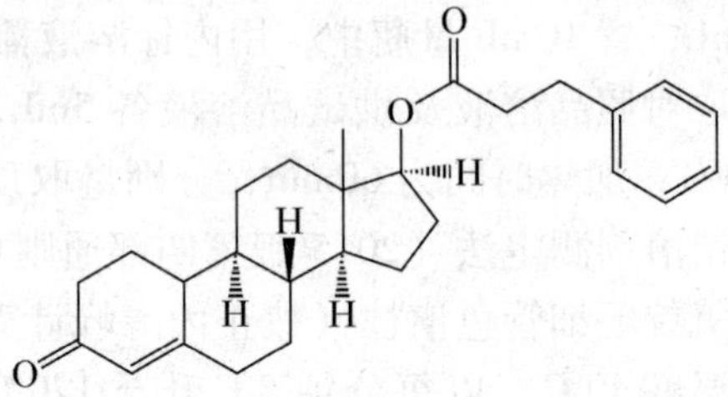　　　　　　　苯丙酸诺龙

（一）雄性激素及蛋白同化激素的结构

雄性激素的母核有19个碳原子，蛋白同化激素在C_{10}位上一般无角甲基，母核只有18个碳原子。本类药物在A环上有$\triangle^4 - 3 -$酮基，具有紫外吸收。C_{17}位上有$\beta -$羟基，或由它们形成的酯。

（二）雄性激素及蛋白同化激素的分析方法

1. 鉴别试验

（1）化学鉴别

①酮基的呈色反应。

②卤素的反应：有一些雄性激素药物在C_9位置上有氟取代，鉴别时需对取代的卤原子进行确定。方法同肾上腺素类药物的卤素检验法。

③酯的反应：本类药物为C_{17}位上具羟基的酯，借助酯结构可以水解成羧基，对药物进行鉴别。

（2）制备衍生物测定熔点。

（3）紫外光谱鉴别法　雄性激素及蛋白同化激素的A环均有$\triangle^4 - 3 -$酮基。为共轭体系，可通过紫外光谱法对药物进行鉴别。

（4）红外光谱鉴别法。

（5）薄层色谱法。

（6）高效液相色谱法。

2. 特殊杂质检查

在雄性激素及蛋白同化激素类药物的检查下，除一般杂质的检查外，通常还要做"有关物质"的检查。检查方法同肾上腺皮质激素的特殊杂质检查方法。

3. 含量测定

雄性激素及蛋白同化激素类药物的含量测定方法有比色法、紫外分光光度法和高效液相色谱法等。

（1）高效液相色谱法　《中国药典》目前广泛应用反相色谱法测定本类药物的含量。

（2）紫外-可见分光光度法　雄性激素的药物分子结构中具有Δ^4-3-酮，有 —C=C—C=O 共轭体系，在240nm附近有最大吸收。可用紫外-可见分光光度法测定其含量。

（3）比色法

异烟肼比色法：雄性激素类药物制剂，其C_3-酮基及其他位置上的酮基能在酸性条件下与羰基试剂异烟肼缩合，形成黄色异烟腙，在一定波长处有最大吸收。可用异烟肼比色法测定其含量。

三、孕激素和雌性激素的结构、性质和分析方法

（一）孕激素和雌性激素的结构

1. 孕激素

黄体酮是天然的孕激素，在临床上应用广泛。但黄体酮口服后可迅速破坏失效，只能注射给药。醋酸甲地孕酮是经结构改造的孕激素药物，在C_{17}位上引入乙酰氧基使其具有口服的活性，在C_6位上引入双键使孕激素活性增强。黄体酮和醋酸甲地孕酮的结构如下：

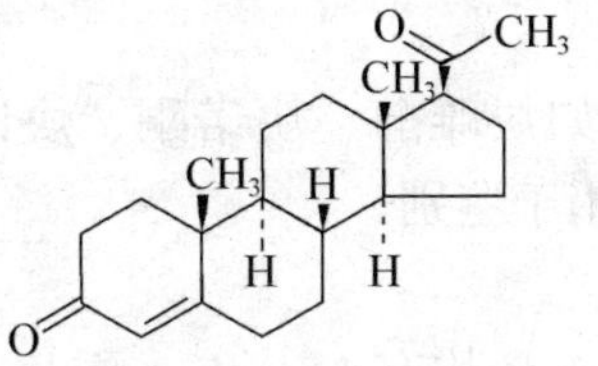

黄体酮 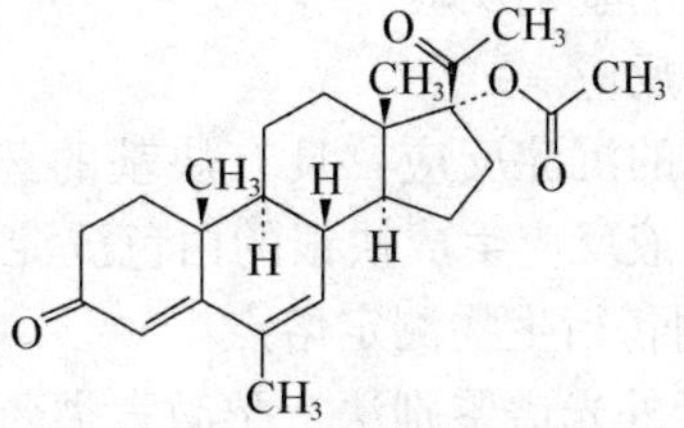　　　　　　醋酸甲地孕酮

孕激素类药物的母核共有21个碳原子，A环上有Δ^4-3-酮基，C_{17}位上有甲酮基，有的药物C_{17}位上有α-羟基或α-乙酰氧基。

2. 雌性激素

雌二醇为天然的雌性激素。对雌二醇进行结构改造，得到一系列高效和长效的雌激素类药物，如炔雌醇、戊酸雌二醇等，代表性药物的结构如下：

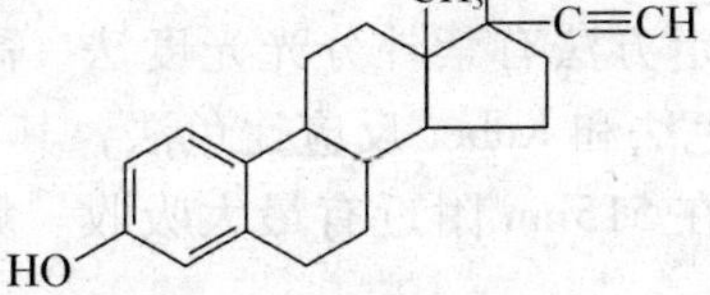

炔雌醇 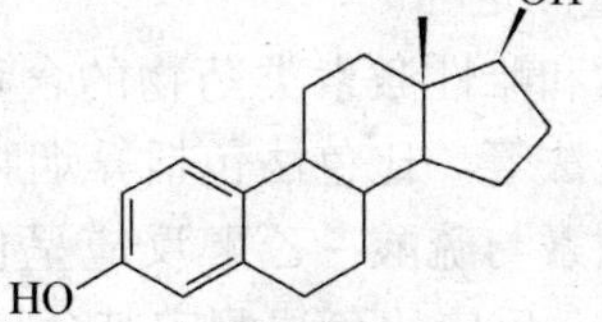　　　　　　戊酸雌二醇

本类药物的母核共有 18 个碳原子；A 环为苯环，C_3 位上有酚羟基，C_{17} 位上有 β - 羟基，有些药物的 β - 羟基形成了酯，有的药物有乙炔基。

（二）孕激素和雌性激素的性质和分析方法

1. 鉴别试验

（1）化学鉴别

①与强酸的呈色反应：许多孕激素和雌性激素类药物同肾上腺素类药物一样，可以与强酸进行呈色反应（表 11 - 2）。

表 11 - 2　　　　一些孕激素和雌性激素与硫酸呈色反应的结果

药品名称	颜色	加水稀释后
炔雌醇	橙红色并显黄绿色荧光	玫瑰红色絮状沉淀
炔雌醚	橙红色并显黄绿色荧光	红色沉淀
苯甲酸雌二醇	黄绿色并显蓝色荧光	淡橙色
己酸羟孕酮	微黄色	由绿色经红色至带蓝色荧光的红紫色

②酮基的呈色反应。

③甲酮基的呈色反应：含甲酮基或活泼亚甲基的药物，可与亚硝酸铁氰化钠、间二硝基苯、芳香醛类反应呈色。其中与亚硝酸铁氰化钠的反应是黄体酮灵敏而专属的鉴别反应。

④酯的反应。

⑤炔基的沉淀反应：具有炔基的药物，如炔雌醇、炔诺酮、炔诺孕酮等可与硝酸银试液反应生成炔银的白色沉淀，可用于鉴别。

（2）制备衍生物测定熔点。

（3）紫外光谱鉴别法　孕激素类药物的 A 环均有 $\triangle^4$ - 3 - 酮基可通过紫外光谱法进行鉴别。

（4）红外光谱鉴别法。

（5）薄层色谱法。

（6）高效液相色谱法。

2. 特殊杂质检查

在孕激素和雌性激素类药物的检查下，除一般杂质的检查外，通常还要做"有关物质"的检查。

3. 含量测定

孕激素和雌性激素类药物的含量测定方法有紫外分光光度法、高效液相色谱法、比色法等。比色法包括异烟肼比色法和 Kober 反应比色法，其中 Kober 反应是指雌激素与硫酸 - 乙醇反应呈色，在 515nm 附近有最大吸收。雌激素类药物可用 Kober 反应比色法测定其含量。

项目任务

任务 1 氢化可的松的分析

氢化可的松属肾上腺皮质激素类药物，主要用于肾上腺皮质功能减退症的替代药。《中国药典》（2015）（二）收藏本品。

任务目标

掌握氢化可的松药物的质量检验方法和检验的操作技术。

掌握高效液相色谱分析技术。

能够规范书写检验原始记录和检验报告书。

任务资讯

查阅《中国药典》（2015）二部、《药品红外光谱集》等资料，了解基本信息。

一、检验项目

氢化可的松质量检验。

二、检验药品

（1）检验药品名称　氢化可的松。

（2）检验药品来源　市场购买或送检样品。

（3）检验药品的规格、批号、数量及包装　查阅药品包装及说明书，记录相关信息。

三、质量标准

1. 性状

本品为白色或类白色的结晶性粉末；无臭；遇光渐变质。本品在乙醇或丙酮中略溶，在三氯甲烷中微溶，在乙醚中几乎不溶，在水中不溶。

比旋度：照《中国药典》（2015）通则 0621 第一法测定，比旋度应为 $+162°\sim +169°$。

吸收系数：吸收系数应为 $422\sim 448$。

2. 鉴别

（1）取本品约 0.1mg，加乙醇 1mL 溶解后，加临用新制的硫酸苯肼试液 8mL，加热 15min，即显黄色。

（2）取本品约 2mg，加硫酸 2mL 使溶解，放置 5min，显棕黄色至红色，并显绿色荧光；将此溶液倾入 10mL 水中，即变成黄色至橙黄色，并微带绿色荧光，同时生成少量絮状沉淀。

（3）照《中国药典》（2015）通则 0512 测定，供试品溶液主峰的保留时间应与对照品溶液主峰的保留时间一致。

（4）本品的红外光吸收图谱应与对照的图谱（光谱集 283 图）一致。

3. 检查

（1）有关物质　供试品溶液色谱图中如有与对照品溶液色谱图中泼尼松龙峰保留时间一致的峰，按外标法以峰面积计算，不得超过 0.5%；其他单个杂质峰面积不得大于对照品溶液主峰面积的 0.5 倍（0.5%），各杂质峰面积的和不得大于对照品溶液主峰面积的 1.5 倍（1.5%）。供试品溶液色谱图中小于对照品溶液主峰面积 0.01 倍的峰忽略不计。

（2）干燥失重　减失重量不得超过 0.5%（通则 0831）。

4. 含量测定

照高效液相色谱法（通则 0512）测定。按干燥品计算，含量应为 $C_{21}O_{30}H_5$ 97.0% ~ 103.0%。

四、分析检验方法及其依据

依据《中国药典》（2015）二部、四部、《药品红外光谱集》，照氢化可的松鉴别项、检查项和含量测定项进行分析检验。

任务准备

一、准备仪器和试药

仪器：高效液相色谱仪、电子天平、托盘天平、容量瓶、称量瓶、试剂瓶、烧杯、玻璃棒、吸量管等。

试药：乙醇、三氯甲烷、乙醚、盐酸苯肼、硫酸、色谱甲醇。

二、检验用液的制备

硫酸苯肼试液：取盐酸苯肼 60mg，加硫酸溶液（1→2）100mL 使溶解，即得。

任务实施

一、性质

（一）操作方法

1. 比旋度

取本品,精密称定,加无水乙醇溶解并定量稀释制成每 1mL 中约含 10mg 的溶液,依法测定。

2. 吸收系数

取本品,精密称定,加无水乙醇溶解并定量稀释制成每 1mL 中约含 10μg 的溶液,照紫外-可见分光光度法,在 242nm 波长处测定吸光度。

（二）结果判断

本品比旋度在 +162°~+169°,判为符合规定,否则判为不符合规定。氢化可的松的吸收系数在 422~448,判为符合规定,否则判为不符合规定。

（三）记录

按规范要求填写原始记录。

二、鉴别

（一）操作方法

（1）取本品约 0.1mg,加乙醇 1mL 溶解后,加临用新制的硫酸苯肼试液 8mL,加热 15min,观察颜色变化。

（2）取本品约 2mg,加硫酸 2mL 使溶解,放置 5min,观察颜色;再将此溶液倾入 10mL 水中,观察现象。

（3）照含量测定项记录色谱图。

（4）本品的红外光吸收图谱应与对照的图谱（光谱集 283 图）一致。

（二）结果判断

酮基的呈色反应呈正反应,判为符合规定,否则判为不符合规定;与强酸的呈色反应呈正反应,判为符合规定,否则判为不符合规定;供试品溶液主峰的保留时间与对照品溶液主峰的保留时间一致,判为符合规定,否则判为不符合规定;本品的红外光吸收图谱与对照的图谱一致,判为符合规定,否则判为不符合规定。

（三）记录

按规范要求填写原始记录。

三、检查

（一）操作方法

有关物质检查:取本品,精密称定,加甲醇溶解并定量稀释制成每 1mL 中约含 0.5mg 的溶液,作为供试品溶液;精密量取 1mL,置 100mL 量瓶中,用甲醇稀释至刻度,摇匀作为对照品溶液;另取泼尼松龙对照品,精密称定,加甲醇溶解并定量稀释制成每 1mL 中约含 5μL 的溶液,作为对照品溶液。照含量测定项下的色谱条件,精密量取供试品溶液、对照品溶液与对照品溶液各 20μL,分别注入液相色谱仪,记录色谱图至供试品溶液主成分峰保留时间的3倍。

（二）结果判断

有关物质小于0.5%，判为符合规定，否则判为不符合规定。

（三）记录

按规范要求填写原始记录。

四、含量测定

（一）操作方法

色谱条件与系统适用性试验：用十八烷基硅烷键合硅胶为填充剂；以乙腈-水（28:72）为流动相；检测波长为245nm。取氢化可的松与泼尼松龙，加甲醇溶解并稀释制成每1mL中约含5μg的溶液，取20μL注入液相色谱仪，记录色谱图，出峰顺序依次为泼尼松龙与氢化可的松，泼尼松龙峰与氢化可的松峰的分离度应符合要求。

测定方法：取本品适量，精密称定，加甲醇溶解并定量稀释制成每1mL中约含0.1mg的溶液，作为供试品溶液，精密量取20μL注入液相色谱仪，记录色谱图；另取氢化可的松对照品，同法测定。按外标法以峰面积计算，即得。

（二）结果判断

按干燥品计算，含$C_{21}O_{30}H_5$大于97.0%，判为符合规定，否则判为不符合规定。

（三）记录

按规范要求填写原始记录。

五、数据处理与检验报告

按规定要求进行数据处理，按规范要求书写检验报告。

任务2　黄体酮的分析

任务目标

掌握黄体酮药物的质量检验方法和检验的操作技术。

掌握高效液相色谱分析技术。

能够规范书写检验原始记录和检验报告书。

任务资讯

查阅《中国药典》（2015）二部、《药品红外光谱集》等资料，了解基本信息。

一、检验项目

黄体酮质量检验。

二、检验药品

（1）检验药品名称　黄体酮。
（2）检验药品来源　市场购买或送检样品。
（3）检验药品的规格、批号、数量及包装　查阅药品包装及说明书，记录相关信息。

三、质量标准

1. 性状

本品为白色或类白色的结晶性粉末；无臭。本品在三氯甲烷中极易溶解，在乙醇、乙醚或植物油中溶解，在水中不溶。

熔点：照《中国药典》（2015）通则0612测定，熔点应为128~131℃。

比旋度：照《中国药典》（2015）通则0621测定，比旋度为+186°~+198°。

2. 鉴别

（1）取本品约5mg，加甲醇0.2mL溶解后，加亚硝基铁氰化钠的细粉约3mg，碳酸钠与醋酸铵各约50mg，摇匀，置10~30min，应显蓝紫色。

（2）取本品约0.5mg，加异烟肼约1mg与甲醇1mL溶解后，加稀盐酸1滴，即显黄色。

（3）取本品，依《中国药典》（2015）通则0512测定，供试品溶液主峰的保留时间应与对照品溶液主峰的保留时间一致。

（4）本品的红外光吸收图谱应与对照的图谱（光谱集434图）一致。

3. 检查

（1）有关物质　供试品溶液色谱图中如有杂质峰，单个杂质峰面积不得大于对照品溶液主峰面积的0.5倍（0.5%），各杂质峰面积的和不得大于对照品溶液主峰面积（1.0%）。供试品溶液色谱图中小于对照品溶液主峰面积0.05倍的色谱峰忽略不计。

（2）干燥失重　取本品，在105℃干燥至恒重，减失重量不得超过0.5%（通则0831）。

4. 含量测定

照高效液相色谱法（通则0512）测定。按干燥品计算，含$C_{21}H_{30}O_2$应为98.0%~103.0%。

四、分析检验方法及其依据

依据《中国药典》（2015）（二部、四部）、《药品红外光谱集》，照黄体酮鉴别项、检查项和含量测定项进行分析检验。

任务准备

仪器：高效液相色谱仪、电子天平、称量瓶、容量瓶、试剂瓶、烧杯、玻璃棒、吸量管等。

试药：三氯甲烷、乙醇、甲醇、碳酸钠、异烟肼、盐酸、甲醇、乙腈、黄体酮标准、氢氧化钠、亚硝基铁氰化钠。

任务实施

一、性质

（一）操作方法

取本品，精密称定，加乙醇溶解并定量稀释制成每 1mL 中约含 10mg 的溶液，在 25℃时，依法测定比旋度。

（二）结果判断

比旋度在 +186°~ +198°，判为符合规定，否则，判为不符合规定。

（三）记录

按规范要求填写原始记录。

二、鉴别

（一）操作方法

（1）甲基酮反应　取本品约 5mg，加甲醇 0.2mL 溶解后，加亚硝基铁氰化钠的细粉约 3mg，碳酸钠与醋酸铵各约 50mg，摇匀，置 10~30min，观察颜色。

（2）酮基的呈色反应　取本品约 0.5mg，加异烟肼约 1mg 与甲醇 1mL 溶解后，加稀盐酸 1 滴，观察颜色。

（3）在含量测定项下记录的色谱图中，供试品溶液主峰的保留时间与对照品溶液主峰的保留时间对比。

（二）结果判断

甲基酮的呈色反应呈正反应判为符合规定，否则，判为不符合规定；酮基的呈色反应呈正反应判为符合规定，否则，判为不符合规定；供试品溶液主峰的保留时间与对照品溶液主峰的保留时间一致判为符合规定，否则，判为不符合规定；

（三）记录

按规范要求填写原始记录。

三、检查

（一）操作方法

（1）有关物质　取本品，加甲醇溶解并稀释制成每 1mL 中约含 1mg 的溶液，作为供试品溶液；精密量取供试品溶液 1mL，置 100mL 量瓶中，用甲醇稀释至刻度，摇匀，作为对照品溶液。照含量测定项下的色谱条件，精密量取供试品溶液与对照品溶液各 10μL，分别注入液相色谱仪，调节检测灵敏度，使主成分色谱峰的峰高为满量程的 20%~30%；再精密量取供试品溶液与对照品溶液各 10μL，分别注入液相色谱仪，记录色谱图至主成分峰保留时间的 2 倍。供试品溶液色谱图中小于对照品溶液主峰面积 0.05 倍的色谱峰忽略不计。

（2）干燥失重　取本品，在 105℃ 干燥至恒重，称量，计算。

（二）结果判断

供试品溶液色谱图中如有杂质峰，单个杂质峰面积不大于对照品溶液主峰面积的 0.5 倍（0.5%），各杂质峰面积的和不大于对照品溶液主峰面积（1.0%）判为符合规定，否则，判为不符合规定；干燥失重小于 0.5% 判为符合规定，否则，判为不符合规定。

（三）记录

按规范要求填写原始记录。

四、含量测定

（一）操作方法

色谱条件与系统适用性试验：用辛烷基硅烷键合硅胶为填充剂；以甲醇－乙腈－水（25∶35∶40）为流动相，检测波长为 241nm。取本品 25mg，置 25mL 量瓶中，加 0.1mol/L 氢氧化钠甲醇溶液 10mL 使溶解，置 60℃ 水浴中保温 4h，冷却，用 1mol/L 盐酸溶液调节至中性，用甲醇稀释至刻度，摇匀，量取 10μL 注入液相色谱仪，调节流速使黄体酮峰的保留时间约为 12min，黄体酮峰与相对保留时间约为 1.1 的降解产物峰的分离度应大于 4.0。

测定方法：取本品，精密称定，加甲醇溶解并稀释制成每 1mL 中约含 0.2mg 的溶液；精密量取 10μL 注入液相色谱仪，记录色谱图；另取黄体酮对照品适量，同本品含量测定法测定。按外标法以峰面积计算，即得。

（二）结果判断

供试品含 $C_{21}H_{30}O_2$ 不少于 98.0% 判为符合规定，否则，判为不符合规定。

（三）记录

按规范要求填写原始记录。

五、数据处理与检验报告

按规定要求进行数据处理，按规范要求书写检验报告。

项目总结

项目目标

知识目标：了解甾体激素类药物的分类、结构特征、代表药物及主要理化性质；熟悉本类药物的主要检验方法。掌握氢化可的松、黄体酮等代表药物的鉴别、检查和含量测定。

能力目标：能正确阅读、理解甾体激素类典型药物的质量标准，能熟练运用药物检验的方法和技术，根据药品质量标准的规定独立完成药物的检验工作，准确记录、处理分析数据，评价药物质量。

素质目标：具有强烈的质量观念、安全意识和良好的职业道德习惯；具有实事求是、科学严谨的工作作风和务实的工作态度；具有积极向上、愉快合作的职业心态。

项目引导

结构及性质：母核为环戊烷并多氢菲，C_{17}位取代基的不同，形成一组甾体类药物，各具有不同的化学特性和药效；能与强酸显色反应、C_{17}-α-醇酮基的呈色反应、酮基的呈色反应、卤素的反应、酯的反应、具有紫外吸收特性和薄层色谱特性，部分甾体类药物本身或其特殊衍生物，具有特殊的晶形和特定的熔点，可用于相应的分析。

特殊杂质的检查："有关物质""游离磷酸盐""硒"以及"残留溶剂"的检查。

鉴别试验：特殊取代基或元素的鉴别反应、紫外吸收光谱法、显微结晶、测定熔点法、色谱法等。

含量测定：高效液相色谱法、紫外-可见分光光度法、比色法。

项目十一 甾体激素类药物的分析

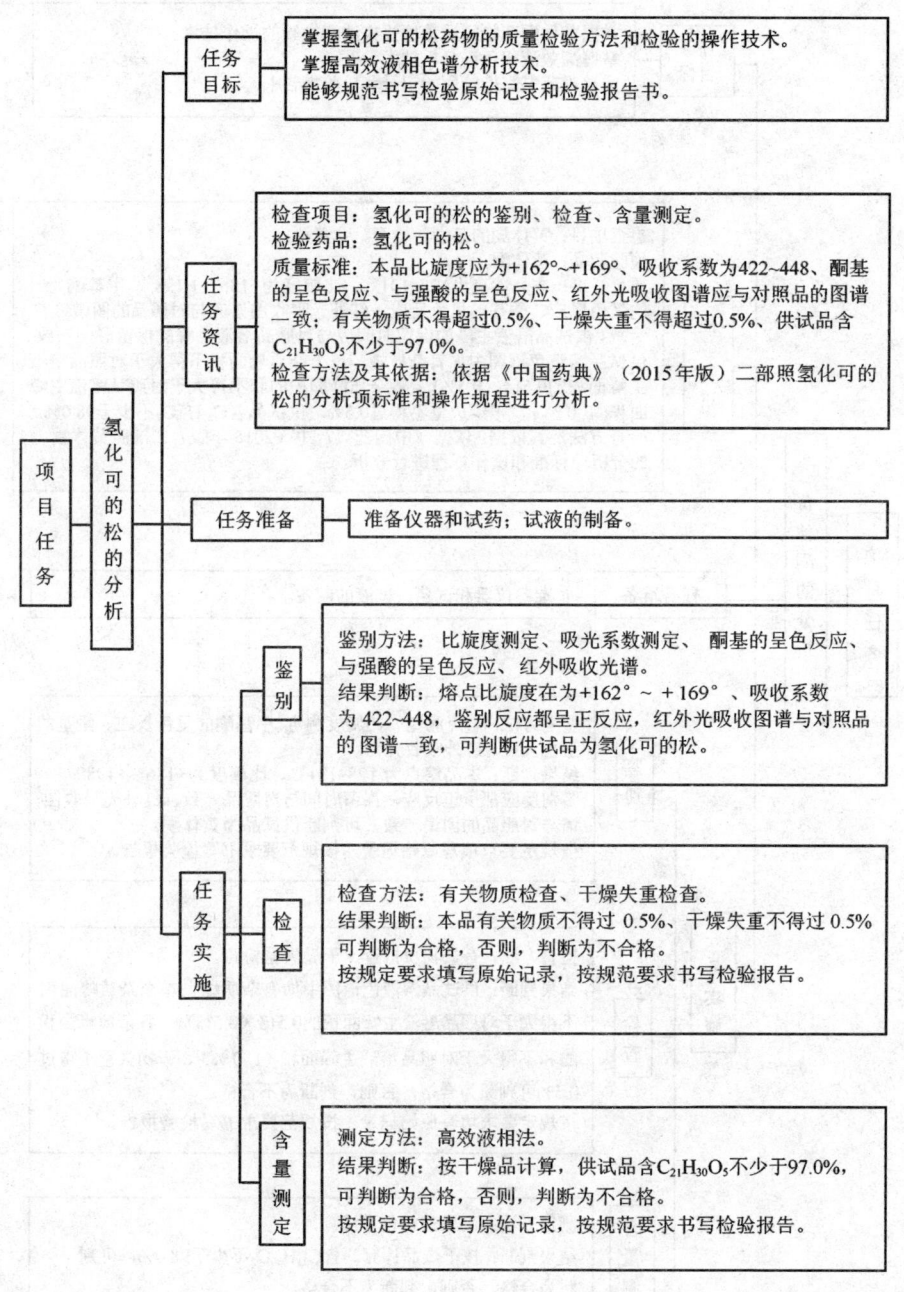

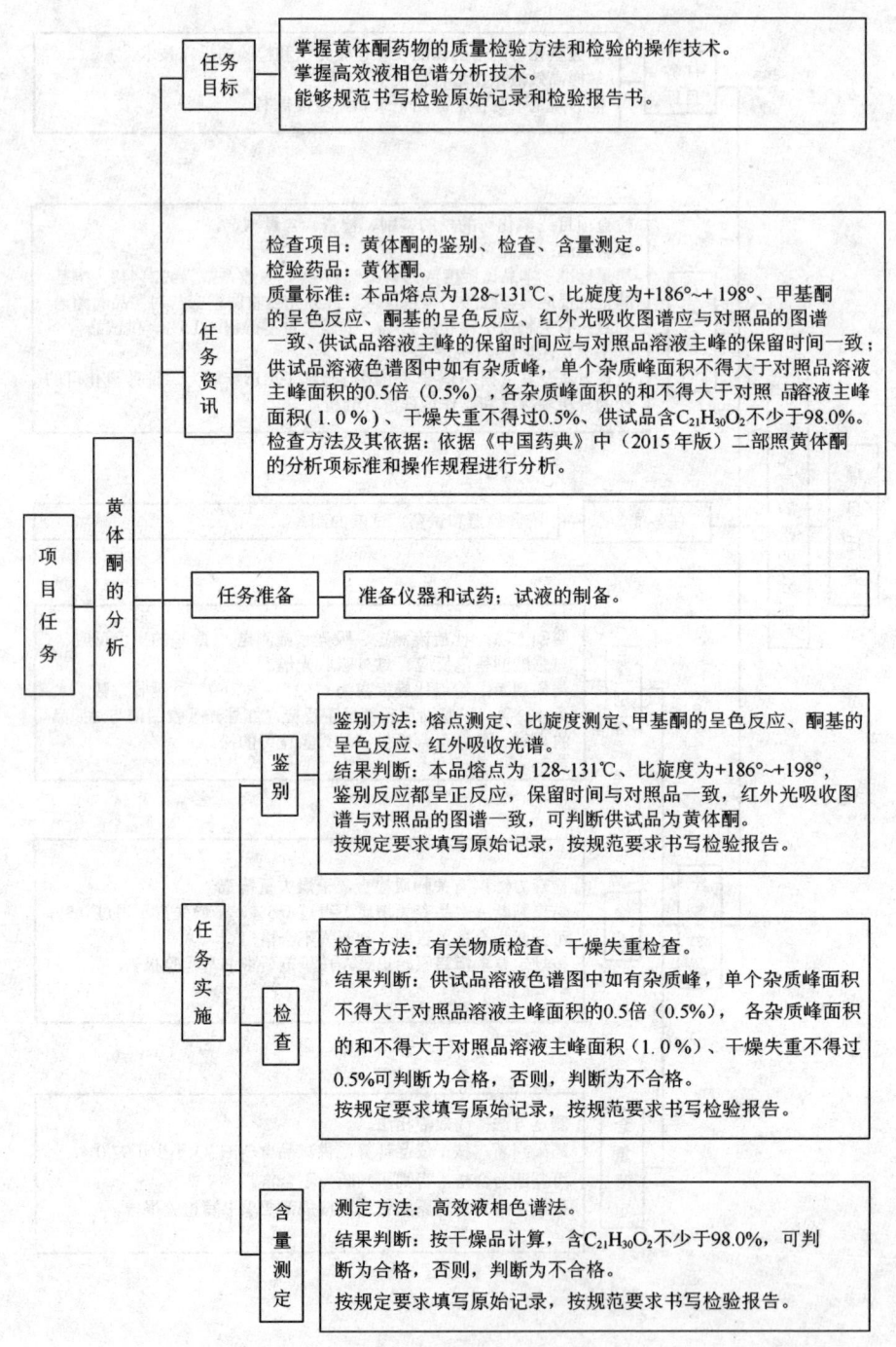

项目十一 甾体激素类药物的分析

项目检测

1. 选择题

(1) 四氮唑比色法测定甾体激素时,对下列哪个基团有特异反应( )。
A. $\triangle^4-3-$酮
B. $C_{17}-\alpha-$醇酮基
C. 17,21-二羟-20-酮基
D. $C_{17}-$甲酮基

(2) 四氮唑比色法的影响因素有( )。
A. 碱的种类及浓度
B. 温度与时间
C. 光线与 O_2
D. 溶剂与水分
E. 以上均对

(3) Kobor 反应适用于( )的含量测定。
A. 雄性激素
B. 雌性激素
C. 皮质激素
D. 孕激素
E. 以上都不是

(4) 异烟肼比色法测定甾体激素类药物的含量时,对( )更有专属性。
A. $\triangle^4-3-$酮基
B. $\triangle^5-7-$酮基
C. $C_{11}-$酮基
D. $C_{17}-$酮基
E. $C_{20}-$酮基

(5) 下列哪个药物不是皮质激素( )。
A. 可的松
B. 肤轻松
C. 地塞米松
D. 苯丙酸诺龙

(6) IR 光谱是鉴别甾体激素类药物的重要方法,若红外光谱中有 $1615cm^{-1}$、$1590cm^{-1}$、$1505cm^{-1}$的特征峰时,表示该药物属于( )。
A. 皮质激素
B. 雄性激素
C. 雌性激素
D. 孕激素
E. 以上均不是

(7) 醋酸可的松属于( )类甾体激素。
A. 皮质激素
B. 雄性激素
C. 雌性激素
D. 孕激素
E. 蛋白同化激素

(8) 异烟肼法测定具有( )结构的甾体药物反应速度最快。
A. $C_{20}-$酮基
B. $C_{11}-$酮基
C. $\triangle^4-3-$酮基
D. $C_{17}-$酮基

(9) 异烟肼法测定甾体激素时常用( )为溶剂。
A. 无水乙醇
B. 95%乙醇
C. 50%甲醇
D. 50%乙醇

(10) 四氮唑比色法中多采用( )为溶剂。
A. 50%乙醇
B. 无醛乙醇
C. 甲醛
D. 甲苯

(11) 四氮唑比色法中常采用的碱为( )。

A. 氢氧化四甲基铵 B. 氢氧化钠　　　C. 碳酸氢钠　　　D. 氢氧化钾

(12) 四氮唑比色法对氧气和光线敏感,不宜采取(　　)。

A. 用避光容器,置于暗处

B. 达到最大显色时间,立即测其吸收度

C. 使容器中充氮

D. 尽可能延长反应时间,使反应充分

(13) 下列药物中与四氮唑盐反应速度最快的是(　　)。

A. 可的松　　　　　　　　　　B. 氢化可的松

C. 醋酸可的松　　　　　　　　D. 氢化泼尼松磷酸钠

(14) 采用 TLC 法检查甾体激素类药物中"其他甾体"使用的显色剂为(　　)。

A. 异烟肼　　　　B. 铁酚试液　　　C. 硫酸　　　　D. 四氮唑盐

(15) 下列药物中 A 环为苯环的是(　　)。

A. 炔诺酮　　　　B. 黄体酮　　　　C. 可的松　　　D. 炔雌醇

(16)《中国药典》收载的地塞米松磷酸钠中甲醇的检查方法为(　　)。

A. HPLC　　　　B. GC　　　　C. AAS　　　　D. HPEC

E. 容量法

(17)《中国药典》收载的甾体激素类药物的含量测定方法绝大多数是(　　)。

A. 异烟肼比色法　　B. 四氮唑比色法　C. 紫外法

D. HPLC 法　　　　E. 铁酚试剂比色法

(18)《中国药典》中甾体激素药物中"其他甾体"检查采用(　　)。

A. GC 法　　　　B. HPLC 法　　　C. TLC 法　　　D. PC 法

E. UV 法

(19) 四氮唑比色法适用于(　　)药物的测定。

A. 皮质激素　　　B. 雌激素　　　　C. 雄激素

D. 孕激素　　　　E. 蛋白同化激素

(20) (　　) 类甾体激素分子中具有 α-醇酮基而具有还原性。

A. 皮质激素　　　　　　　　　B. 雄激素和蛋白同化激素

C. 雌激素　　　　　　　　　　D. 孕激素

E. 以上都不对

(21) 醋酸氟地松中氟的测定采用(　　)。

A. 先碱性回流,再与茜素氟蓝和硝酸亚铈反应

B. 先氧化回流,再与茜素氟蓝和硝酸亚铈反应

C. 先氧瓶燃烧破坏,再与茜素氟蓝和硝酸亚铈反应

D. 先碱熔融,再与茜素氟蓝和硝酸亚铈反应

E. 直接测定

2. 填空题

(1) 甾体激素类药物的母核为_____。

(2) 硅胶 G 是指_____。

(3) _____反应是黄体酮灵敏而专属的鉴别反应。

(4) 甾体激素类药物分子结构中存在_____和_____共轭系统，在紫外光区有特征吸收。

(5) 许多甾体激素的分子中存在着_____和_____共轭系统，所以在紫外区有特征吸收。

3. 是非题

(1) 紫外光谱属于电子光谱，而红外光谱属于分子光谱，故紫外光谱的专属性强。（ ）

(2) 亚硝基铁氢化钠反应中，黄体酮是红色。（ ）

(3) 四氮唑比色法中溶剂的含水量不得超过 5%。（ ）

(4)《中国药典》采用铁酚试剂比色法测定炔雌醇片的含量。（ ）

(5) 异烟肼法对 $\triangle^4$-3-酮甾体具有一定的专属性。（ ）

(6) 四氮唑比色法中所用的强碱是 NaOH。（ ）

(7) 药物的紫外光谱与标准谱一致时，表示二者为同一化合物。（ ）

(8) 药物的红外光谱与标准谱一致时，表示二者为同一化合物。（ ）

(9) 四氮唑比色法中溶剂的含水量控制在 10% 之内。（ ）

(10) 空气中的氧和光线对四氮唑比色法都有影响。（ ）

(11) 四氮唑比色法对具有 C_{17}-α-醇酮基结构的甾体激素类具有专属性。（ ）

(12) 肾上腺皮质激素的结构特点是含 21 个碳原子，A 环为具有 C_{17}-α-醇酮基结构。（ ）

(13) 雄性激素和雌激素均具有 $\triangle^4$-3-酮结构。（ ）

(14) 由于甾体激素类药物结构复杂，红外吸收光谱是鉴别该类药物的可靠手段。（ ）

(15) 甾体激素中残留溶剂甲醇的检测采用 GC 法。（ ）

(16) 甾体激素中"其他甾体"的检查采用高低浓度对比法。（ ）

4. 简答题

(1) 影响四氮唑比色法的因素主要有哪些？

(2) 铁酚试剂的组成及其优点是什么？

(3) 四氮唑比色法的反应原理、适用范围各是什么？

项目拓展

孕激素制剂分类及临床应用特点

孕激素是女性甾体激素,由卵巢黄体产生的孕激素是孕酮。目前临床上应用的孕激素制剂主要分为天然孕激素和人工合成孕激素两大类。孕激素制剂临床应用非常广泛,主要包括以下 3 个方面:妇科内分泌治疗及药物避孕、辅助生殖领域、围生医学领域。

一、孕激素制剂的分类、剂型及使用途径

1. 分类

孕激素制剂从其来源,可分为天然孕激素和人工合成孕激素两大类。天然孕激素制剂主要有黄体酮针剂、微粉化黄体酮、黄体酮胶囊(丸),地屈孕酮是来源于天然孕激素的逆转孕酮衍生物。合成孕激素主要分为以下 4 大类:①$17\alpha$-羟孕酮类,为孕酮衍生物,包括甲羟孕酮、甲地孕酮、环丙孕酮;②19-去甲睾酮类,为睾酮衍生物,包括左炔诺孕酮、炔诺酮、去氧孕烯、孕二烯酮、诺孕酯、地诺孕素;③19-去甲孕酮类:包括地美孕酮、普美孕酮、曲美孕酮、诺美孕酮、醋酸烯诺孕酮、己酸孕诺酮;④螺旋内酯衍生物:屈螺酮。

2. 孕激素剂型及使用途径

孕激素剂型主要有 5 种:针剂、片剂、丸剂、胶囊剂(可以口服,也可以置阴道内)、缓释剂(可以置子宫腔内或置阴道内,或皮下埋植)。

二、孕激素制剂的临床应用

天然孕酮和人工合成孕激素有两个共同的特性:抑制下丘脑-垂体系统和转化子宫内膜。但是,由于合成类孕激素的不同来源,在发挥孕激素作用的同时,还可以表现出其他甾体激素样的作用,特别是长期使用或大量使用时,如 19-去甲睾酮类可以同时表现出雄激素样作用,17α-羟孕酮类可以有糖皮质激素样作用。临床上还根据某些合成类的孕激素具有较强的抗雄激素作用,用于对抗高雄激素血症;螺旋内酯衍生物具有抗盐皮质激素作用,对稳定血压有益。

1. 孕激素制剂在妇科内分泌治疗和避孕药领域的应用

孕激素使子宫内膜由增殖期转变为分泌期,发挥转化子宫内膜及调整月经的作用;通过抑制下丘脑促性腺激素释放激素(GnRH)的释放,使黄体生成激素(LH)、卵泡刺激素(FSH)分泌受抑制,从而抑制排卵;使宫颈黏液减少,黏度增加,子宫内膜增殖受抑制,腺体发育不良而不适于受精卵着床,从而发挥避孕的作用。

2. 孕激素制剂在辅助生殖领域的应用

孕激素制剂可用于黄体支持和内膜转化。因人工合成的孕激素具有溶黄体等不利影响,应用于辅助生殖领域的孕激素最好使用天然的或近似天然的孕激素，如黄体酮针剂，微粉化黄体酮或地屈孕酮等。

（1）黄体功能支持　临床依据，对胚胎植入不利，需要取得黄体支持，可于胚胎移植日开始每日肌肉注射黄体酮20~60mg，或口服地屈孕酮片10mg，每日2次，或口服（也可以阴道应用）微粉化黄体酮软胶囊600mg/d。如已证实妊娠，可持续应用至孕12周。

（2）子宫内膜转化孕酮是决定增生期子宫内膜向分泌功能转化的主要因素。孕酮能调节毛细血管舒缩功能，提高子宫内膜血流量，增加基质水肿和蜕膜化，促进胚胎着床；孕酮还具有免疫抑制作用，通过降低免疫调节介质水平，阻止T淋巴细胞介导母体的免疫排斥反应，阻止母体对滋养层组织的排斥反应；降低缩宫素受体密度，阻断部分前列腺素合成，抑制子宫收缩，帮助胚胎定位和着床。对接受赠卵辅助生育的妇女，应于赠卵妇女取卵日开始进行孕酮治疗，使胚胎和子宫内膜发育达到类似自然受孕周期的完全同步化，实现成功移植。由于接受赠卵妇女本身无黄体形成，必须给予外源性孕酮进行黄体功能支持，用法同上。

3. 孕激素制剂在围生医学领域的应用

黄体功能不足所致先兆流产者可用黄体酮10~20mg，每天或隔天肌肉注射一次，或地屈孕酮起始量40mg，随后10mg/8h一次至症状消失。也可用黄体酮软胶囊200~400mg/d，口服或阴道给药，连续用至孕12周。复发性流产者可用地屈孕酮10mg，每天2次，用至妊娠第20周。

综上所述，孕激素在妇产科的应用非常广泛，涉及妇科内分泌治疗及避孕、辅助生殖、围生医学领域，甚至妇科肿瘤领域。各种孕激素因具有不完全相同的生物学活性，临床中可以根据需求选择特定的孕激素制剂。

项目十二　抗生素类药物的分析

项目目标

知识目标

了解 β-内酰胺类、氨基糖苷类、四环素类、大环内酯类抗生素的结构特征。

理解 β-内酰胺类、氨基糖苷类、四环素类、大环内酯类抗生素的理化性质及与分析方法的关系。

掌握 β-内酰胺类、氨基糖苷类、四环素类、大环内酯类抗生素的鉴别、特殊杂质检查和含量测定方法。

能力目标

能够根据抗生素的结构特点,选择合适的鉴别方法。

能够理解抗生素的特殊杂质检查的项目及原理、操作特点。

能够解释抗生素常用含量测定方法的原理。

学会依据药典分析此类药物质量。

素质目标

具有良好的职业道德,具有理论联系实际、实事求是的工作作风,具有团结协作精神,树立药品检验安全意识,树立检验质量第一的观念,并落实到抗生素类药物分析检测的各个环节,具备及时适应岗位需求的能力和可持续发展的能力。

项目引导

抗生素是指在低微浓度下即可对某些生物的生命活动有特异抑制作用的化学物质的总称。主要经微生物发酵、经化学纯化、精制和化学修饰等过程,最后制成适当制剂。与化学合成药物相比,其结构、组成更复杂,具体表现如下。

(1) 化学纯度较低　有三多:即同系物多,如庆大霉素、新霉素等含有多个组分;异构体多,半合成 β-内酰胺抗生素、氨基糖苷类抗生素具有旋光性,均存在光学异构体,如药物用巴龙霉素为两个立体异构体巴龙霉素 I 和巴龙霉素 II 的混合物;降解物多,如四环素类存在脱水、差向异构体。

(2) 活性组分易发生变异　微生物菌株的变化、发酵条件改变等均可导致产品质量发生变化，如组分的组成或比例的改变。

(3) 稳定性差　抗生素分子结构中通常含有活泼基团，而这些基团往往是抗生素的活性中心，如青霉素、头孢菌素类结构中的 β-内酰胺环，链霉素结构中的醛基等均具有稳定性差的特点。

根据化学结构分类（局限于化学结构明确的抗生素），通常习惯将抗生素分为：β-内酰胺类（青霉素类、头孢菌素类等）、氨基糖苷类（链霉素、庆大霉素、依替米星等）、四环素类（四环素、金霉素、土霉素等）、大环内酯类（红霉素、麦迪霉素、螺旋霉素等），多烯大环类（制霉素类、两性霉素 B 等）、多肽类（多黏菌素、放线菌素等）、苯烃胺类（氯霉素类）、蒽环类（阿霉素、紫红霉素类）和其他抗生素类（凡不属于上述类型的抗生素均归于其他类）。

一、β-内酰胺类抗生素的结构、性质和分析方法

本类抗生素包括青霉素类和头孢菌素类，分子结构中均具有 β-内酰胺环，以及与 β-内酰胺环并合的杂环-氢化噻唑环或氢化噻嗪环。

（一）典型药物结构

青霉素类和头孢菌素类分子中都有一个游离羧基和酰胺侧链。青霉素类分子的母核为 6-氨基青霉烷酸（6-APA），头孢菌素类的母核为 7-氨基头孢菌烷酸（7-ACA），它们分别由氢化噻唑环或氢化噻嗪环与 β-内酰胺环并合而成。R 和 R_1 的不同，构成了不同的青霉素和头孢菌素。代表性的药物有青霉素钠、氨苄西林、阿莫西林、头孢氨苄和头孢唑啉等。

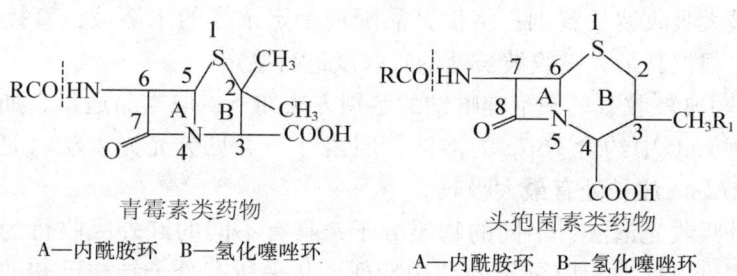

青霉素类药物　　　　　　头孢菌素类药物
A—内酰胺环　B—氢化噻唑环　　A—内酰胺环　B—氢化噻嗪环

（二）主要理化性质

(1) 性状　均为白色、类白色或微黄色粉末或结晶性粉末。

(2) 酸性及溶解性　游离羟基具有酸性，多数 pK_a 介于 2.5~2.8，可与无机碱或有机碱成盐。其钠盐或钾盐易溶于水，遇酸可析出白色沉淀；有机碱盐难溶于水，易溶于有机溶剂。

(3) 旋光性　青霉素类药物具有 3 个手性碳（C_3、C_5、C_6），头孢菌素类药物具有 2 个手性碳（C_6、C_7），均有旋光性，可用于定性和定量。

（4）紫外吸收　6-APA母核不具有紫外吸收，但当取代基具有苯环等共轭结构时，可产生紫外吸收；7-ACA结构中具有O=C—N—C=C共轭结构，母核具有紫外吸收。

（5）β-内酰胺环的不稳定性　β-内酰胺环可与酸、碱、β-内酰胺酶、金属离子等作用发生环结构的水解或重排，导致β-内酰胺环破坏，药物失去活性。头孢菌素类相对稳定。

（三）典型药物分析方法

1. 鉴别试验

（1）色谱法

①薄层色谱法：青霉素类和头孢菌素类药物可采用薄层色谱法进行鉴别。《中国药典》收载的头孢拉定、头孢克洛、头孢硫脒均采用此法鉴定。

如《中国药典》对头孢拉定的鉴别为：硅胶G薄层板，0.1mol/L柠檬酸液-0.2mol/L磷酸氢二钠-丙酮（60:40:1.5）为展开剂，点样量为5μL，显色剂为0.1%茚三酮溶液。判断标准：供试品溶液所显示的主斑点应与对照品溶液的主斑点一致。

②高效液相色谱法：与薄层色谱法类似。HPLC法也是通过比较供试品与对照品色谱行为的一致性进行鉴别的。一般规定：在含量测定项下的高效液相色谱图中，供试品和对照品主峰的保留时间（t_r）应一致。

《中国药典》收载的大多数青霉素类药物采用HPLC法进行鉴别。

（2）光谱法

①紫外-可见分光光度法：将供试品配成适当浓度的水溶液，测定紫外吸收光谱，根据吸收光谱的特征数值，可鉴别一些抗生素原料药的真伪。

利用最大吸收波长鉴别：将供试品配成一定浓度的水溶液，直接测定紫外吸收光谱，根据其最大吸收波长处的吸收度进行鉴定。

《中国药典》收载的头孢唑啉钠的鉴别方法如下：取本品适量，加水溶解并稀释制成每1mL中约含16μg的溶液，照紫外-可见分光光度法（通则0401）测定，在272nm波长处有最大吸收。

②红外吸收光谱法：不同的物质分子，具有不同的红外吸收行为。物质红外吸收光谱可以反映相应分子的结构特征。几乎所有分子结构已知的纯品抗生素原料药都有其特征的红外吸收光谱，专属性强，因而为各国药典广泛采用。《中国药典》规定将供试品的红外吸收光谱与相应的标准图谱（参照《药品红外吸收光谱集》）进行对照应一致。值得注意的是β-内酰胺环的环张力大，因而环中羰基具有较高的伸缩振动频率（$1770\sim1815cm^{-1}$）。

③核磁共振光谱法：该法是利用构成分子的原子核本身性质的差异进行分析，而不是利用核外电子性质的差异进行，因而专属性很高。一些药物在重水（D_2O）中的NMR谱存在显著特点，利用这一特性，《日本药典》对所收载的头

孢氨苄、头孢拉定等药物采用 NMR 法鉴别。

（3）钾、钠盐的焰色反应　青霉素和头孢菌素类药物很多是以钾盐或钠盐形式供临床使用的。利用这些药物无机盐所特有的焰色反应，可以对它们进行鉴别。

（4）呈色和沉淀反应

①在稀盐酸中生成白色沉淀：青霉素钾和青霉素钠加水溶解后，加稀盐酸2滴，即析出难溶于水的游离酸白色沉淀。这些沉淀能在乙醇、醋酸物酯、三氯甲烷、乙醇以及过量的盐酸中溶解。《中国药典》据此对这两种药物进行鉴别。

②羟肟酸铁反应：青霉素和头孢菌素在碱性介质中与羟氨作用，β-内酰胺环破碎，生成羟肟酸；调节溶液为酸性，加入高铁离子与羟肟酸络合，不同的青霉素和头孢菌素的络合物显示不同的颜色，如氨苄西林呈紫红色，头孢氨苄呈红褐-褐色等。

③硫酸-硝酸呈色反应：头孢菌素能与硫酸-硝酸反应后呈色。反应机制不清，但由于可区别某些头孢菌素类抗生素，因此被一些国家药典采用。

④与斐林试剂反应：本类药物含有类似肽键（—CONH—）结构，可产生双缩脲反应，开环分解，使碱性酒石酸铜盐还原显紫色。

⑤特殊反应：利用 R 或 R_1 基团的官能团反应，可以对一些特定的抗生素进行鉴别。如头孢菌素类7位侧链含有酚基时，能与重氮苯磺酸试液产生偶合反应，显橙黄色。普鲁卡因青霉素水溶液酸化后，可以发生普鲁卡因芳伯氨基的重氮化-偶合反应，生成偶氮染料红色沉淀。

2. 杂质检查

如前所述，抗生素中易引入较多杂质，对 β-内酰胺类药物而言，对药物临床使用影响较大的主要是高分子聚合物、有关物质、细菌内毒素、热原、溶液澄清度与颜色、水分等，个别药物还进行结晶性、抽针试验、吸碘物质等有效性检查。

（1）高分子聚合物检查　众所周知，青霉素在使用过程中需进行皮试，以避免严重过敏反应的发生。目前已经明确，导致过敏反应的主要致敏物质是青霉噻唑多肽、青霉噻唑蛋白以及药物自身的高分子聚合物。前者主要来源于生产工艺本身，属于外源性杂质，目前在各国 β-内酰胺类药物生产中，通过不断改进和提高生产工艺，此类杂质含量日趋减少，已经不列入《中国药典》（2015）的检查内容。而高分子杂质是来源于生产、储藏或使用等多种途径的内源性杂质，由于其具有多价半抗原性质，可引发速发型的过敏反应，是检查的重点。头孢菌素类药物也可发生类似聚合反应。

《中国药典》规定头孢他啶、头孢曲松、头孢呋辛钠、头孢拉定、头孢噻肟、阿莫西林、青霉素 V 等药物应检查相关药物的聚合物，检查方法采用分子排阻色谱法，使用葡萄糖凝胶 G-10 为固定相。

（2）有关物质和异构体的检查　β-内酰胺类药物多采用半合成方法制备，由6-APA、7-ACA与相应侧链取代基结合而成，在制备中易引入原料和有关物质，并可能生成异构体。《中国药典》（2015）对有关物质和异构体的检查均采用色谱法。由于HPLC法在本类药物含量测定中的广泛作用，有关物质和异构体的检查多采用此法。

（3）细菌内毒素的检查　内毒素是革兰阴性菌细胞壁的构成成分，具有致热性，引起血液粒细胞下降，激活凝血系统，血压下降，引起淋巴细胞有丝分裂等生物活性。在GMP条件下，内毒素是主要的热原物质，控制内毒素就可控制热原。内毒素的量用内毒素单位（EU）表示。

细菌内毒素鲎试剂检查于1999年正式收载入《中国药典》，根据国际协调委员会（ICH）内毒素检查法协调案，《中国药典》（2015）在内毒素检查法上较2000年版药典有较大的改变，对细菌内毒素的检查，可确保药品不因内毒素而导致患病者发热反应。具体检查方法不在此处复赘。

（4）热原检查　热原是指某些药品中含有的能引起体温升高的杂质，主要来源于细菌的内毒素。抗生素类药物由于制备工艺的特点，多检查热原或细菌内毒素。《中国药典》（2015）热原检查法（通则1142）采用家兔作为试验动物模型，将一定剂量的供试品，静脉注入家兔体内，在规定的时间内，观察家兔体温升高的情况，以判定供试品中含热原的限度是否符合规定。

（5）其他特殊检查

①抽针试验：注射用普鲁卡因青霉素抽针试验：取本品1.5g，加入5mL制成悬浮液，用装有41/2号针头注射器抽取，应能顺利通过，不得阻塞。

②水分：β-内酰胺类药物易于在多种条件下降解而失效，水分的存在会影响药效，甚至引起药物的霉变，故药典多规定检查水分。检查方法可采用费休法或甲苯法。

3. 含量测定

青霉素类和头孢霉素类的含量测定可采用微生物法和理化测定法。多采用高效液相色谱法进行含量测定。本项目重点套论碘量法、汞量法、酸碱滴定法、紫外-可见分光光度法、高效液相色谱法等方法。

（1）碘量法

①原理：利用青霉素类和头孢霉素类分子不消耗碘，而其降解产物消耗碘的性质，采用碘量法测定，以标准对照法计算其含量。

滴定分析分两步进行。第一步：青霉素类分子在碱性条件下定量水解，生成青霉素噻唑酸，该步反应是按化学计量进行的。第二步：青霉素噻唑酸在酸性条件下与过量的碘作用，剩余的碘用硫代硫酸钠滴定，同时做空白试验。由于整个氧化反应受温度、pH、时间等诸多因素影响，消耗碘的量没有固定的摩尔关系，尤其是温度影响，因此试验过程中要严格控制温度，同时采用与青霉素标准品平行对照测定，以抵消上述各可变因素的影响。反应式如下：

第一步

$$\text{RCOHN}-\underset{O}{\underset{\|}{\text{青霉素结构}}}\xrightarrow{\text{NaOH}} \text{RCOHN}-\text{CH}-\text{开环产物}$$

第二步

青霉噻唑酸钠 $+ 4I_2 + 5H_2O + 2HCl \longrightarrow$

$$\begin{array}{c}\text{CH(COOH)}_2 \\ | \\ \text{NHCOR}\end{array} + \begin{array}{c}H_3C\\ \diagdown\\ H_3C-C-COOH\\ |\\ SO_3H\ NH_2\end{array} + 2NaCl + 8HI$$

$$I_2(过量) + 2Na_2S_2O_3 \longrightarrow 2NaI + Na_2S_4O_6$$

② 讨论

a. 青霉素的降解产物等杂质可消耗碘而影响测定结果，所以用未经水解的样品液做空白试验校正。

b. 反应条件：碘与青霉噻唑酸的作用以 pH4.5，24~26℃，加碘滴定液后避光放置 15~20min 为最好。

c. 由于每摩尔青霉素能与较多摩尔的碘作用，1mol 青霉素能消耗 8mol 碘，因此本法的灵敏度较高。

d. 在滴定近终点时应放慢滴定速度，并强力振摇；如果滴定至终点时又返现蓝色，说明真正的终点尚未到达。

e. 碘量法是青霉素类的经典测定方法，采用碘量法测定含量的还有注射用苄星青霉素等。头孢霉素类与青霉素类一样，也可经碱水解、β-内酰胺开环后与碘发生氧化还原反应，根据消耗的碘量计算含量。

（2）汞量法

① 原理：青霉素分子不与汞盐反应，但其碱性水解产物青霉噻唑酸和继续水解生成的青霉胺均为硫基（—SH）化合物，以与汞盐定量反应：

$$Hg^{2+} + 2R \cdot SH \rightarrow (RS)_2Hg + 2H^+$$

为避免供试品中存在降解产物对测定结果产生干扰，供试品需同法测定空白，但不经氢氧化钠水解的步骤。

②讨论

a. 用汞盐滴定青霉素的水解液时，在滴定曲线上出现两次突跃。青霉素含量的计算以第二次的滴定终点为依据，此时青霉素与硫基汞化物的摩尔比为1:1。

b. 水解必须完全。溶液的 pH 和反应时间直接影响水解的完全程度，水解如不完全，将使测定结果偏低。

c. 与碘量法相比，汞量法测定青霉素的主要优点是不需要青霉素标准品作对照，汞盐的滴定液用 EDTA 标准溶液标定即可。

普鲁卡因青霉素、青霉素钾、氯唑西林钠等原料药物均采用高效液相色谱法测定含量。

(3) 酸碱滴定法　青霉素类和头孢霉素类的 β-内酰胺环可被碱定量水解，据此可进行含量测定。

(4) 紫外-可见分光光度法

①硫醇汞盐法：测定原理为青霉素类抗生素在咪唑的催化下与氧化高汞定量地反应生成相应的青霉烯酸硫醇汞盐，该盐在 324~345nm 波长范围内有最大吸收。如采用此法测定氨苄西林的含量，由于氨苄西林钠侧链上含有氨基，不能直接测定，因此测定前须先乙酰化氨基，再行测定。

硫醇汞盐法专属性强，操作简便、易于掌握；生成的青霉烯酸硫醇汞盐可稳定 3h 以上；使用标准用品对照，重现性良好，相对标准差在1%以内。

②酸水解-铜盐法：青霉素类抗生素在弱酸性条件下的降解产物青霉烯酸在 320~360nm 处有强烈的紫外吸收，但此水解产物不稳定，加入 Cu^{2+}，使形成较稳定的螯合物，该螯合物在 320nm 处有最大吸收。

③羟肟酸比色法：青霉素类和头孢霉素类能与羟氨作用生成羟肟酸衍生物，在稀酸中与高铁离子生成红色配位化合物，可在一定波长下测定吸光度而进行定量分析。

(5) 高效液相色谱法　高效液相色谱法是一种分离、检测方法，可进行鉴别、检查和含量测定，受到各国药典的重视，近年来在抗生素分析中使用频率很高，《中国药典》对头孢菌素类药物几乎均采用该法。

二、氨基糖苷类抗生素的结构、性质和分析方法

氨基糖苷类抗生素由碱性环己多元醇（苷元）与氨基糖缩合而成。《中国药典》主要收载有硫酸链霉素、阿米卡星、硫酸小诺霉素、硫酸巴龙霉素、硫酸卡那霉素、硫酸西索米星、硫酸阿米卡星、硫酸萘替米星、硫酸依替米星、硫酸庆大霉素、妥布霉素、盐酸克林霉素、盐酸林可霉素、硫酸核糖霉素、硫酸

新霉素等。本节重点介绍硫酸链霉素、硫酸庆大霉素、硫酸卡那霉素等的质量分析原理和方法。

（一）典型药物结构

链霉素的结构为一分子链霉胍和一分子链霉双糖胺结合而成的碱性苷。其中链霉双糖胺是由链霉糖与 N - 甲基 - L - 葡萄糖胺所组成。链霉胍与链霉双糖胺的苷键结合较弱，链霉糖与 N - 甲基 - L - 葡萄糖胺的苷键结合较牢。

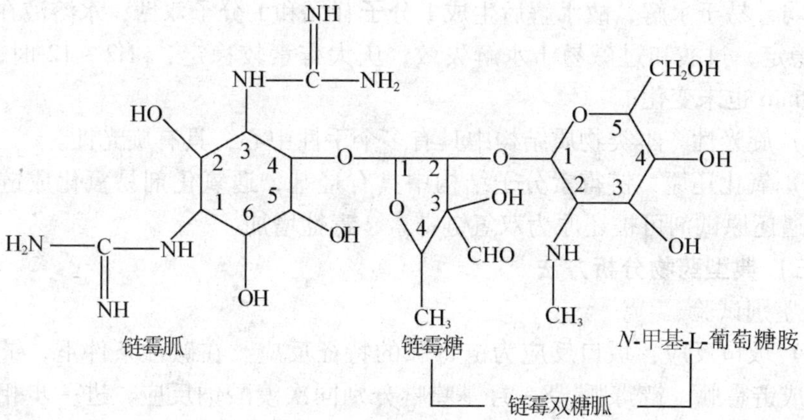

链霉素结构式

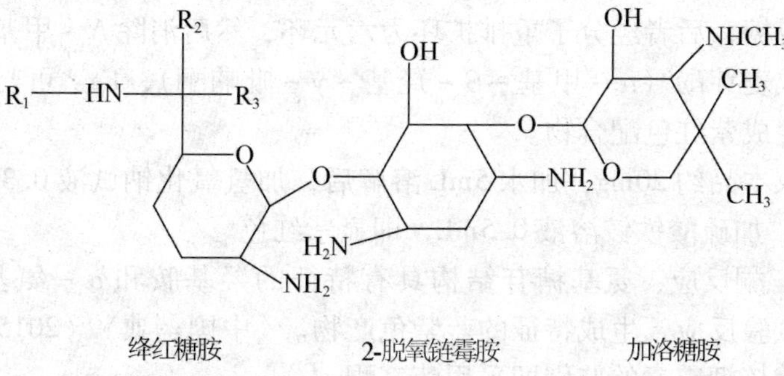

庆大霉素结构式

庆大霉素是由绛红糖胺、脱氧链霉胺和加洛糖胺缩合而成的苷，临床应用的是庆大霉素 C 复合物的硫酸盐。

(二) 主要理化性质

(1) 性状　均为白色或类白色粉末，无臭或微臭，味微苦，有引湿性。

(2) 碱性　本类抗生素结构中含有多个羟基和碱性基团，属于碱性、水溶性物质，可与无机酸或有机酸成盐，临床主要应用硫酸盐。

(3) 溶解性　硫酸盐在水中易溶，在乙醇、三氯甲烷等有机溶剂中几乎不溶。

(4) 糖苷键的稳定性　糖苷键易于水解。链霉素结构中具有双糖胺，氨基葡萄糖与链霉糖之间的苷键结合强，不易水解；链霉胍与链霉双糖胺间的苷键结合较弱，易于水解，故水解后生成1分子苷元和1分子双糖；水溶液在pH5~7.5最稳定，过酸和过碱易于水解失效；庆大霉素较稳定，pH2~12时，100℃加热30min也未变化。

(5) 旋光性　本类物质结构中具有多个手性中心，具有旋光性。

(6) 氧化还原　链霉素分子结构中具有羟基，遇氧化剂易氧化成链霉酸而失效，遇还原试剂可被还原为双氢链霉素，毒性增加。

(三) 典型药物分析方法

1. 鉴别试验

(1) 坂口反应：坂口反应为链霉胍的特征反应。在碱性条件下，链霉素水解，生成链霉胍。链霉胍、8-羟基喹啉分别同次溴酸钠反应，进一步相互作用后生成橙红色产物。

方法：取本品约0.5mg，加水4mL溶解后，加氢氧化钠试液2.5mL与0.1% 8-羟基喹啉的乙醇溶液1mL，放冷至约15℃，加次溴酸钠试液3滴，即显橙红色。

(2) 麦芽酚反应：麦芽酚反应为链霉素特征反应。在碱性条件下，链霉素水解生成链霉糖，后者经分子重排扩环为六元环，然后消除N-甲基葡萄糖胺和链霉胍，生成麦芽酚（α-甲基-β-羟基-γ-吡喃酮），Fe^{3+}可与麦芽酚在微酸性条件下生成紫红色配合物。

方法：取本品约20mg，加水5mL溶解后，加氢氧化钠试液0.3mL，置水浴上加热5min，加硫酸铁铵溶液0.5mL，即显紫红色。

(3) 茚三酮反应：氨基糖苷结构具有特征的羟基胺和α-氨基酸的性质，易与茚三酮试验反应，生成特征的蓝紫色产物。《中国药典》(2015)对硫酸小诺霉素、硫酸核糖霉素的鉴别即采用茚三酮。

方法：取本品约5mg，加水1mL溶解后，加0.1%茚三酮的水饱和正丁醇溶液1mL与吡啶0.5mL，水浴中加热5min，即显紫蓝色。

(4) N-甲基葡萄糖胺反应：本类药物在水解时，均会产生葡萄糖胺衍生物，如庆大霉素产生N-甲基葡萄糖胺，硫酸新霉素产生D-葡萄糖胺。此类衍生物会在碱性条件下与乙酰丙酮缩合生成吡咯衍生物，进而与对二甲氨甲苯甲醛的酸性醇试剂（Ehrlich 试剂）反应，生成特征樱桃红色产物。

硫酸新霉素的鉴别：取本品约 10mg，加水 1mL 溶解后，加盐酸溶液（9→100）2mL，在水浴中加热 10min，加 8%氢氧化钠溶液 2mL 与 2%乙酰丙酮水溶液 1mL，置水浴中加热 5min，冷却后，加对二甲氨基苯甲醛试液 1mL，即显樱桃红色。

（5）糖醛反应：具有五碳糖、六碳糖的氨基糖苷类抗生素，在酸性条件下水解可脱水生成糠醛或羟甲基糠醛，此类产物可与蒽酮试液反应呈色，如对阿米卡星、硫酸卡那霉素、硫酸核糖霉素的鉴别。

方法：取阿米卡星约 10mg，加水 1mL 溶解后，加 0.1%蒽酮硫酸试液 4mL，即显蓝紫色。

（6）硫酸盐鉴别方式：氨基糖苷类抗生素由于结构中具有多个碱性中心，多与硫酸成盐，可通过对硫酸根的鉴定来鉴别此类药品。如《中国药典》（2015）对硫酸小诺霉素、硫酸卡那霉素、硫酸巴龙霉素、硫酸庆大霉素等的鉴别。

（7）色谱法：氨基糖苷类抗生素常使用色谱方法检查药物中的相关组分，因此其鉴别也可采用薄层色谱法和高效液相色谱法，如《中国药典》（2015）对阿米卡星、小诺霉素、巴龙霉素、庆大霉素等的鉴别采用了薄层色谱法，多以硅胶为固定相，氯仿-甲醇-浓氨水为展开剂，茚三酮或碘蒸气显色。卡那霉素等的鉴别采用高效液相色谱法。

2. 杂质检查

氨基糖苷类抗生素常存在衍生物、异构体以及取代基不同的相关组分，如庆大霉素即为 C 组分的混合物，链霉素中含有链霉素 B 组分，卡那霉素中含有卡那霉素 B 等。此类药物的检查项下，多收载对有关组分的检查及分析。

（1）硫酸链霉素中链霉素 B 的检查：链霉素 B 是链霉素分子中的 N-甲基葡萄糖胺的羟基与 D-甘露糖结合的甘露糖链霉素，是菌种发酵过程中产生的共存组分，生物活性较低，仅为链霉素的 20%~25%，在提纯、纯化、精制过程中可能引入，我国自 2000 年版药典起就收载此项检查，采用薄层色谱法检查。

（2）庆大霉素 C 组分的检查：庆大霉素 C 组分的结构如表 12-1 所示。

表 12-1　　庆大霉素 C 组分的结构

庆大霉素 C 组分	R_1	R_2	R_3
C_1	CH_3	CH_3	H
C_2	CH_3	H	H
C_{1a}	H	H	H
C_{2a}	H	H	CH_3

国内各生产厂的硫酸庆大霉素发酵工艺相近，但发酵菌种不同，提炼工艺略有差别，以至于各厂家产品 C 组分含量比例不完全一致。庆大霉素 C_1、C_2、C_{1a} 对微生物的活性无明显差异，但其毒副作用和耐药性有差异，从而影响产品的效价和临床疗效。因此，药典规定应控制各组分的相对含量百分比，采用高效液相色谱法。

（3）异常毒性：硫酸链霉素在药典中规定应检查异常毒性，方法收载于《中国药典》(2015)（通则 1141），按规定剂量和给药途径将供试品给予小鼠，在规定的时间内观察小鼠的死亡情况，从而判定供试品是否符合规定。

（4）溶液的澄清度与颜色：氨基糖苷类抗生素规定应检查溶液的澄清度与颜色，目的是控制生产中引入的杂质、菌丝体、培养基、降解产物和色素等的限量。

例如，《中国药典》(2015) 收载的硫酸庆大霉素的溶液澄清度与颜色检查方法：取本品 5 份，各 0.4g，分别加水 5mL 使溶解，溶液应澄清无色；如显浑浊，与（1）号浊度标准液（通则 0902 第一法）比较，均不得更浓；如显色，与黄色或黄绿色（2）号标准比色液（通则 0901 第一法）比较，均不得更深。

3. 含量测定

《中国药典》(2015) 对氨基糖苷类抗生素原料和制剂的含量测定，多数药物仍旧采用抗生素微生物检定法测定，但对克林霉素、林可霉素、卡那霉素、硫酸依替米星的含量测定则采用了高效液相色谱法。

三、四环素类抗生素的结构、性质和分析方法

（一）典型药物结构

四环素类抗生素是氢化并四苯的衍生物，由 A、B、C、D 四个环组成。母核上共有下列官能团：C_4 位上的二甲胺基 [—N(CH_3)$_2$]、C_2 位上的酰氨基 (—$CONH_2$)、C_{10} 位上的酚羟基 (—OH)；有两个含有酚基和烯醇基的共轭双键系统（结构式中虚线内所示部分）。其结构式如下：

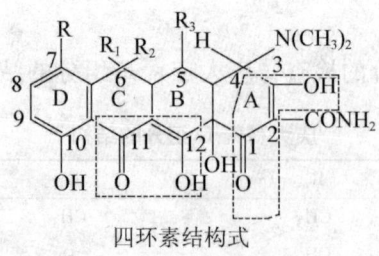

四环素结构式

由于 R、R_1、R_2、R_3 不同，构成各种不同的四环素，常见的四环素类抗生

素的结构如表 12-2 所示。

表 12-2　　　　　　　　　四环素类抗生素的结构

R	R_1	R_2	R_3	名称及缩写符号
H	OH	CH_3	H	四环素（TC）
Cl	OH	CH_3	H	金霉素（CTC）
H	OH	CH_3	OH	土霉素（OTC）
H	H	CH_3	OH	强力霉素（DOTC）

（二）主要性质

（1）溶解性　盐酸盐在水中易溶，在乙醇中略溶，在三氯甲烷等有机溶剂中不溶，可溶于酸或碱性溶液。

（2）酸性及碱性　C_4二甲氨基，显弱碱性；C_{10}有酚羟基，有弱碱性；酮式和烯醇基团共轭，显弱酸性；本类物质为两性化合物，可与酸碱成盐，多用盐酸盐。

（3）稳定性　在酸性、碱性、氧化剂存在下不稳定，发生异构化及降解反应。

（4）旋光性　具有手性碳，药典规定应测定比旋光度。

（5）紫外吸收　分子结构中含有共轭双键体系，在紫外光区具有吸收；此类药物在紫外光照射下可激发荧光，降解产物也可产生荧光，可供鉴别，如四环素经降解后产生黄色荧光，金霉素经降解后产生蓝色荧光。

（6）与金属离子的反应　结构中具有酚羟基、烯醇基等基团，可与金属离子形成不溶性盐或配合物，可与钙形成不溶性钙盐，与铁形成红色配合物。

（三）典型药物分析方法

1. 鉴别试验

（1）浓硫酸反应　四环素类抗生素遇到硫酸立即产生颜色，以此可区别各种四环类抗生素。如盐酸多西环素遇硫酸显黄色，盐酸四环素遇硫酸显深紫色，再加三氯化铁溶液变红棕色；盐酸金霉素与硫酸显蓝色，渐变为橄榄绿，加水1mL 显金黄色或棕色。

本类抗生素分支结构中具有酚羟基，在酸性溶液中遇三氯化铁试液即显色。上述的盐酸四环素与硫酸显深紫色，再与三氯化铁试液反应呈棕红色的原理即如此。

（2）氯化物反应　四环素类药物均为盐酸盐，可以与硝酸银试液反应，从而鉴别。

（3）紫外-可见分光光度法　本类抗生素分子内含有共轭双键体系，在紫外光区有吸收。《中国药典》因此将紫外吸收的特征作为盐酸美他环素的鉴别项目。如盐酸美他环素的鉴别：取本品，加水溶液并稀释制成每 1mL 中约含 10ug 的溶液，照紫外－可见分光光度法（通则 0401）测定，在 345nm、282nm 和 241nm 的波长处有最大吸收，在 264nm 和 222nm 的波长处有最小吸收。

（4）高效液相色谱法 利用高效液相色谱图中药物的保留时间，可以对四环素类药物进行真伪鉴别。《中国药典》对表 12－2 所列的药物均采用 HPLC 法作为鉴别条目之一。四环素类药物含量测定项下的供试品主峰应与相应对照品主峰的保留时间一致。

（5）薄层色谱法 《中国药典》采用此法鉴别盐酸土霉素。

①薄层板的制备：取硅藻土适量，以用浓氨溶液调节 pH 至 7.0 的 4% 乙二胺四乙酸二钠溶液－甘油（95∶5）为黏合剂，将干燥黏合剂（1g∶3mL）混合调成糊状后，涂布成厚度为 0.4mm 的薄层板，在室温下放置干燥，在 105℃ 干燥 1h，备用。

②检查方法：取本品与土霉素对照品，分别加甲醇制成每 1mL 中含 1mg 的溶液，作为供试品溶液与对照品溶液；与另取土霉素及盐酸四环素对照品，加甲醇制成每 1mL 中各约含 1mL 的混合溶液；照薄层色谱法（通则 0502）试验，吸取上述三种溶液各 1μL，分别点于同一硅胶 G（H）F_{254} 薄层板上，以水－甲醇－二氯甲烷（6∶35∶59）溶液作为展开剂，展开，晾干，置紫外灯（365nm）下检视，混合溶液显示两个完全分离的斑点，供试品溶液所显斑点的位置和荧光应与对照溶液主斑点的位置和荧光相同。

③讨论：四环素类抗生素的薄层色谱法多采用硅藻土作为载体，为了获得较好的分离，在黏合剂中加有甘油中性乙二胺四乙酸溶液，乙二胺四乙酸可以克服因痕量金属离子存在而引起的拖尾现象。本类抗生素及其降解产物在紫外光（365nm）下可以产生荧光，因此采用该方法检出各成分斑点并以标准品对照进行鉴别。

2. 杂质检查

四环素中的杂质及有关物质主要是指在生产和储藏过程中易形成的异构杂质、降解产物，如差向四环素（ETC）、脱水四环素（ATC）、差向脱水四环素（EATC）和金霉素（CTC）等。此类杂质的存在不仅可使四环素外观色泽变深，临床上更有因服用变质四环素引起病人出现恶心、呕吐、酸中毒、蛋白尿、糖尿等现象的报道。因此各国药典均根据本国的实际生产情况，控制四环素中的特殊杂质。

（1）有关物质 《中国药典》采用自身对照法控制脱水四环素、差向四环素、差向脱水四环素和金霉素的量。如盐酸四环素中有关物质检查为：临用新制，取本品，加 0.01mol/L 盐酸溶液溶解并定量稀释制成每 1mL 中含 0.8mg 的溶液，作为供试品溶液。精密量取 2mL，置 100mL 量瓶中，用 0.01mol/L 盐酸溶液稀释置刻度，摇匀，作为对照溶液。取对照溶液 2mL，置 100mL 量瓶中，用 0.01mol/L 盐酸溶液稀释置刻度，摇匀，作为灵敏度溶液。照含量测定项下的色谱条件试验，量取灵敏度溶液 10uL 注入液相色谱仪，记录色谱图，主成分色谱峰峰高的信噪比应大于 10。再精密量取供试品溶液与对照品溶液各 10uL，分别注入液相色谱仪，记录色谱图至主成分峰保留时间的 2.5 倍，供试品溶液色谱图中如有杂质峰，土霉素、4－差向四环素、盐酸金霉素、脱水四环素、差向脱水四环素按校正后的峰面积（分别乘以校正因子 1.0、1.42、1.39、0.48 和 0.62）分别不得大于对照溶液主峰面积的 0.25 倍（0.5%）、1.5 倍（3.0%）、0.5 倍（1.0%）、0.25 倍（0.5%）、0.25 倍（0.5%），其他各杂质峰面积的和不得大于对照溶液主峰面积的 0.5 倍（1.0%）。供试品溶液色谱图中小于灵敏度溶液主峰面积的忽略不计。

（2）杂质吸光度　杂质的吸光度越大，四环素类药物的异构体和降解产物越多。《中国药典》通过规定特定波长处，杂质的吸光度来限量杂质。表 12－3 为《中国药典》对几种四环素类药物杂质吸光度测定条件以及限量。

表 12－3 中，460nm 波长处的吸光度用于控制金霉素的含量；430nm 波长处的吸光度，除表示 ETC 和 EATC 的总量外，还包括一部分其他杂质的吸收。试验表明，如果 ETC 和 EATC 的总量在 1% 以内，430nm 波长处的吸光度将小于 0.5；530nm 波长处的吸光度用以控制碱性降解物的含量。由于测定时，温度越高，加盐酸或氢氧化钠溶液后放置时间越长，溶液的吸光值越高，因此有些四环素类药物的测定，要求严格控制测定温度和时间。

表 12－3　　　　　　　几种四环素类药物的杂质吸光度要求

药物	浓度/（mol/L）	溶剂	波长	吸收限度
土霉素	2.0	0.1mol/L HCl－CH$_3$OH	430nm 490nm	A<0.50（1h 内） A<0.20（1h 内）
四环素（供注射用）	10	8% NaOH	530nm	A<0.12（5min 内）
金霉素	5	H$_2$O	460nm	A<0.40
美他霉素	10	0.1mol/L HCl－CH$_3$OH	490nm	A<0.20
多西环素	10	HCl－CH$_3$OH	490nm	A<0.12

3. 含量测定

四环素类抗生素含量的测定，各国药典多采用高效液相色谱法。

四、大环内酯类抗生素的结构、性质和分析方法

大环内酯类抗生素是由链霉素产生的一类弱碱性抗生素，其结构特征

是都以一个大环内酯为母体,通过内酯环上的羟基和去氧氨基糖或 6 - 去氧糖缩合成碱性苷。按内酯环大小,一般分为十四元环和十六元环两个系列。十四元环的抗生素有红霉素及其衍生物;十六元环的抗生素有柱晶白霉素、麦迪霉素、乙酰螺旋霉素和交沙霉素等。现主要讨论红霉素和麦迪霉素。

(一) 典型药物结构

红霉素结构如下:

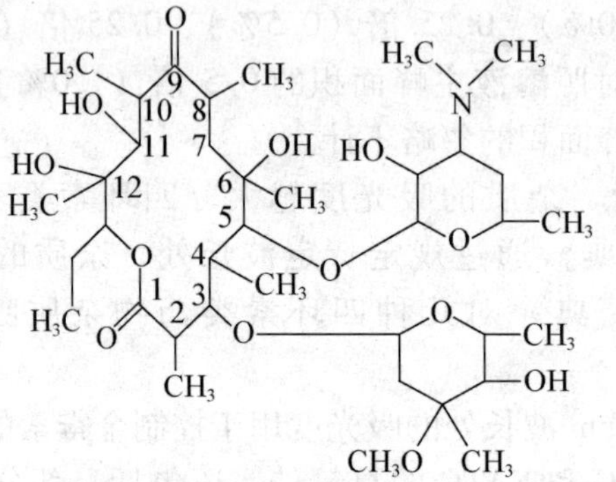

红霉素的结构式

1952 年发现的第一个大环内酯类抗生素是由红色链丝菌产生的红霉素,包括红霉素 A、B 和 C 三种。A 为抗菌的主要成分,B 活性低且毒性大,C 的活性低。国产红霉素只含红霉素 A 和 C。红霉素 A 是由红霉内酯与去氧氨基糖和红霉糖缩合而成的碱性苷。

麦迪霉素结构如下:

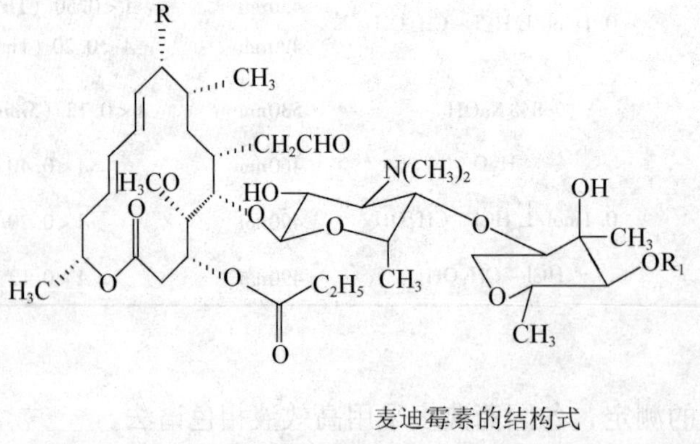

麦迪霉素	R	R_1
A_1	—OH	—COC_2H_5
A_2	—OH	—COC_3H_7
A_3	=O	—COC_2H_5
A_4	=O	—COC_3H_7

麦迪霉素的结构式

麦迪霉素是由米加链霉菌产生的,包括麦迪霉素 A_1、A_2、A_3、A_4,其中 A_1 为主要抗菌成分。它们都是由十六元环内酯与碳霉胺糖和碳霉糖缩合成的碱性苷。

（二）主要性质

1. 红霉素的性质

（1）性状　白色或类白色的结晶或粉末，无臭，味苦，微有引湿性。

（2）溶解性　在甲醇、乙醇或丙酮中易溶，在水中极微溶解。

（3）比旋度　取本品精密称定，加无水乙醇溶解并定量稀释制成每1mL中含约20mg的溶液，放置30min后依法测定（通则0621），比旋度为 $-78°\sim-71°$。

2. 麦迪霉素的性质

（1）本品为含麦迪霉素 A_1 和吉他霉素 A_6 为主的多组分混合物，按干燥品计算，每1mg的效价不得少于850麦迪霉素单位。

（2）本品为白色或类白色粉末或结晶性粉末，微有特臭，味苦。

（3）本品在甲醇中极易溶解，在乙醇、丙酮、乙酸乙酯、三氯甲烷中易溶，在水中极微溶，在石油醚中不溶。

（三）典型药物分析方法

1. 红霉素分析方法

（1）鉴别试验

①硫酸呈色反应：取红霉素供试品5mg，加硫酸2mL，缓缓摇匀，即显红棕色。

②盐酸-三氯甲烷呈色反应：取红霉素供试品3mg，加丙酮2mL溶解后，加盐酸2mL即显橙黄色，渐变为紫红色，再加三氯甲烷2mL振摇，三氯甲烷层显蓝色。

③红外光谱法：红霉素类抗生素的原料药均可采用本法进行鉴别。供试品的红外光吸收图谱应与相同条件下标准品的红外光吸收图谱一致。此法已被各国药典所采用。

（2）杂质检查　红霉素在生产发酵过程中，除了产生临床上使用的红霉素A外，同时还产生红霉素B和红霉素C等杂质，这些杂质的理化性质和抗菌谱与红霉素A很相似，但其抗菌活性只有红霉素A的30%~60%。《中国药典》（2015）采用高效液相色谱法对红霉素A、B、C组分进行检查。

（3）含量测定　红霉素类抗生素含量测定的方法很多，如分光光度法、薄层色谱法、气相色谱法、液相色谱法等。但目前各国药典大多采用抗生素微生物检定法测定本类药物的含量。

精密称量本品适量，加乙醇（10mg加乙醇1mL）溶解后，用灭菌水定量制成每1mL中含约1000单位的溶液，照抗生素微生物检定法（通则1201）测定，可信限率不得大于7%，1000红霉素单位相当于1mg的 $C_{37}H_{67}NO_{13}$。

2. 麦迪霉素分析方法

(1) 鉴别试验

①在麦迪霉素 A_1、A_2 和吉他霉素 A_1、A_6、A_8 组分检查项下记录的色谱图中，供试品溶液应出现五个与麦迪霉素标准溶液中 A_8、A_6、A_1、A_4、A_2 峰保留时间一致的色谱峰。

②取本品，加无水乙醇溶解并稀释制成每 1mL 中含约 16μg 的溶液，照紫外-可见分光光度法（通则 0401）测定，在 232nm 波长处有最大吸收。

(2) 杂质检查

①有关物质：照麦迪霉素 A_1、A_2 和其他霉素 A_4、A_6、A_8 组分项下的方法测定，A 系类组分以外的其他有关物质之和不得超过 25%，供试品溶液色谱图中任何小于标准溶液中麦迪霉素 A_1 峰面积 0.05% 的峰可忽略不计。

②干燥失重：取本品适量，在 105℃ 干燥至恒重，减失重量不得超过 2.0%（通则 0831）。

③炽灼残渣：不得超过 0.5%（通则 0841）。

④麦迪霉素 A_1、A_2 与其他霉素 A_4、A_6、A_8 组分：照高效液相色谱法（通则 0512）测定。

色谱条件与系统使用性试验：用十八烷基硅烷键合硅胶为填充剂，以 0.2mol/L 甲酸铵溶液（用三乙胺调节 pH 至 7.6）-乙酯（62:38）为流动相，柱温 30℃，检测波长为 232nm，流速为每分钟 1.5mL，取麦迪霉素标准品溶液 10μL 注入液相色谱仪，记录的色谱图应与标准图谱一致，各 A 组分的出峰顺序依次为 A_8、A_6、A_1、A_4、A_2。

测定方法：取本品适量，精密称定，加流动相溶解并定量稀释制成每 1mL 中含约 2mg 的溶液，精密称定量取 10μL 注入液相色谱仪，记录色谱图，另取麦迪霉素 A_1 的峰面积计算，按干燥品计，麦迪霉素 A_1 应不低于 48%，其他霉素 A_6 应不低于 12%，A_1、A_2、A_4、A_5、A_8 之和应不低于 70%。

(3) 含量测定 精密称取本品适量，加乙醇（每 4mg 加乙醇 1mL）溶解后，用灭菌水定量制成每 1mL 中含约 1000 单位的溶液，照抗生素微生物检定法（通则 1201）测定，1000 麦迪霉素单位相当于 1mg 麦迪霉素。

项目任务

任务 1　头孢氨苄的分析

任务目标

掌握头孢氨苄全面质量检测的项目及检测方法。

掌握薄层色谱仪、旋光仪、紫外可见分光光度计、高效液相色谱仪、酸度计、溶出仪等仪器的操作方法。

熟悉头孢氨苄的质量评定，熟悉对药品质量进行全面检测的方法。

了解头孢氨苄的结构和性质。

能够规范书写检验原始记录和检验报告书。

任务资讯

查阅《中国药典》（2015）二部等资料，了解基本信息。

一、检查项目

头孢氨苄的酸度、有关物质、水分和炽灼残渣检查。

二、检验药品

（1）检验药品名称　头孢氨苄。

（2）检验药品来源　市场购买或送检样品。

（3）检验药品的规格、批号、数量及包装　查阅药品包装及说明书，记录相关信息。

三、质量标准

1. 酸度

依法测定（通则0631），pH应为3.5~5.5。

2. 有关物质

（1）供试品溶液色谱图中如有杂质峰，含7-氨基去乙酰氧基头孢烷酸峰与α-苯甘氨酸峰按外标以峰面积计算，均不得超过1.0%；除7-氨基去乙酰氧基头孢烷酸峰与α-苯甘氨酸峰外，其他单个杂质的峰面积不得大于对照品溶液主峰面积的1.5倍（1.5%），其他各杂质峰面积的和不得大于对照品溶液主峰面积的2.5倍（2.5%）（供试品溶液中任何小于对照品溶液主峰面积0.05倍的峰可忽略不计）。

（2）2-萘酚　按外标法以峰面积计算，含2-萘酚的量不得超过0.05%。

3. 水分

取本品，照水分测定法（通则0832第一法1）测定，含水分应为4.0%~8.0%。

4. 炽灼残渣

炽灼残渣不得超过0.2%（通则0841）。

四、检查方法及依据

依《中国药典》头孢氨苄检查项下进行操作。

任务准备

一、酸度检查

（一）准备仪器和试药

（1）仪器　酸度计、电子天平（感量0.1mg）、量筒（10 mL）、烧杯、玻璃棒等。

（2）试药　头孢氨苄。

（二）试液的制备

取头孢氨苄50mg，加10mL蒸馏水溶解即得测定液。

二、有关物质检查

（一）准备仪器和试药

（1）仪器　高效液相色谱仪、酸度计、电子天平（感量0.1mg）、容量瓶（25mL、100mL）、量筒（100mL）、吸量管（1mL、2mL）、烧杯、玻璃棒等。

（2）试药　头孢氨苄。

（二）试液的制备

（1）供试品溶液的制备　精密称取本品适量，加流动相A溶解并稀释制成每1mL中含1.0mg的溶液，作为供试品溶液。

（2）对照品溶液的制备　精密量取1mL，置100mL量瓶中，用流动相A稀释至刻度，摇匀，作为对照品溶液。

（3）杂质对照品溶液的制备　精密量取2.0mL，置20mL量瓶中，用流动相A稀释至刻度，摇匀，作为杂质对照品溶液。

三、水分检查

（一）准备仪器和试药

（1）仪器　水分测定仪、锥形瓶、具塞玻璃瓶、电子天平（感量0.1mg）、容量瓶、量筒、烧杯、玻璃棒等。

（2）试药　无水吡啶、碘、二氧化硫、重蒸馏水、无水甲醇等。

（二）试液的制备

费休试液的配制和标定按照项目二中三、药物中的一般杂质检查（十三）水分测定法中介绍的方法进行。

四、炽灼残渣检查

（1）仪器　高温电炉、坩埚、电子天平、量筒等。

（2）试药　硫酸。

任务实施

一、酸度检查

（一）操作方法

取本品 50mg，加蒸馏水 10mL 溶解后，用酸度计测定溶液 pH 即得。

（二）结果判断

pH 应为 3.5~5.5，在此范围内为合格，反之为不合格。

二、有关物质检查

（一）操作方法

精密称取本品适量，加流动相 A 溶解并定量稀释制成每 1mL 中含 1.0mg 的溶液，作为供试品溶液；精密量取 1mL，置 100mL 量瓶中，用流动相 A 稀释至刻度，摇匀，作为对照品溶液；取 7-氨基去乙酰氧基头孢烷酸对照品和 α-苯甘氨酸对照品各约 10mg，精密称定，置同一 100mL 量瓶中，先加 pH7.0 磷酸盐缓冲液约 20mL 超声使溶解，再加流动相 A 稀释至刻度，摇匀。精密量取 2.0mL，置 20mL 量瓶中，用流动相 A 稀释至刻度，摇匀，作为杂质对照品溶液。照高效液相色谱法（通则 0512）测定，用十八烷基硅烷键合硅胶为填充剂；流动相 A 为 pH5.0 磷酸盐缓冲液（取 0.2mol/L 磷酸二氢钠溶液一定量，用氢氧化钠试液调节 pH 至 5.0），流动相 B 为甲醇，流速为每分钟 1.0mL，线性梯度洗脱；检测波长为 220nm，取杂质对照品溶液 20μL，注入液相色谱仪，记录色谱图，7-氨基去乙酰氧基头孢烷酸峰与 α-苯甘氨酸峰的分离度应符合要求。取对照品溶液 20μL，注入液相色谱仪，调节检测灵敏度，使主成分色谱峰的峰高为满量程的 20%~25%。精密量取供试品溶液、对照品溶液和杂质对照品溶液各 20μL，分别注入液相色谱仪，记录色谱图至供试品溶液主峰保留时间的 2 倍。供试品溶液色谱图中如有杂质峰，7-氨基去乙酰氧基头孢烷酸峰与 α-苯甘氨酸峰按外标以峰面积计算，均不得超过 1.0%；除 7-氨基去乙酰氧基头孢烷酸峰与 α-苯甘氨酸峰外，其他单个杂质的峰面积不得大于对照品溶液主峰面积的 1.5 倍（1.5%），其他各杂质峰面积的和不得大于对照品溶液主峰面积的 2.5 倍（2.5%）（表 12-4）（供试品溶液中任何小于对照品溶液主峰面积 0.05 倍的峰可忽略不计）。

表 12-4　　　　　　　　　　流动相线性梯度洗脱表

时间/min	流动相 A/%	流动相 B/%
0	98	2
1	98	2

续表

时间/min	流动相 A/%	流动相 B/%
20	70	30
23	98	2
30	98	2

（二）结果判断

7-氨基去乙酰氧基头孢烷酸峰与 α-苯甘氨酸峰的分离度应符合要求。供试品溶液色谱图中如有杂质峰，含7-氨基去乙酰氧基头孢烷酸峰与 α-苯甘氨酸峰按外标以峰面积计算，均不得超过1.0%；其他单个杂质的峰面积不得大于对照品溶液主峰面积的1.5倍（1.5%），其他各杂质峰面积的和不得大于对照品溶液主峰面积的2.5倍（2.5%）（供试品溶液中任何小于对照品溶液主峰面积0.05倍的峰可忽略不计）。在上述范围内为合格，反之则为不合格。

三、2-萘酚的检查

（一）操作方法

2-萘酚照高效液相色谱法（通则0512）测定。

色谱条件与系统适用性试验：用十八烷基硅烷键合硅胶为填充剂，以甲醇-水（55:45）为流动相，流速为每分钟1mL，检测波长为225nm。量取对照品溶液20μL注入液相色谱仪，调节流动相中甲醇比例使2-萘酚峰的保留时间约为7min，2-萘酚峰与相邻峰间的分离度应不小于1.5。

测定方法：取本品适量，精密称定，加流动相溶解并定量稀释制成每1mL中约含10mg的溶液，充分振摇，取混悬液适量，以15000r/min速率离心5min，取上清液作为供试品溶液，另取2-萘酚对照品适量，精密称定，加流动相溶解并定量稀释制成每1mL中约含0.5μg的溶液，作为对照品溶液，精密量取上述两种溶液各20μL，分别注入液相色谱仪，记录色谱图。

（二）结果判断

2-萘酚按外标法以峰面积计算，含2-萘酚的量不得超过0.05%。

四、水分检查

（一）操作方法

精密称取供试品适量（消耗费休试液1~5mL），除另有规定外，溶剂为无水甲醇，用水分测定仪直接测定。也可将供试品溶液置于干燥具塞的玻璃瓶中，加溶剂2~5mL，在不断振摇下用费休试液滴定至溶液由浅黄色变为红棕色，或用永停法指示滴定终点，另做空白试验，按下列公式计算。

$$供试品中的水分含量(\%) = [(A-B) \times F/W] \times 100\%$$

式中　　F——每 1mL 费休试液相当于水的质量，mg/mL

　　　　W——供试品称取的质量，mg

　　　　A——滴定所消耗费休试液的体积，mL

　　　　B——空白所消耗费休试液的体积，mL

（二）结果判断

取本品，照水分测定法（通则 0832 第一法 1）测定，含水分应为 4.0% ~ 8.0%。在上述范围内为合格，反之则为不合格。

五、炽灼残渣检查

（一）操作方法

取供试品 1.0 ~ 2.0g 或各品种项下规定的重量，置于已炽灼至恒重坩埚（如供试品分子中含有碱金属或氟元素，则应使用铂坩埚）中，精密称定，缓缓炽灼至完全炭化，放冷；除另有规定外，加硫酸 0.5 ~ 1mL 使湿润，低温加热至硫酸蒸气除尽后，在 700 ~ 800℃ 炽灼使完全灰化，移置干燥器内，放冷，精密称定后，再在 700 ~ 800℃ 炽灼至恒重，即得。根据遗留残渣的量和供试品的量，计算炽灼残渣的百分率。

如需将残渣留作重金属检查，则炽灼温度必须控制在 500 ~ 600℃。

（二）结果判断

头孢氨苄炽灼残渣不得超过 0.2%，在此范围内为合格，反之为不合格。

六、记录

按规范要求填写原始记录。

七、数据处理与检验报告

按规定要求进行数据处理和书写检验报告。

任务2　链霉素的分析

任务目标

掌握链霉素的鉴别方法。

能对链霉素的鉴别进行正确的操作。

能够规范书写检验原始记录和检验报告书。

任务资讯

查阅《中国药典》（2015）二部等资料，了解基本信息。

一、检查项目

硫酸链霉素的鉴别。

二、检验药品

（1）检验药品名称　链霉素。
（2）检验药品来源　市场购买或送检样品。
（3）检验药品的规格、批号、数量及包装　查阅药品包装及说明书，记录相关信息。

三、质量标准

（1）取本品约0.5mg，加水4mL溶解后，加氢氧化钠试液2.5mL与0.1% 8-羟基喹啉的乙醇溶液1mL，放冷至约15℃，加次溴酸钠试液3滴，即显橙红色。

（2）取本品约20mg，加水5mL溶解后，加氢氧化钠试液0.3mL，置水浴上加热5min，加硫酸铁铵溶液（取硫酸铁铵0.1g，加0.5mol/L硫酸溶液5mL使溶解）0.5mL，即显紫红色。

（3）本品的水溶液显硫酸盐的鉴别反应（通则0301）。

四、检查方法及依据

依《中国药典》链霉素鉴别项下坂口反应、麦芽酚反应和硫酸盐鉴别进行检查。

任务准备

一、准备仪器和试药

（1）仪器　电子天平（感量0.1mg）、容量瓶、量筒（100 mL）、烧杯、玻璃棒、试管等。
（2）试药　硫酸铁铵、氢氧化钠、次溴酸钠、氯化钡、醋酸铅试液。

二、试液的制备

（1）硫酸铁铵溶液的制备　取硫酸铁铵0.1mg，加0.5mol/L硫酸溶液5mL使溶解，即得。
（2）氢氧化钠试液的制备　取氢氧化钠4.3g，加水使溶解成100mL，即得。
（3）次溴酸钠试液的制备　取氢氧化钠20g，加水75mL溶解后，加溴5mL，再加水稀释至100mL，即得。本液应临用新制。

（4）氯化钡试液的制备　取氯化钡的细粉 5g，加水使溶解成 100mL，即得。

（5）醋酸铅试液的制备　取醋酸铅 10g，加新沸过的冷水溶解后，滴加醋酸使溶液澄清，再加新沸过的冷水使成 100mL，即得。

任务实施

一、操作方法

（1）取本品约 0.5mg，加水 4mL 溶解后，加氢氧化钠试液 2.5mL 与 0.1% 8-羟基喹啉的乙醇溶液 1mL，放冷至约 15℃，加次溴酸钠试液 3 滴，即显橙红色。

（2）取本品约 20mg，加水 5mL 溶解后，加氢氧化钠试液 0.3mL，置水浴上加热 5min，加硫酸铁铵溶液（取硫酸铁铵 0.1mg，加 0.5mol/L 硫酸溶液 5mL 使溶解）0.5mL，即显紫红色。

（3）本品的水溶液显硫酸盐的鉴别反应

①取供试品溶液，滴加氯化钡试液，即生成白色沉淀；分离，沉淀在盐酸或硝酸中均不溶解。

②取供试品溶液，滴加醋酸铅试液，即生成白色沉淀；分离，沉淀在醋酸铵试液或氢氧化钠试液中溶解。

③取供试品溶液，加盐酸，不生成白色沉淀（与硫代硫酸盐区别）。

二、结果判断

（1）本品与次溴酸钠反应应显橙红色。

（2）本品加硫酸铁铵溶液即显紫红色。

（3）本品的水溶液显硫酸盐的鉴别反应

①本品加氯化钡试液即生成白色沉淀，沉淀在盐酸或硝酸中均不溶解。

②本品加醋酸铅试液即生成白色沉淀，沉淀在醋酸铵试液或氢氧化钠试液中溶解。

③本品加盐酸，不生成白色沉淀（与硫代硫酸盐区别）。

三、记录

按规范要求填写原始记录。

四、数据处理与检验报告

按规范要求进行数据处理和书写检验报告。

任务3 四环素的分析

任务目标

掌握用高效液相色谱法测定盐酸四环素的含量。
能对盐酸四环素的含量测定进行正常操作。
能够规范书写检验原始记录和检验报告书。

任务资讯

查阅《中国药典》(2015) 二部等资料，了解基本信息。

一、检查项目

盐酸四环素的含量测定。

二、检验药品

（1）检验药品名称 盐酸四环素。
（2）检验药品来源 市场购买或送检样品。
（3）检验药品的规格、批号、数量及包装 查阅药品包装及说明书，记录相关信息。

三、质量标准

本品为 (4S, 4aS, 5aS, 6S, 12aS) -6-甲基-4-（二甲氨基）-3, 6, 10, 12, 12a-五羟基-1, 11-二氧代-1, 4, 4a, 5, 5a, 6, 11, 12a-八氢-2-并四苯甲酰胺盐酸盐。按干燥品计算，含盐酸四环素（$C_{22}H_{24}N_2O_8 \cdot HCl$）不得少于 95.0%。

四、检查方法及其依据

依据《中国药典》(2015) 高效液相色谱法（通则 0512）测定。

任务准备

一、准备仪器和试药

（1）仪器 高效液相色谱仪、电子天平（感量 0.1mg）、容量瓶、量筒、吸量管（5mL）、烧杯、玻璃棒等。
（2）试药 醋酸铵、乙二胺四醋酸二钠、三乙胺、乙腈、盐酸四环素、4-差向四环素、土霉素、差向脱水四环素、盐酸金霉素和脱水四环素等。

二、试液的制备

(1) 0.15mol/L 醋酸铵溶液的制备　用天平称取 11.55g 醋酸铵,然后在烧杯中加适量的蒸馏水溶解,待溶液的温度与室温一致后转移入 1000mL 的容量瓶中,洗涤烧杯、玻璃棒 2~3 次,将洗涤液一并转移到容量瓶中,最后加蒸馏水至容量瓶的刻度线,摇匀即可。

(2) 0.01mol/L 乙二胺四醋酸二钠溶液的制备　取乙二胺四醋酸二钠 3.8g,加水适量使溶解成 1000mL,摇匀。

(3) 0.1mol/L 盐酸溶液的制备　量取 8.2mL 37% 浓盐酸,加入烧杯中,加少量水稀释,将稀释后的溶液转移到 1000mL 的容量瓶中,再用水洗涤烧杯 1~2 次,将洗液也转移到容量瓶中,再加水至刻度,摇匀即可。

(4) 0.01mol/L 盐酸溶液的制备　量取 0.82mL 37% 浓盐酸,加入烧杯中,加少量水稀释,将稀释后的溶液转移到 1000mL 的容量瓶中,再用水洗烧杯 1~2 次,将洗液也转移到容量瓶中,再加水至刻度,摇匀即可。

任务实施

一、操作方法

照高效液相色谱法(通则 0512)测定。

(1) 色谱条件与系统适用性试验　用十八烷基硅烷键合硅胶为填充剂;醋酸铵溶液 [0.15mol/L 醋酸铵溶液 - 0.01mol/L 乙二胺四醋酸二钠溶液 - 三乙胺 (100∶10∶1)],用醋酸(调节 pH 至 8.5) - 乙腈(83∶17)为流动相;检测波长为 280nm。取 4 - 差向四环素、土霉素、差向脱水四环素、盐酸金霉素及脱水四环素对照品各约 3mg,与盐酸四环素对照品约 48mg,置 100mL 量瓶中,加 0.1mol/L 盐酸溶液 10mL 使溶解后,用水稀释至刻度,摇匀,作为系统适用性试验溶液,取 10μL 注入液相色谱仪,记录色谱图,出峰顺序为:4 - 差向四环素、土霉素、差向脱水四环素、盐酸四环素、盐酸金霉素、脱水四环素,盐酸四环素峰的保留时间约为 14min。4 - 差向四环素峰、土霉素峰、差向脱水四环素峰、盐酸四环素峰、盐酸金霉素峰间的分离度均应符合要求,盐酸金霉素和脱水四环素峰的分离度应大于 1.0。

(2) 测定方法　取本品约 25mg,精密称定,置 50mL 量瓶中,加 0.01mol/L 盐酸溶液溶解并稀释至刻度,摇匀,精密量取 5mL,置 25mL 量瓶中,用 0.01mol/L 盐酸溶液稀释至刻度,摇匀,精密量取 10μL 注入液相色谱仪,记录色谱图;另取盐酸四环素对照品适量,同供试品测定方法测定。按外标法以峰面积计算、即得。

$$原料药含量(\%) = \frac{C_R \times A_X \times D}{A_R \times W} \times 100\%$$

式中　A_X——供试品溶液峰面积
　　　A_R——对照品溶液峰面积
　　　D——稀释体积，mL
　　　C_R——对照品溶液浓度，mg/mL

二、结果判断

按干燥品计算，含盐酸四环素（$C_{22}H_{24}N_2O_8 \cdot HCl$）不得少于95.0%。符合上述规定为合格，反之为不合格。

三、记录

按规范要求填写原始记录。

四、数据处理与检验报告

按规范要求进行数据处理和书写检验报告。

任务4　红霉素的分析

任务目标

掌握红霉素组分的各项检查项目。
能对红霉素的各项检查进行正确操作。
能够规范书写检验原始记录和检验报告书。

任务资讯

查阅《中国药典》（2015）二部等资料，了解基本信息。

一、检查项目

红霉素组分的检查。

二、检验药品

（1）检验药品名称　红霉素。
（2）检验药品来源　市场购买或送检样品。
（3）检验药品的规格、批号、数量及包装　查阅药品包装及说明书，记录相关信息。

三、质量标准

红霉素组分 按外标法以标准品溶液（1）中红霉素 A 的峰面积计算供试品中红霉素 A 的含量，按无水物计，不得少于 93.0 %。按外标法以标准品溶液（2）中红霉素 A 的峰面积计算供试品中红霉素 B 和红霉素 C 的含量，按无水物计，均不得超过 3.0 %。

四、检查方法及其依据

依据《中国药典》（2015）红霉素组分检查项测定。

任务准备

一、准备仪器和试药

（1）仪器 高效液相色谱仪、烧杯、玻璃棒、量筒等。
（2）试药 磷酸氢二钾、磷酸、乙腈、甲醇。

二、试液的制备

磷酸盐缓冲液（pH7）的制备：取磷酸二氢钾 0.68g，加 0.1mol/L 氢氧化钠溶液 29.1mL，用水稀释至 100mL，即得。

任务实施

一、操作方法

照高效液相色谱法（通则 0512）测定。

色谱条件与系统适用性试验：用十八烷基硅烷键合硅胶为填充剂（XTerra RP C18 柱，4.6mm×250mm，3.5μm 或效能相当的色谱柱）；以乙腈 -0.2mol/L 磷酸氢二钾溶液（用磷酸调节 pH 至 7.0） -水（35∶5∶60）为流动相 A，以乙腈 -0.2mol/L 磷酸氢二钾溶液（用磷酸调节 pH 至 7.0） -水（50∶5∶45）为流动相 B，先以流动相 A 等梯度洗脱，待红霉素 B 洗脱完毕后立即按表 12-5 进行线性梯度洗脱，流速为每分钟 1.0mL，检测波长为 210nm，柱温为 65℃。精密称取红霉素标准品约 40mg，置 10mL 量瓶中，加甲醇 4mL 使溶解，用有关物质检查项下的 pH8.0 磷酸盐溶液稀释至刻度，摇匀，量取 100μL 注入液相色谱仪，记录色谱图。红霉素 A 峰的拖尾因子应不大于 2.0。取红霉素系统适用性对照品 40mg，置 10mL 量瓶中，加甲醇 4mL 使溶解，用上述 pH8.0 磷酸盐溶液稀释至刻度，摇匀，量取 100μL 注入色谱仪，记录色谱图。应与红霉素系统适用性对照品的标准图谱一致，红霉素 A 峰的保留时间约为 23min，杂质 A、B、C、

D、E、F 的相对保留时间分别为 0.4、0.5、0.9、1.6、2.3 和 1.8min，红霉素 B 和红霉素 C 的相对保留时间分别为 1.7min 和 0.55min，杂质 B 峰和杂质 C 峰、红霉素 B 峰和杂质 F 峰之间的分离度应不小于 1.2，杂质 C 和红霉素 A 峰之间的分离度应符合要求。

测定方法：精密量取本品约 40mg，置 10mL 量瓶中，加甲醇 4mL 使溶解，用 pH8.0 磷酸盐溶液稀释至刻度，摇匀，作为供试品溶液；精密称取红霉素标准品约 40mg，置 10mL 量瓶中，加甲醇 4mL 使溶解，用 pH8.0 磷酸盐溶液稀释至刻度，摇匀，作为标准品溶液（1）；精密量取标准品溶液（1）1mL，置 100mL 量瓶中，用 pH8.0 磷酸盐溶液－甲醇（3:2）稀释至刻度，摇匀，作为标准品溶液（2）。精密量取供试品溶液与标准品溶液（1）、标准品溶液（2）各 100μL，分别注入液相色谱仪，记录色谱图。

红霉素中有关物质线性梯度洗脱表见表 12-5。

表 12-5　　　　　　　红霉素中有关物质线性梯度洗脱表

时间/min	流动相 A/%	流动相 B/%
0	100	0
t_g	100	0
$t_g + 2$	0	100
$t_g + 9$	0	100
$t_g + 10$	100	0
$t_g + 20$	100	0

注：t_g 为红霉素 B 的保留时间。

二、结果判断

按无水物计算，红霉素 A 含量不少于 93.0% 即为合格，反之含量低于 93.0% 即为不合格。

三、记录

按规范要求填写原始记录。

四、数据处理与检验报告

按规范要求进行数据处理和书写检验报告。

项目总结

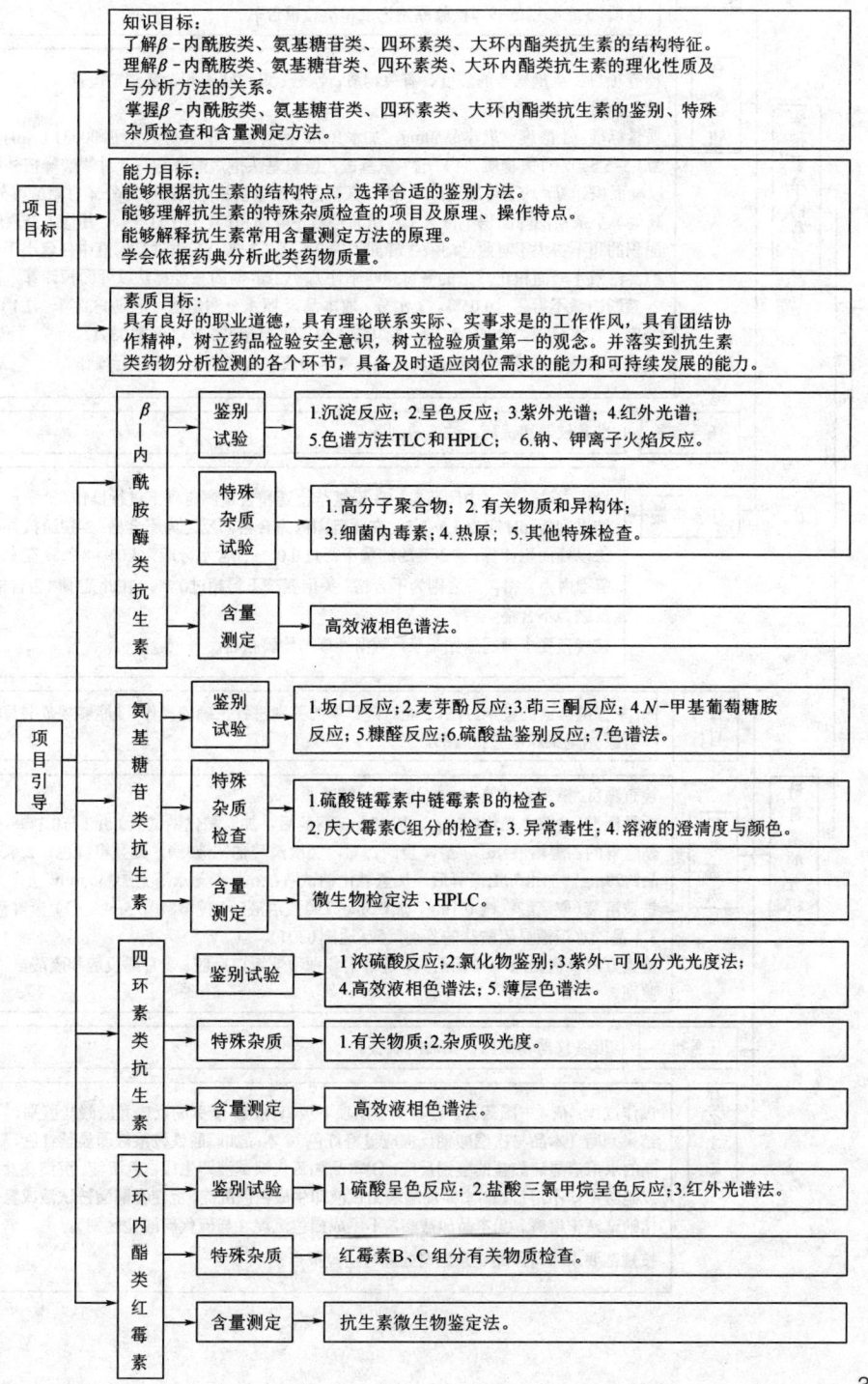

药物分析

项目任务

头孢氨苄的分析

任务目标：1.掌握头孢氨苄全面质量检测的项目及检测方法。2.掌握薄层色谱仪、旋光仪、紫外可见分光光度计、高效液相色谱仪、酸度计、溶出仪等仪器的操作方法。3.熟悉头孢氨苄的质量评定，熟悉对药品质量进行全面检测的方法。4.了解头孢氨苄的结构和性质。5.能够规范书写检验原始记录和检验报告书。

任务资讯：
检查项目：头孢氨苄的酸度、有关物质、水分、炽灼残渣和含量测定检查。
检验药品：头孢氨苄。
质量标准：1.酸度 取本品50mg，加水10 mL溶解后，依法测定（通则0631），pH应为3.5~5.5。2.有关物质（1）含7-氨基去乙酰氧基头孢烷酸峰与α-苯甘氨酸峰按外标以峰面积计算，均不得超过1.0%；除7-氨基去乙酰氧基头孢烷酸峰与α-苯甘氨酸峰外，其他单个杂质的峰面积不得大于对照品溶液主峰面积的1.5倍（1.5%），其他各杂质峰面积的和不得大于对照品溶液主峰面积的 2.5 倍（2.5%）。（供试品溶液中任何小于对照品溶液主峰面积0.05倍的峰可忽略不计）。 (2)2-萘酚按外标法以峰面积计算，含2-萘酚的量不得超过0.05%。3.水分 取本品，照水分测定法（通则0832第一法1）测定，含水分应为 4.0%~8.0%。4.炽灼残渣 不得超过0.2%（通则0841）。
检查方法及依据：依《中国药典》头孢氨苄检查和含量测定项下进行操作。

任务准备：准备仪器和试药；试液的制备。

任务实施：
操作方法：依《中国药典》头孢氨苄检查和含量测定项下进行操作。
结果判断：pH 应为 3.5~5.5，在此范围内为合格，反之为不合格；2-萘酚按外标法以峰面积计算，含2-萘酚的量不得过0.05%，含水分应为4.0%~8.0%。在上述范围内为合格，反之则为不合格；头孢氨苄不得超过0.2%，在此范围内为合格，反之为不合格。
按规范要求填写原始记录，数据处理与检验报告。

链霉素的分析

任务目标：1.掌握链霉素的鉴别方法。2.能对链霉素的鉴别进行正确的操作。3.能够规范书写检验原始记录和检验报告书。

任务资讯：
检查项目：链霉素的鉴别。检验药品：链霉素。
质量标准：1.取本品约 0.5mg，加水 4mL 溶解后，加氢氧化钠试液 2.5mL 与 0.1%8-羟基喹啉的乙醇溶液 1mL，放冷至约15℃，加次溴酸钠试液3滴，即显橙红色。2.取本品约20mg，加水5mL溶解后，加氢氧化钠试液0.3mL，置水浴上加热5min，加硫酸铁铵溶液（取硫酸铁铵 0.1mg，加 0.5mol/L 硫酸溶液5mL使溶解）0.5mL，即显紫红色。3.本品的水溶液显硫酸盐的鉴别反应（通则0301）。
检查方法及依据：依《中国药典》链霉素鉴别项下坂口反应、麦芽酚反应和硫酸盐鉴别。

任务准备：准备仪器和试药；试液的制备。

任务实施：
操作过程：依《中国药典》链霉素鉴别项下坂口反应、麦芽酚反应和硫酸盐鉴别。
结果判断：1.本品与次溴酸钠反应应显橙红色。2.本品加硫酸铁铵溶液即显紫红色。3.本品的水溶液显硫酸盐的鉴别反应：(1)本品加氯化钡试液即生成白色沉淀，沉淀在盐酸或硝酸中均不溶解。(2)本品加醋酸铅试液即生成白色沉淀，沉淀在醋酸铵试液或氢氧化钠试液中溶解。(3)本品加盐酸，不生成白色沉淀（与硫代硫酸盐区别）。
按规范要求填写原始记录数据处理与检验报告。

项目十二 抗生素类药物的分析

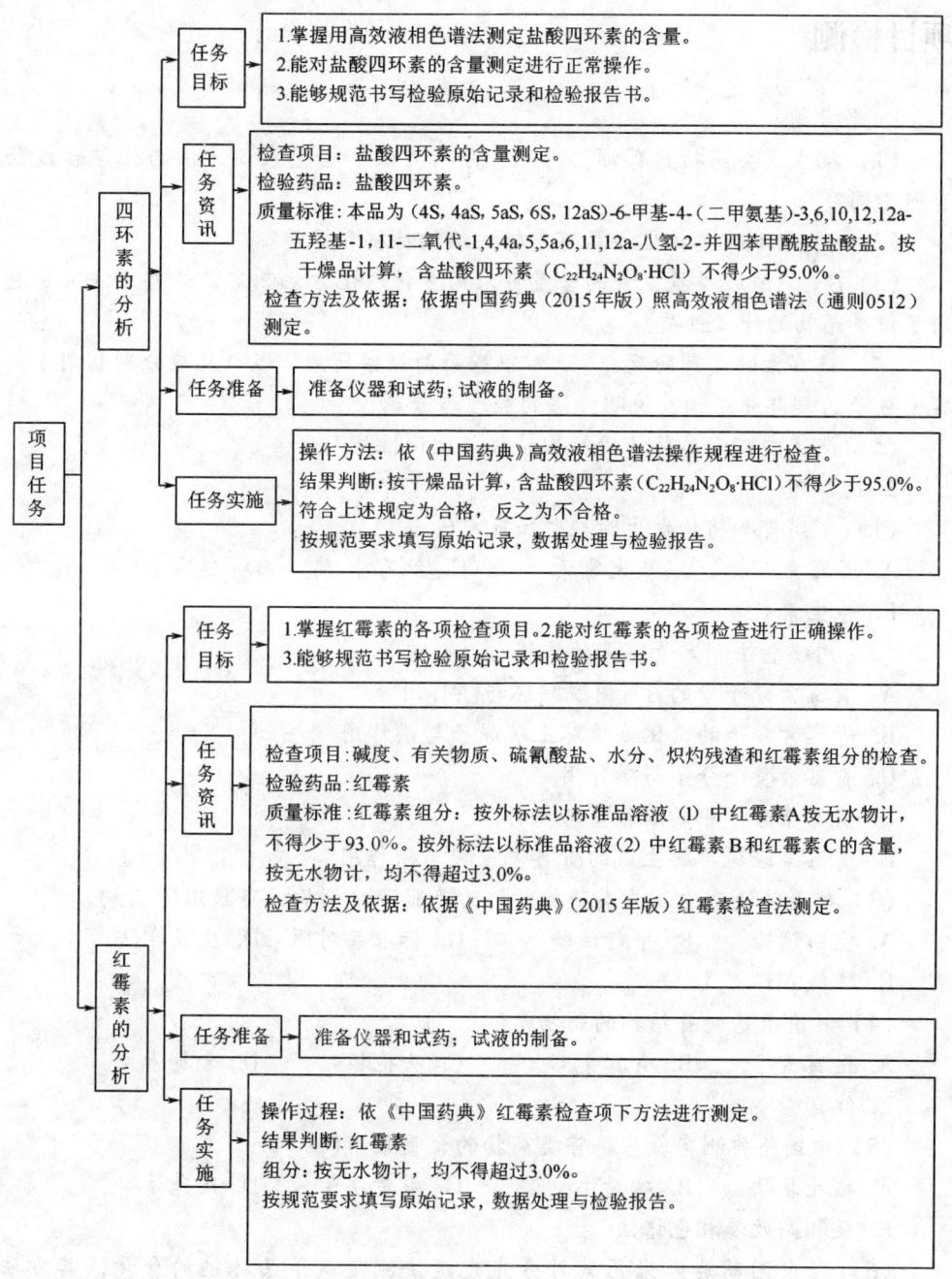

项目检测

1. 思考题

(1) 抗生素类药物具有哪些特点？分析方法和含量表示方法与化学合成药有何不同？

(2) β-内酰胺类抗生素具有怎样的结构特征和性质？

(3) β-内酰胺类抗生素的含量可采用多种理化方法测定，这些方法分别利用了该类药物的什么性质？

(4) 链霉素的麦芽酚反应、N-甲基葡萄糖胺反应、坂口反应分别利用了链霉素分子的哪部分结构？说明方法的原理与专属性。

(5) 试述四环素类药物的结构特征与理化性质？

2. 选择题

(1) 下列哪个药物发生肟羟酸铁反应（　　）。

A. 青霉素　　　B. 庆大霉素　　　C. 红霉素　　　D. 链霉素

E. 维生素 C

(2) 用碘量法测定青霉素的依据是（　　）。

A. 青霉素分子中的 β-内酰胺环与碘作用

B. 青霉素分子的氢化噻唑环上硫原子与碘作用

C. 青霉素整个分子与碘作用

D. 青霉素分子中的酰胺基与碘作用

E. 青霉素经碱水解生成的青霉噻唑酸与碘作用

(3) 碘量法测定青霉素类药物时，为克服温度影响，可采用（　　）。

A. 空白试验　　　B. 平行试验　　　C. 标准品对照　　　D. 生物学法

E. 降低 pH

(4) 具有氨基糖苷结构的药物是（　　）。

A. 链霉素　　　B. 青霉素 G　　　C. 头孢拉定　　　D. 金霉素

E. 红霉素

(5) 中国药典测定氨基糖苷类药物的含量采用（　　）。

A. 微生物法　　　B. 碘量法　　　C. 汞量法　　　D. 比色法

E. 反相高效液相色谱法

(6) 《中国药典》采用紫外分光光度法测定氨苄西林钠的含量，其方法为（　　）。

A. 在酸性条件下降解氨苄西林钠，测定其降解后的紫外光谱

B. 测定氨苄西林钠降解产物的铜盐的紫外光谱，以标准对照法计算含量

C. 经碱水解后，测定水解产物的紫外光谱以标准对照法计算含量

D. 在咪唑催化下形成青霉烯酸硫醇汞盐,测定该盐的紫外光谱,以标准对照法计算含量

E. 以不经降解的同样量的样品作为空白对照

项目拓展

抗生素微生物检定法

抗生素微生物检定法是以抗生素抑制细菌的生长能力或其杀菌力来衡量抗生素活性的方法。其测定原理与临床应用的要求一致,可直接反映抗生素的医疗价值,兼具有灵敏度较高,供试品量较小,对产品纯度限度较宽等优点,适用于已知或新发现的抗生素。但其操作步骤多,测定时间长,误差较大,逐渐被一些适用范围广、灵敏度高的理化方法所代替。

药典收载的检定方法有两种,即管碟法和浊度法。

管碟法:本法是利用抗生素在琼脂培养基内的扩散作用,比较标准品与供试品两者对接种的试验菌产生的抑菌圈的大小,以测定供试品效价的一种方法。

常用的试验菌有枯草芽孢杆菌(*Bacillus subtilis*)、短小芽孢杆菌(*Bacillus pumilus*)、金黄色葡萄球菌(*Staphylococcus aureus*)、藤黄微球菌(*Micrococcus luteus*)、大肠杆菌(*Escherichia coli*)、啤酒酵母菌(*Saccharomyces cerevisiae*)、肺炎克雷伯菌(*Klebsiella Pneumoniae*)、支气管炎博德特菌(*Bordetella bronchiseptica*)。

方法:在直径约90mm、高16~17mm的平底双碟中注入培养基底层,然后加入试验菌层,冷却后,在双碟中等距离均匀安置不锈钢小管4个(二剂量法)或6个(三剂量法),分别依法加入高低浓度的标准品溶液及供试品溶液,在规定条件下培养后,测量抑菌圈的直径或面积,进行统计分析及效价计算。

浊度法:本法利用抗生素在溶液培养基中对试验菌生长的抑制作用,通过测定培养基细菌浊度值的大小,比较标准品与供试品对试验菌生长抑制的程度,以测定供述品效价。

常用试验菌有金黄色葡萄球菌、大肠杆菌、白假丝酵母菌(*Candida albicans*)。

方法:取适宜的灭菌试管,分别加入含试验菌的液体培养基,再加入各浓度的标准品或供试品溶液,混匀后,在规定条件下培养至适宜测量的浊度值(通常约4h),在线测定或取出用甲醛溶液(1→3)中止细菌生长,在530nm或580nm波长处测定各管吸光度,同时设阳性对照和空白液,依标准曲线法进行测定和效价计算。

项目十三　药物制剂分析

项目目标

知识目标

掌握药物制剂分析的特点及片剂和注射剂的质量分析方法。

熟悉片剂与注射剂的检查项目及附加剂的干扰和排除。

了解不溶性微粒检查法。

能力目标

能正确阅读、理解各典型药物制剂的质量标准，能熟练地运用药物检验的方法与技术，根据药品质量标准的规定独立完成药物的检验工作，准确记录、处理分析数据，评价药物质量。

素质目标

具有强烈的质量观念、安全意识和良好的职业道德习惯；具有实事求是、科学严谨的工作作风和务实的工作态度；具有积极向上、愉快合作的职业心态。

项目引导

药物在临床应用时，必须制成各种剂型，如片剂、注射剂、胶囊剂、栓剂等，目的是保证药物用法和用量的准确，使药物更好地发挥疗效，增加药物稳定性，便于服用、储存和运输。因此制剂分析是药物分析的重要组成部分，而片剂和注射剂是应用最广泛的两种剂型，其分析方法最具代表性。

一、药物制剂分析的特点

药物制剂除原料药外，含有各种附加剂（辅料）：如淀粉、硬脂酸镁、蔗糖、乳糖等，往往影响制剂分析，所以制剂分析一般与原料药的分析有所不同，主要体现在以下几个方面。

1. 分析方法不同

由于制剂的组成比较复杂，在选用分析方法时，应根据药物的性质、含量的多少以及辅料对测定是否有干扰来确定。测定方法除应满足准确度和精密度的要求外，还应注意专属性和灵敏度，所以原料药的测定方法不能照搬到制剂中。如附加剂对主药的测定有干扰时，应对样品进行预处理，或选择专属性更高的方法。

2. 分析项目和要求不同

由于制剂是用符合要求的原料药和辅料制备而成的，因此制剂的杂质检查一般不需要重复原料药的检查项目，制剂主要是检查在制备和储藏过程中可能产生的杂质。除杂质检查外，《中国药典》中规定制剂还需做一些常规的检查项目，如重量差异、崩解时限、卫生学检查等；有些制剂还需做一些特殊的检查，如小剂量的片剂需做含量均匀度检查、水溶性较差的药物片剂需做溶出度检查、缓释剂或控释剂需做释放度检查等。

3. 含量测定结果的表示方法及限度要求不同

制剂的含量限度范围，是根据主药含量、测定方法、可能产生的偏差制订的，其表示方法与原料药不同。

原料药的含量限度是以百分含量表示的，一般表示为含原料药不得少于百分之多少。有时原料药也规定上限：如呋喃妥英规定按干燥品计算含量应为 $98.0\% \sim 102.0\%$，其上限是指用最新质量标准规定的分析方法测定时可能达到的数值，为标准规定的限度或允许偏差，并非真实含量。如未规定上限，是指不超过 101.0%。

制剂的含量测定是以标示量的百分比表示。标示量是指单位药品中所含主药的理论值（制剂的规定值），如异烟肼片的规格为 50mg、100mg、300mg，表示每片异烟肼中含纯异烟肼的理论值分别为 50mg、100mg、300mg，即标示量分别为 50mg、100mg、300mg。标示百分含量即单位药品的实际含量与标示量的比值。当制剂中主药含量与标示量相等时，其标示百分含量为 100.0%。若计算结果在规定范围内，即可判定含量符合标准。

二、片剂分析的项目、步骤和方法

片剂是指药物与适宜的辅料混匀压制而成的圆片状或异形片状的固体制剂。

（一）片剂的检查项目

《中国药典》（2015）制剂通则的片剂项下，规定片剂的常规检查项目为"重量差异""崩解时限""微生物限度"的检查；对于某些片剂，有时还需做"溶出度""含量均匀度"和释放度的检查。

1. 重量差异

重量差异是指按规定称量方法测得每片的重量与平均片重之间的差异。在生产中由于颗粒的均匀度、流动性及设备等原因，都可引起片重的差异。片重的差异可引起各片间主药含量的差异，因此对于一般的片剂，检查重量差异可以判断片剂的均匀性，对于含量较小的片剂，则通过含量均匀度检查法来控制。

检查方法：取供试品 20 片，精密称定总重量，求出平均片重，再分别精密称定每片的重量,每片重量与平均片重比较(凡无含量测定的片剂或有标示片重的中药片剂,每片重量应与标示片重比较),按表 13 – 1 的规定,超出差异限度的不得多于 2 片,并不得有 1 片超出限度的 1 倍。

表 13 – 1　　　　　　　　　　片剂重量差异的限度

平均片重	重量差异限度
0.30g 以下	±7.5%
0.30g 或 0.30g 以上	±5%

糖衣片和肠溶衣片应在包衣前检查片芯的重量差异,包衣后不再检查;薄膜衣应在包衣后检查重量差异。

凡检查含量均匀度的片剂,一般不再进行重量差异的检查。

2. 崩解时限

(1) 概述　本法《中国药典》(2015) 四部通则 0921 适用于片剂(包括口服普通片、薄膜衣片、糖衣片、肠溶衣片、结肠定位肠溶片、含片、舌下片、可溶片和泡腾片)、胶囊剂(包括硬胶囊剂、软胶囊剂和肠溶胶囊剂),以及滴丸剂的溶散时限检查。凡规定检查溶出度、释放度或融变时限的制剂,不再进行崩解时限检查。

片剂口服后,需经崩散、溶解,才能为机体吸收而达到治疗目的;胶囊剂的崩解是药物溶出及被人体吸收的前提,而囊壳常因所用囊材的质量、久储或与药物接触等原因,影响溶胀或崩解;丸剂中不含有崩解剂,故在水中不是崩解而是逐渐溶散,且基质的种类与丸剂的溶解性能有密切关系。总之,崩解时限在一定程度上可以间接反映药物的生物利用度。为控制产品质量,保证疗效,各国药典都把"崩解时限"作为片剂等剂型的常规检查项目之一。

崩解时限是指口服固体制剂在规定条件下全部崩解溶散或成碎粒,除不溶性包衣材料或破碎的胶囊壳外,应全部通过筛网。如有少量不能通过筛网,但已软化或轻质上浮且无硬芯者,可作符合规定论。《中国药典》所规定的允许该制剂崩解的最长时间为它的崩解时限。

(2) 仪器装置　《中国药典》采用升降式崩解仪,主要结构为一能升降的金属支架与下端镶有筛网的吊篮,并附有挡板。

升降的金属支架上下移动距离为 55mm ± 2mm,往返频率为每分钟 30 ~ 32 次。吊篮:玻璃管 6 根,管长 77.5mm ± 2.5mm,内径 21.5mm,壁厚 2mm;透明塑料板 2 块,直径 90mm,厚 6mm,板面有 6 个孔,孔径 26mm;不锈钢板 1 块(放在上面一块塑料板上),直径 90mm,厚 1mm,板面有 6 个孔,孔径 22mm;不锈钢丝筛网 1 张(放在下面一块塑料板下),直径 90mm,筛孔内径 2.0mm;以及不锈钢轴 1 根(固定在上面一块塑料板与不锈钢板上),长 80mm。将上述玻璃管 6 根垂直置于 2 块塑料板的孔中,并用 3 只螺丝将不锈钢板、塑料板和不锈钢丝筛网固定,即得(图13-1)。

挡板为一平整光滑的透明塑料块,相对密度1.18~1.20,直径20.7mm±0.15mm,厚9.5mm±0.15mm;挡板共有5个孔,孔径2mm,中央1个孔,其余4个孔距中心6mm,各孔间距相等;挡板侧边有4个等距离的V形槽,V形槽上端宽9.5mm,深2.55mm,底部开口处的宽度与深度均为1.6mm(图13-2)。

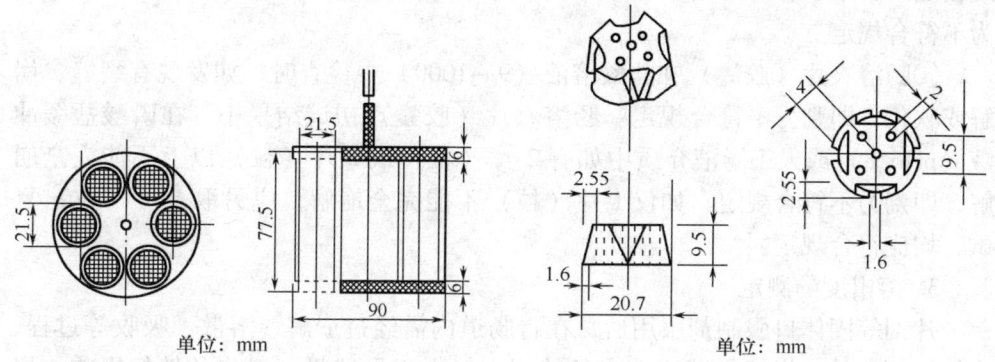

图13-1 升降式崩解仪吊篮结构　　图13-2 升降式崩解仪挡板结构

(3)检查法　将吊篮通过上端的不锈钢轴悬挂于金属支架上,浸入1000mL烧杯中,并调节吊篮位置使其下降时筛网距烧杯底部25mm,烧杯内盛有温度为37℃±1℃的水,调节水位高度使吊篮上升时筛网在水面下15mm处。

除另有规定外,取供试品6片,分别置上述吊篮的玻璃管中,加挡板,启动崩解仪进行检查,药材原粉片各片均应在30min内全部崩解;浸膏(半浸膏)片、糖衣片各片均应在1h内全部崩解。如有1片不能完全崩解,应另取6片复试,均应符合规定。

如果供试品粘附挡板,应另取6片,不加挡板按上述方法检查,应符合规定。薄膜衣片,按上述装置与方法检查,可改在盐酸溶液(9→1000)中进行检查,应在1h内全部崩解。如有1片不能完全崩解,应另取6片复试,均应符合规定。

(4)注意事项
①检验用水均为纯化水。
②在测定过程中,烧杯内的水温(或介质温度)应始终保持在(37±1)℃。
③测试时如需加入挡板,应使挡板V形槽呈正方向。
④每测试一次后,应清洗吊篮的玻璃内壁及筛网、挡板等,并重新更换水或规定的介质。
⑤测试结束后,应将水浴槽中的水放出。

(5)结果与判断
①供试品6片(粒),每片(粒)均能在规定的时限内全部崩解(溶散),

判为符合规定。如有少量不能通过筛网，但已软化或轻质上浮且无硬芯者，可作符合规定。

②初试结果，到规定时限后如有1片（粒）不能完全崩解（溶散），应另取6片（粒）复试，各片在规定时限内均能全部崩解（溶解），仍判为符合规定。

③初试结果中如有2片（粒）或2片（粒）以上不能完全崩解（溶散）；或在复试结果中有1片（粒）或1片（粒）以上不能完全崩解（溶散），即判为不符合规定。

④肠溶衣片（胶囊）在盐酸溶液（9→1000）中检查时，如发现有裂缝、崩解或软化，即判为不符合规定。肠溶衣片（胶囊）初试结果中，在磷酸盐缓冲液（pH6.8）或人工肠液介质中如有2片（粒）或2片（粒）以上不能完全崩解，即判为不符合规定；如仅1片（粒）不能完全崩解，应另取6片（粒）复试，均应符合规定。

3. 溶出度的测定

片剂等固体口服制剂服用后，在胃肠道内需经过崩解、溶散、吸收等过程，才能发挥药效。崩解是药物溶出的前提，但由于受辅料、工艺条件的影响，崩解以后药物溶出的速度仍然会有差别。

溶出度是指药物从片剂或胶囊剂等固体制剂在规定溶剂中溶出的速率和程度。难溶性的药物一般需做溶出度的检查。凡检查溶出度的制剂不再检查崩解时限。《中国药典》（2015）将溶出度与释放度收载在通则0931中，测定法有五种，测定溶出度的主要是前三种方法，即第一法（转篮法）、第二法（桨法）、第三法（小杯法），其中小杯法用于测定小剂量制剂的溶出度，本项目主要阐述第一法。

仪器装置如下：

（1）转篮　分篮体与篮轴两部分，均为不锈钢或其他惰性材料（所用材料不应有吸附作用或干扰试验中供试品活性药物成分的测定）制成，其形状尺寸如图13-3所示。篮体A由方孔筛网（丝径为0.28mm±0.03mm，网孔0.40mm±0.04mm）制成，呈圆柱形，转篮内径为20.2mm±1.0mm，上下两端都有封边。篮轴B的直径为9.75±0.35mm，轴的末端连一圆盘，作为转篮的盖；盖上有一通气孔（孔径2.0mm±0.5mm）；盖边为两层，上层直径与转篮外径相同，下层直径与转篮内径相同；盖上的三个弹簧片与中心呈120°角。

（2）溶出杯　由硬质玻璃或其他惰性材料制成的透明或棕色的、底部为半球形的1000mL杯状容器，内径为102mm±4mm，高为185mm±25mm；溶出杯可配有适宜的盖子，防止在试验过程中溶出介质的蒸发；盖上有适当的孔，中心孔为篮轴的位置，其他孔供取样或测量温度用，溶出杯置恒温水浴或其他适当的加热装置中。

（3）篮轴与电动机相连，由速度调节装置控制电动机的转速，使篮轴的转

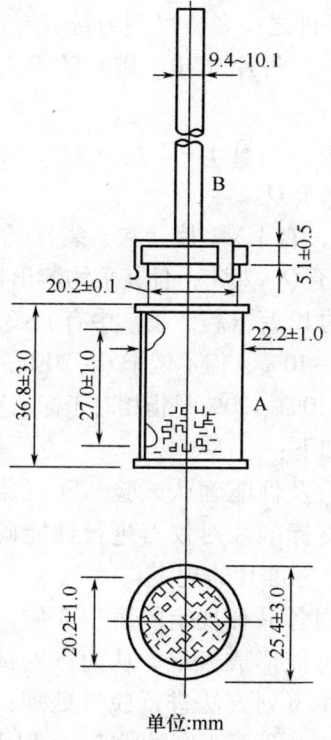

图 13 – 3 转篮装置

速在各品种规定转速的 ±4% 范围之内。运转时整套装置应保持平稳,均不能产生明显的晃动或振动(包括装置所处的环境)。转篮旋转时,篮轴与溶出杯的垂直轴在任一点的偏离均不得大于 2mm,转篮下缘的摆动幅度不得偏离轴心 1.0mm。

(4) 仪器一般配有 6 套以上测定装置。

测定方法 测定前,应对仪器装置进行必要的调试,使转篮底部距溶出杯的内底部 25mm±2mm。分别量取经脱气处理的溶出介质,置各溶出杯内,实际量取的体积与规定体积的偏差应不超过 ±1%,待溶出介质温度恒定在 37℃ ±0.5℃ 后,取供试品 6 片(粒、袋),分别投入 6 个干燥的转篮内,将转篮降入溶出杯中,注意供试品表面上不要有气泡,按各品种项下规定的转速启动仪器,计时;至规定的取样时间(实际取样时间与规定时间的差异不得超过 ±2%),吸取溶出液适量(取样位置应在转篮顶端至液面的中点,距溶出杯内壁不小于 10mm 处;须多次取样时,所量取溶出液的体积之和应在溶出介质的 1% 之内,如超过总体积的 1% 时,应及时补充相同体积的温度为 37℃ ±0.5℃ 的溶出介质,或在计算时加以校正),立即用适当的微孔滤膜过滤,自取样至过滤应在 30s 内完成。取澄清滤液,照该品种规定的方法测定，计算每片（粒、袋）的溶出量。

结果判定　符合下述条件之一者，可判为符合规定。

（1）6片（粒、袋）中，每片（粒、袋）的溶出量按标示量计算，均不低于规定限度（Q）。

（2）6片（粒、袋）中，如有1~2片（粒、袋）低于Q，但不低于$Q-10\%$，且其平均溶出量不低于Q。

（3）6片（粒、袋）中，有1~2片（粒、袋）低于Q，其中仅有1片（粒、袋）低于$Q-10\%$，但不低于$Q-20\%$，且其平均溶出量不低于Q时，应另取6片（粒、袋）复试；初、复试的12片（粒、袋）中有1~3片（粒、袋）低于Q，其中仅有1片（粒、袋）低于$Q-10\%$，但不低于$Q-20\%$，且其平均溶出量不低于Q。

以上结果判断中所示的10%、20%是指相对于标示量的百分率（%）。

溶出条件和注意事项如下：

（1）溶出度仪的适用性及性能确认试验　除仪器的各项机械性能应符合上述规定外，还应采用溶出度标准片对仪器进行性能确认试验，按照标准片的说明书操作，试验结果应符合标准片的规定。

（2）溶出介质　应使用各品种规定的溶出介质，并应新鲜制备和经脱气处理（溶解的气体在试验中可能形成气泡，从而影响试验结果，因此溶解的气体应在试验之前除去。可采用下列方法进行脱气处理：取溶出介质，在缓慢搅拌下加热至约41℃，并在真空条件下不断搅拌5min以上；或采用煮沸、超声、抽滤等其他有效的除气方法）；如果溶出介质为缓冲液，当需要调节pH时，一般调节pH至规定pH±0.05之内。

（3）取样时间应按照品种各论中规定的取样时间取样，自6杯中完成取样的时间应在1min内。

（4）除另有规定外，颗粒剂或干混悬剂的投样应在溶出介质表面分散投样，避免集中投样。

4. 释放度

释放度是指口服药物从缓释制剂、控释制剂、肠溶制剂和透皮贴剂等在规定条件下释放的速度和程度。凡检查释放度的制剂，不再进行崩解时限的检查。

仪器装置　除另有规定处，同溶出度测定方法。

《中国药典》（2015）中，将释放度与溶出度一起收载在通则0931，收藏的测定方法有五种：第一、二、三法都适用于缓释制剂和控释制剂；第一、二法中更换特定溶出介质适用于肠溶制剂；第四、五法适合于透皮贴剂。现以片剂、第一法为例介绍如下：

测定方法　照溶出度测定方法进行，但至少采用三个取样时间点，在规定取样时间点，吸取溶液适量，及时补充相同体积的温度为37℃±0.5℃的溶出介质，滤过，自取样至滤过应在30s内完成。照各品种项下规定的方法测定，计算每片(粒)的溶出量。

结果判断 除另有规定外,符合下述条件之一者,可判为符合规定。

(1) 6片中,每片在每个时间点测得的释放量按标示量计算均未超出规定范围。

(2) 6片中,在每个时间点测得的释放量,如有1~2片超出规定范围,但未超出规定范围的10%,且在每个时间点测得的平均释放量未超出规定范围。

(3) 6片中,在每个时间点测得的释放量,如有1~2片超出规定范围,其中仅有1片超出规定范围的10%,但未超出规定范围的20%,且其平均释放量未超出规定范围,应另取6片复试;初、复试的12片中,在每个时间点测得的释放量,如有1~3片超出规定范围,其中仅有1片超出规定范围的10%,但未超出规定范围的20%,且其平均释放量未超出规定范围。

以上结果判断为所示规定范围的10%、20%是相对于标示量的百分率(%),其中超出规定范围10%是指每个时间点测得的释放量不低于低限的 -10%,或不超过高限的 +10%。

5. 含量均匀度的检查

含量均匀度是指小剂量或单剂量固体制剂、半固体制剂和非均相液体制剂的每片(个)含量符合标示量的程度。

需检查含量均匀度的制剂:除另有规定外,片剂、硬胶囊剂、颗粒剂或散剂等,每一个单剂标示量小于25mg或主药含量小于每一个单剂重量25%者;药物间或药物与辅料间采用混粉工艺制成的注射用无菌粉末;内充非均相溶液的软胶囊;单剂量包装的口服混悬液、透皮贴剂和栓剂等品种项下规定含量均匀度应符合要求的制剂,均应检查含量均匀度。复方制剂仅检查符合上述条件的组分,多种维生素或微量元素一般不检查含量均匀度。凡检查含量均匀度的制剂,一般不再检查重(装)量差异;当全部主成分均进行含量均匀度检查时,复方制剂一般亦不再检查重(装)量差异。

除另有规定外,取供试品10个,照各药品项下规定的方法,分别测定每一个单剂以标示量为100的相对含量X,求其均值$\bar{X}$和标准差S以及标示量与均值之差的绝对值A ($A = |100 - \bar{X}|$);如$A + 2.2S \leq L$,即供试品的含量均匀度符合规定;若$A + S > L$,则不符合规定;若$A + 2.2S > L$,且$A + S \leq L$,则应另取20片(个)复试。根据初、复试结果,计算30片(个)的均值$\bar{X}$、标准差S和标示量与均值之差的绝对值A;再按下述公式计算并判定。当$A < 0.25L$时,若$A^2 + S^2 < 0.25L^2$,则供试品的含量均匀度符合规定;若$A^2 + S^2 > 0.25L^2$则不符合规定。当$A > 0.25L$时,若$A + 1.7S < L$,则供试品的含量均匀度符合规定;$A + 1.7S > L$,则不符合规定。

上述公式中L为规定值。除另有规定外,$L = 15.0$;单剂量包装的口服混悬液、内充非均相溶液的软胶囊、胶囊型或泡囊型粉雾剂、单剂量包装的眼用、耳用、鼻用混悬剂、固体或半固体制剂 $L=20.0$；透皮贴剂、栓剂 $L=25.0$。

如该品种项下规定含量均匀度的限度为 ±20% 或其他数值时，$L=20.0$ 或其他相应的数值。

如该药品项下规定含量均匀度的限度为 ±20% 或其他数值时，应将上述各判断式中的 15.0 改为 20.0 或其他相应的数值，但各判断式中的系数不变。

（二）片剂常见附加剂的干扰和排除

片剂中常用的附加剂有淀粉、糊精、蔗糖、乳糖、滑石粉、羧甲基纤维素钠、硬脂酸镁、硫酸钙等，这些附加剂的存在干扰药物制剂分析，需要予以排除。

1. 糖类

淀粉、糊精、蔗糖、乳糖等是片剂常用的稀释剂。乳糖本身具有还原性，淀粉、糊精、蔗糖易水解为具有还原性的葡萄糖，因此糖类可能干扰氧化还原滴定。在选择含糖类附加剂片剂的含量测定方法时，应避免使用氧化性强的滴定剂，同时可做阴性对照试验，若阴性对照试验消耗滴定剂，说明附加剂对测定有干扰，应换用其他的方法测定。

2. 硬脂酸镁

硬脂酸镁为片剂常用的润滑剂，其干扰作用可分为两个方面，一方面 Mg^{2+} 可干扰配位滴定法，另一方面硬脂酸根离子可干扰非水滴定法。

配位滴定法的干扰和排除：在碱性溶液中产生干扰，可使结果偏高，通常采用合适的指示剂或加掩蔽剂排除。

非水滴定法的干扰和排除：在非水滴定法中，硬脂酸根离子可被高氯酸滴定，干扰测定。若主药量小，硬脂酸镁含量大时，使滴定结果偏高，可采用以下方法排除。

（1）用适当的有机溶剂提取分离。
（2）如被测物为有机碱盐，可加碱液碱化后提取分离。
（3）可加入无水草酸或酒石酸于醋酐溶液中作掩蔽剂。

3. 滑石粉

因滑石粉在水中不易溶解，而使溶液浑浊，当采用可见－紫外分光光度法、旋光度法及比浊度法测定片剂的主药含量时会发生干扰，一般采用滤除法和提取分离法。

三、注射剂分析的项目、步骤和方法

注射剂是指药物与适宜的溶剂或分散介质制成的供注入体内的溶液、乳状液或混悬液及供临用前配制或稀释成溶液或混悬液的粉末或浓溶液的无菌制剂。

(一) 检查项目和方法

《中国药典》(2015) 制剂通则的注射剂项下,规定注射剂的检查项目有装量及装量差异、可见异物、无菌检查、热原检查、细菌内毒素检查、不溶性微粒检查等。

1. 装量检查

装量检查适用于注射液及注射用浓溶液。

检查方法 供试品标示装量不大于2mL者,取供试品5支(瓶)2mL以上至50mL者,取供试品3支(瓶)。开启时注意避免损失,将内容物分别用相应体积的干燥注射器及注射针头抽尽,然后缓慢连续地注入经标化的量入式量筒内(量筒的大小应使待测体积至少占其额定体积的40%,不排尽针头中的液体),在室温下检视。测定油溶液、乳状液或混悬液时,应先加温(如有必要)摇匀,再用干燥注射器及注射针头抽尽后,同前法操作,放冷(加温时),检视。每支(瓶)的装量均不得少于其标示量。

生物制品多剂量供试品:取供试品1支(瓶),按标示的剂量数和每剂的装量,分别用注射器抽出,按上述步骤测定单次剂量,应不低于标示量。

注射液的标示装量为50mL以上的按最低装量检查方法检查,应符合规定。

2. 装量差异

装量差异适用于注射用无菌粉末的检查。

检查方法:取供试品5瓶(支),除去标签、铝盖,容器外壁用乙醇洗净,干燥,开启时注意避免玻璃屑等异物落入容器中,分别迅速精密称定,倾出内容物,容器可用水、乙醇洗净,在适宜条件下干燥后,再分别精密称定每一容器的重量,求出每1瓶(支)的装量与平均装量。每1瓶(支)中的装量与平均装量相比较,应符合表13-2的规定。如有1瓶(支)不符合,应另取10瓶(支)复试,均应符合规定。

表13-2 注射用无菌粉末装量差异限度

平均装量	装量差异限度
0.05g以下至0.05g	±15%
0.05g以上至0.15g	±10%
0.15g以上至0.50g	±7%
0.50g以上	±5%

3. 可见异物检查

可见异物是存在于注射剂、滴眼剂中,在规定条件下目视可以观测到的不溶性物质,其粒径或长度通常大于50μm。注射液中若有不溶性微粒,可引起静脉炎、过敏反应,较大的微粒可以堵塞毛细血管。可见异物是注射液的常规检查项目。

可见异物检查方法有灯检法和光散射法。一般常用灯检法，灯检法不适用的品种（如用有色透明容器包装或液体色泽较深的品种）应选用光散射法。

实验室检测时应避免引入可见异物。当供试品溶液的容器（如不透明、不规则形状容器等）不适于检测，需转移至专用玻璃容器中时，均应在100级的洁净环境（如层流净化台）中进行。

4. 无菌检查

无菌检查法是用于检查药典要求无菌的药品、医疗器具、原料、辅料及其他品种是否无菌的一种方法。若供试品符合无菌检查法的规定，仅表明了供试品在该检验条件下未发现微生物污染。

无菌检查应在环境洁净度10000级下的局部洁净度100级的单向流空气区域内或隔离系统中进行，其全过程必须严格遵守无菌操作，防止微生物污染。

培养基应做适用性检查。无菌检查用的培养基等应符合无菌性检查及灵敏度检查的要求。可在供试品的无菌检查前或与供试品的无菌检查同时进行。

方法验证试验：当建立药品的无菌检查法时，应首先进行方法的验证，以证明所采用的方法适合于该药品的无菌检查。若药品的组分或原检验条件发生改变时，检查方法应重新验证。

无菌检查法包括薄膜过滤法和直接接种法。只要供试品性状允许，应采用薄膜过滤法。进行供试品无菌检查时，所采用的检查方法和检验条件应与验证的方法相同。

5. 热原检查

热原是指药品中含有的能引起人体体温异常升高的物质，是微生物的代谢产物。器皿、管道、水、灰尘中都可能携带热原，因此静脉注射剂均需检查热原。

《中国药典》（2015）采用"家兔法"检查热原，即将一定剂量的供试品，静脉注入家兔体内，在规定时间内，观察家兔体温升高的情况，以判定供试品中所含热原的限度是否符合规定。

6. 细菌内毒素检查

细菌内毒素是细菌细胞壁的组分，由脂多糖组成，热原主要来源于细菌内毒素，内毒素的量用内毒素单位（EU）表示。《中国药典》（2015）利用鲎试剂来检测或量化由革兰阴性菌产生的细菌内毒素，以判断供试品中细菌内毒素的限量是否符合规定。检查法有凝胶法和光度测定法，后者包括浊度法和显色基质法。供试品检测时，可使用其中任何一种方法进行试验。当测定结果有争议时，除另有规定外，以凝胶法结果为准。

热原检查和细菌内毒素检查均为控制引起体温升高的杂质，检查时选择一种即可。

7. 不溶性微粒检查

该检查是在可见异物检查符合规定后，用以检查溶液型静脉滴注注射剂中的不溶性微粒的大小及数量。包括光阻法和显微计数法。除另有规定外，测定方法一般先采用光阻法；当光阻法测定结果不符合规定或供试品不适用于光阻法测定时，应采用显微计数法进行测定，并以显微计数法的测定结果作为判定依据。

8. 含量测定

注射剂的成分比较简单，如有干扰物质应选用适当的方法加以排除，其含量以单位药品的实际含量占标示量的百分比表示。一般采用滴定分析法、紫外分光光度法、高效液相色谱法测定，其测定结果的计算同片剂，将片剂公式中的平均片重改成平均装量（每瓶或支），取样量改成毫升数，即可。

（二）注射剂中常见附加剂的干扰及排除

注射剂中常用的附加剂有抗氧剂、抑菌剂和助溶剂等，这些附加剂的存在，给注射剂的鉴别、含量测定带来一定的影响，因此在分析检测中应予以排除。因抗氧剂的应用比较广泛，本节主要介绍抗氧剂的干扰和排除。

具有还原性药物的注射剂，常需加入抗氧剂以增加药物的稳定性。常用的抗氧剂有亚硫酸钠、亚硫酸氢钠、焦亚硫酸钠、硫代硫酸钠以及维生素 C 等。这些物质均具有较强的还原性，当用氧化还原滴定法测定药物含量时便会产生干扰。排除干扰的方法有以下几种。

1. 加入掩蔽剂丙酮或甲醛

当注射剂中加入亚硫酸钠或亚硫酸氢钠作抗氧剂时，如采用碘量法、铈量法或亚硝酸钠滴定法测定注射剂中的主药时，就会产生干扰，使测定结果偏高。加入掩蔽剂丙酮或甲醛，可消除干扰。例如，维生素 C 注射液中添加亚硫酸氢钠作抗氧剂，采用碘量法测定所含维生素 C 的含量时，亚硫酸氢钠也消耗碘滴定液，可使测定结果偏高。《中国药典》规定，采用碘量法测定其含量时加入丙酮作掩蔽剂，以消除亚硫酸氢钠（或亚硫酸钠）的干扰。又如安乃近注射液中因加入焦亚硫酸钠作抗氧剂，《中国药典》规定用碘量法测定其含量时，需加入甲醛溶液掩蔽焦亚硫酸钠，再用碘滴定液进行滴定。丙酮和甲醛均可掩蔽亚硫酸钠、亚硫酸氢钠和焦亚硫酸钠，但在选用时应注意甲醛的还原性，若采用的滴定液为较强的氧化剂，就不用甲醛作掩蔽剂。

2. 加酸分解法

亚硫酸钠、亚硫酸氢钠及焦亚硫酸钠均可被强酸分解，产生二氧化硫气体，经加热可全部逸出而除去。例如，磺胺嘧啶注射液的含量测定采用亚硝酸钠滴定法，其中添加了亚硫酸氢钠抗氧剂，可消耗亚硝酸钠滴定液，若滴定前加入一定量的盐酸（这也是亚硝酸钠滴定法所要求的条件），使亚硫酸氢钠分解，排除干扰。

3. 加入弱氧化剂氧化

此法是加入一种弱氧化剂将亚硫酸盐或亚硫酸氢盐氧化，以排除干扰。选用的氧化剂不氧化被测的药物，也不会消耗滴定液，常用的氧化剂为过氧化氢和硝酸。

4. 利用主药和抗氧剂紫外吸收光谱的差异进行测定

如盐酸氯丙嗪注射液中常添加维生素 C 作抗氧剂，盐酸氯丙嗪分别在 254nm 和 306nm 波长处有紫外吸收，而维生素 C 只在 243nm 波长处有最大吸收，因此《中国药典》中采用紫外分光光度法测定盐酸氯丙嗪注射液的含量时，在 306nm 波长处测定吸光度，按吸收系数为 115 计算其含量。因维生素 C 在 306nm 波长处无吸收，不干扰测定。

四、复方制剂分析的项目、步骤和方法

复方制剂是含有 2 种或 2 种以上药物的制剂。复方制剂的分析不仅要考虑制剂附加剂对测定的影响，同时还要考虑所含有效成分之间的相互影响。如果复方制剂中有效成分之间不发生干扰，则可以不分离而直接测定各成分的含量；如果各有效成分之间相互有干扰，则可根据它们的理化性质，采用适当的分离方法处理后，再进行测定。色谱法，如高效液相色谱法、气相色谱法等，同时具有分离和测试的功能，是目前复方制剂分析中应用最广泛的方法。

（一）不分离直接测定各成分的含量

举例说明：复方对乙酰氨基酚片处方为

乙酰水杨酸	230g
对乙酰氨基酚	126g
咖啡因	30g
制成	1000 片

复方对乙酰氨基酚片中含有对乙酰氨基酚、乙酰水杨酸和咖啡因三种主成分。各成分之间性质差异大。乙酰水杨酸为芳酸类药物，具酸性，酸性解离常数为 3.27×10^{-4}，可用酸量法测定；对乙酰氨基酚为芳酰胺类药物，具酰胺基，呈中性，但具潜在芳伯氨基，可将其在酸性条件下水解后用重氮化法测定；咖啡因为黄嘌呤类生物碱，碱性极弱，碱性解离常数为 0.7×10^{-14}，不能采用一般生物碱的含量测定方法，但可将其与碘发生定量沉淀以后，剩余的碘用硫代硫酸钠滴定从而求得咖啡因的含量。

1. 乙酰水杨酸的含量测定

取本品 20 片，精密称定，研细备用。精密称取上述细粉适量（约相当于乙酰水杨酸 0.4g），置分液漏斗中，加水 15mL，摇匀，用氯仿振摇提取 4 次（20mL、10mL、10mL、10mL），提取氯仿液用同一份水 10mL 洗涤，合并氯仿洗液，置水浴上蒸干，残渣加中性乙醇（对酚酞指示液显中性）20mL 溶解后，加酚酞指示液 3 滴，用 0.1mol/L 氢氧化钠液滴定，即得。每 1mL 0.1mol/L 氢氧化

钠液相当于 18.02mg 的 $C_9H_8O_4$。

2. 对乙酰氨基酚的含量测定

精密称取上述细粉适量（约相当于对乙酰氨基酚 0.25 g），置锥形瓶中，加稀硫酸 25 mL，缓缓加热回流 60min，冷却至室温，将析出的水杨酸过滤，滤渣与锥形瓶用盐酸液（1→2）40mL，分数次洗涤，每次 5mL，合并滤液与洗液，加溴化钾 3g 溶解后，将滴定管的尖端插入液面下约 2/3 处，在不低于 20℃ 的温度下，用 0.1mol/L 亚硝酸钠液迅速滴定，随滴随搅拌，至近终点时，将滴定管尖端提出液面，用少量的水将尖端洗涤，洗液并入溶液中继续缓缓滴定，至用细玻棒蘸取溶液少许，划过涂有含锌碘化钾淀粉指示液的白瓷板上，即显蓝色的条痕，停止滴定，5min 后再蘸取少许，划过一次，如仍显蓝色的条痕，即达终点。每 1mL 的 0.1mol/L 亚硝酸钠液相当于 15.12mg 的 $C_8H_9NO_2$。

3. 咖啡因的含量测定

精密称取上述细粉适量（约相当于咖啡因 50mg），加稀硫酸 5mL，振摇数分钟使咖啡因溶解，过滤，滤液置 50mL 容量瓶中，滤器与滤渣用水洗涤三次，每次 5mL，合并滤液与洗液，精密加 0.1mol/L 碘液 25mL，用水稀释至刻度，摇匀，在约 25℃ 避光放置 15min，摇匀，过滤，弃去初滤液，精密量取续滤液 25mL 置碘量瓶中，用 0.05mol/L 硫代硫酸钠液滴定，至近终点时，加淀粉指示液，继续滴定至蓝色消失，并将滴定结果用空白试验校正，即得。每 1mL 0.1 mol/L 碘液相当于 5.305mg 的 $C_8H_{10}N_4O_2 \cdot H_2O$。

（二）需分离后测定各成分的含量

高效液相色谱法同时具有分离和测试的功能，故《中国药典》（2015）中大多复方制剂测定各成分的含量选择此法。例如复方甘草片中的吗啡、甘草酸的含量测定。

【处方】　　甘草浸膏粉（中粉）　　112.5g
　　　　　　阿片粉或罂粟果提取物粉　4g
　　　　　　樟脑　　　　　　　　　　2g
　　　　　　八角茴香油　　　　　　　2g
　　　　　　苯甲酸钠（中粉）　　　　2g
　　　　　　制成　　　　　　　　　　1000 片

复方甘草片为祛痰镇咳药类的复方制剂。《中国药典》要求，本品每片中含无水吗啡应为 0.36~0.44mg；含甘草酸不得少于 7.3mg。

《中国药典》中复方甘草片的吗啡含量测定方法为：

色谱条件与系统适用性试验：用辛烷基硅烷键合硅胶为填充剂；以 0.05mol/L 磷酸二氢钾溶液 - 0.0025mol/L 庚烷磺酸钠水溶液 - 乙腈（5:5:2）为流动相；检测波长为 220nm。理论板数按吗啡峰计算不低于 1000。

固相萃取柱系统适用性试验：用十八烷基硅烷键合硅胶为填充剂；以测定

方法中相同的处理条件和洗脱条件试验。精密量取浓度为每 1mL 中含吗啡对照品 0.05mg 的 5% 醋酸溶液 1mL，置处理后的固相萃取柱上，同法洗脱，用 5mL 量瓶收集洗脱液至刻度，摇匀，作为系统适用性试验溶液。精密量取系统适用性试验溶液与含量测定项下的对照品溶液各 10μL 分别注入液相色谱仪，记录色谱图，按下列公式计算，系统适用性试验结果 (f_s) 应为 0.97～1.03。

$$系统适用性试验结果(f_s) = (A_x/C_x)/(A_R/C_R)$$

式中　A_x——系统适用性试验溶液吗啡峰面积
　　　A_R——对照品溶液吗啡峰面积
　　　C_x——系统适用性试验溶液浓度
　　　C_R——对照品溶液浓度

测定方法　取固相萃取柱 1 支，依次用甲醇-水（3∶1）15mL 与水 5mL 冲洗，再用 pH 约为 9 的氨水溶液（取水适量，滴加氨试液至 pH 为 9）冲洗至流出液 pH 约为 9，待用。取本品 30 片，精密称定，研细，精密称取约 10 片量，置磨口锥形瓶中，精密加水 90mL。超声处理 5min，精密加稀盐酸（6→10）10mL，摇匀，超声处理 20min 使吗啡溶解，取出，放冷，过滤；精密量取续滤液 1mL。置上述固相柱上，滴加氨试液适量使柱内溶液的 pH 约为 9（上样前另取同体积的续滤液预先调试，以确定滴加氨试液的量），摇匀，待溶剂滴尽后，用水约 20mL 冲洗，用含 2% 甲醇的 5% 醋酸溶液洗脱，用 5mL 量瓶收集洗脱液至刻度，摇匀，精密量取 20μL 注入液相色谱仪，记录色谱图；另取吗啡对照品，精密称定，用含 2% 甲醇的 5% 醋酸溶液溶解并定量稀释制成每 1mL 中约含吗啡 0.01mg 的溶液，同法测定。按外标法以峰面积计算，即得。

项目任务

任务 1　磺胺嘧啶片的分析

任务目标

掌握磺胺嘧啶片的质量检验方法和检验的操作技术。
掌握高效液相色谱分析技术。
能够规范书写检验原始记录和检验报告书。

任务资讯

查阅《中国药典》(2015) 二部、《中国药品检验标准操作规范》(2015) 等资料，了解基本信息。

一、检验项目

磺胺嘧啶片质量检验。

二、检验药品

（1）检验药品名称　磺胺嘧啶片。
（2）检验药品来源　市场购买或送检样品。
（3）检验药品的规格、批号、数量及包装　查阅药品包装及说明书，记录相关信息。

三、质量标准

1. 性状

本品为白色至微黄色片；遇光色渐变深。

2. 鉴别

（1）取本品的细粉适量（约相当于磺胺嘧啶 0.1g）加水与 0.44% 氢氧化钠溶液各 3mL，振摇使磺胺嘧啶溶解，过滤，取滤液，加硫酸铜试液 1 滴，即生成黄绿色沉淀，放置后变为紫色。

（2）取本品按《中国药典》（2015）通则 0512 测定，供试品溶液主峰的保留时间应与对照品溶液主峰的保留时间一致。

（3）取本品的细粉适量（约相当于磺胺嘧啶 0.1g），加稀盐酸 5mL，振摇使磺胺嘧啶溶解，过滤，滤液显芳香第一胺类的鉴别反应（通则 0301）。

3. 检查

溶出度：取本品，按照《中国药典》（2015）通则 0931 第二法测定，限度为标示量的 70%，应符合规定。

4. 含量测定

照高效液相色谱法（通则 0512）测定，含磺胺嘧啶（$C_{10}H_{10}N_4O_2S$）应为标示量的 95.0%～105.0%。

四、分析检验方法及其依据

依据《中国药典》（2015）（二部、四部）磺胺吡啶片的鉴别项、检查项和含量测定项进行分析检验。

任务准备

一、准备仪器和试药

仪器：高效液相色谱仪、电子天平、托盘天平、容量瓶、称量瓶、试剂瓶、烧杯、玻璃棒、吸量管等。

试药：氢氧化钠、硫酸铜、盐酸、乙腈、醋酸铵、氢氧化钠、磺胺嘧啶对照品。

二、检查用液的配制

硫酸铜试液：取硫酸铜 12.5g，加水使其溶解成 100mL，即得。

任务实施

一、鉴别

（一）操作方法

（1）取本品的细粉适量（约相当于磺胺嘧啶 0.1g）加水与 0.44% 氢氧化钠溶液各 3mL，振摇使磺胺嘧啶溶解，过滤，取滤液，加硫酸铜试液 1 滴，观察颜色变化。

（2）记录含量测定项下的色谱图。

（3）取本品的细粉适量（约相当于磺胺嘧啶 0.1g），加稀盐酸 5mL，振摇使磺胺嘧啶溶解，过滤，滤液按（通则 0301）进行芳香第一胺类鉴别，并观察现象。

（二）结果判断

与硫酸铜呈色反应呈正反应，判为符合规定，否则，判为不符合规定；高效液相色谱中，供试品溶液主峰的保留时间应与对照品溶液主峰的保留时间一致，判为符合规定，否则，判为不符合规定；重氮偶合反应呈正反应，判为符合规定，否则，判为不符合规定。

（三）记录

按规范要求填写原始记录。

二、检查

（一）操作方法

溶出度：取本品，照溶出度测定法（通则 0931 第二法），以盐酸溶液（9→1000）1000mL 为溶出介质，转速为 75r/min，依法操作，经 60min 时，取溶液 5mL 过滤，精密量取续滤液 1mL，置 50mL 量瓶中，加 0.01mol/L 氢氧化钠溶液稀释至刻度，摇匀，照紫外－可见分光光度法，在 254nm 波长处测定吸光度，按 $C_{10}H_{10}N_4O_2S$ 的吸收系数为 866 计算每片的溶出量。

（二）结果判断

溶出量超过标示量的 70%，判为符合规定，否则，判为不符合规定。

（三）记录

按规范要求填写原始记录。

三、含量测定

(一) 操作方法

色谱条件与系统适用性试验：用十八烷基硅烷键合硅胶为填充剂；0.3%醋酸铵溶液-乙腈（20:80）为流动相；检测波长为260nm。理论板数按磺胺嘧啶峰计算不低于3000。

测定方法：取本品10片，精密称定，研细，精密称取适量（约相当于磺胺嘧啶0.1g），置100mL量瓶中，加0.1mol/L氢氧化钠溶液10mL，振摇使磺胺嘧啶溶解，加流动相至刻度，摇匀，过滤，精密量取续滤液5mL，置50mL量瓶中，加流动相稀释至刻度，摇匀，精密量取10μL注入液相色谱仪，记录色谱图；另取磺胺嘧啶对照品约25mg，精密称定，置50mL量瓶中，加0.1mol/L氢氧化钠溶液2.5mL溶解后，用流动相稀释至刻度，摇匀，精密量取10mL，置50mL量瓶中，用流动相稀释至刻度，摇匀，同法测定。按外标法以峰面积计算，即得。

(二) 结果判断

含磺胺嘧啶（$C_{10}H_{10}N_4O_2S$）大于标示量的95.0%，判为符合规定，否则，判为不符合规定。

(三) 记录

按规范要求填写原始记录。

四、数据处理与检验报告

按规定要求进行数据处理，按规范要求书写检验报告。

任务2 维生素C注射液的分析

任务目标

掌握维生素C注射液的质量检验方法和检验的操作技术。

掌握紫外-可见分光光度法分析技术。

能够规范书写检验原始记录和检验报告书。

任务资讯

查阅《中国药典》（2015）二部、《中国药品检验标准操作规范》（2015）等资料，了解基本信息。

一、检验项目

维生素C注射液质量检验。

二、检验药品

（1）检验药品名称　维生素 C 注射液。
（2）检验药品来源　市场购买或送检样品。
（3）检验药品的规格、批号、数量及包装　查阅药品包装及说明书，记录相关信息。

三、质量标准

1. 性状

本品为无色至微黄色的澄明液体。

2. 鉴别

（1）取本品适量，加水制成 1mL 含维生素 C 10mg 的溶液，取 4mL，加 0.1mol/L 的盐酸溶液 4mL，混匀，加 0.05% 亚甲蓝乙醇溶液 4 滴，置 40℃ 水浴中加热，3min 内溶液应由深蓝色变为浅蓝色或完全褪色。

（2）取本品，依《中国药典》（2015）通则 0502 测定，供试品溶液所显主斑点的位置和颜色应与对照品溶液的主斑点相同。

3. 检查

（1）pH　依《中国药典》（2015）通则 0631 测定，应为 5.0 ~ 7.0。
（2）颜色　《中国药典》（2015）通则 0401 测定，吸光度不得超过 0.06。
（3）草酸　供试品溶液产生的浑浊不得浓于对照品溶液（0.3%）。
（4）细菌内毒素　取本品，依《中国药典》（2015）通则 1143 检验，每 1mg 维生素 C 中含内毒素量应小于 0.020EU。
（5）其他　应符合注射剂项下有关的各项规定（通则 0102）。

4. 含量测定

含维生素 C（$C_6H_8O_6$）应为标示量的 93% ~ 107.0%

四、分析检验方法及其依据

依据《中国药典》（2015）（二部、四部）维生素 C 注射液鉴别项、检查项和含量测定项进行分析检验。

任务准备

一、准备仪器和试药

仪器：紫外 – 可见分光光度仪、电子天平、容量瓶、称量瓶、试剂瓶、滴定管、烧杯、玻璃棒、吸量管等。

试药：亚甲基蓝、乙酸乙酯、盐酸、乙醇、硅胶 GF_{254}、醋酸、草酸、氯化钙、淀粉、碘、碘化钾。

二、检查用液的配制试液

（一）试液的配制

氯化钙试液：取氯化钙 7.5g，加水使其溶解成 100mL，即得。

（二）滴定液的配制与标定

（1）碘滴定液的配制　取碘 13.0g，加碘化钾 36g 与水 50mL 溶解后，加盐酸 3 滴与水适量使成 1000mL，摇匀，用垂熔玻璃滤器过滤。

（2）标定　精密量取本液 25mL，置碘瓶中，加水 100mL 与盐酸溶液（9→100）1mL，轻摇混匀，用硫代硫酸钠滴定液（0.1mol/L）滴定至近终点时，加淀粉指示液 2mL，继续滴定至蓝色消失。根据硫代硫酸钠滴定液（0.1mol/L）的消耗量，算出本液的浓度，即得。

（三）指示剂的配制

淀粉指示液：取可溶性淀粉 0.5g，加水 5mL 搅匀后，缓缓倾入 100mL 沸水中，随加随搅拌，继续煮沸 2min，放冷，倾取上层清液，即得。本液应临用新配。

任务实施

一、鉴别

（一）操作方法

（1）取本品适量，加水制成 1mL 含维生素 C 10mg 的溶液，取 4mL，加 0.1mol/L 的盐酸溶液 4mL，混匀，加 0.05% 亚甲蓝乙醇溶液 4 滴，置 40℃ 水浴中加热，3min 内观察溶液颜色变化。

（2）取本品，用水稀释制成 1mL 中含维生素 C 1mg 的溶液，作为供试品溶液；另取维生素 C 对照品，加水溶解并稀释制成 1mL 中约含 1mg 的溶液，作为对照品溶液，照薄层色谱法（通则 0502）试验，吸取上述两种溶液各 2μL，分别点于同一硅胶 GF_{254} 薄层板上，以乙酸乙酯 – 乙醇 – 水（5∶4∶1）为展开剂，展开，晾干，立即（1h 内）置紫外光灯（254nm）下检视，观察供试品溶液所显主斑点的位置与颜色应与对照品溶液的主斑点相同。

（二）结果判断

与亚甲基蓝呈色反应，判为符合规定，否则判为不符合规定；供试品溶液所显主斑点的位置和颜色应与对照品溶液的主斑点相同，判为符合规定，否则判为不符合规定。

（三）记录

按规范要求填写原始记录。

二、检查

(一) 操作方法

（1）颜色　取本品，用水稀释制成每1mL中含维生素C 50mg的溶液，照紫外-可见分光光度法（通则0401），在420nm波长处测定。

（2）草酸　取本品，用水稀释制成每1mL中约含维生素C 50mg的溶液，精密量取5mL，加稀醋酸1mL与氯化钙试液0.5mL摇匀，放置1h，作为供试品溶液；精密称取草酸75mg，置500mL量瓶中，加水溶解并稀释至刻度，摇匀，精密量取5mL，加稀醋酸1mL与氯化钙试液0.5mL，摇匀，放置1h，作为对照品溶液。供试品溶液产生的浑浊与对照品溶液（0.3%）比较。

（3）细菌内毒素　取本品，依法检查（通则1143）。

(二) 结果判断

pH为5.0~7.0，判为符合规定，否则判为不符合规定；吸光度小于0.06，判为颜色符合规定，否则判为不符合规定；供试品溶液产生的浑浊不浓于对照品溶液（0.3%），判为草酸符合规定，否则判为不符合规定；每1mg维生素C中含内毒素量应小于0.020EU，判为内毒素符合规定，否则判为不符合规定。

(三) 记录

按规范要求填写原始记录。

三、含量测定

(一) 操作方法

精密量取本品适量（约相当于维生素C 0.2g），加水15mL与丙酮2mL，摇匀，放置5min，加稀醋酸4mL与淀粉指示液1mL，用碘滴定液（0.05mol/L）滴定，至溶液显蓝色并持续30s不褪。每1mL碘滴定液（0.05mol/L）相当于8.806mg的$C_6H_8O_6$。

(二) 结果判断

含维生素C（$C_6H_8O_6$）大于标示量的93.0%，判为符合规定，否则判为不符合规定。

(三) 记录

按规范要求填写原始记录。

四、数据处理与检验报告

按规定要求进行数据处理，按规范要求书写检验报告。

项目总结

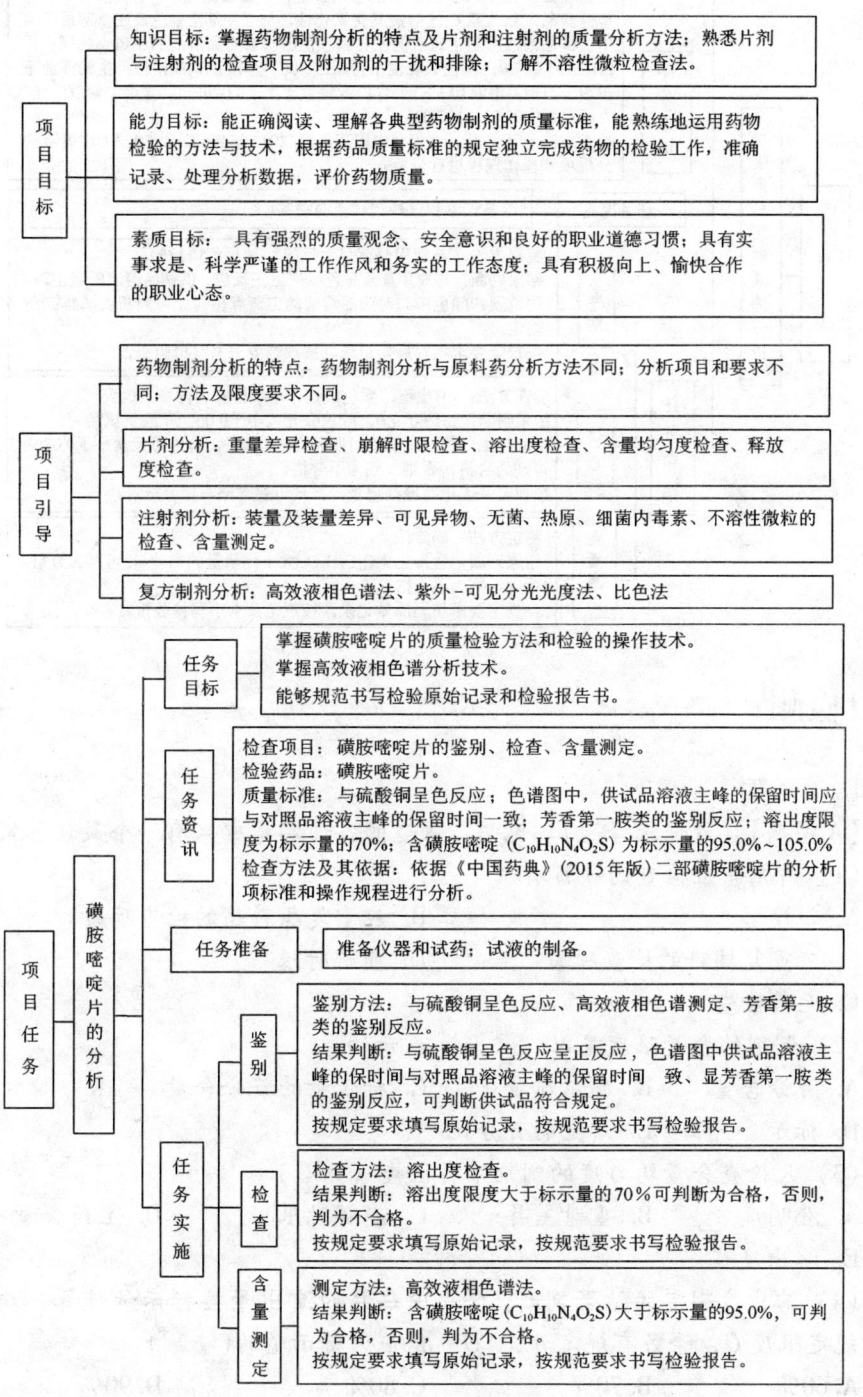

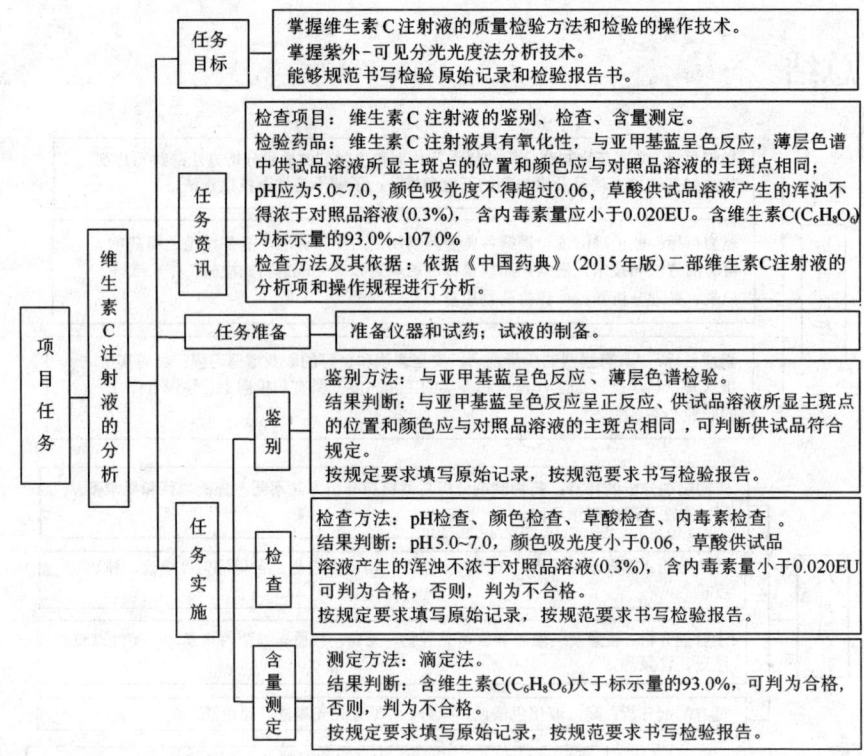

项目检测

1. 选择题

【A型题】（最佳选择题）。说明：每题的备选答案中只有一个最佳答案。

(1) 片剂中应检查的项目有（　　）。

A. 粒度　　　　　　　　　　B. 应重复原料药的检查项目

C. 应重复辅料的检查项目　　D. 崩解时限

E. 无菌检查

(2) 制剂的含量限度是以（　　）表示的。

A. 百分含量　　B. 摩尔质量　　C. 标示量的百分含量

D. 标示量　　　E. 质量的百分比

(3) 凡检查含量均匀度的制剂不再检查（　　）。

A. 澄明度　　B. 重量差异　　C. 崩解时限　　D. 主药含量

E. 溶出度

(4) 溶出度测定的结果判断：6片中每片的溶出量按标示量计算，均应不低于规定限度 Q，除另有规定外，"Q"值应为标示量的(　　)。

A. 60%　　　　B. 70%　　　　C. 80%　　　　D. 90%

E. 95%

(5) 片剂中的糖类附加剂可干扰（　　）。
A. 酸碱滴定法　　　　　　　B. 氧化还原滴定法
C. 非水滴定法　　　　　　　D. 紫外分光光度法
E. 配位滴定法

(6) 盐酸氯丙嗪注射液中常添加维生素C作抗氧剂，为排除维生素C的干扰可采用（　　）。
A. 加入掩蔽剂丙酮和甲醛　　B. 加酸分解法
C. 加入弱氧化剂氧化　　　　D. 改用其他的方法
E. 利用主药和抗氧剂紫外吸收光谱的差异进行测定

(7) 维生素C注射液中抗氧剂亚硫酸氢钠对碘量法有干扰，排除干扰的掩蔽剂是（　　）。
A. 硼酸　　　B. 草酸　　　C. 丙酮　　　D. 酒石酸
E. 甲醛

(8) 采用碘量法测定维生素C注射剂时，滴定前加入丙酮是为了（　　）。
A. 保持维生素C的稳定　　　B. 增加维生素C的溶解度
C. 消除亚硫酸氢钠的干扰　　D. 有助于指示终点
E. 提取出维生素C后再测定

【B型题】（配伍选择题）。说明：备选答案在前，试题在后。每组题均对应同一组备选答案，每题只有一个正确答案。每个备选答案可重复选用，也可不选用。

(9)～(13) 题选项：
A. 重量差异　　B. 含量均匀度　　C. 溶出度　　D. 无菌检查
E. 释放度

(9) 按规定方法测得片剂每片的重量与平均片重之间的差异为（　　）。
(10) 小剂量片剂应检查（　　）。
(11) 难溶性药物的片剂应检查（　　）。
(12) 缓释、控释制剂应检查（　　）。
(13) 注射剂应进行（　　）检查。

(14)～(18) 题选项：
A. 6片　　　B. 10片　　　C. 20片　　　D. 5片
E. 8片

(14) 崩解时限检查时应取供试品（　　）。
(15) 溶出度测定时应取供试品（　　）。
(16) 含量均匀度测定时，一般初试应取供试品（　　）。
(17) 释放度检查时应取供试品（　　）。

(18) 片剂重量差异检查应取供试品（　　）。

(19) ~ (23) 题崩解时限的要求为

A. 15min　　　　B. 30min　　　　C. 1h　　　　　　D. 5min

E. 先在盐酸溶液（9→1000）中检查2h，不得有裂缝或崩解现象，之后在磷酸盐缓冲液（pH6.8）中检查，1h内应全部溶化或崩解并通过筛网

(19) 普通片（　　）。

(20) 糖衣片（　　）。

(21) 肠溶衣片（　　）。

(22) 舌下片（　　）。

(23) 薄膜衣片（　　）。

【X型题】（多项选择题）说明：每题至少有2个或2个以上答案可以选择。

(24) 药物制剂的目的是（　　）。

A. 保证药物用法和用量的准确　　B. 增加药物稳定性

C. 使药物更好地发挥疗效　　　　D. 便于服用、储存和运输

E. 临床需要

(25) 药物制剂分析的特点有（　　）。

A. 分析方法不同

B. 分析项目和要求不同

C. 含量测定结果的表示方法和限度要求不同

D. 组成不同

E. 生物利用度不同

(26) 药物制剂的检查中（　　）。

A. 杂质检查项目应与原料药检查项目相同

B. 杂质检查项目应与辅料检查项目相同

C. 杂质检查主要是检查制剂生产、储存过程中引入或产生的杂质

D. 不再进行杂质检查

E. 除杂质检查外还应进行制剂学方面的有关检查

(27) 药品稳定性试验包括（　　）。

A. 影响因素试验　　　　　　　B. 加速试验

C. 长期试验　　　　　　　　　D. 临床试验

E. 空白试验

(28) 硬脂酸镁为片剂常用的润滑剂，可干扰（　　）。

A. 酸碱滴定法　　　　　　　　B. 氧化还原滴定法

C. 非水滴定法　　　　　　　　D. 紫外分光光度法

E. 配位滴定法

(29) 注射剂一般检查项目有（　　）。

A. 不溶性微粒检查　　　　　　B. 可见异物检查
C. 装量及装量差异　　　　　　D. 热原检查
E. 无菌试验

（30）注射剂中常用的附加剂有（　　）。
A. 抗氧剂　　B. 抑菌剂　　C. 助溶剂　　D. 润湿剂
E. 崩解剂

（31）注射剂中常加入抗氧剂以增加药物的稳定性，常用的抗氧剂有（　　）
A. 亚硫酸钠　　B. 亚硫酸氢钠　　C. 焦亚硫酸钠
D. 硫代硫酸钠　　E. 维生素 C

（32）当注射剂中含有 $NaHSO_3$、Na_2SO_3 等抗氧剂干扰含量测定时，可以采用（　　）
A. 加入掩蔽剂丙酮　　　　　　B. 加酸分解法
C. 加入弱氧化剂氧化　　　　　D. 加入掩蔽剂甲醛
E. 利用主药和抗氧剂紫外吸收光谱的差异进行测定

2. 填空题

（1）制剂与原料药含量测定结果的表示方法及限度要求不同，制剂一般以_____表示，当制剂中主药含量与标示量相等时，其标示百分含量为_____；原料药的含量限度以_____表示。

（2）药物及制剂稳定性试验的目的，是考察原料药或制剂在_____、_____、光线的影响下随时间变化的规律，为药品的生产、包装、储存、运输提供科学依据，同时通过试验建立药品的_____。

（3）凡检查释放度的片剂，一般不再进行_____的检查。

（4）凡检查溶出度的制剂，一般不再检查_____。

（5）释放度是指口服药物从_____制剂、_____制剂、肠溶制剂及透皮贴剂等在规定条件下释放的速度和程度。

（6）测定药物的溶出度时，所使用的溶出介质必须经_____处理，一般采用_____或_____法除去溶解在溶液中的气体。

（7）片剂中的滑石粉在水中不易溶解，使溶液浑浊，当采用_____、旋光度法及比浊度法测定片剂的主药含量时会发生干扰，一般采用_____提取分离法。

（8）热原是指药品中含有的能_____，是微生物的代谢产物。

3. 计算题

（1）《中国药典》规定维生素 B_{12} 注射液规格为 0.1mg/mL，含量测定如下：精密量取本品 7.5mL，置 25mL 量瓶中，加蒸馏水稀释至刻度，混匀，置 1cm 石英池中，以蒸馏水为空白，在 361nm 波长处测定吸光度为 0.593，按 $(E_{1cm}^{1\%})$ 为 207 计算维生素 B_{12} 的标示百分含量。

(2) 烟酸片的含量测定：取本品 20 片，精密称定质量为 7.1680g，研细，取片粉 0.3729 g，加新沸放冷的水 50mL，加热使溶解，用氢氧化钠滴定液（0.1mol/l）滴定，消耗 25.20mL，每 1mL 氢氧化钠滴定液（0.1mol/L）相当于 12.31mg 烟酸，已知烟酸片规格 0.3g，氢氧化钠滴定液（0.1mol/L）的 $F=1.005$，计算每片烟酸的百分含量和烟酸片的标示百分含量。

项目拓展

显微计数法检查不溶性微粒

不溶性微粒检查法是在可见异物检查符合规定后，用以检查静脉用注射剂（溶液型注射液、注射用无菌粉末、注射用浓溶液）及供静脉注射用无菌原料药中不溶性微粒的大小及数量。

不溶性微粒检查法包括光阻法和显微计数法。当光阻法测定结果不符合规定或供试品不适于用光阻法测定时，应采用显微计数法进行测定，并以显微计数法的测定结果作为判定依据。这里仅介绍显微计数法。

试验操作环境应不得引入外来微粒，测定前的操作应在层流净化台中进行。玻璃仪器和其他所需的用品均应洁净、无微粒。本法所用微粒检查用水（或其他适宜溶剂），使用前须经不大于 $1.0\mu m$ 的微孔滤膜过滤。

取微粒检查用水（或其他适宜溶剂）50mL，按相应检查法项下规定的方法测定。光阻法要求每 10mL 中含 $10\mu m$ 以上的不溶性微粒应在 10 粒以下，含 $25\mu m$ 以上的不溶性微粒应在 2 粒以下。显微计数法要求每 50mL 中含 $10\mu m$ 以上的不溶性微粒应在 20 粒以下，含 $25\mu m$ 以上的不溶性微粒应在 5 粒以下。否则表明微粒检查用水（或其他适宜溶剂）、玻璃仪器或试验环境不适于进行微粒检查，应重新处理，检测符合规定后方可进行供试品检查。

一、显微计数法

对仪器的一般要求：仪器通常包括层流净化台、显微镜、微孔滤膜及其滤器、平皿等。

1. 层流净化台

高效空气过滤器孔径 $0.45\mu m$，气流方向由里向外，应定期检查风速及净化台上空气中的微粒数。

2. 显微镜

双筒大视野显微镜，目镜内附标定的测微尺（每格 $0.05\sim0.1mm$）。坐标轴前后、左右移动范围均应大于 30mm，显微镜装置内附有光线投射角度、光强度均可调节的照明装置。检测时放大 100 倍。微孔滤膜白色，孔径 $0.45\mu m$、直径 25mm 或 13mm，一面印有间隔 3mm 的格栅；膜上如有 $10\mu m$ 以上的不溶性微粒，应在 5 粒以下，并不得有 $25\mu m$ 以上的微粒，必要时，可用微粒检查用水冲洗使符合要求。

3. 检查前的准备

试验环境检测符合规定后,在层流净化台上将滤器用微粒检查用水(或其他适宜溶剂)冲洗至洁净,用平头无齿镊子夹取测定用滤膜,用微粒检查用水(或其他适宜溶剂)冲洗后,置滤器托架上;固定滤器,倒置,反复用微粒检查用水(或其他适宜溶剂)冲洗滤器内壁,沥干后安装在抽滤瓶上,备用。

二、检查方法

(1) 标示装量为25mL或25mL以上的静脉用注射液或注射用浓溶液 除另有规定外,取供试品,用水将容器外壁洗净,在层流净化台上小心翻转20次,使溶液混合均匀,立即小心开启容器,用适宜的方法抽取或量取供试品溶液25mL,沿滤器内壁缓缓注入经预处理的滤器(滤膜直径25mm)中。静置1min,缓缓抽滤至滤膜近干,再用微粒检查用水25mL,沿滤器内壁缓缓注入,洗涤并抽滤至滤膜近干,然后用平头镊子将滤膜移置平皿上(必要时,可涂抹极薄层的甘油使滤膜平整),微启盖子使滤膜适当干燥后,将平皿闭合,置显微镜载物台上。调好入射光,放大100倍进行显微测量,调节显微镜至滤膜格栅清晰,移动坐标轴,分别测定有效滤过面积上最长粒径大于$10\mu m$和$25\mu m$的微粒数。另取至少两个供试品,同法测定,计算测定结果的平均值。

(2) 标示装量为25mL以下的静脉用注射液或注射用浓溶液 除另有规定外,取供试品,用水将容器外壁洗净,在层流净化台上小心翻转20次,使混合均匀,立即小心开启容器,用适宜的方法直接抽取每个容器中的全部溶液,沿滤器内壁缓缓注入经预处理的滤器(滤膜直径13mm)中,照上述(1)同法测定。

(3) 静脉注射用无菌粉末及供注射用无菌原料药 除另有规定外,照光阻法中检查法制备供试品溶液,同上述(1)操作测定。

三、结果判定

(1) 标示装量为100mL或100mL以上的静脉用注射液 除另有规定外,每1mL中含$10\mu m$以上的微粒不得超过12粒,含$25\mu m$以上的微粒不得超过2粒。

(2) 标示装量为100mL以下的静脉用注射液、静脉注射用无菌粉末、注射用浓溶液及供注射用无菌原料 除另有规定外,每个供试品容器(份)中含$10\mu m$以上的微粒不得超过3000粒,含$25\mu m$以上的微粒不得超过300粒。

附录

附录一　检验标准操作程序示例

葡萄糖中铁盐检验标准操作规程

	编写人	审核人	审核人	审核人	批准人
部门	质量部 QC	质量部 QC	质量部 QC	质量部 QA	质量副总
姓名					
签名					
日期					

1　主题内容和适用范围

本程序规定了葡萄糖中铁盐的检查方法和注意事项,使其规范化、标准化。本程序适用于葡萄糖中微量铁盐的限量检查。

2　引用标准

《中国药典》(2015)四部通则0807"铁盐检查法"和二部1269中"葡萄糖的质量标准-铁盐检查"。

3　简介

药品中铁盐的限度检查,《中国药典》(2015)四部通则0807采用硫氰酸盐法。该法系利用硫氰酸盐在酸性溶液中与供试品中的三价铁盐生成红色的可溶性硫氰酸铁的配位化合物,与一定量标准铁溶液用同法处理后进行比色。

4　仪器与用具

纳氏比色管,50mL,应选玻璃质量好,配对、无色(尤其管底),管的直径大小相等,管上的刻度高低一致的纳氏比色管进行实验。

5　试药与试液

标准铁溶液的制备:称取硫酸盐铁铵[$FeNH_4(SO_4)_2 \cdot 12H_2O$]0.863g,置1000mL量瓶中,加水溶解后,加硫酸2.5mL,用水稀释至刻度,摇匀,作为贮备液。本液在6个月内适用。临用前,精密量取贮备液10mL,置100mL量瓶中,加水稀释至刻度,摇匀,即得(每1mL相当于10μg的Fe)。

硫氰酸铵溶液(30→100):取硫氰酸铵30g加水溶解至100mL。

6　操作程序

6.1　供试溶液的制备

取葡萄糖2.0g，置50mL纳氏比色管中，加水20mL溶解。

6.2 对照品溶液的制备

取标准铁溶液（10μg/mL）2.0mL，置另一50mL纳氏比色管中，加水20mL溶解。

6.3 向上述两管内各加硝酸3滴，缓慢煮沸5min，放冷，用水稀释制成45mL，加30%硫氰酸铵溶液3.0mL，摇匀，以白色为背景，观察比较所产生的颜色。

6.4 如供试管与对照管色调不一致，可分别移置分液漏斗中，各加正丁醇20mL振摇提取，待分层后，将正丁醇层移置50mL纳氏比色管中，再用正丁醇稀释至25mL，比较即得。

7 注意事项

标准铁贮备液应存放于阴凉处，存放期如出现浑浊或其他异常情况时，不得再使用。

8 记录

实验时的室温、取样量、标准铁溶液的取用和毫升数结果。

9 结果判定

供试品溶液不显色或显色不比对照品溶液深，即为"铁盐限量不超过0.001%"，判为符合规定，否则，判为不符合规定。

附录二 紫外-可见分光光度法

一、仪器的校正和检定

1. 波长

由于环境因素对机械部分的影响,仪器的波长经常会略有变动,因此除应定期对所用的仪器进行全面校正检定外,还应于测定前校正测定波长。常用汞灯中的较强谱线 237.83nm、253.65nm、275.28nm、296.73nm、313.16nm、334.15nm、365.02nm、404.66nm、435.83nm、546.07nm 与 576.96nm;或用仪器中氘灯的 486.02nm 与 656.10nm 谱线进行校正;钬玻璃在波长 279.4nm、287.5nm、333.7nm、360.9nm、418.5nm、460.0nm、484.5nm、536.2nm 与 637.5nm 处有尖锐吸收峰,也可作波长校正用,但因来源不同或随着时间的推移会有微小的变化,使用时应注意;近年来,常使用高氯酸钬溶液校正双光束仪器,以10%高氯酸溶液为溶剂,配制含氧化钬(Ho_2O_3)4%的溶液,该溶液的吸收峰波长为 241.13nm、278.10nm、287.18nm、333.44nm、345.47nm、361.31nm、416.28nm、451.30nm、485.29nm、536.64nm 和 640.52nm。

仪器波长的允许误差为:紫外光区 ±1nm,500nm 附近 ±2nm。

2. 吸光度的准确度

可用重铬酸钾的硫酸溶液检定。取在120℃干燥至恒重的基准重铬酸钾约60mg,精密称定,用 0.005mol/L 硫酸溶液溶解并稀释至1000mL,在规定的波长处测定并计算其吸收系数,并与规定的吸收系数比较,应符合表中的规定。

波长/nm	235(最小)	257(最大)	313(最小)	350(最大)
吸收系数($E_{1cm}^{1\%}$)的规定值	124.5	144.0	48.6	106.6
吸收系数($E_{1cm}^{1\%}$)的许可范围	123.0~126.0	142.8~146.2	47.0~50.3	105.5~108.5

3. 杂散光的检查

可按下表所列的试剂盒浓度,配制成水溶液,置1cm石英吸收池中,在规定的波长处测定透光率,应符合表中的规定。

试剂	浓度/% 或(g/mL)	测定用波长/nm	透光率/%
碘化钠	1.00	220	<0.8
亚硝酸钠	5.00	340	<0.8

4. 对溶剂的要求

含有杂原子的有机溶剂，通常均有很强的末端吸收。因此，当作溶剂使用时，它们的使用范围均不能小于截止使用波长。例如甲醇、乙醇的截止使用波长为205nm。另外，当溶剂不纯时，也可能增加干扰吸收。因此，在测定供试品前，应先检查所用的溶剂在供试品所用的波长附近是否符合要求，即将溶剂置1cm石英吸收池中，以空气为空白（即空白光路中不置任何物质）测定其吸光度。溶剂和吸收池的吸光度，在220~240nm范围内不得超过0.40，在241~250nm范围内不得超过0.20，在251~300nm范围内不得超过0.10，在300nm以上时不得超过0.05。

二、测定法

测定时，除另有规定外，应以配制供试品溶液的同批溶剂为空白对照，采用1cm的石英吸收池，在规定的吸收峰波长±2nm以内测试几个点的吸光度，或由仪器在规定波长附近自动扫描测定，以核对供试品的吸收峰波长位置是否正确。除另有规定外，吸收峰波长应在该品种项下规定的波长±2nm以内，并以吸光度最大的波长作为测定波长。一般供试品溶液的吸光度读数，以在0.3~0.7为宜。仪器的狭缝波带宽度宜小于供试品吸收带的半高宽度的十分之一，否则测得的吸光度会偏低；狭缝宽度的选择，应以减小狭缝宽度时供试品的吸光度不再增大为准。由于吸收池和溶剂本身可能有空白吸收，因此测定供试品的吸光度后应减去空白读数，或由仪器自动扣除空白读数后再计算含量。

当溶液的pH对测定结果有影响时，应将供试品溶液的pH和对照品溶液的pH调成一致。

1. 鉴别和检查

鉴别和检查分别按各品种项下规定的方法进行。

2. 含量测定

含量测定一般有以下几种方法。

（1）对照品比较法　按各品种项下的方法，分别配制供试品溶液和对照品溶液，对照品溶液中所含被测成分的量应为供试品溶液中被测成分规定量的100%±10%，所用溶剂也应完全一致，在规定的波长处测定供试品溶液和对照品溶液的吸光度后，按下式计算供试品中被测溶液的浓度：

$$C_X = (A_X/A_R)C_R$$

式中　C_X——供试品溶液的浓度

　　　A_X——供试品溶液的吸光度

　　　C_R——对照品溶液的浓度

　　　A_R——对照品溶液的吸光度

（2）吸收系数法　按各品种项下的方法配制供试品溶液，在规定的波长处测定其吸光度，再以该品种在规定条件下的吸收系数计算含量。用本法测定时，吸收系数通常应大于100，并注意仪器的校正和检定。

(3) 计算分光光度法　计算分光光度法有多种，使用时应按各品种项下规定的方法进行。当吸光度处在吸收曲线的陡然上升或下降的部位测定时，波长的微小变化可能对测定结果造成显著影响，故对照品和供试品的测试条件应尽可能一致。计算分光光度法一般不宜用作含量测定。

(4) 比色法　供试品本身在紫外-可见光区没有强吸收，或在紫外光区里有吸收但为了避免干扰或提高灵敏度，可加入适当的显色剂，使反应产物的最大吸收移至可见光区，这种测定方法称为比色法。

用比色法测定时，由于显色时影响显色深浅的因素较多，应取供试品与对照品或标准品同时操作。除另有规定外，比色法所用的空白是指用同体积的溶剂代替对照品或供试品溶液，然后依次加入等量的相应试剂，并用同样方法处理。在规定的波长处测定对照品和供试品溶液的吸光度后，按上述 (1) 法计算供试品浓度。

当吸光度和浓度关系不呈良好线性时，应取数份梯度量的对照品溶液，用溶剂补充至同一体积，显色后测定各份溶液的吸光度，然后以吸光度与相应的浓度绘制标准曲线，再根据供试品的吸光度在标准曲线上查得其相应的浓度，并求出其含量。

附录三　薄层色谱法

薄层色谱法是将供试品溶液点于薄层板上,在展开容器内用展开剂展开,使供试品所含成分分离,所得色谱图与适宜的标准物质按同法所得的色谱图对比,也可用薄层色谱扫描仪进行扫描,用于鉴别、检查或含量测定。

1. 仪器与材料

(1) 薄层板按支持物的材质分为玻璃板、塑料板或铝板等;按固定相种类分为硅胶薄层板、键合硅胶板、微晶纤维素薄层板、聚酰胺薄层板、氧化铝薄层板等。固定相中可加入黏合剂、荧光剂。硅胶薄层板常用的有硅胶 G、硅胶 GF_{254}、硅胶 H、硅胶 HF_{254},G、H 表示含或不含石膏黏合剂。F_{254} 为在紫外光 254nm 波长下显绿色背景的荧光剂。按固定相粒径大小分为普通薄层板 (10~40μm) 和高效薄层板 (5~10μm)。

在保证色谱质量的前提下,可对薄层板进行特别处理和化学改性以适应分离的要求,可用实验室自制的薄层板。固定相颗粒大小一般要求粒径为 10~40μm。玻璃板应光滑、平整,洗净后不附水珠。

(2) 点样器一般采用微升毛细管或手动、半自动、全自动点样器材。

(3) 展开容器上行展开一般可用适合薄层板大小的专用平底或双槽展开缸,展开时须能密闭。水平展开用专用的水平展开槽。

(4) 显色装置　喷雾显色应使用玻璃喷雾瓶或专用喷雾器,要求用压缩气体使显色剂呈均匀细雾状喷出;浸渍显色可用专用玻璃器械或用适宜的展开缸代用;蒸气熏蒸显色可用双槽展开缸或适宜大小的干燥器代替。

(5) 检视装置为装有可见光、254nm 和 365nm 紫外光光源及相应的滤光片的暗箱,可附加摄像设备供拍摄图像用。暗箱内光源应有足够的光照度。

(6) 薄层色谱扫描仪是指用一定波长的光对薄层板上有吸收的斑点,或经激发后能发射出荧光的斑点,进行扫描,将扫描得到的谱图和积分数据用于物质定性或定量的分析仪器。

2. 操作方法

(1) 薄层板制备　市售薄层板临用前一般应在 110℃ 活化 30min。聚酰胺薄膜不需活化。铝基片薄层板、塑料薄层板可根据需要剪裁,但须注意剪裁后的薄层板底边的固定相层不得有破损。如在存放期间被空气中杂质污染,使用前可用三氯甲烷、甲醇或二者的混合溶剂在展开缸中上行展开预洗,晾干,110℃ 活化,置干燥器中备用。

自制薄层板除另有规定外,将 1 份固定相和 3 份水 (或加有黏合剂的水溶液,如0.2%~0.5%羟甲基纤维素钠水溶液,或为规定浓度的改性剂溶液)在研钵中按同一方向研磨混合,去除表面的气泡后,倒入涂布器中,在玻璃板上平稳地移动涂布器进行涂布(厚度为0.2~0.3mm),取下涂好薄层的玻璃板,置水平台上于室温下晾干后,在110℃烘30min,随即置于有干燥剂的干燥箱中备用。使用前检查其均匀度,在反射光及透视光下检视,表面应均匀、平整、光滑,并且无麻点、无气泡、无破损及无污染。

(2) 点样　除另有规定外,在洁净干燥的环境中,用专用毛细管或配合相应的半自动、自动点样器械点样于薄层板上。点样一般为圆点状或窄细的条带状,色样基线距底边10~15mm,高效板一般基线离底边8~10mm,圆点状直径一般不大于4mm,高效板一般不大于2mm。接触点样时注意勿损伤薄层表面。条带宽度一般5~10mm,高效板条带宽度一般为4~8mm,可用专用半自动或自动点样器械喷雾法点样。点间距离可视斑点扩散情况以相邻斑点互不干扰为宜,一般不少于8mm,高效板供试品间隔不少于5mm。

(3) 展开　将点好供试品的薄层板放入展开缸中,浸入展开剂的深度为距原点5mm为宜,密闭。除另有规定外,一般上行展开8~15cm,高效薄层板上行展开5~8cm。溶剂前沿达到规定的展距,取出薄层板,晾干,待检测。展开前如需要溶剂蒸气预平衡,可在展开缸中加入适量的展开剂,密闭,一般保持15~30min。溶剂蒸气预平衡后,应迅速放入载有供试品的薄层板,立即密闭,展开。如需使展开缸达到溶剂蒸气饱和的状态,则须在展开缸的内壁贴与展开缸高、宽同样大小的滤纸,一端浸入展开剂中,密闭一定时间,使溶剂蒸气达到饱和再如法展开。必要时,可进行二次展开或双向展开,进行第二次展开前,应使薄层板残留的展开剂完全挥干。

(4) 显色与检视　有颜色的物质可在可见光下直接检视,无色物质可用喷雾法或浸渍法以适宜的显色剂显色,或加热显色,在可见光下检视。有荧光的物质或显色后可激发产生荧光的物质可在紫外光灯(365nm或254nm)下观察荧光斑点。对于在紫外光下有吸收的成分,可用带有荧光剂的薄层板(如硅胶GF_{254}板),在紫外光灯(254nm)下观察荧光板面上的荧光物质淬灭形成的斑点。

(5) 记录　薄层色谱图像一般可采用摄像设备拍摄,以光学照片或电子图像的形式保存。也可用薄层色谱扫描仪扫描或其他适宜的方式记录相应的色谱图。

3. 系统适用性试验

略。

4. 测定法

(1) 鉴别按各品种项下规定的方法,制备供试品溶液和对照品标准溶液,在同一薄层板上点样、展开与检视,供试品色谱图中所显斑点的位置和颜色

（或荧光）应与标准物质色谱图的斑点一致。必要时化学药品可采用供试品溶液与标准品溶液混合点样、展开，与标准物质相应斑点应为单一、紧密斑点。

（2）限量检查与杂质检查按各品种项下规定的方法，制备供试品溶液和对照品标准溶液，并按规定的色谱条件点样、展开和检视。供试品溶液色谱图中待检查的斑点与相应的标准物质斑点比较，颜色（或荧光）不得更深；或照薄层色谱扫描法操作，测定峰面积值，供试品色谱图中相应斑点的峰面积值不得大于标准物质的峰面积值。含量限度检查应按规定测定限量。

化学药品杂质检查可采用杂质对照法、供试品溶液的自身稀释对照法或两法并用。供试品溶液除主斑点外的其他斑点与相应的杂质对照品标准溶液或系列浓度杂质对照品标准溶液的相应主斑点比较，不得更深，或与供试品溶液自身稀释对照品溶液或系列浓度自身稀释对照品溶液的相应主斑点比较，不得更深。通常应规定杂质的斑点数和单一杂质量，当采用系列自身稀释对照品溶液时，也可规定估计的杂质总量。

（3）照薄层色谱扫描法，按各品种项下规定的方法制备供试品溶液和对照标准溶液，并按规定的色谱条件点样、展开、扫描测定。或将待测色谱斑点刮下经洗脱后，再用适宜的方法测定。

附录四　滴定液制备与标准记录示例

编号：

滴定液配制与标定记录

滴定液名称：乙二胺四醋酸二钠滴定液（0.05mol/L）　　配制数量：1000mL

配制日期：＿＿＿年＿＿＿月＿＿＿日

基准试剂名称：氧化锌

标定温度：　　　　　　　　标定日期：

标定指示剂名称：铬黑T　　复标温度：　　　　复标日期：

配制方法：

取乙二胺四醋酸二钠19g，加适量的水使溶解成1000mL，摇匀。

标定记录：

取于约800℃灼烧至恒重的基准氧化锌0.12 g，精密称定，加稀盐酸3mL使溶解，加水25mL，加0.025%甲基红的乙醇溶液1滴，滴加氨试液至溶液显微黄色，加水25mL与氨-氯化铵缓冲液（pH 10.0）10mL，再加铬黑T指示剂少量，用本液滴定至溶液由紫色变为纯蓝色，并将滴定的结果用空白试验校正。每1mL乙二胺四醋酸二钠滴定液（0.05mol/L）相当于4.069mg氧化锌。根据本液的消耗量与氧化锌的取用量，算出本液的浓度，即得。

仪器：天平

空白1:称样量/g	消耗体积/mL	c/(mol/L)	平均值/(mol/L)	相对标准差/%	空白2:双人平均值/(mol/L)	空白3:双人相对标准偏差/%
1						
2						
3						
1						
2						
3						

结论：乙二胺四醋酸二钠滴定液的浓度为：

标定者：　　　　　　　　复核者：

附录五　药品检验所药品检验原始记录示例

编号：

<u>药品检验所检验原始记录</u>

检品编号：　　　　　　　　　　　　　　　　检验日期：

检品名称：磺胺嘧啶片　　　　　　　　　　　原始记录共 <u>5</u> 页

生产国别，厂牌：

药品剂型：

药品规格：

药品批号：

检验依据：《中国药典》（2015）二部

检验记录：

【性状】本品为白色至微黄色片；遇光色渐变深

结论：　　　□符合规定　　　□不符合规定

检验者：　　　　复核者：　　　　　　　　　　　第1页

编号：

药品检验所检验原始记录

检品名称：磺胺嘧啶片　　　　检品编号：　　　　　　检验日期：
批号：　　　　　　　　　　　规格：

【鉴别】
取本品的细粉适量（约相当于磺胺嘧啶0.1g）加水与0.44%氢氧化钠溶液各3mL，振摇使磺胺嘧啶溶解，过滤，取滤液，加硫酸铜试液1滴，_____（规定：即生成黄绿色沉淀，放置后变为紫色）。

结果：　　□呈正反应　　□不呈正反应
结论：　　□符合规定　　□不符合规定

取本品的细粉适量（约相当于磺胺嘧啶0.1g），加稀盐酸5mL，振摇使磺胺嘧啶溶解，过滤；取滤液约50mg，加稀盐酸1mL，必要时缓缓煮沸使溶解，加0.1mol/L亚硝酸钠溶液数滴，加与0.1mol/L亚硝酸钠溶液等体积的1mol/L脲溶液，振摇1min，滴加碱性β-萘酚试液数滴，_____（规定：生成由粉红到猩红色沉淀）。

结果：　　□呈正反应　　□不呈正反应
结论：　　□符合规定　　□不符合规定

在含量测定项下记录的色谱图中，_____（规定：供试品溶液主峰的保留时间应与对照品溶液主峰的保留时间一致）。

结论：　　□符合规定　　□不符合规定

药品检验所检验原始记录

编号：

检品名称：磺胺嘧啶片　　　　检品编号：　　　　　　检验日期：
批号：　　　　　　　　　　　规格：

[重量差异]

电子天平型号及精密度：

检查方法：取供试品20片，精密称定总重量，求得平均片重后，再分别精密称定每片的重量，每片重量与平均片重较（凡无含量测定的片剂或有标示片重的中药片剂，每片量应与标示片重比较）。

20片重：

平均片重：

限度：□ ±5 %（0.30g及0.30g以上）　　□ ±7.5 %（0.30g以下）

结果：

结论：　　□符合规定　　□不符合规定

（规定：超出重量差异限度的不得多于2片，并不得有1片超出限度1倍。）

检验者：　　　　复核者：　　　　　　　　　　　　　　　第3页

编号：

药品检验所检验原始记录

检品名称：磺胺嘧啶片　　检品编号：　　检验日期：
批号：　　规格：

【检查】溶出度

照溶出度测定法［《中国药典》（2015）四部通则0931］第二法依法测定。

溶出仪：

转速：75r/min。

介质名称及用量：稀盐酸9mL加水至1000mL。

介质温度：37℃。

取样时间：60min。

供试品溶液：依法操作，经60min时，取溶液5mL过滤，精密量取续滤液1mL，置50mL量瓶中，加0.01mol/L氢氧化钠溶液稀释至刻度，摇匀，照紫外-可见分光光度法，在254nm波长处测定吸光度，按$C_{10}H_{10}N_4O_2S$的吸收系数为866计算每片的溶出量。

紫外-可见分光光度计：

结果：

$A_{样}$	溶出量/%	平均溶出量/%
1		
2		
3		
4		
5		
6		

结论：　□符合规定　□不符合规定

［规定：限度为标示量的70%］

检验者：　　复核者：　　第4页

编号：

药品检验所检验原始记录

检品名称：磺胺嘧啶片　　　　检品编号：　　　　　检验日期：
批号：　　　　　　　　　　　　规格：

【含量测定】

检查方法：色谱条件与系统适用性试验，用十八烷基硅烷键合硅胶为填充剂；0.3%醋酸铵溶液－乙腈（20∶80）为流动相；检测波长为260nm。理论板数按磺胺嘧啶峰计算不低于3000。

测定方法：取本品10片，精密称定＿＿＿＿＿＿，研细，精密称取＿＿＿＿＿＿（约相当于磺胺嘧啶0.1g），100mL量瓶中，加0.1mol/L氢氧化钠溶液10mL，振摇使磺胺嘧啶溶解，加流动相至刻度，摇匀，过滤，精密量取续滤液5mL，置50mL量瓶中，加流动相稀释至刻度，摇匀，精密量取10μL注入液相色谱仪，记录色谱图；另取磺胺嘧啶对照品约25mg，精密称定，置50mL量瓶中，加0.1mol/L氢氧化钠溶液2.5mL溶解后，用流动相稀释至刻度，摇匀，精密量取10mL，置50mL量瓶中，用流动相稀释至刻度，摇匀，同法测定。按外标法以峰面积计算，即得。

仪器：

图谱：

结果：

| $W_{样}$ | $S_{样}$ | 标示含量/% | 平均含量/% | 相对平均差/% |

结论：　　□符合规定　　　□不符合规定

［规定：含磺胺嘧啶（$C_{10}H_{10}N_4O_2S$）应为标示量的95.0%～105.0%。］

检验者：　　　　　复核者：　　　　　　　　　　　　　第5页

附录六 药品检验所药品检验报告书示例

编号：

药品检验所检验报告书

检品名称	磺胺嘧啶片	检品编号	
批　　号		规　　格	
效　　期		包　　装	
生产单位		检品数量	
供样单位		报验数量	
检验目的		收验数量	
检验项目		报告日期	
检验依据			

检验项目	标准规定	检验结果
【性状】	本品为白色至微黄色片；遇光色渐变深	
【鉴别】		
化学反应	应呈正反应	
HPLC	应与对照品保留时间一致	
【检查】		
重量差异	限度为 ±5%	
溶出度	应大于标示量70%	
【含量测定】	含磺胺嘧啶（$C_{10}H_{10}N_4O_2S$）应为标示量的 95.0% ~ 105.0%	

结论：

负责人：　　　　复核人：　　　　检验人：

附录七　药品生产企业成品检验原始记录示例

×××制药厂成品检验原始记录　　　　编号：

品名：氢化可的松		规格：500g/瓶	
批号：		效期：	
批量：		取样日期：	
检验目的：		报告日期：	
检验依据：《中国药典》（2015）二部和四部			

【性状】本品为白色或类白色的结晶性粉末。

1. 比旋度

取本品，精密称定____，加无水乙醇溶解并定量稀释制成每1mL中约含10mg的溶液，依法测定。

仪器：

结果：

1　　　　　　　2　　　　　　　3　平均值

结论：　　　（规定：比旋度应为 +162°~ +169°）

2. 吸收系数

取本品，精密称定____，加无水乙醇溶解并定量稀释制成每1mL中约含10μg的溶液，照紫外-可见分光光度法，在242nm波长处测定吸光度。

仪器：

结果：

$A_{样}$　　　　$A_{平均值}$　　　　吸收系数

1
2
3

结论：　　　（规定：吸收系数应为422~448）

检验人：　　　　复核人：　　　　　　　　　　　　第1页

×××制药厂成品检验原始记录 编号：

品名：氢化可的松		规格：500g/瓶	
批号：		效期：	
批量		取样日期：	
检验目的：		报告日期：	
检验依据：《中国药典》(2015) 二部和四部			

【鉴别】

(1) 取本品约0.1mg，加乙醇1mL溶解后，加临用新制的硫酸苯肼试液8mL，加热15min，即显黄色。

结果：呈正反应

结论：符合规定

(2) 取本品约2mg，加硫酸2mL使溶解，放置5min，显棕黄色至红色，并显绿色荧光；将此溶液倾入10mL水中，即变成黄色至橙黄色，并微带绿色荧光，同时生成少量絮状沉淀。

结果：呈正反应

结论：符合规定

(3) 在含量测定项下记录的色谱图中，供试品溶液主峰的保留时间应与对照品溶液主峰的保留时间一致。

仪器：

图谱：

对照图谱：

结果：

结论：

(4) 本品的红外光吸收图谱应与对照的图谱（光谱集283图）一致。

仪器：

温度：

相对湿度：

对照图谱：光谱集283图

结果：

结论：

检验者： 复核者： 第2页

×××制药厂成品检验原始记录

编号：

品名：氢化可的松		规格：500g/瓶	
批号：		效期：	
批量		取样日期：	
检验目的：		报告日期：	

检验依据：《中国药典》（2015）二部

[有关物质]

天平：

高效液相色谱仪：

填充剂：十八烷基硅烷键合硅胶

检测波长：245nm

流动相：乙腈－水（28:72）

检验法：取本品，精密称定____，加甲醇溶解并定量稀释制成每1mL中约含0.5mg的溶液，作为供试品溶液；精密量取1mL，置100mL量瓶中，用甲醇稀释至刻度，摇匀作为对照溶液；另取泼尼松龙对照品，精密称定，加甲醇溶解并定量稀释制成每1mL中约含5μL的溶液，作为对照品溶液。照含量测定项下的色谱条件，精密量取供试品溶液、对照溶液与对照品溶液各20μL，分别注入液相色谱仪，记录色谱图至供试品溶液主成分峰保留时间的3倍。

结果：

结论：

[规定：供试品溶液色谱图中如有与对照品溶液色谱图中泼尼松龙峰保留时间一致的峰，按外标法以峰面积计算，不得超过0.5%；其他单个杂质峰面积不得大于对照溶液主峰面积的0.5倍（0.5%），各杂质峰面积的和不得大于对照溶液主峰面积的1.5倍（1.5%）。供试品溶液色谱图中小于对照溶液主峰面积0.01倍的峰忽略不计。]

×××制药厂成品检验原始记录　　　编号：

品名：氢化可的松		规格：500g/瓶	
批号：		效期：	
批量		取样日期：	
检验目的：		报告日期：	

检验依据：《中国药典》(2015) 二部

[干燥失重]

取本品约1g，置105℃干燥至恒重的扁形称量瓶中，精密称定，在105℃干燥5h，精密称定，减失重量不得超过0.5%（通则0831）。

天平：

干燥条件：105℃烘箱

取洗净的扁形称量瓶一只，连同敞开的瓶盖置105℃烘干箱里，在105℃干燥4h后，冷却30min，精密称定其重量。用同样方法继续干燥1h后，冷却30min，精密称定其重量。

称量瓶重/g

第一次干燥

第二次干燥

相差（≤0.3mg）

称取氢化可的松1.0g，平铺置105℃干燥至恒重的扁形称量瓶中，精密称定，在105℃干燥4h后，冷却30min，精密称定其重量。用同样方法继续干燥1h后，冷却30min，精密称定其重量。

称量瓶及样品重/g

干燥前

第一次干燥

第二次干燥

相差（≤0.3mg）

结果计算：

结论：

（规定：不得超过0.5%）

×××制药厂成品检验原始记录

编号：

品名：氢化可的松		规格：500g/瓶	
批号：		效期：	
批量		取样日期：	
检验目的：		报告日期：	
检验依据：《中国药典》(2015) 二部				

【含量测定】

检查方法：色谱条件与系统适用性试验，用十八烷基硅烷键合硅胶为填充剂；以乙腈-水（28:72）为流动相；检测波长为245nm。取氢化可的松与泼尼松龙，加甲醇溶解并稀释制成每1mL中约含5μg的溶液，取20μL注入液相色谱仪，记录色谱图，出峰顺序依次为泼尼松龙与氢化可的松，泼尼松龙峰与氢化可的松峰的分离度应符合要求。

测定方法：取本品适量，精密称定，加甲醇溶解并定量稀释制成每1mL中约含0.1mg的溶液，作为供试品溶液，精密量取20μL注入液相色谱仪，记录色谱图；另取氢化可的松对照品，同法测定。按外标法以峰面积计算，即得。

仪器：

图谱：

结果：

$W_样$ $S_样$ 标示百分含量/%   平均含量/%   相对平均差/%

结论： □符合规定   □不符合规定

（规定：按干燥品计算，含 $C_{21}H_{30}O_5$ 应为 97.0%～103.0%。）

检验者：   复核者：   第5页

附录八　药品生产企业成品检验报告书示例

×××制药厂成品检验报告单　　　报告书编号：

检品名称：氢化可的松	规格：	取样日期：
批号：	效期：	检验日期：
批量：	检验项目：	报告日期：

检验依据：《中国药典》(2015) 二部和四部

检验项目	标准规定	检验结果
【性状】	白色或类白色的结晶性粉末；无臭；遇光渐变质	
比旋度	应 +162° ~ +169°	
吸收系数	应 422 ~ 448	
【鉴别】		
化学反应	应呈正反应	
HPLC	应与对照品保留时间一致	
红外光谱鉴别	应与对照品红外图谱一致	
【检查】		
有关物质	应≤0.5%	
干燥失重	应≤0.5%	
【含量测定】	按干燥品计算，含应为 $C_{21}H_{30}O_5$ 97.0% ~ 103.0%	

结论：

负责人：　　　　复核人：　　　　检验人：

附录九 一般杂质检验原始记录示例

×××制药厂成品检验原始记录　　　　　　　　编号

品名	葡萄糖	规格		500g/瓶
批号		效期		
批量		取样日期		
检验目的		报告日期		

检验依据：《中国药典》（2015）二部和四部

【检查】

酸度：取葡萄糖 1.95～2.05g，加水 20mL 溶解后，加酚酞指示液 3 滴与氢氧化钠滴定液（0.02mol/L）0.20mL。

结果：

结论：□ 符合规定　　□ 符合规定

（标准规定：应显粉红色。）

澄清度与颜色：取葡萄糖 4.95～5.05g，加热水溶解后，放冷，用水稀释至 10mL，观察溶液的澄清度；如显浑浊，与 1 号浊度标准液（通则 0902 第一法）比较，不得更浓；如显色，与对照液（取比色用氯化钴液 3.0mL、比色用重铬酸钾液 3.0mL 与比色用硫酸铜液 6.0mL，加水稀释成 50mL）1.0mL 加水稀释至 10mL 比较，不得更深。

结果：

结论：□ 符合规定　　□ 符合规定

（标准规定：供试品溶液应澄清无色；如显浑浊，与 1 号浊度标准液比较，不得更浓；供试品溶液不显色，或显色，颜色不得比对照液深）

氯化物：取葡萄糖 0.595～0.605g，加水溶解成 25mL（溶液如显碱性，可滴加硝酸使成中性），再加稀硝酸 10mL，溶液如不澄清，应过滤；置 50mL 纳氏比色管中，加水使总体积为 40mL，摇匀得供试品溶液。取标准氯化钠溶液 6mL，置 50mL 纳氏比色管中，加稀硝酸 10mL，加水使成 40mL，摇匀即得对照品溶液。往供试品溶液和对照品溶液中分别加入 0.1mol/L 硝酸银溶液 1mL，用水稀释成 50mL，摇匀，在暗处放置 5min，同置黑色背景下，打开比色管的盖子，从比色管上方向下观察比较，比较供试品溶液和对照溶液所显乳光。

结果：

结论：□ 符合规定　　□ 符合规定

[标准规定：供试品溶液所显乳光不得比对照溶液更浓（氯化物含量≤0.01%）]。

硫酸盐：称取葡萄糖 1.95～2.05g，加水溶解使成约 40mL，溶液如不澄清，应过滤，置于 50mL 纳氏比色管中，加稀盐酸 2mL，摇匀，即得。取规定量的标准硫酸钾溶液，置另一 50mL 纳氏比色管中，加水使成约 40mL，加稀盐酸 2mL，摇匀，即为对照溶液。于供试品溶液与对照溶液中，分别加入 25%氯化钡溶液 5mL，用水稀释成 50mL，充分摇匀，暗处放置 10min，同置黑色背景上，打开比色管的盖子，从比色管上方向下观察，比较供试品溶液与对照溶液所显乳光。

续表

结果：

结论：□ 符合规定　　□ 符合规定

[标准规定：供试品溶液所显乳光不得比对照溶液更浓（硫酸盐含量≤0.01%）]。

铁盐：取葡萄糖1.95~2.05g，加水20mL溶解后，加硝酸3滴，缓慢煮沸5min，放冷，移置50mL纳氏比色管中，加水稀释制成45mL，摇匀，即得。另取标准铁溶液2.0mL，加水20mL，加硝酸3滴，缓慢煮沸5min，放冷，移置50mL纳氏比色管中，加水稀释制成45mL，摇匀，即得。于供试品溶液与对照品溶液中，分别加入硫氰酸铵溶液3.0mL，摇匀。将供试品溶液管和对照品溶液管同置白色背景上，打开比色管的盖子，从上方向下观察，或同置于白色背景前，平视观察，比较。

结果：

结论：□ 符合规定　　□ 符合规定

[标准规定：供试品溶液不显色或显色但所显色不比对照品溶液浓（铁盐含量≤0.001%）]。

重金属：取25mL纳氏比色管三支，编号为甲、乙、丙。甲管中加标准铅溶液和醋酸盐缓冲液（pH3.5）各2mL，加水稀释成25mL。乙管中加本品1.95~2.05g，加水25mL溶解后，加醋酸盐缓冲液（pH3.5）2mL，摇匀，即得。丙管中加入与乙管相同量的供试品，加适量水溶解后，加入与甲管等量的标准铅溶液和醋酸盐缓冲液（pH3.5）2mL后，加水稀释成25mL。如供试品溶液略带颜色，可在甲管中滴加稀焦糖溶液少量或其他无干扰的有色溶液，使其色泽与乙管、丙管一致。在甲、乙、丙三管中分别加入硫代乙酰胺试液各2mL，摇匀，放置2min，同置白纸上，自上向下透视，比较三管的颜色。

结果：

结论：□ 符合规定　　□ 符合规定

（标准规定：当丙管中显出的颜色不浅于甲管时，乙管中显出的颜色与甲管比较，乙管颜色没有超过甲管，即为"重金属限量不超过百万分之五"。如丙管中显出的颜色浅于甲管，应取样按第二法重新检查。）

复核人：　　　　　　检验人：　　　　　　　　　　　　　　第　页

附录十 一般杂质检验报告书示例

×××制药厂成品检验报告书　　　　编号：

检品名称：葡萄糖	规格：500g/瓶	取样日期：
批号：	效期：	检验日期：
生产单位：	检验项目：	报告日期：
检验依据：《中国药典》(2015) 二部和四部			

检验项目	标准规定	检验结果
【检查】		
酸度	应显粉红色	
澄清度	供试品溶液应澄清无色；如显浑浊，与1号浊度标准液比较，不得更浓；如显色，但颜色不比对照液深。	
氯化物	≤0.01%	
硫酸盐	≤0.01%	
铁盐	≤0.001%	
重金属	不超过百万分之五	

结论：

负责人：　　　　　复核人：　　　　　检验人：

附录十一　微生物限度检查原始记录示例

编号：

×××制药厂微生物限度检验原始记录

室温：　　　　湿度：　　　　检验日期：　　　　报告日期：

检品名称：　　　批号：　　　　规格：

检验依据：《中国药典》（2015）四部通则1105 非无菌产品微生物限度检查法，试验结果应符合规定。

供试品溶液制备：常规平板法　供试品＿＿＿g（mL）加 pH7.0 无菌氯化钠-蛋白胨缓冲液至＿＿＿mL。

1. 需氧菌总数　　30~35℃　3d　　霉菌（酵母数）总数　　20~25℃　5d

稀释剂	10^{-1}	10^{-2}	10^{-3}	阴性对照	10^{-1}	10^{-2}	10^{-3}	阴性对照
1								
2								
3								
平均								
结果	cfu/g（mL）				cfu/g（mL）			

2. 大肠杆菌检查　　30~35℃　　阴性对照：MCA 平板生长情况

项目	供试品	阳性对照
MCA		
革兰染色、镜检		
乳糖发酵		
IMViC 试验		
结果：	□未检出/g（mL）　　□检出/g（mL）	

结论：本品按《中国药典》（2015）四部通则1105 非无菌产品微生物限度检查，结果：

复核人：　　　　检验人：　　　　　　　　　　　　第　　页

附录十二　微生物限度检查报告书示例

<u>×××制药厂微生物限度检验报告书</u>

编号：

检品名称：	规格：	取样日期：
批号：	效期：	检验日期：
生产单位：	检验项目：微生物限度	报告日期：
检验依据：《中国药典》（2015）二部和四部			

检验项目　　　　　标准规定　　　　　检验结果
需氧菌总数
霉菌和酵母菌总数
大肠杆菌检查

结论：

负责人：　　　　　复核人：　　　　　检验人：

附录十三　微生物限度标准

以下内容均摘自《中国药典》(2015) 四部通则1105。

非无菌药品的微生物限度标准是基于药品的给药途径和对患者健康潜在的危害以及药品的特殊性而制订的。药品生产、贮存、销售过程中的检验，药用原料、辅料及中药提取物的检验，新药标准制订，进口药品标准复核，考察药品质量及仲裁等，除另有规定外，其微生物限度均以本标准为依据。

1. 制剂通则、品种项下要求无菌的及标示无菌的制剂和原辅料应符合无菌检查法规定。
2. 用于手术、严重烧伤、严重创伤的局部给药制剂应符合无菌检查法规定。
3. 非无菌化学药品制剂、生物制品制剂、不含药材原粉的中药制剂的微生物限度标准见表1。

表1　非无菌化学药品制剂、生物制品制剂、不含药材原粉的中药制剂的微生物限度标准

给药途径	需氧菌总数 /(cfu/g、cfu/mL 或 cfu/10cm^2)	霉菌和酵母菌总数 (cfu/g、cfu/mL 或 cfu/10cm^2)	控制菌
口服给药① 固体制剂 液体制剂	10^3 10^2	10^2 10^1	不得检出大肠杆菌（1g 或 1mL）；含脏器提取物的制剂还不得检出沙门菌（10g 或 10mL）
口腔黏膜给药制剂 齿龈给药制剂 鼻用制剂	10^2	10^1	不得检出大肠杆菌、金黄色葡萄球菌、铜绿假单胞菌（1g、1mL 或 10cm^2）
耳用制剂 皮肤给药制剂	10^2	10^1	不得检出金黄色葡萄球菌、铜绿假单胞菌（1g、1mL 或 10cm^2）
呼吸道吸入给药制剂	10^2	10^1	不得检出大肠杆菌、金黄色葡萄球菌、铜绿假单胞菌、耐胆盐革兰阴性菌（1g 或 1mL）
阴道、尿道给药制剂	10^2	10^1	不得检出金黄色葡萄球菌、铜绿假单胞菌、白色念珠菌（1g、1mL 或 10cm^2）；中药制剂还不得检出梭菌（1g、1mL 或 10cm^2）

续表

给药途径	需氧菌总数 /（cfu/g、cfu/mL 或 cfu/10cm²）	霉菌和酵母菌总数 （cfu/g、cfu/mL 或 cfu/10cm²）	控制菌
直肠给药			
固体制剂	10^3	10^2	不得检出金黄色葡萄球菌、铜绿假单胞菌（1g 或 1mL）
液体制剂	10^2	10^2	
其他局部给药制剂	10^2	10^2	不得检出金黄色葡萄球菌、铜绿假单胞菌（1g、1mL 或 10cm²）

注：①化学药品制剂和生物制品制剂若含有未经提取的动植物来源的成分及矿物质，还不得检出沙门菌（10g 或 10mL）。

附录十四 无菌检验原始记录示例

编号：

×××制药厂微生物限度检验原始记录

室温：　　　　　湿度：　　　　　检验日期：　　　　　报告日期：

检品名称：　　　　　批号：　　　　　规格：

检验依据：《中国药典》（2015）四部通则1101无菌检查法，试验结果应符合规定。

检验法：直接接种法，取本品____支，吸取规定接种量，即每管____mL培养基加入____mL供试品，依法检查。

好氧、厌氧菌培养温度：30~35℃，真菌培养温度：20~25℃。

阳性对照菌液配制（金黄色葡萄球菌）：按《中国药典》（2015）四部通则1101无菌检查法中的菌液制备法制成每毫升中小于100个活菌，取1mL加入阳性管。阴性对照管为空白培养液，未加其他成分。

培养时间/d	1	2	3	4	5	6	7	8	9	10	11	12	13	14
好氧、厌氧菌培养	阳性管													
	阴性管													
	1													
	2													
	3													
	4													
	5													
	6													
	7													
	8													
	9													
	10													

续表

培养时间/d	1	2	3	4	5	6	7	8	9	10	11	12	13	14
真菌培养 阴性管														
1														
2														
3														
4														
5														
6														
7														
8														
9														
10														

结论：本品按《中国药典》（2015）四部通则1101无菌检查法检查，结果：

□符合规定　　□不符合规定　　□复试

检验者：　　　　　复核者：　　　　　　　　　　　第　页

附录十五　无菌检查报告书示例

×××制药厂无菌检查报告书

检品名称：	规　格：	取样日期：
批　号：	效　期：	检验日期：
生产单位：	检验项目：无菌检查	报告日期：
检验依据：检验依据：《中国药典》（2015）二部和四部		

检验项目　　　　　　标准规定　　　　　检验结果
好氧、厌氧菌
真菌培养

结论：

负责人：　　　　　　复核人：　　　　　　检验人：

附录十六 异常毒性检查原始记录示例

编号：

<u>×××制药厂异常毒性检查原始记录</u>

检品单位：				检品分类：		
供样单位：				规格：		
生产单位：				包装：		
批号：				检品数量：		
室温：				湿度：		
检验日期：				报告日期：		
依据：						
供试品溶液	配制方法：取本品　　mL（mg）加　　mL					
	浓度：　　/mL				剂量：　　mL/只	
小鼠来源		数目		体重/kg		
给药途径：						
结果：						
结论：						
备注：						

检验人：　　　　复核人：

附录十七　异常毒性检查报告书示例

×××制药厂异常毒性检查报告书

编号：

检品名称：	规格：	取样日期
批号：	效期：	检验日期
生产单位：	检验项目：异常毒性检查	报告日期：
检验依据：《中国药典》（2015）二部和四部		
检验项目　　　标准规定　　　检验结果		
结论：		

负责人：　　　　　复核人：　　　　　检验人：

附录十八　英文缩写对照表

英文缩写	英文全称	中文名称
AR	Analytical Reagent	分析纯
BL	Bile Salt Lactose	胆盐乳酸培养基
BP	British Pharmacopoeia	英国药典
C	Citrate Utilization Test	柠檬酸盐利用试验（或枸橼酸盐利用试验）
cfu	Colony Forming Unit	菌落形成单位
ChP	Chinese Pharmacopoeia	中华人民共和国药典（中国药典）
CP	Chemical Pure	化学纯
EMB	Eosin Methylene Blue	伊红美蓝乳糖培养基（曙红亚甲基蓝琼脂）
GCP	Good Clinical Practice	药物临床试验质量管理规范
GLP	Good Laboratory Practice	药品非临床研究质量管理规范
GMP	Good Manufacturing Practice	药品生产质量管理规范
GR	Guaranteed Reagent	优级纯
GSP	Good Supply Practice	药品经营质量管理规范
HPLC	High Performance Liquid Chromatography	高效液相色谱法
I	Indole Test	靛基质试验（或吲哚试验）
IMViC	Indole Test、Methyl Red Test、Voges–Proskauer Test、Citrate Utilization Test	靛基质试验（或吲哚试验）、甲基红试验、乙酰甲基甲醇生成试验、柠檬酸盐利用试验（或枸橼酸盐利用试验）
INN	International Nonproprietary Names for Pharmaceutical Substances	国际非专利药名
JP	the Japanese Pharmacopoeia	日本药局方
M（MR）	Methyl Red Test	甲基红试验
MUG	4–Methylumbelliferyl–β–D–Glucueonide Hydrate	4–甲基伞形酮–β–D–葡萄糖苷酸
Ph. Eup	European Pharmacopoeia	欧洲药典
Ph. Int	the International Pharmacopoeia	国际药典
QA	Quality Assurance	质量保证

续表

英文缩写	英文全称	中文名称
QC	Quality Control	质量控制
RSD	Relative Standard Deviation	相对标准偏差
SOP	Standard Operating Procedure	标准操作规程
TLC	Thin Layer Chromatography	薄层色谱法
USP	the United States Pharmacopoeia	美国药典
V–P	Voges–Proskauer Test	乙酰甲基甲醇生成试验

参考文献

[1] 杨慧. 药物分析综合实训. 北京：中国医药科技出版社，2013.

[2] 杭太俊. 药物分析. 北京：人民卫生出版社，2012.

[3] 王喜艳. 药物检测技术. 北京：中国轻工业出版社，2012.

[4] 蔡美芬. 药物分析. 北京：中国医药科技出版社，2002.

[5] 由京周，李桂银. 药物分析与检验技术. 武汉：华中科技大学出版社，2011.

[6] 刘文英. 药物分析（第六版）. 北京：人民卫生出版社，2007.

[7] 王炳强. 药物分析（第二版）. 北京：化学工业出版社，2010.

[8] 国家药典委员会. 中华人民共和国药典（2015年版）. 北京：中国医药科技出版社，2015.

[9] 中国药品生物制品检定所. 中国药品检验标准操作规范. 2015年版. 北京：中国医药科技出版社，2015.

[10] 王少云，姜维林. 分析化学与药物分析实验. 济南：山东大学出版社，2003.

[11] 姚彤炜. 药物分析实验与药物分析习题集. 杭州：浙江大学出版社，2003.

[12] 冯芳. 药物分析. 南京：东南大学出版社，2011.

[13] 梁颖. 药物检验技术. 北京：化学工业出版社，2008.

[14] 石东方，牛彦辉. 药物分析. 北京：人民卫生出版社，2003.

[15] 王金香. 药品质量检验实训教程（第二版）. 北京：化学工业出版社，2011.

[16] 杜斌，张振中. 现代色谱技术. 郑州：河南医科大学出版社，2001.

[17] 陈文娟. 药物分析实验. 北京：中国医药科技出版社，2008.

[18] 刘珍. 化验员读本：仪器分析（第四版）. 北京：化学工业出版社，2004.

[19] 袁嘉丽. 微生物学. 北京：中国中医药出版社，2010.

[20] 方惠群，余晓东等. 仪器分析学习指导. 北京：科学出版社，2004.

[21] 于治国. 药物分析. 北京：中国医药科技出版社，2010.

[22] 黄一石. 仪器分析（第二版）. 北京：化学工业出版社，2008.

[23] 李扬志，谢梅青. 孕激素制剂分类及临床应用特点. 实用妇产科杂志，2011，(27)：5-8.